全国中医药行业高等教育"十四五"规划教材

全国高等中医药院校规划教材（第十一版）

方剂学

（新世纪第三版）

（供中西医结合类专业用）

主 编 李 冀 季旭明

中国中医药出版社

·北 京·

图书在版编目（CIP）数据

方剂学 / 李冀，季旭明主编 . —3 版 . —北京：
中国中医药出版社，2023.8
全国中医药行业高等教育"十四五"规划教材
ISBN 978-7-5132-8234-5

Ⅰ .①方… Ⅱ .①李… ②季… Ⅲ .①方剂学—中医
学院—教材 Ⅳ .① R289

中国国家版本馆 CIP 数据核字（2023）第 106579 号

融合出版数字化资源服务说明

全国中医药行业高等教育"十四五"规划教材为融合教材，各教材相关数字化资源（电子教材、PPT 课件、视频、复习思考题等）在全国中医药行业教育云平台"医开讲"发布。

资源访问说明

扫描右方二维码下载"医开讲 APP"或到"医开讲网站"（网址：www.e-lesson.cn）注册登录，输入封底"序列号"进行账号绑定后即可访问相关数字化资源（注意：序列号只可绑定一个账号，为避免不必要的损失，请您刮开序列号立即进行账号绑定激活）。

资源下载说明

本书有配套 PPT 课件，供教师下载使用，请到"医开讲网站"（网址：www.e-lesson.cn）认证教师身份后，搜索书名进入具体图书页面实现下载。

中国中医药出版社出版

北京经济技术开发区科创十三街 31 号院二区 8 号楼
邮政编码　100176
传真　010-64405721
保定市西城胶印有限公司印刷
各地新华书店经销

开本 889×1194　1/16　印张 19　字数 506 千字
2023 年 8 月第 3 版　2023 年 8 月第 1 次印刷
书号　ISBN 978-7-5132-8234-5

定价　71.00 元
网址　www.cptcm.com

服 务 热 线　010-64405510　　微信服务号　zgzyycbs
购书热线　010-89535836　　微商城网址　https://kdt.im/LIdUGr
维 权 打 假　010-64405753　　天猫旗舰店网址　https://zgzyycbs.tmall.com

如有印装质量问题请与本社出版部联系（010-64405510）

全国中医药行业高等教育"十四五"规划教材
全国高等中医药院校规划教材（第十一版）

专家指导委员会

名誉主任委员

余艳红（国家卫生健康委员会党组成员，国家中医药管理局党组书记、局长）

主任委员

张伯礼（天津中医药大学教授、中国工程院院士、国医大师）

秦怀金（国家中医药管理局党组成员、副局长）

副主任委员

王永炎（中国中医科学院名誉院长、中国工程院院士）

陈可冀（中国中医科学院研究员、中国科学院院士、国医大师）

严世芸（上海中医药大学教授、国医大师）

黄璐琦（中国中医科学院院长、中国工程院院士）

陆建伟（国家中医药管理局人事教育司司长）

委　员（以姓氏笔画为序）

丁中涛（云南中医药大学校长）

王　伟（广州中医药大学校长）

王　琦（北京中医药大学教授、中国工程院院士、国医大师）

王耀献（河南中医药大学校长）

石学敏（天津中医药大学教授、中国工程院院士）

田金洲（北京中医药大学教授、中国工程院院士）

仝小林（中国中医科学院教授、中国科学院院士）

匡海学（教育部高等学校中药学类专业教学指导委员会主任委员、黑龙江中医药大学教授）

吕晓东（辽宁中医药大学党委书记）

朱卫丰（江西中医药大学校长）

刘松林（湖北中医药大学校长）

孙振霖（陕西中医药大学校长）

李可建（山东中医药大学校长）

李灿东（福建中医药大学校长）

杨　柱（贵州中医药大学党委书记）

余曙光（成都中医药大学校长）

谷晓红（教育部高等学校中医学类专业教学指导委员会主任委员、北京中医药大学教授）

冷向阳（长春中医药大学校长）

宋春生（中国中医药出版社有限公司董事长）

陈　忠（浙江中医药大学校长）

季　光（上海中医药大学校长）

赵继荣（甘肃中医药大学校长）

郝慧琴（山西中医药大学党委书记）

胡　刚（南京中医药大学校长）

姚　春（广西中医药大学校长）

徐安龙（教育部高等学校中西医结合类专业教学指导委员会主任委员、北京中医药大学校长）

高秀梅（天津中医药大学校长）

高维娟（河北中医药大学校长）

郭宏伟（黑龙江中医药大学校长）

彭代银（安徽中医药大学校长）

戴爱国（湖南中医药大学党委书记）

秘书长（兼）

陆建伟（国家中医药管理局人事教育司司长）

宋春生（中国中医药出版社有限公司董事长）

办公室主任

张欣霞（国家中医药管理局人事教育司副司长）

张峘宇（中国中医药出版社有限公司副总经理）

办公室成员

陈令轩（国家中医药管理局人事教育司综合协调处副处长）

李秀明（中国中医药出版社有限公司总编辑）

李占永（中国中医药出版社有限公司副总编辑）

芮立新（中国中医药出版社有限公司副总编辑）

沈承玲（中国中医药出版社有限公司教材中心主任）

前　言

　　为全面贯彻《中共中央　国务院关于促进中医药传承创新发展的意见》和全国中医药大会精神，落实《国务院办公厅关于加快医学教育创新发展的指导意见》《教育部　国家卫生健康委　国家中医药管理局关于深化医教协同进一步推动中医药教育改革与高质量发展的实施意见》，紧密对接新医科建设对中医药教育改革的新要求和中医药传承创新发展对人才培养的新需求，国家中医药管理局教材办公室（以下简称"教材办"）、中国中医药出版社在国家中医药管理局领导下，在教育部高等学校中医学类、中药学类、中西医结合类专业教学指导委员会及全国中医药行业高等教育规划教材专家指导委员会指导下，对全国中医药行业高等教育"十三五"规划教材进行综合评价，研究制定《全国中医药行业高等教育"十四五"规划教材建设方案》，并全面组织实施。鉴于全国中医药行业主管部门主持编写的全国高等中医药院校规划教材目前已出版十版，为体现其系统性和传承性，本套教材称为第十一版。

　　本套教材建设，坚持问题导向、目标导向、需求导向，结合"十三五"规划教材综合评价中发现的问题和收集的意见建议，对教材建设知识体系、结构安排等进行系统整体优化，进一步加强顶层设计和组织管理，坚持立德树人根本任务，力求构建适应中医药教育教学改革需求的教材体系，更好地服务院校人才培养和学科专业建设，促进中医药教育创新发展。

　　本套教材建设过程中，教材办聘请中医学、中药学、针灸推拿学三个专业的权威专家组成编审专家组，参与主编确定，提出指导意见，审查编写质量。特别是对核心示范教材建设加强了组织管理，成立了专门评价专家组，全程指导教材建设，确保教材质量。

　　本套教材具有以下特点：

　　1.坚持立德树人，融入课程思政内容

　　将党的二十大精神进教材，把立德树人贯穿教材建设全过程、各方面，体现课程思政建设新要求，发挥中医药文化育人优势，促进中医药人文教育与专业教育有机融合，指导学生树立正确世界观、人生观、价值观，帮助学生立大志、明大德、成大才、担大任，坚定信念信心，努力成为堪当民族复兴重任的时代新人。

　　2.优化知识结构，强化中医思维培养

　　在"十三五"规划教材知识架构基础上，进一步整合优化学科知识结构体系，减少不同学科教材间相同知识内容交叉重复，增强教材知识结构的系统性、完整性。强化中医思维培养，突出中医思维在教材编写中的主导作用，注重中医经典内容编写，在《内经》《伤寒论》等经典课程中更加突出重点，同时更加强化经典与临床的融合，增强中医经典的临床运用，帮助学生筑牢中医经典基础，逐步形成中医思维。

3.突出"三基五性"，注重内容严谨准确

坚持"以本为本"，更加突出教材的"三基五性"，即基本知识、基本理论、基本技能，思想性、科学性、先进性、启发性、适用性。注重名词术语统一，概念准确，表述科学严谨，知识点结合完备，内容精炼完整。教材编写综合考虑学科的分化、交叉，既充分体现不同学科自身特点，又注意各学科之间的有机衔接；注重理论与临床实践结合，与医师规范化培训、医师资格考试接轨。

4.强化精品意识，建设行业示范教材

遴选行业权威专家，吸纳一线优秀教师，组建经验丰富、专业精湛、治学严谨、作风扎实的高水平编写团队，将精品意识和质量意识贯穿教材建设始终，严格编审把关，确保教材编写质量。特别是对32门核心示范教材建设，更加强调知识体系架构建设，紧密结合国家精品课程、一流学科、一流专业建设，提高编写标准和要求，着力推出一批高质量的核心示范教材。

5.加强数字化建设，丰富拓展教材内容

为适应新型出版业态，充分借助现代信息技术，在纸质教材基础上，强化数字化教材开发建设，对全国中医药行业教育云平台"医开讲"进行了升级改造，融入了更多更实用的数字化教学素材，如精品视频、复习思考题、AR/VR等，对纸质教材内容进行拓展和延伸，更好地服务教师线上教学和学生线下自主学习，满足中医药教育教学需要。

本套教材的建设，凝聚了全国中医药行业高等教育工作者的集体智慧，体现了中医药行业齐心协力、求真务实、精益求精的工作作风，谨此向有关单位和个人致以衷心的感谢！

尽管所有组织者与编写者竭尽心智，精益求精，本套教材仍有进一步提升空间，敬请广大师生提出宝贵意见和建议，以便不断修订完善。

国家中医药管理局教材办公室
中国中医药出版社有限公司
2023 年 6 月

编写说明

方剂学是中医药院校各专业必修的基础课。本教材对选收之基础方、代表方及常用方，以辨证论治思想为核心分析证治机理，以"药力"为依据阐述组方及配伍原理，以中医学的逻辑思维方式详释方解。党的二十大报告中提出"促进中医药传承创新发展"。教材注重传承前人组方之精华，立足不违中医本源之"守正创新"，重基础而不轻临床，重经典而不落窠臼，重配伍而不离方证，重法则而不忘思变，方精而条理清晰，义简而不失深刻，由点及面，从医悟道，即"医之道，悟也"。希冀学生掌握、领悟方剂的组方原理、配伍意义等理论知识，培养其分析、运用方剂及临证组方的能力。强调临证遣方之时，需根据病证之变化进行药物之加减化裁，以合病证变化之需，实现临证治疗之"个体化"主旨，即"方之用，变也"。

本教材除绪论外，分为上、下两篇。上篇总论，重点介绍方剂的起源与发展、方剂与治法、方剂的分类、方剂的剂型、方剂的煎服法、方剂的组方法则与变化等基本理论与基础知识，并附古今用药度量衡考证。下篇各论，依据以法统方的原则，按功用将方剂分为解表剂、泻下剂、和解剂、清热剂、祛暑剂、温里剂、表里双解剂、补益剂、固涩剂、安神剂、开窍剂、理气剂、理血剂、治风剂、治燥剂、祛湿剂、祛痰剂、消导化积剂、驱虫剂、涌吐剂、治痈疡剂等21章，共选正方227首，附方224首。书后附有方名索引。今方剂之数，不知凡几，存世之方，无良莠之别。经方之传世，不因仲景所载，而为理明法简，用之效著。教材所列举寥寥之方剂，惟以典型，以助学生领悟方剂之精妙。恰如星星之火，做燎原之势。所谓"方无至方，方以效论"。虽方无至方，然方有至效，"至"以"效"为本，"效"以"变"为基。

各论每章首冠概述，简述本章方剂的概念、适应证及分类、使用注意事项等。每首正方方名下列出处、组成、用法、功用、主治、证治机理、方解、临床运用、附方、鉴别、实验研究、方歌等项。其中，组成保留原书剂量，括弧内则为当今常用参考剂量。方剂组成中的中药名与原书保持一致，方解及鉴别等项中的中药名按临床常用名称进行规范。每章均附复习思考题。本书数字资源包括PPT课件、复习题等内容，辅助学习者学习和训练。

本教材方解中未以君臣佐使一法尽释诸方，而是根据制方者所据之法而融入药力组方之法；对每首正方方解中所凝练之方剂配伍特点，谨守治法，兼顾药性、脏腑，力求言简意赅。

本教材绪论、上篇及第九章第一节由李冀编写；第七章第一、二节由沈涛编写；第七章第二节由曹秋实编写；第七章第三节由李恩庆编写；第八章第一、二、三节由许二平编写；第八章第四、五节由袁立霞编写；第九章第二、三节由付殷编写；第十章第一、二、

三、四节由张林编写；第十章第五、六节由全世建编写；第十一章由左铮云编写；第十二章由张晗编写；第十三章由周静编写；第十四章第一、二、三节由杨桢编写；第十四章第四节由宋歌编写；第十四章第五节由王蕾编写；第十四章第六节由王虎平编写；第十五章第一、二节由蒋蕾编写；第十五章第三节由刘春慧编写；第十五章第四节由姚娓编写；第十五章第五节由胡久略编写；第十六章第一节由林洁编写；第十六章第二节由孙东东编写；第十六章第三节由文磊编写；第十七章由尹周安编写；第十八章第一节由于华芸编写；第十八章第二节由王雨穰编写；第十九章由杨力强编写；第二十章第一节由李津编写；第二十章第二节由杨阳编写；第二十一章第一节由方向明编写；第二十一章第二节由胡旭光编写；第二十二章第一节由戴水平编写；第二十二章第二节由马少丹编写；第二十二章第三节由宫健伟编写；第二十二章第四、五节由张文凤编写；第二十二章第六节由付强编写；第二十三章第一节由唐明哲编写；第二十三章第二节、第三节由周滢编写；第二十三章第四节由廖慧玲编写；第二十三章第五节由钱月慧编写；第二十四章由季旭明编写；第二十五章由奥乌力吉编写；第二十六章由胡浩编写；第二十七章第一节由李铭编写；第二十七章第二、三节由秦竹编写。统稿由李冀完成。本教材融入了课程思政教学内容，同时作为融合出版物有配套的数字化资源。本教材数字化工作由李冀、季旭明、付强负责，全体数字化资源编创委员会成员参与。

为进一步提高本教材质量，希望各医药院校教师及广大读者提出宝贵意见，以便再版时修订。

《方剂学》编委会
2023 年 5 月

目　录

绪　论

　　方剂，是在辨证审因基础上确定治法后，遵循组方法则，选择适宜的药物，并明确其用量、用法的药物配伍组合。"方剂"一词，首见于唐·姚思廉所著之《梁书·陆襄传》。其云："襄母卒病心痛，医方须三升粟浆……忽有老人诣门货浆，量如方剂。"方，即医方、药方、处方。汉·王充著《论衡·定贤》云："譬医之治病也……方施而药行。"《庄子·逍遥游》云："宋人有善为不龟手之药者……客闻之，请买其方百金。"方，又有规矩之意。《周礼·考工记》云："圆者中规，方者中矩。"《孟子·离娄上》云："不以规矩，不能成方圆。"剂，古与"齐"通，即整齐之意，又作"调和"解。《汉书·艺文志·方技略》云："调百药齐，和之所宜。"简言之，方剂即药物按组方法则配伍而成。

　　方剂学是研究方剂组方原理、配伍特点（规律）及其临床运用的一门学科，是理、法、方、药的重要组成部分。方剂学的教学任务是通过一定数量方剂的讲授，引导学生掌握组方原理和配伍法则及特点，培养学生分析、运用方剂，以及据证组方求"变"的能力。

　　方剂学的学习目的，是通过对一定数量基础方、代表方及常用方的研习，领悟前贤配伍组方之要旨，并能根据临证之需，圆机活法地掌握方剂变化之精妙，即所谓"医之道，悟也；方之用，变也"。学习方剂学，首先要有扎实的中药学知识；其次要具备中医基础理论和中医诊断学等相关学科知识；第三，要掌握一定数量的方剂组成；第四，对组成、功用、主治相近似的方剂，要加以鉴别比较，以加深对其配伍特点与变化的理解。如此，才能据证选方、变化成方和创制新方。

上篇

总 论

扫一扫，查阅本章数字资源，含PPT、视频等

原始社会时期，我们的祖先就在生产实践的过程中逐渐发现了药物。最初只是用单味药治病，经过长期的经验积累，认识到对于多数病证而言，几味药配合应用的疗效优于单味药，于是便逐渐形成了方剂。晋代皇甫谧在《针灸甲乙经·序》中云"伊尹以亚圣之才，撰用《神农本草》以为《汤液》"，后世多以此为方剂之始萌。

在现存医书中，最早记载方剂的是1973年在长沙马王堆汉墓中出土之《五十二病方》。本书原无书名，因其将所载之283首方剂（原数应在300首左右），分列在52类疾病之下，且原书目录之末尚有"凡五十二（病）"的字样，故命名为《五十二病方》。从其内容和字义分析，该书早于《黄帝内经》和《神农本草经》。

《黄帝内经》约成书于春秋战国时期，是现存医籍中最早的中医药理论经典著作。全书虽只载13首方剂，但在剂型上已有汤、丸、散、丹、膏、酒之分，并总结出有关辨证、治法与组方原则、组方体例等理论，为方剂学的形成和发展奠定了理论基础。

《汉书·艺文志》曾记载"经方十一家"，其中有《五脏六腑痹十二病方》《五脏六腑疝十六病方》《五脏六腑瘅十二病方》《风寒热十六病方》《泰始皇帝扁鹊俞跗方》《五脏伤中十一病方》《客疾五脏癫狂病方》《金疮瘛疭方》《妇人婴儿方》《汤液经法》《神农黄帝食禁》等。这些方书现虽已亡佚，但在汉代曾广泛流传。

东汉张仲景著《伤寒杂病论》（约成书于205年），后经晋代王叔和整理编次，宋代林亿等校正刊印，分为《伤寒论》与《金匮要略》。全书创造性地融理、法、方、药于一体，系统论述了外感与内伤的病因、病机、病证、诊治、方剂，前者载方113首，后者载方262首，去其重复，共载方314首。其中绝大多数方剂配伍严谨、用药精当、疗效卓著，被后世誉为"方书之祖"，称其所载方剂为"经方"。

东晋葛洪著《肘后备急方》（约成书于3世纪末），书中所辑之方，多为价廉、易得、简便、有效的单方、验方，反映了晋以前的医药成就和民间疗法水平。东晋陈延之所撰《小品方》，亦是晋代的一部重要方书，全书理、法、方、药具备，对临床确有指导意义，但原书已于北宋末叶亡佚，现有后人辑校本刊行。由晋末刘涓子所传，南齐龚庆宣整理而成的《刘涓子鬼遗方》（约成书于483年），总结了晋以前外科方面的经验和成就，颇切临床实际应用，是我国现存最早的外科专著，对后世治疗金疮、痈疽、疥癣、烫火伤等外科疾病的方剂发展有很大影响。

唐代孙思邈编撰《备急千金要方》（成书于652年），孙氏在序中云"人命至重，有贵千金；一方济之，德逾于此"，故以"千金"名之。全书30卷，凡232门，合方、论5300余首。孙氏尤其注重医德，"若有疾厄来求救者，不得问其贵贱贫富，长幼妍蚩，怨亲善友，华夷愚智，普同一等，皆如至亲之想，亦不得瞻前顾后，自虑吉凶……一心赴救"。682年，孙氏鉴于《备急

千金要方》有诸多遗漏，"犹恐岱山临目，必昧秋毫之端，雷霆在耳，或遗玉石之响"，又撰《千金翼方》以辅之。全书 30 卷，包括妇人、伤寒、小儿、养性、补益、杂病、疮痈、针灸等，凡189 门，合方、论、法 2900 余首。唐代另一著名方书《外台秘要》是王焘取其数十年搜集且视为"秘密枢要"的医方编著而成（撰于 752 年），全书 40 卷，论述内、外、妇、儿、五官各科病证，收载医方 6800 余首。该书保存了《深师》《集验》《小品方》等众多方书的部分内容，是研究唐以前医学成就的重要文献。

宋代由王怀隐等编著之《太平圣惠方》是我国历史上由政府组织编写的第一部方书（成书于 992 年）。全书 100 卷，分 1670 门，载方 16834 首。本书是宋以前各家验方及医论的汇编，既继承了前代医学成就，又总结了当代医学经验，是一部临床实用的方书。《圣济总录》是继《太平圣惠方》之后，由政府组织编写的又一方书巨著（成书于 1117 年）。全书 200 卷，载方近两万首，系征集当时民间及医家所献医方和"内府"所藏秘方，经整理汇编而成。《太平惠民和剂局方》是宋代官府药局——和剂局的成药配本（初刊于 1078 ～ 1085 年），载方 297 首，至大观年间（1107 ～ 1110 年），经当时名医陈承、裴宗元、陈师文等校正，内容有所增订。至淳祐年间（1241 ～ 1252 年），历经 160 余年的多次重修，增补至 788 首方剂。这是我国历史上第一部由政府编制颁行的成药药典，其中许多方剂至今仍在临床中广泛应用。此外宋代尚有诸多著名方书，如钱乙所著之《小儿药证直诀》（成书于 1119 年）、王贶所著之《全生指迷方》（成书于 1125年）、许叔微所著之《普济本事方》（约刊于 1132 年）、陈言所著之《三因极一病证方论》（成书于 1174 年）、王璆原所著之《是斋百一选方》（刊于 1196 年）、陈自明所著之《妇人大全良方》（成书于 1237 年）、严用和所著之《济生方》（成书于 1253 年）等。

金元时期，成无己著《伤寒明理药方论》（成书于 1156 年），是历史上首次依据君臣佐使理论剖析组方原理的专著，虽只分析了《伤寒论》中的 20 首方剂，但开方论之先河，使方剂学组方理论得到了新的提升。张元素著《医学启源》（刊于 1186 年），全书共 3 卷，其善于化裁古方、自制新方，师古而不泥古。刘完素著《黄帝素问宣明论方》（简称《宣明论方》，刊于 1172 年）及《素问玄机原病式》《素问病机气宜保命集》（均刊于 1186 年），提出"六气皆从火化"，倡导辛凉解表和泻热养阴为治疗热病的治则，充分体现了偏重寒凉的治疗大法，后世称为"寒凉派"。张从正著《儒门事亲》（刊于 1228 年），全书共 15 卷，详细记述汗、吐、下三法的应用，主张"治病应着重在驱邪，邪去则正安，不可畏攻而养病"，因其用药偏攻慎补，自成"攻下派"。李杲著《内外伤辨惑论》（刊于 1247 年）、《脾胃论》（刊于 1249 年）等，重点论述由于饮食劳倦所致的脾胃疾病，强调"人以胃气为本"及"内伤脾胃，百病由生"，主张补脾胃、升阳气等，被后世称为"补土派"。朱震亨著《格致余论》（刊于 1347 年）、《丹溪心法》（刊于 1381 年），主要论述"阳常有余，阴常不足"之说，独重滋阴降火，故后人称为"滋阴派"。

迨至明代，朱橚编纂《普济方》（刊于 1406 年），全书共 426 卷，载方 61739 首，是我国现存古医籍中载方量最多的方书。李时珍著《本草纲目》（刊于 1578 年），为本草学之大成，亦附方 11096 首。此间，阐发方剂组方原理的专著亦不断问世。赵以德著《金匮要略方论衍义》（刊于 1368 年），对《金匮要略》方剂进行了较为深入的分析。许宏著《金镜内台方义》（约撰于1422 年），对《伤寒论》113 方均详为释义，是继《伤寒明理药方论》之后的又一方论专著。吴崑著《医方考》（成书于 1584 年），选历代良方 700 余首，按病证分为 44 类，每类集同类方若干首，"考其方药，考其见证，考其名义，考其事迹，考其变通，考其得失，考其所以然之故"，是较有影响的方剂学专著。张介宾著《景岳全书》（刊于 1624 年），其中"古方八阵"收录历代方剂 1516 首，而"新方八阵"则收载张氏自制方剂 186 首。"八阵"对方剂以功用分类影响颇深。

施沛著《祖剂》（成书于 1640 年），收载主方 70 余首、附方 700 余首，以仲景方为祖，将后世方剂同类相附，推衍每类方剂之组方源流，其对后世方剂按主方分类及相关学术研究影响重大。

清代，温病学派崛起。叶天士著《温热论》（刊于 1746 年），分析了温邪的传变规律，创立了卫、气、营、血的辨证体系。杨璿著《伤寒温疫条辨》（刊于 1784 年），全书共 6 卷，详细辨析伤寒与温病，分列脉证与治法，载方 180 首，附方 34 首。余霖著《疫疹一得》（撰于 1794 年），虽只有两卷，但对疫疹的治疗研究颇具独到之处。吴鞠通著《温病条辨》（撰于 1798 年），创立了三焦辨证，共 6 卷，载方 198 首，外附 3 方。此间，尚有许多阐发方剂理论的专著亦相继问世。如罗美著《古今名医方论》（刊于 1675 年），选辑历代名方 150 余首，方论 200 余则，既详述其药性配伍，又对类似方加以鉴别比较。汪昂著《医方集解》（刊于 1682 年），选录临床常用方剂，"正方三百有奇，附方之数过之"，按功用分类为 21 门，另附救急良方，每方均说明组成、主治、方义及附方加减等，颇具实用价值。因其内容较多，汪氏又著《汤头歌诀》（刊于 1694 年），以功用分类为纲，将临证常用之 300 余首方剂以七言歌诀形式编纂，对后世影响颇深。王子接著《绛雪园古方选注》（刊于 1732 年），全书共 3 卷，载方 345 首。上卷以祖方归类，独明仲景 113 方；中、下二卷分科列方，方后均附以注言。张秉成著《成方便读》（刊于 1904 年），全书共 4 卷，汇集古今成方 290 余首，编成歌诀并加以方义注释。

历代方书和方论专著，极大地丰富了方剂学之内涵，使其逐步成为一门具有完善理论体系的学科。近年来，随着中医药高等教育的发展，系统的方剂学教材和专著相继出版，不断丰富和完善了方剂学之理论体系。同时，现代科学技术与方法被广泛应用于对方剂的实验研究领域，为方剂学增添了时代色彩。

综上可见，伴随方剂学的沿革历程，在历代中医学家广泛实践的基础上，方剂学的基本理论逐渐发展完善，不仅积累了大量行之有效的方剂，而且已形成能够指导实践的理论体系，成为中医学体系中不可或缺的瑰宝之一。

复习思考题

方剂与方剂学含义的要素有哪些？

扫一扫，查阅本章数字资源，含PPT、视频等

一、治法

治法，是在辨别病证的病因、病机等基础上，有针对性地采取的治疗方法。

《黄帝内经》中有关治法理论的记载颇为丰富。如《素问·阴阳应象大论》云："形不足者，温之以气；精不足者，补之以味。其高者，因而越之；其下者，引而竭之；中满者，泻之于内；其有邪者，渍形以为汗；其在皮者，汗而发之。"《素问·至真要大论》云："寒者热之，热者寒之，微者逆之，甚者从之，坚者削之，客者除之，劳者温之，结者散之，留者攻之，燥者濡之，急者缓之，散者收之，损者益之，逸者行之，惊者平之，上之下之，摩之浴之，薄之劫之，开之发之，适事为故。"此即依据患者的体质、病位、病性等确定的治疗原则。

《素问·至真要大论》云："风淫于内，治以辛凉，佐以苦甘，以甘缓之，以辛散之；热淫于内，治以咸寒，佐以甘苦，以酸收之，以苦发之；湿淫于内，治以苦热，佐以酸淡，以苦燥之，以淡泄之；火淫于内，治以咸冷，佐以苦辛，以酸收之，以苦发之；燥淫于内，治以苦温，佐以甘辛，以苦下之；寒淫于内，治以甘热，佐以苦辛，以咸泻之，以辛润之，以苦坚之。"此即针对外感六淫提出的性味配伍治法。

《素问·脏气法时论》云"肝苦急，急食甘以缓之……肝欲散，急食辛以散之。用辛补之，酸泻之""心苦缓，急食酸以收之……心欲软，急食咸以软之，用咸补之，甘泻之""脾苦湿，急食苦以燥之……脾欲缓，急食甘以缓之，用苦泻之，甘补之""肺苦气上逆，急食苦以泄之……肺欲收，急食酸以收之，用酸补之，辛泻之""肾苦燥，急食辛以润之……肾欲坚，急食苦以坚之，用苦补之，咸泻之"。此即依据五脏补泻提出的治法。

以《内经》为代表的治疗原则及性味、脏腑等配伍法则，为中医学奠定了治法理论基础。后世医家秉承《内经》之旨，在临证实践中凝练出不同病证及不同辨证体系的治法。如《伤寒论》之"可发汗，宜麻黄汤""当和胃气，宜调胃承气汤""急下之，宜大承气汤""当温之，宜四逆辈"等；以及"宣肺止咳""滋水涵木"等脏腑治法，"和解少阳""泻下阳明热结"等六经治法，"清气分热""清营凉血"等卫气营血治法，"宣上、畅中、渗下"及"三焦分消"等三焦治法。可见，治法具有多层次、多体系之特点。

二、方剂与治法的关系

方剂和治法皆为中医学理、法、方、药体系的重要组成部分。治法的形成源于方药运用经验的积累，方剂理论的发展促进了治法的不断充实与完善。方剂是在治法指导下，按照组方原则配伍而成的药物有序组合，即"方从法出"。治法是在辨清证候，审明病因病机的基础上而制定

的，即"法随证立"。只有治法与病证相符，方剂的功用与治法相同，才能使邪去正复，药到病除。如患者症见恶寒发热，头身疼痛，无汗而喘，舌苔薄白，脉浮而紧，辨证其为风寒表证，根据"其在皮者，汗而发之"和"治寒以热"的治疗原则，确立以辛温发汗解表之法治之，遂选择相应的药物，组成辛温解表之方（如麻黄汤等），使汗出表解，邪去人安。方与法二者之间是相互依存，密不可分的。概而言之，治法是用方或组方的依据，方剂是体现治法的主要手段。

三、八法

《黄帝内经》奠定了中医学治法理论基础，后世医家依据个人临床经验对《黄帝内经》治法理论不断发展完善，创制了众多治法理论，其中以清代程钟龄之"八法"最具代表性和概括性。程钟龄在《医学心悟·医门八法》中云："论病之源，以内伤、外感四字括之。论病之情，则以寒、热、虚、实、表、里、阴、阳八字统之。而论治病之方，则又以汗、和、下、消、吐、清、温、补八法尽之。"

1.汗法　是通过开泄腠理、调畅营卫、宣发肺气等法，使在表的六淫之邪随汗而解的一类治法。凡外感表证、疹出不透、疮疡初起，以及水肿、泄泻、咳嗽、疟疾而见恶寒发热、头痛身疼等表证，均可用汗法治疗。然病情有寒热，邪气有兼夹，体质有强弱，故汗法有辛温、辛凉之别，且常与补法、下法、消法、温法、清法等合用。

2.吐法　是通过涌吐的方法，使停留在咽喉、胸膈、胃脘的痰涎、宿食或毒物等从口中吐出的一类治法。适用于中风痰壅，宿食壅阻胃脘，毒物尚在胃中，痰涎壅盛之癫狂、喉痹，以及干霍乱吐泻不得等，属于病位居上、病势急迫、内蓄实邪之证。因吐法易伤胃气，故体虚气弱、妇人新产、孕妇等均应慎用。

3.下法　是通过泻下、荡涤、攻逐等法，使停留在肠胃的宿食、燥屎、冷积、瘀血、结痰、停水等有形积滞从大便排出的一类治法。适用于燥屎内结、冷积不化、瘀血内停、宿食不消、结痰停饮及虫积等病证。由于积滞有寒热，正气有盛衰，邪气有夹杂，故下法有寒下、温下、润下、逐水、攻补兼施之别，且常与汗法、消法、补法、清法、温法及和法等配合运用。

4.和法　是通过和解或调和等法，使半表半里之邪，或脏腑、阴阳、表里失和之证得以解除的一类治法。和法有狭义和广义之分。狭义和法是指和解少阳，专治邪在半表半里少阳证的治法。《伤寒明理药方论》云："伤寒邪在表者，必渍形以为汗；邪气在里者，必荡涤以为利；其于不内不外，半表半里，既非发汗之所宜，又非吐下之所对，是当和解则可矣。"广义和法是一种既能祛除病邪，又能调整脏腑功能的治法，无明显寒热补泻之偏。戴天章在《广温疫论》中云："寒热并用之谓和，补泻合剂之谓和，表里双解之谓和，平其亢厉之谓和。"此外，《伤寒论》中尚有和营卫、和胃气等亦属和法范畴。何廉臣又增"苦辛分消""平其复遗""调其气血"，使和法的范围逐渐扩大。现常用的和法有和解少阳、开达膜原、调和肝脾、疏肝和胃、分消上下、调和肠胃、表里双解等。

5.温法　是通过温里祛寒之法，使在里之寒邪得以消散的一类治法。适用于脏腑的陈寒痼冷、寒饮内停、寒湿不化及阳气衰微等。由于寒邪所在的部位不同，寒邪与阳虚的程度不同，温法又有温中散寒、温暖肝肾、回阳救逆之分。此外，尚有温肺化痰、温胃降逆、温肾纳气、温中行气、温经活血、温阳止血、温里解表等，是温法与汗法、消法、补法合用之体现。

6.清法　是通过清热、泻火、解毒、凉血等法，使在里之热邪得以解除的一类治法。适用于里热证、火证、热毒证及虚热证等。热邪在里，既有在气分、营分、血分之别，又有热壅成毒，因而清法中又有清气分热、清营凉血、气血两清、清热解毒、清脏腑热、清虚热、清热祛暑等法。热邪最易伤阴，大热又易耗气，故清热剂中常配伍生津、益气之品，切不可纯用苦寒泻火之法，苦易化燥伤阴，服之热反不退。此即王冰所谓："寒之不寒，是无水也。"根据病情之虚实，邪气之兼夹，清法常与汗法、下法、温法、消法、补法等合用。

7. 消法　是通过消食导滞、行气活血、化痰利水、驱虫等法，使气、血、痰、食、水、虫等有形之邪渐消缓散的一类治法。适用于饮食停滞、气滞血瘀、水湿内停、痰饮不化、疳积虫积，以及疮疡痈肿等病证。消法与下法均可治疗有形实邪，但在适应病证上有所不同。下法所治病证，大抵病势急迫，形证俱实，邪在肠胃，必须速除，且可从下窍而出者；消法所治病证，主要是邪在脏腑、经络、肌肉之间渐积而成，且多虚实夹杂，尤其是气血积聚而成之癥瘕痞块、痰核瘰疬等，难以迅即消除，必须渐消缓散。消法常与补法、下法、温法、清法等合用。

8. 补法　是通过滋养补益的方法以恢复人体正气，治疗各种虚证的一类治法。由于虚证有气虚、血虚、阴虚、阳虚，以及脏腑虚损之分，故补法有补气、补血、气血双补、补阴、补阳、阴阳并补，以及补心、补肝、补肺、补脾、补肾、滋补肝肾、补益心脾等。此外，因虚证有缓急寒热之别，脏腑有五行相生之理，尚有峻补、缓补、温补、清补及"虚则补其母"等法。补法应在无外邪时单独使用，以避免"闭门留寇"。若正虚有邪用补法时，需与汗法、消法、下法、清法、温法等合用。

临证中，病情复杂多端，常需数法合用，即所谓"一法之中，八法备焉；八法之中，百法备焉"（《医学心悟》卷一）。

复习思考题

如何理解方剂与治法的关系？

扫一扫，查阅本章数字资源，含PPT、视频等

方剂分类方法是随着方剂学科的发展而不断发展完善的。纵观历代方剂学文献，有以病证分类者，或以病因分类者，或以脏腑分类者，或以组成分类者，或以治法（功用）分类者等，现代亦有仅为查索之便而以方名汉字笔画分类者。

一、根据病证分类

以病证分类首见于《五十二病方》。该书记载了52类病证，283首医方，涉及内、外、妇、儿、五官等科。东汉张仲景《伤寒杂病论》、唐代王焘《外台秘要》、宋代王怀隐《太平圣惠方》、明代朱橚《普济方》、清代吴谦《医宗金鉴》等均属按病证分类方剂之作，便于临床以病索方。

脏腑分类亦系病证分类之属，只是首列脏腑，下分病证。如唐代孙思邈《备急千金要方》、清代《古今图书集成医部全录》中的"脏腑身形"等。

病因分类亦属病证分类，是以病因为纲，分列诸证诸方。如宋代陈言《三因极一病证方论》中有中风、中寒、中湿等，清代张璐《张氏医通》中有伤寒、伤暑、伤湿、伤燥、伤火、伤饮食、劳倦等，皆属此类。

二、根据组成分类

组成分类可追溯至《内经》。《素问·至真要大论》有"君一臣二，制之小也；君一臣三佐五，制之中也；君一臣三佐九，制之大也""君一臣二，奇之制也；君二臣四，偶之制也；君二臣三，奇之制也；君二臣六，偶之制也""补上治上，制以缓；补下治下，制以急；急则气味厚，缓则气味薄""奇之不去则偶之，是谓重方"等。金代成无己在《伤寒明理药方论·序》中云："制方之用，大、小、缓、急、奇、偶、复七方是也。"首次明确提出"七方"的概念，并将《内经》的"重"改为"复"。后世引申"七方"为最早的方剂分类法，但迄今仍未见到按此分类的方书。"七方"的实质是以病邪的轻重、病位的上下、病势的缓急、病体的强弱作为制方的依据。所谓大方，是指药味多或用量大，用治邪气亢盛的重剂；小方，是指药味少或用量小，用治病浅邪微的轻剂；缓方，是指药性缓和，用治病势缓慢且需长期服用的方剂；急方，是指药性峻猛，用治病势急重且取效迅速的方剂；奇方，是指由单数药味组成的方剂；偶方，是指由双数药味组成的方剂；复方，是两方或数方组合的方剂。

确切以组成分类者，当首推明代施沛的《祖剂》。该书"首冠《素》《灵》二方，次载伊尹汤液一方以为宗，而后悉以仲景之方为祖，其《局方》二陈、四物、四君子等汤，以类附焉"，共载历代名方788首，其中主方70余首，附方700余首。清代张璐《张氏医通》除按病因、病证列方外，另编一卷"祖方"，选古方36首为主，附衍化方391首。组成分类法对类方研究多有

裨益。

三、根据治法分类

治法分类，亦称功用分类，始于北齐徐之才《药对》，但原书已佚。据《本草纲目·序例》记载："徐之才曰：药有宣、通、补、泄、轻、重、涩、滑、燥、湿十种"，并于"宣可去壅""通可去滞""补可去弱""泄可去闭""轻可去实""重可去怯""滑可去著""涩可去脱""燥可去湿""湿可去枯"之下，各举数药为例。北宋寇宗奭《本草衍义》在药物"十种"的基础上补充了"寒""热"，而成十二种，"陶隐居云：药有宣、通、补、泄、轻、重、涩、滑、燥、湿。此十种今详之，惟寒、热二种何独见遗？如寒可去热，大黄、朴硝之属是也。如热可去寒，附子、桂之属也。今特补此二种，以尽‘厥旨’"。宋代赵佶《圣济经》于每种之后加一"剂"字，如《圣济经·审剂篇》云："故郁而不散为壅，以宣剂以散之。"金代成无己在《伤寒明理药方论》中云："制方之体，宣、通、补、泻、轻、重、涩、滑、燥、湿十剂是也。"至此，方书中始用"十剂"之名。后世各家有所增补，明代缪仲淳增加升、降二剂；明代徐思鹤的《医学全书》在原"十剂"基础上，又增加调、和、解、利、寒、温、暑、火、平、夺、安、缓、淡、清而成"二十四剂"。然而，除清代陈修园《时方歌括》，按宣、通、补、泻、轻、重、燥、湿、涩、滑、寒、热将该书收载的108首方分为"十二剂"外，鲜有按此法分类者。明代张介宾鉴于"古方之散列于诸家者，既多且杂，或互见于各门，或彼此之重复"，提出将方剂"类为八阵，曰补、和、攻、散、寒、热、固、因"。并在《景岳全书·新方八略引》中解释说"补方之制，补其虚也""和方之制，和其不和者也""攻方之制，攻其实也""用散者，散表证也""寒方之制，为清火也""热方之制，为除寒也""固方之制，固其泄也""因方之制，因其可因者也。凡病有相同者，皆按证而用之，是谓因方"。共选古方1516首，自制新方186首，均按"古方八阵""新方八阵"分类。"八阵"之外，复列有妇人、小儿、痘疹、外科诸方，以便临证应用。清代汪昂《医方集解》开创了新的功用分类法，即以治法分类为主，兼顾临床科目。选"正方三百有奇，附方之数过之"，分为补养、发表、涌吐、攻里、表里、和解、理气、理血、祛风、祛寒、清暑、利湿、润燥、泻火、除痰、消导、收涩、杀虫、明目、痈疡、经产共二十一类及救急良方。这种分类方法，概念比较明确，切合临床的实际需要，故清代吴仪洛《成方切用》、张秉成《成方便读》等均仿其法而有所增改。

四、按笔画分类

现代大型方剂辞书等，为查索之便，以方名汉字笔画分类。其中，《中医方剂大辞典》将古今96592首方剂按名称字首的笔画多少，依次排列诸方。这种分类方法便于查阅，亦有利于鉴别同名异方。

综上所述，历代对于方剂的分类，繁简不一，各有取义。本教材遵循以法统方的原则，将下篇所辑之方分为解表剂、泻下剂、和解剂、清热剂、祛暑剂、温里剂、表里双解剂、补益剂、固涩剂、安神剂、开窍剂、理气剂、理血剂、治风剂、治燥剂、祛湿剂、祛痰剂、消导化积剂、驱虫剂、涌吐剂、治痈疡剂，共21章，每章分若干小节，使之纲目清晰，便于学习和掌握。

复习思考题

方剂的分类对研习方剂学有哪些作用和影响？

剂型，是在方剂组成之后，根据病情的需要和药物不同的性能而加工制成一定形态的制剂形式。方剂的剂型历史悠久，早在《内经》的 13 首方剂中，就已出现汤、丸、散、膏、酒、丹等剂型。后世医家多有发展，如锭、线、条、饼、露等剂型。随着制药工业的发展，又研制出片剂、冲剂、注射剂等。

一、液体剂型

　　1. 汤剂　又称煎剂，古称汤液，是将药物饮片加水或酒浸泡后，再煎煮一定时间，去渣取汁而制成的液体剂型。主要供内服，如麻黄汤等。外用的多作洗浴、熏蒸及含漱。汤剂是在临证中最能体现"方之用，变也"思维模式之常用剂型。其优点是吸收快，能迅速发挥药效，尤其是具有其他剂型所无法比拟的适应"个性化"治疗的优势。其根据病情变化而随证加减，能较全面、灵活地切合每位患者或具体病证阶段的特殊性，尤宜于病证复杂或病情不稳定的患者。李杲曰："汤者荡也，去大病用之。"但汤剂的制备相对不便，服用口感欠佳，携带贮存受限。

　　2. 酒剂　又称药酒，古称酒醴，是将药物用白酒或黄酒浸泡，或加温隔水炖煮，去渣取液后供内服或外用的制剂。酒有活血通络、易于发散和助长药力的特性，常于祛风通络和补益剂中使用。外用酒剂尚可祛风活血、止痛消肿，但酒剂使用时存在个体局限性。

　　3. 酊剂　是以不同浓度的乙醇为溶媒，经过不同的方法浸出中药的有效成分所得到的液体，多为外用。一般中草药酊剂的浓度为 20%，有毒药物浓度则为 10%。酊剂具有有效成分高、用量少、作用快、不易腐败等特点。

　　4. 露剂　亦称药露，多选新鲜并含有挥发性成分的药物，用蒸馏法制成的芳香气味的澄明水溶液。一般作为饮料及清凉解暑剂，药露气味清淡，口感适宜。

　　5. 糖浆　是将药物煎煮、去渣取汁、浓缩后，加入适量蔗糖溶解后制成的浓蔗糖水溶液。糖浆剂具有味甜、量小、服用方便、吸收较快等特点，尤其适于儿童服用。

　　6. 口服液　是将药物用水或其他溶剂提取，经精制而成的内服液体制剂。口服液具有剂量较小、吸收较快、服用方便等优点。

　　7. 注射液　亦称针剂，是将药物经过提取、精制、配制等步骤而制成的灭菌溶液、无菌混悬液或供配制成液体的无菌粉末，供皮下、肌内、静脉注射的一种制剂。

　　8. 油剂　又称油调剂，专候外用，由植物油调配适量的药粉制成，也可不调配药粉，单纯外用油剂涂搽皮损，或用植物油将药物浸泡数日后煎熬过滤去渣外擦皮损。

二、固体剂型

1. 散剂　是将药物粉碎、混合均匀制成粉末状制剂。散剂分为内服和外用两类。内服散剂一般是将药物研成细粉，以温开水冲服，量小者亦可直接吞服，如七厘散；亦有制成粗末，以水煎取汁服者，称为煮散，如银翘散。散剂的特点是制作简便、吸收较快、节省药材、便于服用与携带。李杲云："散者散也，去急病用之。"外用散剂一般用作外敷，掺撒疮面或患病部位；亦有作点眼、吹喉等。

2. 丸剂　是将药物研成细粉或药材提取物，加适宜的黏合剂所制成的球形固体剂型。丸剂与汤剂相比，吸收较慢，但药效持久、节省药材、便于服用与携带。李杲云："丸者缓也，舒缓而治之也。"丸剂适用于慢性、虚弱性疾病，如六味地黄丸等。但也有些丸剂的药性比较峻猛，多为芳香类药物或毒性较大的药物，不宜作汤剂煎服，如安宫牛黄丸、三物备急丸等。常用的丸剂有蜜丸、水丸、糊丸、浓缩丸等。

（1）蜜丸　是将药物细粉用炼制的蜂蜜为黏合剂所制成的丸剂，分为大蜜丸和小蜜丸两种。蜜丸性质柔润，作用缓和持久，并有补益和矫味作用，常用于治疗慢性病和虚弱性疾病，多可长期服用，如补中益气丸、归脾丸等。

（2）水丸　俗称水泛丸，是将药物细粉用水（冷开水或蒸馏水）或酒、醋、蜜水、药汁等为黏合剂所制成的小丸。水丸较蜜丸的崩解、溶散、吸收、起效等速度均快，易于吞服，适用于多种疾病，如防风通圣丸等。

（3）糊丸　是将药物细粉用米糊、面糊、曲糊等为黏合剂所制成的小丸。糊丸黏合力强，质地坚硬，崩解、溶散迟缓。内服可延长药效，减轻某些毒性药的不良反应和对胃肠的刺激，如舟车丸等。

（4）浓缩丸　是将药物或方中部分药物煎汁浓缩成膏，再与其他药物细粉混合干燥、粉碎，用水或蜂蜜或药汁制成丸剂。其具有体积小、有效成分高、服用剂量小等特点。

3. 茶剂　是将药物经粉碎加工而制成的粗末状制品，或加入适宜黏合剂制成的方块状制剂。用时以沸水泡汁或煎汁，不定时饮用。大多用于治疗感冒、食积、腹泻等病证。

4. 条剂　亦称药捻，是用桑皮纸黏药后搓捻成细条，或将桑皮纸捻成细条再粘药粉而成的外用制剂。用时插入疮口或瘘管内，能化腐拔毒、生肌收口，常用的有红升丹药条等。或将艾叶和药研成粗末，用纸裹制成圆条，供灸治使用，也称"艾条"。

5. 线剂　亦称药线，是将丝线或棉线置于药液中浸煮，经干燥制成的外用制剂。线剂用于治疗瘘管、痔疮或赘生物，通过所含药物的轻度腐蚀作用和药线的机械紧扎作用，使其引流通畅或萎缩、脱落。

6. 丹剂　有内服和外用两种。内服丹剂没有固定剂型，有丸剂，也有散剂，每以药品贵重或药效显著而名之曰丹，如至宝丹、活络丹等。外用丹剂亦称丹药，是以某些矿物类药经高温烧炼制成的不同结晶形状的制品，常研粉涂撒疮面，治疗疮疡痈疽；亦可制成药条、药线和外用膏剂应用。

7. 锭剂　是将药物研成细粉，加适当的黏合剂所制成规定形状的固体剂型，有纺锤形、圆柱形、条形等，可供外用与内服。内服以研末调服或磨汁服，外用则磨汁涂患处，常用的有紫金锭、万应锭等。

8. 片剂　是将药物细粉或药材提取物与辅料混合压制而成的片状制剂。片剂用量准确、体积小、异味少、服用和储存方便。如需在肠道吸收的药物，则又可用包肠溶衣，使之在肠道中崩解。此外，尚有口含片、泡腾片等。

9.冲剂 是将药材提取物加适量赋形剂或部分药物细粉制成的干燥颗粒状或块状制剂，用时以开水冲服。冲剂具有体积较小、服用方便等特点。

10.栓剂 古称坐药或塞药，是将药物细粉与基质混合制成一定形状的固体制剂，用于腔道并在其间融化或溶解而发挥药效，有杀虫止痒、滑润、收敛等作用。《伤寒杂病论》中曾有蛇床子散坐药及蜜煎导法，即最早的阴道栓和肛门栓。栓剂便于婴幼儿直肠给药。

11.胶囊 分为硬胶囊、软胶囊（胶丸），大多供口服应用。

（1）硬胶囊 是将一定量的药材提取物与药粉或辅料制成均匀的粉末或颗粒，填充在空心胶囊中而成；或将药材粉末直接分装于空心胶囊中制成。亦可用于腔道给药。

（2）软胶囊 是将一定量的药材提取物密封于球形或椭圆形的软质囊材中，可用滴制法或压制法制备。软胶囊易于服用，可掩盖药物的不良气味。

12.糕剂 是将药物与米粉、蔗糖等经蒸制而成的块状剂型，常用于小儿脾胃虚弱、面黄肌瘦等慢性疾病及病后调理。

13.棒剂 是将药物制成小棒状的外用固体剂型，直接用于皮肤或黏膜上，起腐蚀、收敛等作用，通常用于眼科。

14.曲剂 是在适宜温度与湿度下，将药材与面粉混合后发酵而成。

15.胶剂 是用水煎取动物皮、骨、甲、角质等，经浓缩干燥制成。

16.霜剂 是用两种或两种以上的药物，各自加热熔化或溶解，相互混合，冷却后形成粉质样的制剂。

三、半固体剂型

膏剂 是将药物用水或植物油煎熬去渣而制成的剂型。有内服和外用两种。内服膏剂有流浸膏、浸膏、煎膏三种；外用膏剂分软膏、硬膏两种。其中流浸膏与浸膏多数用于调配其他制剂使用，如合剂、糖浆剂、冲剂、片剂等。

（1）煎膏 又称膏滋，是将药物加水反复煎煮，去渣浓缩后，加炼蜜或炼糖制成的半固体剂型。其特点是体积小、含量高、便于服用、口味甜美，有滋润补益作用，一般用于慢性虚弱患者，有利于较长时间用药。

（2）软膏 又称药膏，是将药物细粉与适宜的基质制成具有适当稠度的半固体外用制剂。其中用乳剂型基质的，亦称乳膏剂。多用于皮肤表面、黏膜或疮面。软膏具有一定的黏稠性，外涂后渐渐软化或溶化，使药物慢慢吸收，持久发挥疗效，适用于外科疮疡疖肿、烧烫伤等。

（3）硬膏 又称膏药，古称薄贴，是以植物油将药物煎至一定程度后去渣，再煎至滴水成珠，加入黄丹等搅匀、冷却制成的硬膏。用时加温摊涂在布或纸上，软化后贴于患处或穴位上，可治疗局部疾病和全身性疾病，如疮疡肿毒、跌打损伤、风湿痹证，以及腰痛、腹痛等。

四、气体剂型

1.熏剂 又称烟熏剂，是将药物借助某些易燃物质，经燃烧产生的烟雾而杀虫、灭菌或预防、治疗疾病，或利用燃烧产生的温热来治疗疾病的制剂。

2.气雾剂 是将药物以气雾形态作用于局部或全身的剂型，通过呼吸系统吸入的方式称为嗅剂，相当于现代的吸入气雾剂，药物通过肺部吸收，吸收速度较快。通过熏熨皮肤或其他腔道发挥药效的方式，称为熏蒸剂。

此外尚有滴丸剂、灸剂、熨剂、灌肠剂、搽剂、海绵剂等。近年来，新的剂型不断涌现，质量标准也不断提高。现代方剂剂型研制中广泛应用了新技术、新工艺，如超滤技术、快崩技术、挥发成分稳定技术、冷冻浓缩技术、干法造粒技术、无菌灌封技术等。在质量控制方面，使用了薄层扫描、高效液相、原子光谱、磁共振等仪器设备。确有仅从现代制剂工艺技术角度使中药制剂逐步走向定性和定量化之趋势，但制剂技术的"科技含量"之高低，尚难以客观地表示中医方剂自身的学术价值。

复习思考题

简述汤剂的特点与不足。

第五章
方剂的煎服法

扫一扫，查阅本章数字资源，含PPT、视频等

　　方剂的煎服法是方剂临床运用的重要环节之一。如何根据方剂中药物的性味和所治病证不同而采取适当的煎煮方法和服药方法，是方剂取得最佳疗效的重要因素。正如清代医家徐大椿《医学源流论》所云："病之愈不愈，不但方必中病，方虽中病而服之不得其法，则非特无功，而反有害，此不可不知也。"

一、煎药法

　　汤剂是临床最常用的剂型之一，根据药物性质及病情的差异，应采取不同的煎药方法。适宜的煎药方法对疗效将产生相应的影响，历代医家都颇为重视。故《医学源流论》云："煎药之法，最宜深讲，药之效不效，全在乎此。"

　　1.煎药用具　以瓦罐、砂锅为好，搪瓷器具或铝制品次之，现代亦有用不锈钢器皿。有些药物与铜或铁共同加热后，会起化学变化，应当忌用铁器、铜器。煎药器具的容量宜大些，以利于药物的翻动，并可避免外溢损耗药液。同时应适时加盖，以防水分蒸发过快或药物的有效成分挥发散失。

　　2.煎药用水　以洁净新鲜无杂质为原则，如自来水、井水、蒸馏水均可。前人常用流水、泉水、甘澜水（亦称劳水）、米泔水等。根据药物的特点和疾病的性质，亦可用酒或水酒合煎。用水量可视药量、质地及煎药时间而定，以漫过药面3～5cm为宜。每剂药一般煎煮2次，也可煎煮3次。第一煎用水量可多些，第二、三煎可适当减少。每次煎煮所得药量在150mL左右即可。

　　3.煎药火候　前人有"武火""文火"之分。急火煎之，谓"武火"；慢火煎之，谓"文火"。一般先用武火，沸腾后改用文火。同时，应根据药物性味及所需时间的要求，酌定火候。如解表与泻下之剂，煎煮时间宜短，其火宜急，水量宜少；补益之剂煎煮时间宜长，其火宜慢，水量略多。如药物煎煮焦枯时，则应弃之不用。

　　4.煎药方法　煎药前，先将饮片用水浸泡20～30分钟之后再行煎煮，以利于有效成分被充分煎出。需特殊煎法的药物，应在处方中加以注明。

　　（1）先煎　贝壳类（如牡蛎、珍珠母等）、角骨甲类（如水牛角、龟甲、鳖甲等）和矿物类（如生石膏、代赭石等）药物，因质地坚实，难以煎煮，应打碎先煎，煮沸20～30分钟后，再下其他药物。某些质地较轻而又用量较多（如玉米须、夏枯草等），或含泥沙多的药物（如灶心土、糯稻根等），亦可先煎取汁，然后以其药汁代水煎药。另外，有毒药物（如附子、生草乌、生川乌等）可先煎以降低其毒烈之性。

（2）后下　气味芳香的药物（如荆芥、薄荷、砂仁等），药效易于挥发，一般煎煮时间宜短。如取大黄攻下之功时，应后下轻煎。后下药物均应先浸泡后再煎煮。

（3）包煎　某些药物煎煮后使药液混浊，或对咽喉有刺激，或易于黏锅（如赤石脂、旋覆花、车前子、蒲黄等），应先用纱布将药包好，再放入煎药器具内与其他药同煎。

（4）单煎　某些贵重药材如需煎煮服用（如羚羊角、西洋参等），应尽量减少耗损，可切片单煎取汁，再与其他药液合服，亦可单独服用。

（5）溶化（烊化）　胶质、黏性大而且容易溶解的药物（如阿胶、鹿角胶、蜂蜜等），应单独加热溶化，趁热与煎好的药液混合均匀后服用，避免与其他药物同煎时黏锅煮焦，或黏附他药而影响疗效。

（6）冲服　某些芳香或贵重药物（如麝香、牛黄、琥珀等），不宜或不需入煎剂，可研成细末，用药液或温水冲服。

此外，汤剂煎取药液后，应对药渣适当进行压榨，以收取残余药液。

二、服药法

服药法包括服药时间、服用方法及药后调护。服药方法是否恰当，对方剂疗效会产生一定影响。

1. 服药时间　应根据病位高下、病情轻重、药物性能和病证特点来决定药物服用时间。一般而言，病在上焦，宜食后服；病在下焦，宜食前服；补益药与泻下药，宜空腹服；安神药宜临卧服；对胃肠有刺激的，亦应食后服。急性重病则不拘时服，慢性病则应定时服药，治疟药宜在发作前两小时服。另对服药时间有特殊要求者，如十枣汤在"平旦"服、鸡鸣散在"五更"时服等。正如《神农本草经》所云："病在胸膈以上者，先食后服药；病在心腹以下者，先服药而后食；病在四肢血脉者，宜空腹而在旦；病在骨髓者，宜饱食而在夜。"服药时间对提高疗效具有重要的临床意义。

2. 服用方法　汤剂多为一日1剂，分2～3次温服。根据病情需要，亦有一日只服1次，或一日数服，或煎汤代茶饮用，甚至一日连服两剂，以使药力持续。此外，尚有热服、冷服。一般治疗热证多寒药凉服，治疗寒证可热药温服，以助药力。若服药后出现恶心呕吐的"拒药"反应，可服少量姜汁，或先服姜汁，然后服药；亦可采取寒药热服、热药冷服、小量频服等方法，以防拒药不纳。亦如《素问·五常政大论》所言"治热以寒，温而行之；治寒以热，凉而行之"，以及"治温以清，冷而行之；治清以温，热而行之"。对于昏迷患者、吞咽困难者，可用鼻饲法给药。使用峻烈药与毒性药时，宜从小量开始，逐渐加量，取效即止，慎勿过量，以免发生中毒或损伤正气。总之，应根据病情、病位、病性和药物的特点选择不同的服药方法。

3. 药后调护　服药后的调养与护理是服药法的重要环节，它关系着药效的发挥和患者的康复。如《伤寒论》桂枝汤方后云："啜热稀粥一升余，以助药力。温覆令一时许，遍身漐漐微似有汗者益佳，不可令如水流漓，病必不除。"其他如十枣汤服法中强调"得快下利后，糜粥自养"，五苓散服后"多饮暖水，汗出愈"等。一般服发汗解表剂汤药，应取微汗，不可大汗，然亦不能汗出不彻。服泻下剂，应注意饮食，不宜进食生冷难消化的食物，以免影响脾胃的健运。服药后的饮食宜忌，既有疾病对饮食的宜忌，如水肿病宜少食盐、消渴病宜忌糖、下利慎油腻、寒证禁生冷等；又包括药物对饮食的宜忌，如服地黄者忌萝卜，服土茯苓者忌茶叶，服荆芥者忌河豚与无鳞鱼等。《本草纲目》云："凡服药，不可杂食肥猪犬肉，油腻羹鲙，腥臊陈臭诸物。凡服药，不可多食生蒜、胡荽、生葱、诸果、诸滑滞之物。"此外尚有汗后避风，以及慎劳役、戒房事、节恚怒等，以防"劳复""食复"，或影响治疗效果。

复习思考题

汤剂如何体现中医药的独特优势？

第六章
方剂的组方法则与变化

扫一扫，查阅本章数字资源，含PPT、视频等

　　方剂是由药物组成的，药物通过配伍，增强或改变其自身功用，调其偏胜，制其毒性，消除或减缓其对人体的不良反应，发挥药物间相辅相成或相反相成等综合作用，使各具特性的药物组合成为一个整体，从而发挥更好的预防与治疗疾病的作用。清代徐大椿在《医学源流论·方药离合论》中云："药有个性之专长，方有合群之妙用。""方之与药，似合而实离也，得天地之气，成一物之性，各有功能，可以变易气血，以除疾病，此药之力也。然草木之性与人殊体，入人肠胃，何以能如人所欲，以致其效? 圣人为之制方以调剂之，或用以专攻，或用以兼治，或相辅者，或相反者，或相用者，或相制者。故方之既成，能使药各全其性，亦能使药各失其性。操纵之法，有大权焉，此方之妙也。"

一、组方法则

　　方剂的组方法则中之君臣佐使源于《黄帝内经》，其为方剂学组方理论中应用最为广泛者，历代医家多有发微。现代学界诸多学者首肯将"君臣佐使"作为方剂的组方原则。历代医家以此法创制出许多行之有效之方，故今人多依此法解析前人之方。然方之所成，不惟君臣佐使一法，其组方理论中亦有性味配伍之法、脏腑用药之法等，遂不可独取君臣佐使一法尽释诸方，当依其制方者所据之法而析之，领悟配伍法则"之一不唯一"之内涵，方能领悟是方之精要。

　　制方之道，以效为先，方效之于法，异曲同工，其玄机于配伍，配伍之宗，焉可离乎药力，所谓"方以效论"。自金代张元素明确提出"力大者为君"以来，以"药力"大小为依据区分君臣佐使之理论逐渐被众医家所接受。药物在方剂中的作用是由药物自身在方中的药力大小所决定的。通过辨析方中药物之药力大小，进而夺定君、臣、佐、使，或领悟其主旨法则之配伍意义，方可充分把握其功用与主治病证。

　　1. 君臣佐使释义　君臣佐使理论最早见于《内经》。《素问·至真要大论》曰："主病之谓君，佐君之谓臣，应臣之谓使。"另有"君一臣二""君一臣三佐五""君一臣三佐九"等记载。后世医家亦多有阐发。张元素云："力大者为君。"首次明确依据药力分辨君臣佐使。李杲《脾胃论》曰："君药分量最多，臣药次之，使药又次之，不可令臣过于君。"何伯斋《医学管见》云："大抵药之治病，各有所主。主病者，君也；辅治者，臣也；与君相反而相助者，佐也；引经及引治病之药至于病所者，使也。"张介宾《类经·方剂君臣上下三品》谓："主病者，对证之要药也，故谓之君，君者味数少而分两重，赖之以为主也。佐君者谓之臣，味数稍多而分两稍轻，所以匡君之不逮也。应臣者谓之使，数可出入而分两更轻，所以备通行向导之使也。此则君臣佐使之义。"

　　（1）**君药**　是针对主病或主证起主要治疗作用的药物。是方中不可或缺，且药力居首的

药物。

（2）**臣药** 一是辅助君药以加强治疗主病或主证的药物；二是针对兼病或兼证起治疗作用的药物。其在方中之药力小于君药。

（3）**佐药** 一是佐助药，即协助君、臣药以加强治疗作用，或直接治疗次要兼证的药物；二是佐制药，即制约君、臣药的峻烈之性，或减轻、消除君、臣药毒性的药物；三是反佐药，即根据某些病证之需，配伍少量与君药性味或作用相反而又能在治疗中起相成作用的药物。其在方中之药力小于臣药，一般用量较轻。

（4）**使药** 一是引经药，即能引方中诸药以达病所的药物；二是调和药，即具有调和诸药作用的药物。其在方中之药力较小，用量亦轻。

例：麻黄汤出自《伤寒论》，主治外感风寒表实证，症见恶寒发热、头身疼痛、无汗而喘、苔薄白、脉浮紧。其病机是风寒外束，卫闭营郁，毛窍闭塞，肺气失宣。治宜发汗解表，宣肺平喘。方用麻黄三两，桂枝二两，杏仁七十个，甘草一两。根据药物性能及用量分析，其药力最大者为麻黄，其他依次为桂枝、杏仁、甘草。

君药　麻黄——辛温，发汗散风寒，兼宣肺平喘。

臣药　桂枝——辛甘温，解肌发表，透达营卫，助麻黄发汗。

　　　　　　与麻黄合用，可使风寒去，营卫和。

佐药　杏仁——苦平，宣利肺气。

　　　　　　配合麻黄宣肺散邪，利肺平喘，可使邪气去，肺气和。

使药　甘草——甘温，调和诸药。

　　　　　　并可延缓药力，以防麻、桂之发汗太过。

方剂中除君药外，臣、佐、使药均具有两种或两种以上的意义。在遣药组方时，既不是每一种意义的臣、佐、使药都必须具备，也不是每味药只可任一职。每首方剂中的君、臣、佐、使药是否齐备和具体药味的多少，当视病情和治法的需要，以及所选药物的功效而定。一般而言，一首方剂，君药是必备的，而臣、佐、使药并非齐备。有些方剂的君药或臣药本身就兼具佐药或使药的作用。在组方体例上，君药宜少，一般只用一味。《苏沈良方》云："主病者，专在一物。"若病情较为复杂，亦可用至一味以上，但君药味数不宜过多，多则药力分散，影响疗效。正如陶弘景所云："若多君少臣，多臣少佐，则药力不周也。"臣药可多于君药，佐药常多于臣药，而使药则一二味足矣。

综上所述，方中药物君臣佐使之分以"药力"为依据。组方之核心原则是通过方中药物相互配伍，能最大限度地使每味药物与病证相宜之药力得以充分发挥。首先，必须明确方中"药力"最大者为君药，其在方中所能发挥出的作用，乃为该方之主要作用，然其又赖于臣、佐、使药之协助、制约。当然，决定方中以何药为君，还应从临床病证出发，选取针对主证及主要病机之药物，即"主病者"为君药。方剂之剂型、服法及调护方法等相关因素的综合作用，亦可在某种程度上对方中药物，尤其是君药之"药力"产生一定影响。有关影响"药力"之诸多因素，理应客观"定量化"，然囿于当下认识水平之所限，尚处于"定性"而难以准确定量之阶段，故要求研习者深刻领悟其中之玄机要妙，方能成为大医之家，正所谓"医之道，悟也"之理。

2. 药力及影响药力之相关因素 所谓药力，是指药物在方剂配伍中才能体现出的功用大小，即自身在方剂中的作用大小。药物在方中的药力是由多种因素决定的。影响药力的因素主要有"药性""药量""配伍"。此外，尚有剂型、服法、调护方法及体质等。概言之，通过"线性"的表达方式，即"药力＝药性＋药量＋配伍＋剂型＋服法＋调护＋体质＋……"揭示方剂组方配伍的"非线性"开放式理念，所谓"医之道，悟也。"

药性是指药物本身所具有的四气、五味、归经、升降浮沉、毒性等性能，即药物自身的属性。方中药性是制方者、医者在药物临证运用中悟得的理性认知。中药的性能决定了药物间在等量情况下自身作用的大小。

药量是药物在方中药力大小的直接决定因素。岳美中曰："中医不传之妙，就是量。"揭示了药量在方剂中的重要地位。药量，即药物在方剂中的用量。药量与药力多为正比关系，即药物的药量越大，其在方中的药力就越大。

配伍是决定药物在方中作用趋向、药力大小的重要因素。配伍指根据病情需要和药性特点，选择性地将一味以上药物配合应用。配伍是解析方中药物药力大小最灵活的因素。药物经与他药配伍之后，其药力既能增强又能减弱，可谓"双向性"。再则，一味药物有多种功效，配伍直接影响其在方中表达何种功效及程度。由于配伍不同，其以何种功效为主发挥药力亦不相同。

此外，剂型、服法、调护、体质及药材质地等诸多因素均可影响方中药物之药力。遂有理中丸"然不及汤"；徐彬言桂枝汤"表证得之，为解肌和营卫；内证得之，为化气调阴阳"；银翘散"香气大出，即取服，勿过煮，肺药取轻清，过煮则味厚入中焦矣"；《千金翼方》"用药必依土地"；徐灵胎之"天下有同此一病，而治此则效，治彼则不效……医者必细审其人之种种不同，而后轻重缓急、大小先后之法因之而定"等经典论诫。

"君臣佐使"之组方法则是基于《黄帝内经》之组方配伍理论，并总结众多方剂的配伍规律而来，有利于分析古方、创制新方，值得深入学习和研究。然而，不以君臣佐使之法所创之方，不可概以其法牵强释之。但仍可运用权衡影响药力的各项因素，明确各药之药力大小，阐述是方组方之法的主体效价及药物效能主旨，从而构建出"药力→组方"这一既具功能上灵活性，又不失结构严谨性之组方理论体系。

二、方剂的变化

方剂的组成是根据病情的需要及患者体质、性别、年龄之不同，并参照季节与气候的变化、地域的差异等因素而确定的。因此，运用成方，或遣药组方时，必须因病、因人、因时、因地制宜，将原则性和灵活性相结合，使方药与病证丝丝入扣，做到师其法而不泥其方。徐大椿在《医学源流论》中亦云："欲用古方，必先审病者所患之症，悉与古方前所陈列之症皆合，更检方中所用之药，无一不与所现之症相合，然后施用，否则必须加减，无可加减，则另择一方。"临证遣方，需根据病证的变化进行药物加减变化，以符合病证变化之需要，从而实现治疗的"个体化"主旨，即"方之用，变也"。方剂本身无优劣之分，只有疗效差异之别。正所谓"方无至方，方以效论"。

（一）药味加减

方剂是由药物组成的，药物是通过与方中其他药物的配伍关系而体现自身之药性的，其体现的程度，即为该药在方中之"药力"。而药物间的配伍关系是决定药物在方中药力大小及如何发挥作用的重要因素之一，是决定方剂功用的主要因素。因此，当增加或减少方剂中的药物时，必然使方中药物间的配伍关系发生变化，进而使方剂之功用发生相应改变。大凡运用君臣佐使原则而组成的方剂针对某一具体成方之药味加减的变化，是指在君药不变的前提下，加减方中其他药物，以适应病情变化的需要。若药味的增减导致君药改变，可引起原方的功效产生较大变化，在药味的增减中须以不改变君药为原则，所谓"君效者，方之精也"。药味加减变化一般有两种情况：一是佐使药的加减，因为佐使药在方中的药力较小，不至于引起该方功用的根本改变，故这种加减是在主症不变的情况下，对某些药物进行加减，以适应一些次要兼症的需要。以桂枝汤（桂枝、芍药、生姜、大枣、甘草）为例，本方主治中风表虚证，症见发热头痛、汗出恶风、鼻鸣干呕、苔薄白、脉浮缓。若兼见咳喘者，可加厚朴、杏仁下气平喘（即桂枝加厚朴杏子汤）。二是臣药的加减，这种变化改变了方剂的主要配伍关系，使方剂的功用发生较大变化。如麻黄汤，适用于外感风寒表实证，具有发汗解表、宣肺平喘之功，若去桂枝，只用麻黄、杏仁、甘草三味，名三拗汤，解表之力减弱，功专宣肺散寒、止咳平喘，为治风寒犯肺之鼻塞声重、语音不出、咳嗽胸闷之方。又如麻黄加术汤，即麻黄汤原方加白术，且白术的用量为四两，则成发汗解表、散寒祛湿之剂，适用于风寒湿痹、身体烦疼、无汗等症。

（二）药量加减

药量是药物在方中药力大小的重要标识之一。如两首方剂的组成药物相同，但用量不相同时，随着方中药物药力的相应变化，必然导致配伍关系相应变化，遂使功用、主治各有所异。如小承气汤与厚朴三物汤虽均由大黄、厚朴、枳实三药组成，但小承气汤以大黄四两为君，枳实三枚为臣，厚朴二两为佐，其功用为攻下热结，主治阳明里热结实证的潮热、谵语、大便秘结、胸腹痞满、舌苔老黄、脉沉数；而厚朴三物汤则以厚朴八两为君，枳实五枚为臣，大黄四两为佐使，其功用为行气消满，主治气滞腹满、大便不通。前者行气以助攻下，病机是因热结而浊气不行；后者是泻下以助行气，病机是因气郁而大便不下（表1-1）。

表1-1 小承气汤与厚朴三物汤比较

方名	组成药物			功用	病证	症状
	君	臣	佐使			
小承气汤	大黄四两	枳实三枚	厚朴二两	泻热通便	阳明腑实	大便秘结，潮热谵语，脘腹痞满
厚朴三物汤	厚朴八两	枳实五枚	大黄四两	行气通便	气滞便秘	腹满胀痛，大便秘结

可见，方剂中药物的用量十分重要。组成药物必须有量，无量则是"有药无方"，难以辨析药物在方中的药力，进而无法明确其确切功效及主治病证。

（三）剂型更换

方剂的剂型各有所长，同一方剂，尽管用药及其用量完全相同，但剂型不同，其作用亦异。当然，这种差异往往只是药力大小和峻缓的区别，在主治病情上有轻重缓急之分而已。如理中丸与人参汤，两方组成、用量完全相同。前者共为细末，炼蜜为丸，如鸡子黄大，治中焦虚寒之脘腹疼痛、自利不渴或病后喜唾；后者服汤剂，主治中、上二焦虚寒之胸痹，症见心胸痞闷、气从胁下上逆抢心。前者虚寒较轻，病势较缓，取丸以缓治；后者虚寒较重，病势较急，取汤以速治（表1-2）。

表 1-2　理中丸与人参汤比较

方名	组成药物				主治病证	制剂用法
	人参	干姜	白术	炙甘草		
理中丸	三两	三两	三两	三两	中焦虚寒，脘腹疼痛，自利不渴，病后喜唾	炼蜜为丸如鸡子黄大，每服一丸
人参汤	三两	三两	三两	三两	中焦虚寒，阴寒上乘，心胸痞闷，气从胁下上逆抢心	水煎，分三次服

　　总之，方剂的药味加减、药量加减、剂型更换皆会使方中药物的药力发生变化，特别是主要药物及其用量的加减变化，将改变方中药物的配伍关系，使其功用与主治发生相应变化。

附：古今用药度量衡考证

　　度量衡一词始见于《尚书·舜典》，文中载："同律度量衡。"度量衡是计量长度、容积、重量标准的简称。中国统一度量衡始自秦，至汉初步成形。在汉代度量衡制首次明确记载在《汉书·律历志》，其云："度者，分、寸、尺、丈、引也，所以度长短也……一为一分，十分为寸，十寸为尺，十尺为丈，十丈为引。""量者，龠、合、升、斗、斛也，所以量多少也……合龠为合，十合为升，十升为斗，十斗为斛。""权者，铢、两、斤、钧、石也，所以秤物平施，知轻重也……一龠容千二百黍，重十二铢，两之为两，二十四铢为两，十六两为斤，三十斤为钧，四钧为石。"《汉书·律历志》可见，汉代度、量是十进制；衡以二十四铢为一两，十六两为一斤，三十斤为一钧，四钧为一石。

　　汉代医著中药物剂量多以度量衡为单位，如《伤寒论》度量衡单位中"度"用到尺；"量"用到斗、升、合、斛；"衡"的使用最多，有铢、两、斤 3 种。《伤寒论》中亦有"枚""个""片"等数量，再有如"鸡子大""弹丸大"等拟量，"把""握"等估量值。由于年代久远，对汉与今之药物分量折算的考证多有难度，各家考证时所依据的文物不同，且药材质量多有差异，结果多不相一致，徐大椿在《医学源流论·古今方剂大小论》云："古时升斗权衡，历代各有异同，而三代至汉，较之今日仅十之二……况古时之药，医者自备，俱用鲜者，分两以鲜者为准，干则折算。"李时珍言："古之一两，今用一钱；古之一升，即今之二合半。"张介宾认为："古之一两，为今之六钱；古之一升，为今之三合三勺。"陈修园云："大抵古之一两，折今为三钱。"钱天来云："汉之一两，即今之二钱七分也。"其中以李时珍之古方剂量折算值颇受认可。现代诸家考证，汉代一两为今之 13.75～15.625g。但应注意的是，《伤寒论》中方剂大多煮一遍分为三服（亦有"分温再服""少少温服""温顿服"者），今则多煮两遍分为二服，这对药物分量折算亦有影响。是以《经方实验录》言："古今煎法服法悬殊。古者若桂枝汤但取初煎之汁，分之为三，曰一服、二服、三服。今则取初煎为一服，次煎为二服，是其间不无径庭。"并按："近世章太炎以汉五铢钱考证，每两约当今三钱，则原方三两，一剂当得九钱，再以分温三服折之，每服亦仅得三钱耳。"陆渊雷《伤寒论今释》亦据桂枝汤"分为三服，今当每服用各二钱"，此均是按今每服校正的折算剂量。对于汉代容量单位"升"的考证，诸家意见比较一致，即汉之一升约今之五分之一升（约 200mL）。

　　在古代散药的度量中亦常见有刀圭、方寸匕、钱匕、一字等名称，实际重量与所测药物质地有关。所谓方寸匕者，陶弘景云："方寸匕者，作匕正方一寸，抄散取不落为度。"钱匕者，一般认为是以汉五铢钱抄取药末，亦以不落为度；半钱匕者，则为抄取一半。亦有学者认为钱匕是表示重量单位，作砝码之用，如章太炎认为："宋人所谓钞五钱匕者，则是开元通宝五钱之重，实非钱匕。"一字者，即以开元通宝钱币（币上有"开元通宝"四字）抄取药末，填去一字之量。刀圭者，乃一方寸匕的十分之一。另有以类比法标记药量之方，如一鸡子黄＝一弹丸=40 桐子=80 粒大豆=160 粒小豆=480 粒大麻子=1440 粒小麻子（古称细麻，即胡麻）。

自汉以来，历代度量衡多有变迁。晋隋唐在汉制铢、两中增"分"，以六铢为一分，四分为一两，即陶弘景所言："古秤唯有铢两，而无分名。今则以十黍为一铢，六铢为一分，四分成一两，十六两为一斤。"至于古方丸散中所用之分，非指药物重量，而是说明剂量比例。且在此期，权衡古今大小两制同用，大制约为小制（古制）3 倍，《旧唐书·食货志》中记载"汤药及冠冕，制用小升小量"目前一般认为唐时医药用量是取小制。宋承唐制，而改铢、分进制为两、钱、分（此分不同于汉之"六铢为一分"之分）、厘、毫的十进位制。《太平圣惠方》中规定："其方中凡言分者，即二钱半为一分也；凡言两者，即四分为一两也；凡言斤者，即十六两为一斤也。凡煮汤，云用水一盏者，约合一升也；一中盏者，约五合也；一小盏者，约三合也。"宋时逐渐用大制取代小制，如《伤寒总病论》云："古之三两，准今之一两，古之三升，今之一升。"有学者考证宋时一斤（大制）约为今之 634g（一两约为今之 40g），明清度量衡变化不大，据考证其一两约合今之 36.2g。

根据中华人民共和国国务院的指示，从 1979 年 1 月 1 日起，中国中医处方用药的计量单位一律采用以"g"为单位的国家标准。兹附十六进制与中国标准计量单位换算率如下：

1 斤（16 两）=0.5kg=500g

1 市两 =31.25g

1 市钱 =3.125g

1 市分 =0.3125g

1 市厘 =0.03125g

（注：换算尾数可以舍去）

方剂中药物的用量一般应以最新版《中华人民共和国药典》为指导，根据药物性质、剂型、配伍关系，患者的年龄、体质、病情，以及季节的变化而酌定。本教材每首方剂中药物标注的剂量多为两种：一种是录其古方原著之用量，冀以领悟古方的配伍意义、组方特点，并作为今人临证用药配伍比例之参考；另一种则以"（×g）"标注，此为现代临床作为汤剂使用时的参考剂量［个别不宜作汤剂者，其组成药物下之"（×g）"剂量，为作丸、散等时的现代参考用量］。后者是依据古今度量衡、方剂用法之差异，并参考当代临床习用剂量而定，其与原方古代剂量并非是度量衡制上的绝对等值换算，切忌以此推算古今剂量之换算标准。而且，同一时代，甚至同一原著各方中同一药物之剂量相同，但教材中所提供之当今临证参考用量亦不尽一致。学者当以今人临床实际应用为准，不可过于苛求拘泥古今度量衡折算之剂量，需明方剂之用，重在权变，方无至方，方以效论。

复习思考题

1. 方剂组方法则的核心要素是什么？为什么？

2. 何谓"药力"？影响"药力"的主要因素有哪些？

3. 方剂的变化形式主要有哪几种？各自的特点是什么？

4. 为什么说"药力判定公式（药力＝药性＋药量＋配伍＋……）"是以线性形式表达的非线性理念？

5. 如何理解"医之道，悟也；方之用，变也"？

6. 如何理解"方无至方，方以效论"？

下篇

各 论

解表剂

一、概念

凡具有发汗、解肌、透疹等作用，主治表证的方剂，统称解表剂。本类方剂属于"八法"中的"汗法"。《素问·阴阳应象大论》云"其在皮者，汗而发之"等，为解表剂之立论根据。

二、适应证及分类

表证系指六淫外邪侵袭人体的肌表、肺卫所致。以恶寒、发热、头痛或身痛、苔白或黄、脉浮等为主症。病邪在表，病势轻浅，治宜辛散轻宣，使邪气从肌表发散外出。如果失时不治，或治疗不当，邪气不能及时外解，则易向内传变，转生他证。

此外，由于解表剂具有发散表邪、开发腠理、宣通肺气等功用，故凡麻疹、疮疡、水肿、痢疾等病初起见表证者，均可用解表剂治疗。

由于六淫之邪有寒热之属，患者体质有虚实之别，故表证有表寒证、表热证及正虚外感证之分。因此，本章方剂分为辛温解表剂、辛凉解表剂、扶正解表剂三类。

三、使用注意事项

解表剂多用辛散轻扬之品组方，故不宜久煎，以免药力耗散，作用减弱。汤剂一般宜温服，服后避风寒，并增衣被，或啜热粥以助取汗。汗出以遍身微汗为佳，若汗出不彻，恐病邪不解；汗出太过，易耗气伤津。若汗出病瘥，即当停服，不必尽剂。同时，应注意禁食生冷、油腻之品，以免影响药物的吸收和药效的发挥。若表邪未尽，而又见里证者，一般原则上应先解表，后治里；表里并重者，则当表里双解。若外邪已入于里，或麻疹已透，或疮疡已溃，或虚证水肿，均不宜使用。

第一节　辛温解表剂

辛温解表剂，适用于外感风寒表证。方如麻黄汤、桂枝汤、九味羌活汤、小青龙汤、止嗽散等。

麻黄汤

《伤寒论》

【组成】麻黄去节, 三两（9g）　桂枝去皮, 二两（6g）　杏仁去皮尖, 七十个（6g）　甘草炙, 一两（3g）

【用法】上四味，以水九升，先煮麻黄，减二升，去上沫；内诸药，煮取二升半，去滓，温服八合。覆取微似汗，不须啜粥，余如桂枝法将息（现代用法：水煎服，温覆取微汗）。

【功用】发汗解表，宣肺平喘。

【主治】外感风寒表实证。恶寒发热，头身疼痛，无汗而喘，舌苔薄白，脉浮紧。

【证治机理】证属风寒束表，肺气失宣所致。风寒之邪侵袭肌表，营卫首当其冲，寒性收引凝滞，致使卫阳被遏，营阴郁滞，即卫闭营郁。卫气抗邪，正邪相争，则恶寒、发热；营卫不畅，腠理闭塞，则无汗、头身疼痛；皮毛内舍于肺，寒邪束表，肺气不得宣通，则上逆为喘；舌苔薄白；脉浮紧，皆是风寒束表之象。根据"其在皮者，汗而发之"的治疗原则，法当发汗解表，宣肺平喘。

【方解】本方既为治疗外感风寒表实证之基础方，又为辛温发汗法之代表方。麻黄辛温，主入肺经，"乃肺经专药"（《本草纲目》）既开腠理、透毛窍，发汗以祛在表之风寒；又开宣肺气以宣散肺经风寒而平喘，为君药。臣以桂枝，解肌发表，透达营卫，助麻黄发汗散风寒之力，麻黄、桂枝相须为用，发汗之力尤彰，可使风寒去而营卫和。肺主宣降，肺气闭郁，宣降失常，故又佐以杏仁肃肺平喘，与麻黄相伍，一宣一降，非但达邪利肺而平喘，且又复肺气宣降之权，使邪气去而肺气和。使以炙甘草，既调和药性，又缓麻、桂峻烈之性，使汗出而不致耗伤正气。四药相伍，麻桂相须，开腠畅营，以增发汗解表之功；麻杏相使，宣降相宜，以增宣肺平喘之力。

【使用注意】本方为辛温发汗之峻剂，当中病即止，不可过服。对于"疮家""淋家""衄家""亡血家"，以及外感表虚自汗、血虚而脉兼"尺中迟"，或误下而见"身重心悸"等，虽有表寒证，亦应禁用。

【临床运用】常用于感冒、流行性感冒、急性支气管炎、支气管哮喘等证属风寒表实者。

【附方】

三拗汤（《太平惠民和剂局方》）甘草不炙　麻黄不去根节　杏仁不去皮尖，各等分（各9g）咬咀为粗散，每服五钱（15g），水一盏半，姜五片，同煎至一盏，去滓，通口服。以衣被盖覆睡，取微汗为度。功用：宣肺解表。主治：外感风寒，肺气不宣证。鼻塞声重，语音不出，咳嗽胸闷。

麻黄加术汤（《金匮要略》）麻黄去节，三两（9g）桂枝去皮，二两（6g）甘草炙，一两（3g）杏仁去皮尖，七十个（6g）白术四两（12g）上五味，以水九升，先煮麻黄，减二升，去上沫，内诸药，煮取二升半，去滓，温服八合，覆取微似汗。功用：发汗解表，散寒祛湿。主治：风寒湿痹，身体烦疼等。

麻黄杏仁薏苡甘草汤（《金匮要略》）麻黄去节，汤泡，半两（6g）甘草炙，一两（6g）薏苡仁半两（12g）杏仁去皮尖，炒，十个（6g）上锉麻豆大，每服四钱匕（12g），水盏半，煮八分，去滓，温服，有微汗，避风。功用：解表祛湿。主治：风湿一身尽疼，发热，日晡所剧者。

华盖散（《博济方》）紫苏子炒　麻黄去根节　杏仁去皮尖　陈皮去白　桑白皮　赤茯苓去皮，各一两（各9g）甘草炙，半两（5g）上七味同为末，每服二钱（6g），水一盏煎至六分，食后温服。功用：宣肺解表，祛痰止咳。主治：素体痰多，风寒袭肺证。咳嗽上气，胸膈痞满，项背拘急，声重鼻塞，头昏目眩，吐痰色白，呀呷有声。

大青龙汤（《伤寒论》）麻黄去节，六两（12g）桂枝去皮，二两（6g）甘草炙，二两（6g）杏仁去皮尖，四十枚（6g）石膏碎，如鸡子大（12g）生姜切，三两（9g）大枣擘，十二枚（4枚）上七味，以水九升，先煮麻黄，减二升，去上沫，内诸药，煮取三升，去滓。温服一升，取微似汗。汗出多者，温粉粉之；一服汗者，停后服；若复服，汗多亡阳，遂虚，恶风，烦躁，不得眠也。功用：发汗解表，兼清里热。主治：外感风寒，里有郁热证。恶寒发热，头身疼痛，无汗，烦躁，口渴，脉浮紧。

【鉴别】三拗汤、麻黄加术汤、麻黄杏仁薏苡甘草汤与华盖散均由麻黄汤加减而成，属治疗外感风寒之剂。

三拗汤与华盖散皆以麻黄汤去桂枝为基础，重在宣散肺中风寒，主治风寒犯肺之咳喘证。然三拗汤为宣肺解表的基础方，主治风寒袭肺，以咳嗽胸闷、鼻塞声重为主症；华盖散主治素体痰多而风寒袭肺证，故又加紫苏子、陈皮、桑白皮、赤茯苓以加强降气祛痰止咳的作用。

麻黄加术汤与麻黄杏仁薏苡甘草汤均为治疗外感风寒夹湿证之剂。麻黄加术汤证的表寒及身疼较麻黄杏仁薏苡甘草汤证为重，故用麻、桂与白术相配，虽发汗而不致太过，尽去表里之湿；麻黄杏仁薏苡甘草汤证不仅表寒及身疼比较轻，且日晡发热增剧，有化热之倾向，故不用桂枝、白术，而以薏苡仁渗利清化，全方用量较轻，亦为微汗之意。

大青龙汤系由麻黄汤重用麻黄、甘草，减杏仁用量，再加石膏、生姜、大枣而成。主治风寒表实重证而兼里有郁热者，故倍用麻黄以增其发汗之力；配石膏以清热除烦；减杏仁量，乃因无喘逆之症；生姜合麻、桂则散风寒以解表邪，合枣、草则益脾胃以滋汗源，使汗出表解，寒热烦躁并除。

【实验研究】麻黄汤具有较好的解热作用。[陈光玮，田彦芳，万海同，等.麻黄汤有效组分对发热大鼠的解热作用及与药动学相关性研究.中国中药杂志，2020，45（3）：655-663.]

【方歌】麻黄汤中用桂枝，杏仁甘草四般施，发热恶寒头项痛，伤寒服此汗淋漓。

桂枝汤

《伤寒论》

【组成】桂枝去皮，三两（9g）　芍药三两（9g）　甘草炙，二两（6g）　生姜切，三两（9g）　大枣擘，十二枚（4枚）

【用法】上五味，㕮咀，以水七升，微火煮取三升，去滓，适寒温，服一升。服已须臾，啜热稀粥一升余，以助药力。温覆令一时许，遍身漐漐微似有汗者益佳，不可令如水流漓，病必不除。若一服汗出病瘥，停后服，不必尽剂；若不汗，更服如前法；又不汗，后服小促其间，半日许，令三服尽。若病重者，一日一夜服，周时观之，服一剂尽，病证犹在者，更作服；若汗不出，乃服至二三剂。禁生冷、黏滑、肉面、五辛、酒酪、臭恶等物（现代用法：水煎服，温覆取微汗）。

【功用】解肌发表，调和营卫。

【主治】外感风寒表虚证。头痛发热，汗出恶风，鼻鸣干呕，苔白不渴，脉浮缓或浮弱。

【证治机理】证因外感风寒，营卫不和所致。《伤寒论》谓其"太阳中风""卫强营弱"。中风乃外受风寒，以风邪为主；"卫强"是指卫中邪气盛；"营弱"是指营中阴气弱。风邪外感，因风性疏泄，卫气失其固护之职，致营阴不能内守而外泄，故见恶风、发热、汗出等；邪气袭表，肺胃失和，肺系不利，胃失和降，则鼻鸣干呕；苔白不渴，脉浮缓或浮弱，俱为风邪袭表之象。法当解肌发表，调和营卫。

【方解】本方为治疗外感风寒表虚证的基础方，又是调和营卫、调和阴阳法的代表方。君以辛温之桂枝助卫阳，通经络，解肌发表，祛在表之风寒。臣用酸甘而凉之芍药，益阴敛营，固外泄之营阴。桂枝、芍药等量配伍，既营卫同治，邪正兼顾，相辅相成；又散中有收，汗中寓补，相反相成。生姜辛温，助桂枝散表邪，兼和胃止呕；大枣甘平，协芍药补营阴，兼健脾益气。生姜、大枣相配，补脾和胃，益营助卫，为佐药。炙甘草调和药性，合桂枝辛甘化阳以实卫，合芍药酸甘化阴以益营，功兼佐使之用。

全方辛散与酸收相配，则散中有收，汗不伤正；助阳与益阴同用，阴阳兼顾，营卫并调。柯琴在《伤寒来苏集》中誉本方为"仲景群方之冠，乃滋阴和阳，调和营卫，解肌发汗之总方也"。故其治疗范围不局限于表证，亦可用于病后、产后、体弱等因营卫、阴阳不和所致之病证。正如徐彬《金匮要略论注》所云，"药用桂枝汤者，此汤表证得之，为解肌和营卫；内证得之，为化气调阴阳"。

【使用注意】本方的服法要求"适寒温""服已须臾，啜热稀粥"，藉水谷之精气，充养中焦，不但易为酿汗，更可使外邪速去而不致复感。而"温覆令一时许"，即是避风助汗之意。待其"遍身漐漐，微似有汗"，是肺胃之气已和，津液得通，营卫和谐，腠理复固，故云"益佳"。至于服后汗出病瘥停后服，或不效再服，以及禁生冷黏腻、酒肉、臭恶等，尤其是"不可令如水流漓，病必不除"，均为服解表剂应该注意之通则。

【临床运用】常用于流行性感冒、上呼吸道感染、风湿性关节炎、妊娠呕吐、冬季皮炎、冻疮、荨麻疹、变应性鼻炎等证属营卫不和者。

【附方】

桂枝加厚朴杏子汤（《伤寒论》）　桂枝去皮，三两（9g）　芍药三两（9g）　生姜切，三两（9g）　甘草炙，二两（6g）　大枣擘，十二枚（4枚）　厚朴炙，去皮，二两（6g）　杏仁去皮尖，五十枚（6g）　上七味，以水七升，微火煮取三升，去滓，温服一升，覆取微似汗。功用：解肌发表，降气平喘。主治：宿有喘病，又感风寒而见桂枝汤证者；或风寒表证误用下法后，表证未解而微喘者。

桂枝加葛根汤（《伤寒论》）　桂枝去皮，二两（6g）　芍药二两（6g）　生姜切，三两（9g）　甘草炙，二两（6g）　大枣擘，十二枚（4枚）　葛根四两（12g）　上六味，以水一斗，先煮葛根，减二升，内诸药，煮取三升，去滓，温服一升。覆取微似汗，不须啜粥，余如桂枝法将息及禁忌。功用：解肌发表，升津舒筋。主治：风寒客于太阳经输，营卫不和证。项背强几几，汗出恶风者。

桂枝加龙骨牡蛎汤（《金匮要略》）　桂枝去皮，三两（9g）　芍药三两（9g）　生姜切，三两（9g）　甘草炙，二两（6g）　大枣擘，十二枚（4枚）　龙骨三两（9g）　牡蛎三两（9g）　上七味，以水七升，煮取三升，分温三服。功用：调阴阳，和营卫，摄精气。主治：阴阳两虚、营卫失调之精气不固证。多梦，遗精，遗尿，多汗，少腹弦急，目眩发落，脉芤迟或芤动微紧者。

桂枝加桂汤（《伤寒论》）　桂枝去皮，五两（15g）　芍药三两（9g）　生姜切，三两（9g）　甘草炙，二两（6g）　大枣擘，十二枚（4枚）　上五味，以水七升，煮取三升，去滓，温服一升。功用：温通心阳，平冲降逆。主治：太阳病误用温针或因发汗过多而发奔豚，气从少腹上冲心胸，起卧不安，有发作性者。

桂枝加芍药汤（《伤寒论》）　桂枝去皮，三两（9g）　芍药六两（18g）　甘草炙，二两（6g）　大枣擘，十二枚（6g）　生姜切，三两（9g）　上五味，以水七升，煮取三升，去滓，温分三服。功用：温脾和中，缓急止痛。主治：太阳病误下伤中，邪陷太阴，土虚木乘之腹痛。

【鉴别】麻黄汤和桂枝汤均属辛温解表之剂，用治外感风寒表证。然前方为麻黄、桂枝相须，并佐杏仁，则发汗散寒力强，兼能宣肺平喘，为辛温发汗之重剂，适用于恶寒发热而无汗喘咳之外感风寒表实证；后方为桂枝、芍药相伍，并佐姜、枣，则发汗解表之力逊，但具有调和营卫之功，为辛温解表之和剂，适用于恶风发热而汗出之外感风寒表虚证。

桂枝加厚朴杏子汤、桂枝加葛根汤、桂枝加龙骨牡蛎汤、桂枝加桂汤、桂枝加芍药汤五方均为桂枝汤类方，营卫不和或气血阴阳失调是其病机共性，故皆以桂枝汤和营卫、调阴阳。前二方主治证以外感风寒表虚为基本病机，桂枝加厚朴杏子汤主治风寒表虚证兼见肺失肃降之喘逆，故加厚朴、杏仁降气平喘；桂枝加葛根汤主治外感风寒，太阳经气不舒，津液不能敷布，经脉失去濡养之恶风汗出、项背强而不舒，故用桂枝汤加葛根以解肌发表，升津舒经。后三方因药量与配伍之变化，已由治表之剂变为治里之方，其中桂枝加龙骨牡蛎汤主治阴阳两虚或营卫失和之精气不固，故加龙、牡以固摄精气；桂枝加桂汤主治太阳病发汗太过，耗损心阳，心阳不能下蛰于肾，肾中寒水之气上犯凌心所致的奔豚病，故加桂二两以加强温通心阳、平冲降逆的作用；桂枝加芍药汤主治太阳病误下伤中，邪陷太阴，土虚木乘之腹满，故用桂枝汤通阳温脾，倍芍药以柔肝缓急止痛。

【实验研究】桂枝汤通过抑制高脂心肌缺血大鼠炎症及氧化应激反应，发挥保护心血管的作用。［焦宏，马建伟，陈彦静．桂枝汤对高脂血症心肌缺血大鼠炎性细胞因子的影响．中国中药杂志，2012，37（11）：1634-1637．］

【方歌】桂枝汤治太阳风，芍药甘草姜枣同，解肌发表调营卫，汗出恶风此方功。

九味羌活汤
张元素方，录自《此事难知》

【组成】羌活（9g）　防风（9g）　苍术（9g）　细辛（3g）　川芎（6g）　香白芷（6g）　生地黄（6g）黄芩（6g）　甘草（6g）（原著本方无用量）

【用法】上㕮咀，水煎服。若急汗，热服，以羹粥投之；若缓汗，温服，而不用汤投之（现代用法：水煎温服）。

【功用】发汗祛湿，兼清里热。

【主治】外感风寒湿邪，内有蕴热证。恶寒发热，无汗，头痛项强，肢体酸楚疼痛，口苦微渴，舌苔白或微黄，脉浮。

【证治机理】证系外感风寒湿邪，兼内有蕴热所致。风寒湿邪侵犯肌表，郁遏卫阳，闭塞腠理，阻滞经络，气血运行不畅，故恶寒发热、无汗、头痛项强、肢体酸楚疼痛；里有蕴热，故口苦微渴；苔白或微黄，脉浮，是表证兼里热之佐证。治宜发散风寒湿邪为主，清泄里热为辅。

【方解】本方为主治外感风寒湿邪而兼有里热证之常用方。羌活辛苦温，入太阳经，解表寒，祛风湿，利关节，止痹痛，为治疗风寒湿邪在表之要药，《本经逢原》谓其治足太阳风湿相搏，一身尽痛、头痛、肢节痛……乃却乱反正之主帅，故为君药。防风辛甘性温，功善祛风，并能胜湿止痛；苍术辛苦而温，入太阴经，功善燥湿，并能祛风散寒，两药相合，协助羌活祛风散寒，除湿止痛，是为臣药。细辛、白芷、川芎祛风散寒，宣痹止痛，其中细辛善止少阴头痛，白芷善解阳明头痛，川芎长于止少阳、厥阴头痛；生地黄、黄芩清泄里热，并防诸辛温燥烈之品助热伤津，俱为佐药。甘草调和诸药为使。九味相伍，以辛温升散为主，佐以寒凉清热，使升而不峻，寒而不滞；药备六经分经论治。

【使用注意】一是据感邪轻重调整用法，若寒邪较甚，表证较重，宜热服，且应啜粥以助药力，以便酿汗祛邪；若邪不甚，表证较轻，则不必啜粥，温服即可。二是本方药备六经，当据病位的侧重，用药相应进退，正如原书服法中强调："视其经络前后左右之不同，从其多少大小轻重之不一，增损用之。"

【临床运用】常用于上呼吸道感染、急性肌炎、风湿性关节炎、偏头痛、腰肌劳损等证属外感风寒湿邪，兼有里热者。

【附方】

大羌活汤（《此事难知》）　羌活　独活　防风　细辛　防己　黄芩　黄连　苍术　甘草炙　白术各三钱（各9g）　知母　川芎　地黄各一两（30g）　上㕮咀。每服半两（15g），水二盏，煎至一盏半，去渣，得清药一大盏，热饮之；不解，再服三四盏解之亦可，病愈则止。若有余证，并依仲景随经法治之。功用：发散风寒，祛湿清热。主治：外感风寒湿邪兼有里热证。头痛身重，发热恶寒，口干烦满而渴，舌苔白腻，脉浮数。

【鉴别】大羌活汤系李东垣所制，比九味羌活汤少白芷，多黄连、知母、防己、独活、白术，故其清热祛湿之功较强，适宜于外感风寒湿邪而里热较重者。

【实验研究】九味羌活汤具有解热镇痛抗炎作用。［卿玉玲，田军．九味羌活汤解热镇痛作用研究．中药药理与临床，2006（Z1）：21-23.］

【方歌】九味羌活用防风，细辛苍芷与川芎，黄芩生地同甘草，三阳解表益姜葱。

香苏散
《太平惠民和剂局方》

【组成】香附子炒香，去毛　紫苏叶各四两（各12g）　甘草炙，一两（3g）　陈皮不去白，二两（6g）

【用法】上为粗末，每服三钱（9g），水一盏，煎七分，去滓，热服，不拘时候，日三服；若作细末，只服二钱（6g），入盐点服（现代用法：作汤剂，水煎服，用量按原方比例酌减）。

【功用】疏散风寒，理气和中。

【主治】外感风寒，气郁不舒证。恶寒身热，头痛无汗，胸脘痞闷，不思饮食，舌苔薄白，脉浮。

【证治机理】证系外感风寒，受邪轻浅，内兼气滞。恶寒发热，头痛无汗，舌苔薄白，脉浮，为表证之候；胸脘痞闷，不思饮食，则为气郁不舒之征。治宜解表与理气兼顾。

【方解】本方为治疗外感风寒而兼气滞之常用方。紫苏叶发表散寒，理气宽中，为君药。香附行气开郁，为臣药。君臣相合，紫苏叶得香附之助，则调畅气机之功益著；香附借紫苏叶之升散，则能上行外达以祛邪。陈皮理气燥湿，一则协君臣行气滞以畅气机，二则防气郁而津壅，为佐药。甘草和中调药，为使药。全方辛温疏表与理气行滞相伍，表里同治，重在解表。

【临床运用】常用于胃肠型感冒证属感受风寒兼气机郁滞者。

【附方】

加味香苏散（《医学心悟》）　紫苏叶一钱五分（5g）　陈皮　香附各一钱二分（各4g）　甘草炙，七分（2.5g）　荆芥　秦艽　防风　蔓荆子各一钱（各3g）　川芎五分（1.5g）　生姜三片　上锉一剂，水煎，温服，微覆似汗。功用：发汗解表，理气解郁。主治：外感风寒，兼有气滞证。头痛项强，鼻塞流涕，身体疼痛，发热恶寒或恶风，无汗，胸脘痞闷，苔薄白，脉浮。

【鉴别】加味香苏散在香苏散基础上加防风、秦艽、川芎、蔓荆子等药，则发汗解表、宣痹止痛之功较强，适宜于表寒证较重，头身疼痛明显者。

【方歌】香苏散内草陈皮，疏散风寒又理气，外感风寒兼气滞，寒热无汗胸脘痞。

小青龙汤

《伤寒论》

【组成】麻黄去节，三两（9g） 芍药三两（9g） 细辛三两（3g） 干姜三两（6g） 甘草炙，三两（6g） 桂枝去皮，三两（9g） 半夏汤洗，半升（9g） 五味子半升（9g）

【用法】上八味，以水一斗，先煮麻黄，减二升，去上沫，内诸药，煮取三升，去滓，温服一升（现代用法：水煎服）。

【功用】解表散寒，温肺化饮。

【主治】外寒内饮证。恶寒发热，头身疼痛，无汗，喘咳，痰涎清稀而量多，胸痞，或干呕，或痰饮咳喘，不得平卧，或身体疼重，头面四肢浮肿，舌苔白滑，脉浮。

【证治机理】风寒束表，卫阳被遏，营阴郁滞，故见恶寒发热、无汗、身体疼痛。素有水饮之人，一旦感受外邪，每致表寒引动内饮。水寒相搏，内外相引，饮动不居，寒饮射肺，肺失宣降，则咳喘痰多而稀；饮停心下，阻滞气机，则胸痞；饮留胃中，胃气上逆，则干呕；饮溢肌肤，则浮肿身重；舌苔白滑，脉浮，为外寒内饮之佐证。法当解表散寒，温肺化饮。

【方解】本方为治疗外感风寒，寒饮内停喘咳之常用方。君以辛温之麻黄、桂枝发汗解表，且麻黄兼能开宣肺气而止咳平喘，桂枝兼可温阳化气而行水化饮。臣以辛热之干姜、辛温之细辛温肺化饮，并助麻、桂解表祛邪。佐以半夏燥湿化痰，和胃降逆。然素有痰饮，脾肺本虚，纯用辛温，恐辛散耗气，温燥伤津，故配酸甘之五味子敛肺止咳、芍药和营养血，二药与辛散之品相伍，既增强止咳平喘之功，又防诸辛散温燥之药耗气伤津，亦为佐药。炙甘草益气和中，兼调和辛散酸收之性，为佐使之药。八味相伍，辛散与酸收相配，散中有收；温化与敛肺相伍，开中有合；解表与化饮同施，表里双解。

【临床运用】常用于支气管炎、支气管哮喘、慢性阻塞性肺疾病、肺心病、肺炎、胸膜炎、变应性鼻炎、卡他性结膜炎、分泌性中耳炎等证属外寒里饮者。

【附方】

射干麻黄汤（《金匮要略》） 射干三两（9g） 麻黄四两（9g） 生姜四两（12g） 细辛三两（3g） 紫菀三两（9g） 款冬花三两（9g） 五味子半升（9g） 大枣七枚（2枚） 半夏大者，洗，半升（9g） 上九味，以水一斗二升，先煮麻黄两沸，去上沫，内诸药，煮取三升，分温三服。功用：宣肺祛痰，下气止咳。主治：痰饮郁结，气逆喘咳证。咳而上气，喉中有水鸡声者。

小青龙加石膏汤（《金匮要略》） 麻黄去节，三两（9g） 芍药三两（9g） 细辛三两（3g） 干姜三两（6g） 甘草炙，三两（6g） 桂枝去皮，三两（9g） 半夏汤洗，半升（9g） 五味子半升（9g） 石膏二两（6g） 上九味，以水一斗，先煮麻黄，去上沫，内诸药，煮取三升。强人服一升，羸者减之，日三服，小儿服四合。功用：解表蠲饮，清热除烦。主治：肺胀，心下有水气。咳而上气，烦躁而喘，脉浮者。

【鉴别】射干麻黄汤、小青龙加石膏汤与小青龙汤皆有解表化饮之功。但射干麻黄汤证风寒较轻，痰饮郁结，肺气上逆较重，故在小青龙汤基础上去桂枝、芍药、甘草，加入射干、款冬花、紫菀以增祛痰肃肺，止咳平喘之功。可见小青龙汤解表散寒之力大，功偏治表；射干麻黄汤祛痰降气之力强，功偏治里。小青龙加石膏汤即小青龙汤加石膏二两而成，主治外感风寒，内有饮邪郁热之证，故用小青龙汤解表化饮，佐入少量石膏以清热除烦。

【实验研究】小青龙汤可改善气道高阻力状态，控制哮喘发作。[张岩，宋桂华，于素平，等 . 小青龙汤对 β₂ 肾上腺素能受体减敏哮喘小鼠 RhoGDI2/GRK2/β-arrestin 信号传导的影响 . 中华中医药学刊，2023，41（1）：29-34，262.]

【方歌】小青龙汤治水气，喘咳呕哕渴利慰，姜桂麻黄芍药甘，细辛半夏兼五味。

止嗽散
《医学心悟》

【组成】桔梗炒　荆芥　紫菀蒸　百部蒸　白前蒸，各二斤（各12g）　甘草炒，十二两（4g）　陈皮水洗，去白，一斤（6g）

【用法】上为末，每服三钱（9g），食后、临卧开水调下；初感风寒，生姜汤调下（现代用法：作汤剂，水煎服）。

【功用】宣利肺气，疏风止咳。

【主治】风邪犯肺之咳嗽。咳嗽咽痒，咳痰不爽，或微恶风发热，舌苔薄白，脉浮缓。

【证治机理】证为外感风邪咳嗽，或因治不如法，表解不彻而咳仍不止。风邪犯肺，肺失清肃，或虽经发散，因表解不彻而其邪未尽，故仍咽痒咳嗽、咳痰不爽。此时外邪十去八九，则微恶风发热。治当宣肺止咳，辅以疏风解表。

【方解】本方为治疗表邪未尽，肺气失宣而致咳嗽之常用方。紫菀、百部味甘苦而性温，功擅化痰止咳，新久咳嗽皆宜，共用为君。桔梗苦辛而性平，善于宣肺止咳；白前辛苦微温，长于降气化痰，两药相伍，一宣一降，以复肺气之宣降，与君药合用则止咳化痰之力尤佳，共为臣药。荆芥辛而微温，疏风解表，以祛未尽之余邪；陈皮理气化痰，均为佐药。甘草合桔梗以利咽止咳，兼能调和诸药，司佐使之职，综观全方，药虽七味，温而不燥，润而不腻，散寒不助热，解表不伤正。正如《医学心悟》所说："本方温润和平，不寒不热，既无攻击过当之虞，大有启门驱贼之势。是以客邪易散，肺气安宁。"

【临床运用】常用于上呼吸道感染、支气管炎等证属表邪未尽，肺失宣降者。

【附方】

金沸草散（《博济方》）　旋覆花三两（9g）　麻黄去节，三两（9g）　前胡三两（9g）　荆芥穗四两（12g）　甘草炙，一两（3g）　半夏洗净，姜汁浸，一两（3g）　赤芍药一两（3g）　上为末，每服二钱（6g），水一盏，加生姜、大枣，同煎至六分，热服。如汗出并三服。功用：发散风寒，降气化痰。主治：伤风咳嗽。恶寒发热，咳嗽痰多，鼻塞流涕，舌苔白腻，脉浮。

【鉴别】止嗽散与金沸草散均有解表化痰止咳之功，治疗风邪犯肺之咳嗽。止嗽散利肺止咳之功尤佳，解表之力不足，宜于外邪将尽，肺气不利的咳嗽；金沸草散解表散寒之功较强，主治风邪犯肺初起，表证较重之咳嗽痰多者。

【实验研究】止嗽散有明显的止咳、祛痰作用。[徐乃玉，顾振纶 . 止嗽散药理作用研究 . 中国野生植物资源，2003，22（2）：35-36.]

【方歌】止嗽散中用白前，陈皮桔梗草荆添，紫菀百部同蒸用，感冒咳嗽此方先。

正柴胡饮

《景岳全书》

【组成】柴胡一至三钱（9g） 防风一钱（3g） 陈皮一钱半（4.5g） 芍药二钱（6g） 甘草一钱（3g） 生姜三五片

【用法】水一盅半，煎七八分，热服（现代用法：水煎温服）。

【功用】疏散风寒。

【主治】外感风寒轻证。微恶风寒，发热，无汗，头痛，身痛，舌苔薄白，脉浮。

【证治机理】恶寒、发热、无汗、头身痛、苔薄、脉浮，为风寒束表之征象。因感邪较轻，故以微恶风寒，发热为特点。外感风寒，治当解表散寒。而风寒轻证，只需轻疏肌表，微发其汗。

【方解】本方为平散风寒法之代表方。君以柴胡辛散表邪。臣用防风祛风寒，止疼痛。生姜辛温发散，助柴胡、防风解表透邪；陈皮疏畅气机，以助邪外出；芍药益阴和营，防辛散太过而伤阴，共为佐药。甘草调和诸药为使。全方辛寒与辛温相伍，解表与养阴相配，则药性平和，汗不伤正。

【临床运用】常用于上呼吸道感染、流行性感冒、疟疾初起，以及妇女经期、妊娠、产后感冒等，证属外感风寒而气血不虚者。

【实验研究】正柴胡饮具有降低药源性肝损伤作用。[刘霞飞，吴骁，杨方秀，等.正柴胡饮对对乙酰氨基酚所致小鼠急性肝损伤的保护作用.中国药理学与毒理学杂志，2017，31（1）：101-111.]

【方歌】正柴胡饮平散方，芍药防风陈草姜，轻疏风邪解热痛，表寒轻证服之康。

第二节　辛凉解表剂

辛凉解表剂，适用于外感风热或温病初起之表证。方如银翘散、桑菊饮、麻黄杏仁甘草石膏汤等。

银翘散

《温病条辨》

【组成】连翘一两（30g） 银花一两（30g） 苦桔梗六钱（18g） 薄荷六钱（18g） 竹叶四钱（12g） 生甘草五钱（15g） 芥穗四钱（12g） 淡豆豉五钱（15g） 牛蒡子六钱（18g）

【用法】上杵为散，每服六钱（18g），鲜苇根汤煎，香气大出，即取服，勿过煮。肺药取轻清，过煮则味厚而入中焦矣。病重者，约二时一服，日三服，夜一服；轻者，三时一服，日二服，夜一服；病不解者，作再服（现代用法：作汤剂，加芦根18g，水煎服）。

【功用】辛凉透表，清热解毒。

【主治】温病初起。发热，微恶风寒，无汗或有汗不畅，头痛口渴，咳嗽咽痛，舌尖红，苔薄白或薄黄，脉浮数。

【证治机理】温病初起，邪在卫分，卫气被郁，开合失司，则发热、微恶风寒、无汗或有汗不畅。邪自口鼻而入，上犯于肺，肺气失宣，则咳嗽；风热蕴结成毒，侵袭肺系门户，则咽喉红肿疼痛；温邪伤津，则口渴；舌尖红，苔薄白，脉浮数，均为温病初起之征。治当辛凉透表，清热解毒。

【方解】金银花、连翘气味芳香，既能疏散风热、清热解毒，又可辟秽化浊，在透散卫分表邪的同时，兼顾温热病邪易蕴而成毒及多夹秽浊之气的特点，故重用为君。薄荷、牛蒡子辛凉，疏散风热，清利头目，且可解毒利咽；荆芥穗、淡豆豉辛而微温，解表散邪，助君药开皮毛以祛邪，均为臣药。芦根、竹叶清热生津；桔梗开宣肺气而止咳利咽，同为佐药。生甘草合桔梗利咽止咳，兼可调和药性，是为佐使之用。诸药合用，辛凉与辛温相伍，主以辛凉，疏散与清解相配，疏清兼顾，共达辛凉透表，清热解毒之功。本方所用药物均系轻清之品，加之用法强调"香气大出，即取服，勿过煮"，体现了吴氏"治上焦如羽，非轻不举"（《温病条辨》）的用药原则，故为治疗温病初起之风热表证的常用方。

【使用注意】方中用药多为芳香轻宣之品，故不宜久煎，"过煮则味厚而入中焦矣"。

【实验研究】银翘散能抑制小鼠流感病毒 PR8 引起的肺炎。［陈蓓，马荣，陈能斌，等 . 银翘散及其拆方对流感病毒感染自然杀伤细胞活性的影响及转录组的比较分析 . 中草药, 2021, 52（3）：765-777.］

【方歌】银翘散主上焦医，竹叶荆牛薄荷豉，甘桔芦根凉解法，风温初感此方宜。

桑菊饮
《温病条辨》

【组成】桑叶二钱五分（7.5g）　菊花一钱（3g）　杏仁二钱（6g）　连翘一钱五分（4.5g）　薄荷八分（2.5g）　苦桔梗二钱（6g）　生甘草八分（2.5g）　苇根二钱（6g）

【用法】水二杯，煮取一杯，日二服（现代用法：水煎温服）。

【功用】疏风清热，宣肺止咳。

【主治】风温初起，邪客肺络证。但咳，身热不甚，口微渴，脉浮数。

【证治机理】证属风温初起之轻证。《温热论》曰："温邪上受，首先犯肺。"温热病邪从口鼻而入，邪犯肺络，肺失清肃，故以咳嗽为主症；邪浅病轻，则身不甚热、口渴亦微。治当从"辛凉微苦"立法，即疏风清热，宣肺止咳。

【方解】本方为治疗风热犯肺咳嗽之常用方。方中桑叶甘苦性凉，善走肺络，疏散风热，又清宣肺热而止咳嗽；菊花辛甘性寒，疏散风热，又清利头目而肃肺。二药相须，直走上焦，协同为用，以疏散肺中风热见长，共为君药。杏仁苦降，肃降肺气；桔梗辛散，开宣肺气，相须为用，一宣一降，以复肺之宣降功能而止咳，共为臣药。薄荷辛凉解表以助君药疏散风热之力，连翘透邪解毒，芦根清热生津，共为佐药。甘草调和诸药为使。诸药合用，轻清疏风以解表，辛苦宣肃以止咳，共达疏风清热、宣肺止咳之功。

【临床运用】常用于急性支气管炎、上呼吸道感染、肺炎、麻疹、急性结膜炎等证属风热犯肺者。

【鉴别】银翘散与桑菊饮组成中均有薄荷、连翘、桔梗、芦根、甘草，功能辛凉解表而治温病初起。但银翘散配有金银花、荆芥、淡豆豉、牛蒡子、竹叶，则解表清热之力强，为"辛凉平剂"；桑菊饮配有桑叶、菊花、杏仁，则肃肺止咳之力大，而解表清热之功逊于银翘散，故为"辛凉轻剂"。

【实验研究】桑菊饮可以保护内毒素诱导的小鼠急性肺损伤。[杨天柱，杨世海，张景龙.桑菊饮对内毒素诱导小鼠急性肺损伤的保护作用.中药药理与临床，2014，30（5）：12-14.]

【方歌】桑菊饮中桔梗翘，杏仁甘草薄荷饶，芦根为饮轻清剂，热盛阳明入母膏。

麻黄杏仁甘草石膏汤
《伤寒论》

【组成】麻黄去节，四两（9g）　杏仁去皮尖，五十个（9g）　甘草炙，二两（6g）　石膏碎、绵裹，半斤（18g）

【用法】上四味，以水七升，煮麻黄，减二升，去上沫，内诸药，煮取二升，去滓，温服一升（现代用法：水煎温服）。

【功用】辛凉疏表，清肺平喘。

【主治】外感风邪，邪热壅肺证。身热不解，咳逆气急，甚则鼻扇，口渴，有汗或无汗，舌苔薄白或黄，脉浮而数。

【证治机理】证由表邪入里化热，壅遏于肺，肺失宣降所致。风寒之邪郁而化热入里，或风热袭表，表邪不解而入里，热邪充斥内外，则身热不解、汗出、口渴、苔黄、脉数；热邪壅肺，肺失宣降，则咳逆气喘，甚则鼻扇；若表邪未尽，或肺气闭郁，则毛窍闭塞而无汗；苔薄白、脉浮，亦是表证未尽之象。治宜清肺热，止咳喘，兼以疏表透邪。

【方解】本方为治疗表邪未解，邪热壅肺之喘咳的基础方。麻黄辛温，宣肺平喘，解表散邪。《本草正义》曰："麻黄轻清上浮，专疏肺郁，宣泄气机，是为治外感第一要药。虽曰解表，实为开肺；虽曰散寒，实为泄邪。风寒固得之而外散，即温热亦无不赖之以宣通。"石膏辛寒，清泄肺胃之热以生津。二药相伍，一以宣肺为主，一以清肺为主，合而用之，既宣散肺中风热，又清宣肺中郁热，共为君药。石膏倍于麻黄，相制为用，使全方偏于辛凉。麻黄得石膏，宣肺平喘而不助热；石膏得麻黄，清解肺热而不凉遏。杏仁降肺气以平喘咳，与麻黄相伍则宣降相因，与石膏配伍则清肃协同，是为臣药。炙甘草既能益气和中，又防石膏寒凉伤中，更能调和于寒温宣降之间，为佐使药。诸药合用，辛温与寒凉并用，共成辛凉之剂，宣肺而不助热，清肺而不凉遏。

【临床运用】常用于上呼吸道感染、急性支气管炎、支气管肺炎、大叶性肺炎、支气管哮喘、麻疹合并肺炎、肺心病、鼻窦炎、痔疮等证属表证未尽，热邪壅肺者。

【附方】

越婢汤（《金匮要略》）　麻黄六两（12g）　石膏半斤（24g）　生姜三两（9g）　甘草二两（6g）　大枣十五枚（5枚）　上五味，以水六升，先煮麻黄，去上沫，内诸药，煮取三升，分温三服。功用：发汗行水。主治：风水夹热证。恶风，一身悉肿，脉浮不渴，续自汗出，无大热者。

【鉴别】越婢汤与麻杏甘石汤均用麻黄配石膏以清宣肺热。越婢汤主治以一身悉肿为主，是水在肌表之征象，故加重麻黄用量，配生姜发汗以祛肌表之水湿；用枣、草益气健脾，意在培土制水。麻杏甘石汤以咳喘为主，是肺失宣降之征象，故配杏仁、甘草宣降肺气，止咳平喘。

麻黄杏仁甘草石膏汤（简称麻杏甘石汤）与麻黄汤皆用麻黄、杏仁、甘草而治喘咳。但麻杏甘石汤主治之喘咳，证属表邪入里化热，壅遏于肺，故以麻黄配石膏，清热宣肺为主，兼以解表祛邪；麻黄汤主治之喘咳，证为风寒束表，肺气失宣，故以麻黄配桂枝，发汗解表为主，兼以宣肺平喘。

【实验研究】麻黄杏仁甘草石膏汤具有抗急性肺损伤的作用。［王伟光，施旭光，翟理祥，等．麻杏甘石汤及其配伍抗急性肺损伤的实验研究．中药材，2007，282（8）：984-989．］

【方歌】仲景麻杏甘石汤，辛凉宣肺清热良，邪热壅肺咳喘急，有汗无汗均可尝。

柴葛解肌汤
《伤寒六书》

【组成】柴胡（6g）　干葛（9g）　甘草（3g）　黄芩（6g）　羌活（3g）　白芷（3g）　芍药（6g）　桔梗（3g）（原著本方无用量）

【用法】水二盅，加生姜三片，大枣二枚，槌法加石膏末一钱，煎之热服（现代用法：加生姜3片，大枣2枚，石膏3g，水煎温服）。

【功用】解肌清热。

【主治】外感风寒，郁而化热证。恶寒渐轻，身热增盛，无汗头痛，目痛鼻干，心烦不眠，咽干耳聋，眼眶痛，舌苔薄黄，脉浮微洪。

【证治机理】证乃太阳风寒未解，化热入里。外感风寒，本应恶寒较甚，而此恶寒渐轻，身热增盛者，为寒郁肌腠逐渐化热。因表寒未解，故恶寒仍在，并见头痛、无汗等症。阳明经脉起于鼻，经眼眶下行；少阳经脉行于耳后，经面颊到眶下。入里之热初犯阳明、少阳，故目疼鼻干、眼眶痛、咽干、耳聋；热扰心神，则心烦不眠；脉浮而微洪是外有表邪，里有热邪之佐证。此证乃太阳风寒未解，郁而化热，渐次传入阳明，波及少阳，故属三阳合病。法当辛凉解肌，兼清里热。

【方解】本方是治疗太阳风寒未解，入里化热，初犯阳明或三阳合病之常用方。葛根透邪解肌，柴胡透邪退热，共为君药。羌活、白芷助君药解肌散寒，祛风止痛；黄芩、石膏清泄里热，均为臣药。其中葛根配白芷、石膏，清透阳明之邪热；柴胡配黄芩，透解少阳之邪热；羌活发散太阳之风寒，如此配合，三阳兼治，以治阳明为主。桔梗宣畅肺气以助祛邪外出；芍药、大枣敛阴养血，既防热邪伤阴，又制疏散太过；生姜解表散寒，均为佐药。甘草调和诸药，为使药。诸药合用，温清并用，三阳同治，表里兼顾，重在疏泄透散，以达解肌清热之功。

【使用注意】原书各药均未著用量，但用法中注明石膏为一钱，表明入里之热不甚，用量不宜过大，免大寒之性，有碍辛凉之品解肌疏散。

【临床运用】常用于流行性感冒、上呼吸道感染、牙龈炎等证属外感风寒，邪郁化热者。

【附方】

柴葛解肌汤（《医学心悟》）　柴胡一钱二分（4g）　葛根一钱五分（5g）　甘草五分（2g）　赤芍一钱（3g）　黄芩一钱五分（5g）　知母一钱（3g）　生地二钱（6g）　丹皮一钱五分（5g）　贝母一钱（3g）　水煎服。心烦加淡竹叶十片（3g）　谵语加石膏三钱（9g）。功用：解肌清热。主治：外感风热，里热亦盛证。不恶寒而口渴，舌苔黄，脉浮数。

【鉴别】程氏（《医学心悟》）比陶氏（《伤寒六书》）柴葛解肌汤少羌活、白芷、桔梗，乃因主治外感风热，里热较重，故减辛温香燥之品；虽去石膏，但增入知母、贝母、牡丹皮、生地黄，不仅清热，尚能滋阴；若见谵语，则其力不逮，故又加入石膏。可见，程氏方重在清里，陶氏方重在解肌。

【实验研究】柴葛解肌汤具有抑制炎性反应，提高机体免疫功能作用。［秦莉，肖向丽．柴葛解肌汤治疗小儿上呼吸道感染的临床效果及对高热炎性反应和免疫应答的影响．世界中医药，

2019，14（11）：2964-2968.]

【方歌】柴葛解肌陶氏汤，邪在三阳热势张，芩芍桔甘羌活芷，石膏大枣与生姜。

升麻葛根汤
《太平惠民和剂局方》

【组成】升麻　白芍药　甘草炙，各十两（各6g）　葛根十五两（9g）

【用法】上为粗末，每服三钱（9g），用水一盏半，煎取一中盏，去滓，稍热服，不计时候，一日二三次。以病气去，身清凉为度（现代用法：水煎服）。

【功用】解肌透疹。

【主治】麻疹初起。疹发不出，身热头痛，咳嗽，目赤流泪，口渴，舌红，苔薄而干，脉浮数。

【证治机理】证由肺胃蕴热，又感麻毒时疫之邪所致。若麻疹初起，外邪袭表，抑遏疹毒外达之机，以致疹发不出或疹出不畅。麻毒、外邪侵犯肺卫，邪正相争，清肃失调，则身热头痛、咳嗽、脉浮数；风邪疹毒上攻头面，则目赤流泪；热灼津伤，则口渴、舌红。治当辛凉解肌，透疹解毒。

【方解】本方为治疗麻疹未发，或发而不透之基础方。升麻辛甘微寒，入肺、胃经，为透疹之要药，既可辛散透疹，又能清热解毒，为君药。葛根辛甘性凉，入胃经，解肌透疹，生津除热，为臣药。二药轻扬升散，通行肌表内外，针对疹毒欲透未透，病势向外者，能因势利导，相须则透达疹毒之功著。白芍药敛阴养血，以防君臣升散太过，为佐药。炙甘草调和药性，为使药。诸药合用，辛凉与酸甘合法，主以升散清解，少佐酸敛益阴，共达解肌透疹之效。

【使用注意】麻疹已透，或疹毒内陷而见气急而粗、喘息抬肩、鼻翼煽动者，则当禁用。

【临床运用】本方除用治疗麻疹外，常用于带状疱疹、单纯性疱疹、水痘、腹泻、急性细菌性痢疾等证属邪郁肌表，肺胃有热者。

【附方】

竹叶柳蒡汤（《先醒斋医学广笔记》）　西河柳五钱（15g）　荆芥穗一钱（3g）　干葛一钱五分（4.5g）蝉蜕一钱（3g）　薄荷叶一钱（3g）　鼠黏子炒，研，一钱五分（4.5g）　知母蜜炙，一钱（3g）　玄参二钱（6g）甘草一钱（3g）　麦门冬去心，三钱（9g）　竹叶三十片（3g）　甚者加石膏五钱（15g）　冬米一撮（6g）　水煎服。功用：透疹解表，清热生津。主治：痧疹初起，透发不出。喘嗽，鼻塞流涕，恶寒轻，发热重，烦闷躁乱，咽喉肿痛，唇干口渴，苔薄黄而干，脉浮数。

【鉴别】升麻葛根汤、竹叶柳蒡汤均有透疹清热之功而用治麻疹初起，透发不出。但前方专于解肌透疹，是治麻疹初起未发的基础方；后方不仅透疹清热之力大，且兼生津止渴之功，用治麻疹透发不出，热毒内蕴兼有津伤。

【实验研究】升麻葛根汤对四氯化碳诱导小鼠急性肝损伤具有保护作用。[朱倩钰，吕重宁，秦汝兰.升麻葛根汤对四氯化碳致小鼠肝损伤保护作用研究.人参研究，2018，30（3）：30-32.]

【方歌】《局方》升麻葛根汤，芍药甘草合成方，麻疹初起出不透，解肌透疹此方良。

葱豉桔梗汤

《重订通俗伤寒论》

【组成】鲜葱白三枝至五枚（9g）　苦桔梗一钱至钱半（5g）　焦山栀二钱至三钱（9g）　淡豆豉三钱至五钱（15g）　苏薄荷一钱至钱半（5g）　青连翘一钱半至二钱（6g）　生甘草六分至八分（2g）　鲜淡竹叶三十片（3g）

【用法】水煎服。

【功用】疏风清热。

【主治】风温初起之表热证。头痛身热，微恶风寒，咳嗽，咽痛，口渴，舌尖红，苔薄白，脉浮数。

【证治机理】证乃风热之邪侵犯肺卫所致。风热袭表，卫气被郁，则发热、微恶风寒；风邪袭阳位，致经脉不利，故头痛；肺气失宣，则咳嗽；风热侵袭肺系门户，则咽痛；温热伤津，则口渴；舌尖红、苔薄白、脉浮数，均为风温初起之征。治当疏风兼以清热。

【方解】葱白辛温通阳，豆豉解肌发表，二者合用疏风散邪，共为君药。薄荷、连翘疏散风热，助君解表，用以为臣。桔梗宣肺止咳利咽；山栀、竹叶清泻心肺之热，并导热从小便而去，俱为佐药。生甘草合桔梗以清利咽喉，又可调和药性，为佐使之用。诸药合用，辛凉与辛温同伍，透邪于外，清疏与清泻兼顾，导热于下，诸症悉除。本方为治疗风温初起表热证之常用方。

【临床运用】常用于感冒、流行性感冒、急性支气管炎等证属风温初起者。

【实验研究】葱白提取物能调控心肌微血管内皮细胞的活性和凋亡，改善微循环障碍。[陈烈，顾歆韵，康琪琪，等.葱白提取物对缺氧/复氧心肌微血管内皮细胞的影响.中药材，2022（7）：1744-1748.]

【方歌】葱豉桔梗薄荷翘，山栀竹叶合甘草，热邪束肺嗽咽痛，风温初起此方疗。

第三节　扶正解表剂

扶正解表剂，适用于正气不足而又感受外邪所致的表证。方如败毒散、参苏饮、麻黄细辛附子汤、加减葳蕤汤、葱白七味饮等。

败毒散

《太平惠民和剂局方》

【组成】柴胡去苗　甘草爁　桔梗　人参去芦　川芎　茯苓去皮　枳壳去瓤，麸炒　前胡去苗，洗　羌活去苗　独活去苗，各三十两（各9g）

【用法】为粗末，每服二钱（6g），水一盏，入生姜、薄荷各少许，同煎七分，去滓，不拘时候，寒多则热服，热多则温服（现代用法：加生姜3g，薄荷2g，水煎服）。

【功用】散寒祛湿，益气解表。

【主治】气虚外感风寒湿表证。憎寒壮热，头项强痛，肢体酸痛，无汗，鼻塞声重，咳嗽有痰，胸膈痞满，舌淡苔白，脉浮而按之无力。

【证治机理】证系正气素虚，又感风寒湿邪。风寒湿邪袭于肌表，卫阳被遏，正邪交争，故见憎寒壮热、无汗；邪客于肢体、骨节、经络，而气血运行不畅，故头项强痛、肢体酸痛；风寒犯肺，肺气郁而不宣，津液聚而不布，故咳嗽有痰、鼻塞声重、胸膈痞满、舌苔白腻，脉浮、重按无力，正是气虚外感风寒兼湿之征。治当散寒祛湿，益气解表。

【方解】本方为治疗气虚外感风寒湿证之常用方。羌活、独活发散风寒，除湿止痛，羌活长于祛上部风寒湿邪，独活长于祛下部风寒湿邪，合而用之，为通治一身风寒湿邪的常用组合，共为君药。川芎行气活血，并能祛风；柴胡解肌透邪，且能行气，二药既可助君药解表逐邪，又可行气活血加强宣痹止痛之力，俱为臣药。桔梗辛散，宣肺利膈；枳壳苦温，理气宽中，与桔梗相配，一升一降，是畅通气机、宽胸利膈的常用组合；前胡化痰以止咳；茯苓渗湿以消痰，皆为佐药。生姜、薄荷为引，以助解表之力；甘草调和药性，兼以益气和中，共为佐使之品。本方原名"人参败毒散"。方中人参亦为佐药，用之益气以扶其正，一则助正气以鼓邪外出，并寓防邪复入之义；二则令全方散中有补，不致耗散真元。

喻嘉言用本方治疗外邪陷里而成之痢疾，意即疏散表邪，表气疏通，里滞亦除，其痢自止，此谓"逆流挽舟"法。

【临床运用】常用于溃疡性结肠炎、新型冠状病毒感染、小儿长期发热、肠易激综合征、上呼吸道感染、咳嗽变异性哮喘、小儿支气管哮喘、反复发热不退、肺癌胸痛、老年发热、慢性化脓性腮腺炎、小儿湿疹、高原感冒、小儿外感咳嗽、荨麻疹、肠癖、小儿病毒性上呼吸道感染、带状疱疹、哮喘、鸡鸣泻、痢疾证属气虚外感风寒湿者。

【附方】

荆防败毒散（《摄生众妙方》）羌活　独活　柴胡　前胡　枳壳　茯苓　荆芥　防风　桔梗　川芎各一钱五分（各4.5g）甘草五分（1.5g）用水一盏半，煎至八分，温服。功用：发汗解表，消疮止痛。主治：疮肿初起。红肿疼痛，恶寒发热，无汗不渴，舌苔薄白，脉浮数。

参苏饮（《太平惠民和剂局方》）人参　紫苏叶　干葛洗　半夏汤洗七次，姜汁制，炒　前胡去苗　茯苓去皮，各三分（各9g）　枳壳去瓤，麸炒　桔梗去芦　木香　陈皮去白　甘草炙，各半两（6g）上咬咀。每服四钱（12g），水一盏半，姜七片，枣一个，煎六分，去滓，微热服，不拘时候（现代用法：加生姜7片，大枣1枚，水煎温服）。功用：益气解表，理气化痰。主治：气虚外感风寒，内有痰湿证。恶寒发热，无汗，头痛，鼻塞，咳嗽痰白，胸脘满闷，倦怠无力，气短懒言，苔白脉弱。

【鉴别】败毒散、荆防败毒散、参苏饮均能扶正解表。主治气虚外感证。败毒散治气虚外感风寒湿证。方中佐以人参，意在扶助正气以鼓邪外出，并使祛邪不更伤正气，且可防邪复入。荆防败毒散即败毒散去人参、生姜、薄荷，加荆芥、防风而成，其祛风散寒之力增强而无扶正之功，为祛风散寒，除湿解表之剂，是治疗外感风寒湿表证之常用方。原用治疮疡初起，寒热无汗者。参苏饮以紫苏叶、葛根配半夏、陈皮等，治外感表邪而内有痰湿之证。

【实验研究】败毒散可抗肠道黏膜屏障损伤，修复肠道机械屏障损伤。［熊珮宇，钟春，张培旭，等.基于AMPK/ULK1自噬通路探讨人参败毒散对溃疡性结肠炎黏膜屏障的干预机制.中国实验方剂学杂志，2023，5（14）：1-9.］

【方歌】人参败毒茯苓草，枳桔柴前羌独芎，薄荷少许姜三片，时行感冒有奇功。

再造散

《伤寒六书》

【组成】黄芪（6g）　人参（3g）　桂枝（3g）　甘草（1.5g）　熟附子（3g）　细辛（2g）　羌活（3g）

防风（3g） 川芎（3g） 煨生姜（3g）（原著本方无用量）

【用法】水二盅，枣二枚，煎至一盅。槌法再加炒白芍一撮，煎三沸，温服（现代用法：加大枣2枚，炒白芍3g，水煎温服）。

【功用】助阳益气，解表散寒。

【主治】阳气虚弱，外感风寒证。恶寒发热，热轻寒重，无汗肢冷，倦怠嗜卧，面色苍白，语声低微，舌淡苔白，脉沉无力或浮大无力。

【证治机理】证乃素体阳气虚弱，复感风寒所致。恶寒发热，无汗，是外感风寒、邪在肌表之象。热轻寒重与肢冷嗜卧、神疲懒言、面色苍白并见，则是素体阳气虚弱，又感风寒之征。素体阳虚，四肢失于温煦，故肢冷嗜卧；阳气衰微，故见神疲懒言、面色苍白、脉沉细无力。阳加于阴谓之汗，若阳气虚馁，无力作汗，强发其汗，易致阳随汗脱，唯有助阳益气与解表散寒兼顾，方为两全之策。

【方解】本方为治阳气虚弱，外感风寒证之常用方。君以桂枝、羌活，臣以防风、细辛，君臣相伍旨在发散风寒。佐入熟附子温补元阳；黄芪、人参补益元气，既可鼓舞正气以利发散，又可防阳随汗脱。川芎行气活血，并能祛风；白芍养血敛阴，合桂枝有调和营卫之意，并制附、桂、羌、辛诸药之温燥，虑其微寒有碍解表，故炒制其性。煨生姜温胃，大枣滋脾，合用以助脾胃升发之气，滋汗源以助解表。使以甘草调和药性。

【临床运用】常用于单纯型流行性感冒、嗜睡、失眠、腰背肌筋膜炎、红皮病、中风偏瘫、风湿寒性关节痛、肝癌发热、慢性阻塞性肺疾病、阳虚外感、夏季感冒、经前感冒、变应性鼻炎、老年冠心病缓慢性心律失常、鼻衄、寒冷性荨麻疹等，证属阳气虚弱，外感风寒表证者。

【附方】

麻黄细辛附子汤（《伤寒论》） 组成：麻黄去节，二两（6g） 细辛二两（3g） 附子炮，去皮，破八片，一枚（9g） 用法：上三味，以水一斗，先煮麻黄，减二升，去上沫，内诸药，煮取三升，去滓，温服一升，日三服（现代用法：水煎温服）。功用：助阳解表。主治：素体阳虚，外感风寒证。发热，恶寒甚剧，虽厚衣重被，其寒不解，神疲欲寐，脉沉微。

【鉴别】再造散与麻黄细辛附子汤均用附子、细辛，皆能助阳解表，用治阳虚外感风寒表证。但再造散不用麻黄，取羌、防、桂、辛及参、芪、附等助阳益气之品相结合，散寒解表与助阳益气兼顾，兼具调和营卫之功，故用治阳虚气弱，复感风寒之证；麻黄细辛附子汤药仅三味，主治阳虚感寒、太少两感之证。

【实验研究】麻黄细辛附子汤能抗过敏性鼻炎。[徐甜，连雅君，宋丹萍，等.基于生物分子网络调控研究麻黄附子细辛汤治疗过敏性鼻炎的作用机制.北京中医药大学学报，2019，42（6）：483-489.]

【方歌】再造散用参芪甘，桂附羌防芎芍参，细辛加枣煨姜煎，阳虚无汗法当谙。

加减葳蕤汤
《重订通俗伤寒论》

【组成】生葳蕤二钱至三钱（9g） 生葱白二枚至三枚（6g） 桔梗一钱至钱半（4.5g） 东白薇五分至一钱（3g） 淡豆豉三钱至四钱（12g） 苏薄荷一钱至钱半（4.5g） 炙草五分（1.5g） 红枣二枚

【用法】水煎，分温再服。

【功用】滋阴解表。

【主治】素体阴虚，外感风热证。头痛身热，微恶风寒，无汗或有汗不多，咳嗽，心烦，口渴，咽干，舌红，脉数。

【证治机理】证为阴虚之体，外感风热所致。外感风热，故见头痛身热、微恶风寒、无汗或有汗不畅、咳嗽、口渴；阴虚之体，感受外邪，易于化热，且阴虚者亦多生内热，故除上述邪袭肺卫的见症外，尚有咽干、心烦、舌红、脉数。治当辛凉解表，滋阴清热。

【方解】本方为治疗素体阴虚，外感风热证之常用方。葳蕤（即玉竹）味甘性寒，为滋阴润燥主药，用以润肺养胃、清热生津，因其滋而不腻，对阴虚而有表热证者颇宜；薄荷辛凉，"为温病宜汗解者之要药"（《医学衷中参西录》），用以疏散风热、清利咽喉，共为君药。葱白、淡豆豉解表散邪，助薄荷以逐表邪，为臣药。白薇善于清热而不伤阴，于阴虚有热者甚宜；桔梗宣肺止咳；大枣甘润养血，均为佐药。使以甘草调和药性。全方辛凉与甘寒合法，汗不伤阴，滋不碍邪。

【临床运用】常用于阴虚型感冒、上呼吸道菌群失调、阴虚体质反复发作性乳蛾、小儿咳嗽、外感头痛、低热症、慢性咽炎、发热不退、咽痛、口疮等，证属阳气虚弱，外感风寒表证者。

【附方】

葱白七味饮（《外台秘要》） 组成：葱白连须切，一升（9g） 干葛切，六合（9g） 新豉绵裹，一合（6g） 生姜切，二合（6g） 生麦门冬去心，六合（9g） 干地黄六合（9g） 用法：劳水八升，此水以杓扬之一千遍。上药用劳水煎之三分减二，去滓，分温三服。相去行八九里，如觉欲汗，渐渐覆之（现代用法：水煎温服）。功用：养血解表。主治：血虚外感风寒证。病后阴血亏虚，调摄不慎，感受外邪，或失血（吐血、便血、咳血、衄血）之后，复感风寒致头痛身热，微寒无汗。

【鉴别】加减葳蕤汤与葱白七味饮均为滋阴养血与解表散邪同用之方。加减葳蕤汤是补阴药与辛凉解表药合用，治阴虚外感风热证，临床以身热头痛、微恶风寒、心烦口渴、舌红脉数为辨证要点；而葱白七味饮系补血药与辛温解表药并用，治血虚外感风寒证，临床以头痛身热、恶寒无汗、舌淡苔白、脉虚缓，兼见血虚或失血病史为主要依据。

【实验研究】对青霉素致小鼠上呼吸道菌群失调具有调节作用。［康良，李仲锐，陈文慧，等. 加减葳蕤汤对青霉素致小鼠上呼吸道菌群失调的调节作用. 昆明医学院学报，2009（5）：10-14.］

【方歌】加减葳蕤用白薇，豆豉生葱桔梗随，草枣薄荷共八味，滋阴发汗此方魁。

复习思考题

1. 解表剂用于治疗表证时，其基本配伍法则有哪些？
2. 麻黄汤、三拗汤与麻黄加术汤，何方发汗之力强？为什么？
3. 桂枝汤主治证已有汗出，为何治法还要用汗法？方中桂枝、白芍等量之配伍意义何在？
4. 如何理解桂枝汤"内证得之，化气调阴阳"？
5. 九味羌活汤为何要配伍黄芩与生地黄？
6. 九味羌活汤通过怎样的组方配伍体现"分经论治"的思想？
7. 香苏散的配伍是如何体现气津并调的？
8. 小青龙汤主治外感，为何伍以酸收的白芍和五味子？
9. 结合小青龙汤主治证的分析，谈谈你对小青龙汤应以何药为君的认识。
10. 为何外感、内伤之咳嗽均可用止嗽散治之？
11. 正柴胡饮中为何要配伍酸甘之芍药？
12. 银翘散主治风热表证，为何配伍辛温之荆芥与淡豆豉？

13. 银翘散原书用法中为什么要强调"香气大出,即取服,勿过煮"?

14. 银翘散与桑菊饮皆可以治疗外感风热表证,二方在组成、功用和主治方面有何异同?

15. 麻黄杏仁甘草石膏汤为什么被称为"辛凉重剂"?

16. 麻黄与石膏在麻黄杏仁甘草石膏汤、大青龙汤、越婢汤中的配伍意义有何不同?

17. 柴葛解肌汤配伍中是如何体现三阳同治的?

18. 葱豉桔梗汤和银翘散均可治疗温病初起,二方在组成、功用、主治方面有何异同?

19. 败毒散中配伍人参的意义是什么?如何理解本方体现之"逆流挽舟"法?

20. 再造散的主治病证和功用是什么?如何理解方中白芍的配伍意义?

一、概念

凡具有泻下、通便、攻积、逐水等作用，主治里实证的方剂，称为泻下剂。本类方剂属于"八法"中的"下法"。《素问·阴阳应象大论》之"其下者，引而竭之；中满者，泻之于内"等论述，为泻下剂的立论依据。

二、适应证及分类

泻下剂适用于里实证。凡因实热积滞、冷积不化、燥屎内结、结痰停饮、瘀血内停、宿食不消、虫积所致之脘腹胀满、腹痛拒按、大便秘结或泻利、舌苔厚、脉沉实等里实证者，均可用泻下剂治疗。

由于里实证有热结、寒结、燥结、水结之别，正气有盛衰之异，泻下剂相应分为寒下剂、温下剂、润下剂、逐水剂和攻补兼施剂五类。

三、使用注意事项

泻下剂大多药力峻猛，易伤胃气，故应得效即止，慎勿过剂。服药期间应注意调理饮食，忌食油腻或不易消化的食物，以免重伤胃气。对年老体弱、孕妇、产妇或月经期、病后伤津或亡血者，均应慎用或禁用。若表证未解，里实未成，不可使用泻下剂。若表证未解，里实已成，可根据里实的轻重，或先解表后治里，或表里同治。若兼瘀血、虫积、痰浊，则宜配伍活血祛瘀药、驱虫药、化痰药治之。

第一节　寒下剂

寒下剂，适用于里热结实证。方如大承气汤、大陷胸汤等。

大承气汤

《伤寒论》

【组成】大黄酒洗，四两（12g）　厚朴去皮，炙，半斤（24g）　枳实炙，五枚（12g）　芒硝三合（9g）

【用法】上四味，以水一斗，先煮二物，取五升，去滓，内大黄，更煮取二升，去滓，内芒硝，更上微火一二沸，分温再服。得下，余勿服（现代用法：水煎，先煎厚朴、枳实，后下大黄，芒硝溶服）。

【功用】峻下热结。

【主治】

1. 阳明腑实证。大便不通，频转矢气，脘腹痞满，腹痛拒按，按之则硬，甚或潮热谵语，手足濈然汗出，舌苔黄燥起刺，或焦黑燥裂，脉沉实。

2. 热结旁流证。下利清水，色纯青，其气臭秽，脐腹疼痛，按之坚硬有块，口舌干燥，脉滑实。

3. 里实热证之热厥、痉病或发狂等。

【证治机理】阳明腑实证，由伤寒之邪内传阳明之腑，入里化热，或温病邪入胃肠，热盛灼津，燥屎乃成，邪热与燥屎互结成实所致。实热内结，腑气不通，故大便秘结不通、频转矢气、脘腹痞满胀痛；燥屎结聚肠中，则腹痛拒按，按之坚硬；胃肠浊热，上扰神明，故谵语；四肢皆禀气于阳明，阳明经气旺于申酉之时，热结于里，郁蒸于外，故日晡潮热、手足濈然汗出；舌苔黄燥或焦黑燥裂，脉沉实是热盛津伤，燥实内结之征。前人用"痞、满、燥、实"概括本方证的临床表现。所谓"痞"，即自觉胸脘闷塞不通，有压重感；"满"，是脘腹胀满，按之有抵抗感；"燥"，是肠中燥屎干结不下；"实"，是实热内结，腹痛拒按，大便不通，或下利清水而腹痛不减，以及潮热谵语，脉实等。至于"热结旁流"证，乃燥屎坚结，热迫津液从燥屎之旁流下所致。热厥、痉病、发狂等皆因实热内结，或气机阻滞，阳气受遏，不能外达于四肢所致；或热盛伤津劫液，筋脉失养而挛急；或胃肠浊热上扰心神，神明昏乱等所造成。证候表现虽然各异，然其病机则同，皆是热结里实所致。法当峻下热结，急下存阴，釜底抽薪。

【方解】大黄苦寒泻热，攻积通便，荡涤肠胃邪热积滞，用为君药。芒硝咸苦而寒，泻热通便，润燥软坚，协大黄则峻下热结之力尤增，以为臣药。芒硝、大黄合用，既可苦寒泻下，又能软坚润燥，泻热推荡之力颇峻。积滞内阻，致使腑气不通，则内结之实热积滞恐难速下，故本方重用厚朴亦为君药，行气消胀除满。即柯琴在《伤寒来苏集》所谓："由于气之不顺，故攻积之剂必用行气之药以主之……厚朴倍大黄，是气药为君，名大承气。"臣以枳实下气开痞散结，助厚朴行气而除痞满。两者与大黄、芒硝相伍，泻热破气，推荡积滞，以成速泻热结之功。诚如方有执《伤寒论条辨》所云："枳实，泄满也；厚朴，导滞也；芒硝，软坚也；大黄，荡热也。"全方苦辛通降与咸寒合法，泻下与行气并重，相辅相成。本方以承顺胃气下行之意名曰"承气"，为治阳明腑实证之基础方，亦为体现峻下热结法之代表方。

热结旁流，治以大承气汤，是因"旁流"为现象，燥屎坚结才是本质，故用峻下，使热结得去，"旁流"可止，乃属"通因通用"之法。热厥之四肢厥冷为假象，里实热结是本质，故用寒下，使热结得下，气机宣畅，阳气敷布外达，而厥逆可回。这种用寒下之法治厥冷之证，亦称为"寒因寒用"。痉病和发狂也是实热内结所致，故治当寒下之法。

【使用注意】原方煎药方法为先煎枳实、厚朴，后下大黄，芒硝溶服。因大黄生用、后下则泻下之力峻，久煎则泻下之力缓。正如《伤寒来苏集·伤寒附翼》所云："生者气锐而先行，熟者气钝而和缓。"本方药力峻猛，易伤胃气，应中病即止，慎勿过剂。

【临床运用】常用于急性单纯性肠梗阻、粘连性肠梗阻、蛔虫性肠梗阻、急性胆囊炎、急性胰腺炎、幽门梗阻，以及某些热性病过程中出现高热、神昏谵语、惊厥、发狂而见大便不通、苔黄脉实者。

【附方】

小承气汤（《伤寒论》） 大黄酒洗，四两（12g） 厚朴去皮，炙，二两（6g） 枳实炙，三枚大者（9g）以水四升，煮取一升二合，去滓，分温二服。初服汤，当更衣，不尔者，尽饮之。若更衣者，勿服之。功用：轻下热结。主治：阳明腑实轻证。谵语潮热，大便秘结，胸腹痞满，舌苔老黄，脉滑而疾；或痢疾初起，腹中胀痛，里急后重者。

调胃承气汤（《伤寒论》） 大黄去皮，清酒洗，四两（12g） 甘草炙，二两（6g） 芒硝半升（12g） 以水三升，煮二物至一升，去滓，内芒硝，更上微火一二沸，温顿服之，以调胃气。功用：缓下热结。主治：阳明病胃肠燥热证。大便不通，口渴心烦，蒸蒸发热，或腹中胀满，舌苔黄，脉滑数；以及胃肠热盛而致发斑吐衄，口齿咽喉肿痛等。

【鉴别】 大承气汤、小承气汤、调胃承气汤合称"三承气汤"，是寒下法中的代表方剂。三方均以等量大黄（四两）泻热通便，主治阳明腑实之证。但各方组成的药味、剂量、煎服法不同，功用、主治同中有异。大承气汤以厚朴倍大黄，先煎枳实、厚朴，后下大黄，芒硝溶服，泻下与行气并重，其功峻下热结，主治痞、满、燥、实四症俱全之阳明腑实重证；小承气汤不用芒硝，且厚朴用量较大承气汤减四分之三，枳实少二枚，更三味同煎，其功轻下热结，主治痞、满、实为主的阳明腑实轻证；调胃承气汤仅用大黄、芒硝，不用枳实、厚朴，加甘缓之炙甘草，大黄与炙甘草同煎，后纳芒硝，其功缓下热结，主治阳明燥热内结，有燥、实而无痞、满之证。调胃承气汤服法尤有妙意，对于胃热偏盛、燥实不盛者，"少与调胃承气汤"意取缓下泻热、调胃和中；对于胃热燥实者，则一剂顿服，旨在清泻燥热、承顺胃气。可见，同一方剂的不同服法，可影响方中药物之药力，从而使其功用、主治亦有所变化。

【实验研究】 大承气汤具有提高免疫功能、改善肝功能、减轻炎症反应、改善脏器状态作用。[高翔，刘梅梅，姚琪琪，等.大承气汤联合奥曲肽治疗急性重症胰腺炎的临床研究.中华中医药学刊，2023，41（2）：238-242.]

【方歌】 大承气汤用芒硝，大黄枳实厚朴饶，救阴泻热功偏擅，急下阳明有数条。

大陷胸汤

《伤寒论》

【组成】 大黄去皮，六两（10g） 芒硝一升（10g） 甘遂一钱匕（1g）

【用法】 上三味，以水六升，先煮大黄，取二升，去滓，内芒硝，煮一二沸，内甘遂末，温服一升。得快利，止后服（现代用法：水煎，溶芒硝，冲甘遂末服）。

【功用】 泻热逐水。

【主治】 大结胸证。心下疼痛，拒按，按之硬，或从心下至少腹硬满疼痛，痛不可近。伴见短气烦躁，大便秘结，日晡潮热，舌上燥而渴，脉沉紧有力。

【证治机理】 证乃热邪与水饮搏结于胸腹所致。水热内结，气不得通，轻则但见心下硬满而痛，甚则从心下至少腹硬满而痛不可近；水热壅盛、升降被阻，故见短气烦躁；腑气不通，故大便秘结；邪热与水饮互结，津液不得上承，故舌燥口渴；此时燥热已累及阳明，故"日晡小有潮热"。因邪盛而正不虚，故脉沉紧，按之有力。本证水热内结，故当泻热逐水。

【方解】 本方为治水热互结证之基础方。甘遂苦寒，泻热破结，善攻逐水饮。《珍珠囊》言其"水结胸中，非此不能除"。大黄、芒硝荡涤肠胃，泻热破积，润燥软坚。三药相伍，寒下峻逐并用，前后分消，药简效宏，共奏峻下、逐水泻热之功。

【使用注意】煎服时，先煎大黄，继纳芒硝，冲服甘遂。本方药力峻猛，中病即止，谨勿过剂，防止伤正；体弱者慎用本方。

【临床运用】常用于急性胰腺炎、急性肠梗阻、肝脓疡、渗出性胸膜炎、胆囊炎、胆石症等证属水热互结者。

【附方】

大陷胸丸（《伤寒论》） 大黄半斤（15g） 葶苈子熬，半升（9g） 芒硝半升（9g） 杏仁去皮尖，熬黑，半升（9g） 上四味，捣筛二味，内杏仁、芒硝，合研如脂，和散，取如弹丸一枚，别捣甘遂末一钱比，白蜜二合，水二升，煮取一升，温顿服之。一宿乃下；如不下，更服，取下为效。功用：泻热逐水。主治：结胸证。胸中硬满而痛，项强如柔痉状。

【鉴别】大陷胸丸与大陷胸汤同属泻热逐水之剂，均治水热互结之结胸证。但大陷胸汤证以从心下至少腹硬满而痛不可近为主；大陷胸丸证邪结部位偏上，其证以胸中硬满而痛，项强如柔痉状为主，故在大陷胸汤基础上加葶苈子、杏仁以泻肺逐水，并作丸剂，用白蜜煎服，取缓攻之意。

【实验研究】大陷胸汤具有调节氧化应激反应与细胞因子的产生、恢复胃肠功能、促进毒素排出作用。［吴锦萍，余娜，陈晓碟，等．大陷胸汤治疗急性胰腺炎的网络药理学和分子对接研究．免疫学杂志，2022，38（9）：737-744，752.］

【方歌】大陷胸汤用硝黄，甘遂一克效力强，擅治热实结胸证，泻热逐水效专长。

第二节　温下剂

温下剂，适用于里寒积滞实证。方如大黄附子汤、温脾汤、三物备急丸等。

大黄附子汤
《金匮要略》

【组成】大黄三两（9g） 附子炮，三枚（12g） 细辛二两（3g）

【用法】以水五升，煮取二升，分温三服。若强人煮取二升半，分温三服。服后如人行四五里，进一服（现代用法：水煎服）。

【功用】温里散寒，通便止痛。

【主治】寒积里实证。腹痛便秘，胁下偏痛，发热，畏寒肢冷，舌苔白腻，脉弦紧。

【证治机理】证为里寒积滞内结，腑气不通，阳气不运所致。阴寒凝滞，冷积内结，腑气不通，故见腹痛便秘、胁下偏痛；积滞留阻，气机被郁，故发热；阳气不能布达四肢，则畏寒肢冷；舌苔白腻，脉弦紧为寒实之征。阴寒非温不散，积滞非下不除，故其治宜温通寒凝以开闭结，通下大便以除积滞，温里散寒以治腹痛。

【方解】本方是温下法之代表方，也是治疗寒积里实证之基础方。方中重用附子辛热以温散寒凝，大黄苦寒泻下通便、荡涤积滞，二药相配，温下以攻逐寒积，共为君药。细辛辛温宣通，散寒止痛，助附子温里散寒，是为臣药。大黄性味虽属苦寒，但配伍附子、细辛之辛散大热之品，则寒性被制而泻下之功犹存，为制性存用之法。三味协力。苦寒辛热合法，相反相成，共奏温里散寒，攻下寒积之效。

【临床运用】常用于急性阑尾炎、急性肠梗阻、睾丸肿痛、胆绞痛、胆囊术后综合征、慢性痢疾、肾衰竭等证属寒积里实者。

【实验研究】大黄附子汤具有调节肠胃激素水平、降低肠道通透性、缓解炎症反应，从而改善胃肠功能作用。[刘锦，方晓磊，孙琛琛，等.大黄附子汤加味治疗老年脓毒症急性胃肠损伤的随机对照研究.中华中医药杂志，2022，37（11）：6868-6872.]

【方歌】大黄附子细辛汤，散寒通便止痛良，寒积里实服此方，邪去正安腹通畅。

温脾汤
《备急千金要方·卷十三》

【组成】当归　干姜各三两（各9g）　附子　人参　芒硝各二两（各6g）　大黄五两（15g）　甘草二两（6g）

【用法】上七味，㕮咀，以水七升，煮取三升，分服，日三（现代用法：水煎服）。

【功用】攻下寒积，温补脾阳。

【主治】阳虚寒积腹痛证。腹痛便秘，脐下绞结，绕脐不止，手足不温，苔白不渴，脉沉弦而迟。

【证治机理】证因脾阳不足，阴寒内盛，寒邪积滞阻于肠中所致。寒实冷积阻于肠间，腑气不通，故便秘腹痛、绕脐不止；脾阳不足，四末失于温煦，则手足不温；脉沉弦而迟，是阴盛里实之征。本方证虽属寒积便秘，但脾阳亦有不足。若纯用攻下，必更伤中阳；若单用温补，则寒积难去，唯攻逐寒积与温补脾阳并用，方为两全之策。

【方解】本方为治阳虚寒积证之常用方。附子配大黄为君，用附子之大辛大热温壮脾阳、解散寒凝，配大黄泻下已成之冷积，二药相配温下以攻逐寒积。芒硝润肠软坚，助大黄泻下攻积；干姜温中助阳，助附子温中散寒，均为臣药。人参、当归为佐，益气养血，使下不伤正。甘草既助人参益气，又可调和诸药为使。诸药合用，辛热甘温咸寒合法，寓补于攻，温下相成，共成泻下冷积，温补脾阳之剂。

【临床运用】常用于急性单纯性肠梗阻或不完全性肠梗阻等证属脾阳不足，冷积内阻者。

【附方】

温脾汤（《备急千金要方·卷十五》）　附子大者，一枚（12g）　干姜二两（6g）　人参二两（6g）　大黄四两（12g）　甘草二两（6g）　上五味，㕮咀，以水八升，煮取二升半，分三服。功用：攻下寒积，温补脾阳。主治：下痢赤白，连年不止，以及霍乱，脾胃冷积不消，手足欠温，苔白不渴，脉沉弦而迟。

【鉴别】温脾汤二方皆含有附子、大黄，均有温下之功。但"卷十五方"较"卷十三方"少芒硝、当归，大黄仅用四两，附子用量大于干姜。该方所治为久利赤白，虽有寒积，但其证大便自利，故只用大黄，并减其用量，同时重用附子，意在温阳为主；"卷十三方"治证为大便不通、脐腹绞痛，以寒积为主，故芒硝、大黄同用，且干姜用量大于附子。两方虽皆为温下寒积之剂，但其证同中有异，故处方用药、用量皆有所不同。

本方与大黄附子汤同属温下剂，主治寒积便秘。本方是由脾阳不足，中气虚寒，而致冷积内停，证属虚中夹实，故方中配以干姜、人参、甘草以顾护中阳；大黄附子汤为寒积里实证，证实无虚，故配细辛辛温宣通以助附子散寒止痛。

【实验研究】温脾汤具有保护肾组织、改善肾功能作用。[李珺，李健，牛建昭，等.温脾汤对大鼠残余肾组织中核转录因子 -κB/IκB 表达的影响.北京中医药大学学报，2007（4）：239-241.]

【方歌】温脾参附与干姜，甘草当归硝大黄，寒热并行治寒积，脐腹绞结痛非常。

<h2 style="text-align:center">三物备急丸</h2>

《金匮要略》

【组成】大黄—两（30g）　干姜—两（30g）　巴豆去皮、心，熬，外研如脂，一两（30g）

【用法】先捣大黄、干姜为末，研巴豆内中，合治一千杵，用为散，蜜和丸亦佳，密器中贮之，勿令泄。用时以暖水苦酒服大豆许三四丸，或不下，捧头起，灌令下咽，须臾当差；如未差，更与三丸，当腹中鸣，即吐下，便差；若口噤，亦须折齿灌之（现代用法：为丸剂，成人每服0.6～1.5g，用米汤或温开水送下；若口噤不开者，鼻饲法给药）。

【功用】攻下寒积。

【主治】寒实腹痛。猝然心腹胀痛，痛如锥刺，气急口噤，大便不通。

【证治机理】证因暴食饮冷，寒邪积滞阻于胃肠，气机壅滞不通所致。病势急暴，病情甚重。寒实积滞，阻滞肠胃，气机痞塞不通，则猝然心腹胀痛、痛如锥刺；气机壅滞，阴阳之气不得顺接，则气急口噤甚或暴厥；寒积停滞，则大便不通。本证因发病暴急，非用大辛大热之味不能开结散寒，非用急攻峻下之品不能去其积滞，治当急下寒积、温里通便。

【方解】本方为治寒实冷积，暴急腹痛之代表方。方中巴豆辛热峻下，"开窍宣滞，去脏腑沉寒"（《本草从新》），为君药。干姜辛温，温中兼能散结，助巴豆辛热峻下，攻逐肠胃冷积，为臣药。佐以大黄，荡涤胃肠积滞，推陈致新。其苦寒之性，既为巴豆、干姜辛热所制，又能监制巴豆辛热之毒，乃相反相成之伍，《本草纲目》言巴豆得大黄则"泻人反缓"。诸药合用，纳苦寒泻下于辛热峻下之中，相反相成，共成温下峻剂。

【使用注意】本方重在攻除冷积，服药后或吐或泻，是邪去之象，故方后云"当腹中鸣，即吐下便差"。若服药后不下，或下之不快，可服热粥以助药力。巴豆毒性较大，对胃肠刺激较强，当依据病情轻重选择剂量。孕妇、年老体弱者，均当慎用。若服用本方后泻下较剧烈，可食冷粥止泻。

【临床运用】常用于急性肠梗阻、术后肠麻痹、严重胃肠功能障碍、急性胰腺炎、急性阑尾炎、急性腹膜炎、胆总管结石等证属寒实冷积而暴急腹痛者。

【实验研究】三物备急丸（汤）可以减弱肠肌痉挛性收缩、改善腹腔术后腹腔粘连、减轻肠梗阻、手术后肠麻痹、急性胰腺炎、急性阑尾炎等炎症损害。[梁晓夏，张保国，刘庆芳.三物备急丸（汤）现代药效学研究与临床运用.中成药，2008，30（12）：1831-1833.]

【方歌】三物备急巴豆研，干姜大黄炼蜜丸，猝然腹痛因寒积，速投此方急救先。

<h1 style="text-align:center">第三节　润下剂</h1>

润下剂，适用于肠燥津亏，大便秘结证。方如麻子仁丸、五仁丸、济川煎等。

<h2 style="text-align:center">麻子仁丸（脾约丸）</h2>

《伤寒论》

【组成】麻子仁二升（20g）　芍药半斤（9g）　枳实炙，半斤（9g）　大黄去皮，一斤（12g）　厚朴炙，去皮，一尺（9g）　杏仁去皮尖，熬，别作脂，一升（10g）

【用法】上六味，蜜和丸，如梧桐子大，饮服十丸，日三服，渐加，以知为度（现代用法：上药为末，炼蜜为丸，每次9g，每日1～2次，温开水送服；亦可作汤剂，水煎服）。

【功用】润肠泄热，行气通便。

【主治】脾约证。大便干结，小便频数，脘腹胀满，舌红苔黄，脉数。

【证治机理】证因胃肠燥热，脾津不足，肠道失于濡润所致。《伤寒论》称之为"脾约"。《伤寒明理论》曰："脾主为胃行其津液者也，今胃强脾弱，约束津液不得四布，但输膀胱，致小便数而大便硬，故曰其脾为约。"胃有燥热，脾受约束，故大便干结，小便频数。燥屎内结，腑气不通，则脘腹胀痛。舌红苔黄，脉数皆为胃肠燥热之象。根据"燥者润之""留者攻之"的原则，治当润肠泄热、行气通便。

【方解】本方为治脾约证之常用方。重用麻子仁性味甘平，质润多脂，功能润肠通便，为君药。杏仁上肃肺气，下润大肠；白芍养血敛阴，缓急止痛为臣。大黄、枳实、厚朴即小承气汤，以轻下热结，除胃肠燥热为佐。蜂蜜甘缓，既助麻子仁润肠通便，又可缓和小承气汤攻下之力，以为佐使。诸药合用，纳泻下于润下之中，泻而不峻，下不伤正而大便自调。

【使用注意】虽为润肠缓下之剂，但含有攻下破滞之品，故年老体虚、津亏血少者不宜常服，孕妇慎用。

【临床运用】常用于虚人及老人肠燥便秘、习惯性便秘、产后便秘、痔疮术后便秘等证属胃肠燥热者。

【附方】

黄芪汤（《太平惠民和剂局方》）绵黄芪　陈皮去白，各半两（各15g）　上为细末，每服三钱（9g），用大麻仁一合烂研，以水投，取浆一盏，滤去滓，于银器内煎，候有乳起，即入白蜜一大匙，再煮令沸，调药末，空心、食前服。秘甚者，不过两服愈。常服即无秘涩之患，此药不冷不燥。功用：润肠益气通便。主治：年高老人，大便秘涩。

润肠丸（《脾胃论》）大黄去皮　当归梢　羌活各五钱（各15g）　桃仁汤浸，去皮、尖一两（30g）　麻子仁去皮取仁，一两二钱五分（37.5g）　上除麻仁另研如泥外，捣罗为细末，炼蜜为丸，如梧桐子大，每服五十丸，空心服，白汤送下。功用：润肠通便，活血祛风。主治：饮食劳倦，风结血结，大便秘涩，或干燥闭塞不通，全不思食。

【鉴别】黄芪汤、润肠丸与麻子仁丸均是润肠通便之剂。黄芪汤以麻子仁与黄芪配伍，润燥兼以益气，又用陈皮缓行胃气，意在行气不破气，适于气虚肠燥之大便秘结；润肠丸以当归、桃仁、麻子仁等养血润肠通便药为主，配伍大黄、羌活等泻下活血祛风药组方，主治风邪入于大肠与血燥而结所致的风结、血结之证；麻子仁丸是以润肠药配伍小承气汤组成，润下之中兼能泄热导滞，适用于胃肠燥热、津液不足之脾约便秘。

【实验研究】麻子仁丸可以通过提高结肠肌电慢波振幅，增加结肠的肠蠕动治疗慢传输型便秘。［孟康.麻子仁丸方证理论及实验研究.北京中医药大学，2009.］

【方歌】麻仁丸用小承气，杏芍麻仁治便秘，胃热津亏解便难，润肠通便脾约济。

五仁丸

《世医得效方》

【组成】桃仁　杏仁麸皮炒，去皮尖，各一两（各15g）　松子仁一钱二分半（9g）　柏子仁半两（5g）　郁李仁炒，一钱（5g）　陈皮另研末，四两（15g）

【用法】将五仁别研为膏，再入陈皮末研匀，炼蜜为丸，如梧桐子大，每服五十丸，空心米饮送下（现代用法：五仁研为膏，陈皮为末，炼蜜为丸，每服 9g，每日 1～2 次，温开水送服；亦可作汤剂，水煎服）。

【功用】润肠通便。

【主治】津枯便秘。大便干燥，艰涩难出，以及年老或产后血虚便秘。

【证治机理】证为素体阴虚，或年老体衰，津液日亏，或产后失血，血虚津少，均可导致津枯肠燥，大肠传导失司，大便艰难。此时不宜用峻药攻逐，只需润肠通便。

【方解】本方为治津枯肠燥便秘之常用方。用质润多脂之杏仁以滋肠燥，且降肺气以通大肠；桃仁润燥滑肠，以助杏仁之力；柏子仁性质润滑，润肺治虚秘；郁李仁质润性降，润滑肠道，专治肠胃燥热，大便秘结；松子仁润五脏，治虚秘；陈皮理气行滞，使气行则大肠得以运化。炼蜜为丸，更能助其润下之功。诸药合用，主以质润，润中寓行，肠肺同调。

【使用注意】方中桃仁、郁李仁均能活血，故孕妇慎用。

【临床运用】常用于痔疮便秘、习惯性便秘等证属津枯肠燥者。

【方歌】五仁柏子杏仁桃，松子陈皮郁李饶，炼蜜为丸米饮下，润肠通便效力高。

济川煎

《景岳全书》

【组成】当归三至五钱（9～15g）　牛膝二钱（6g）　肉苁蓉酒洗去咸，二至三钱（6～9g）　泽泻一钱半（4.5g）　升麻五分至七分或一钱（1.5～3g）　枳壳一钱（3g）

【用法】水一盏半，煎七分，食前服（现代用法：水煎服）。

【功用】温肾益精，润肠通便。

【主治】肾虚便秘证。大便秘结，小便清长，腰膝酸冷，舌淡苔白，脉沉迟。

【证治机理】证因肾虚开合失司所致。肾主五液，司开合。肾阳不足，气化无力，津液不布，故小便清长；肠失濡润，传导不利，故大便不通；肾虚精亏，故腰膝酸软；清窍失养，则头目眩晕；肾阳亏损，故舌淡苔白、脉象沉迟。肾虚开合失司，浊气不降，肠道失润，治当温肾益精、润肠通便。

【方解】本方为治肾虚便秘之常用方。方中肉苁蓉味甘咸性温，功能温肾益精，暖腰润肠，为君药。当归补血润燥，润肠通便；牛膝补益肝肾，壮腰膝，性善下行，共为臣药。枳壳下气宽肠而助通便；泽泻泄肾浊以利补肾；妙用升麻以升清阳，清阳升则浊阴自降，相反相成，以助通便之效，以上共为佐药。诸药合用，寓润下于温补之中，寄升清于降浊之内，为寓通于补之剂。方名"济川"，意在资助河川以行舟车。

【临床运用】常用于习惯性便秘、老年便秘、产后便秘等证属肾虚者。

【附方】

半硫丸（《太平惠民和剂局方》）　半夏汤浸七次，焙干，为细末　硫黄明净好者，研令极细，用柳木槌子杀过，上等分　以生姜自然汁同熬，入干蒸饼末搅和匀，入白内杵数百下，丸如梧桐子大。每服空心，温酒或生姜汤下十五丸至二十丸，妇人醋汤下。功用：温肾祛寒，通阳泄浊。主治：老年虚冷便秘，或阳虚寒湿久泄。小便清长，面色青白，手足不温，腹中冷痛，或腰脊冷重，舌淡苔白，脉沉迟。

【鉴别】本方与济川煎皆可治疗阳虚便秘。本方治证阳虚较重，便秘或腹泻伴见面色青白、手足不温、腹中冷痛等；济川煎所治为肾阳虚衰，精津不足之证，主要表现为大便秘结伴见腰膝酸软等。

【实验研究】济川煎具有减轻结肠黏膜炎症损伤、调节肠神经递质含量及表达作用。[唐剑，杨怡玲，吴东升.济川煎对阳虚型慢传输型便秘大鼠肠神经递质的干预作用.实用中医内科杂志，2022，36（3）：93-95，156.]

【方歌】济川归膝肉苁蓉，泽泻升麻枳壳从，肾虚精亏肠中燥，寓通于补法堪宗。

第四节 逐水剂

逐水剂，适用于水饮壅盛之实证。方如十枣汤、禹功散等。

十枣汤

《伤寒论》

【组成】芫花熬 甘遂 大戟各等分（各2g）

【用法】三味等分，各别捣为散。以水一升半，先煮大枣肥者十枚，取八合，去滓，内药末。强人服一钱匕（2g），羸人服半钱（1g），温服之，平旦服。若下少病不除者，明日更服，加半钱，得快下利后，糜粥自养（现代用法：三药等分为末，每次0.5～1g，以大枣10枚煎汤送服，每日1次，清晨空腹服用，得快利后，食糜粥以养护脾胃）。

【功用】攻逐水饮。

【主治】

1. 悬饮。咳唾胸胁引痛，心下痞鞕，干呕短气，头痛目眩，或胸背掣痛不得息，舌苔白滑，脉沉弦。

2. 水肿。一身悉肿，尤以身半以下为重，腹胀喘满，二便不利，脉沉实。

【证治机理】证因水饮壅盛于里，停滞胸腹，或泛溢肌肤所致，为水邪壅盛之实证。水饮停于胸胁，气机阻滞，则胸胁作痛，甚或胸背掣痛不得息；水饮上迫于肺，肺气不利，则咳唾短气，引胸胁疼痛；水气犯胃，胃失和降，则干呕、心下痞鞕；水饮上扰清阳，则头痛目眩；若水饮壅盛，泛溢肌肤，则一身悉肿；水阻气滞，饮邪不得下泄，则腹胀、二便不利；弦主饮，沉主里，饮邪结聚在里，故脉沉弦。此证水饮壅盛，邪实病急，治当攻逐水饮，使水邪速下。

【方解】本方为峻下逐水法之代表方。方中甘遂、大戟、芫花三味皆为攻逐水饮峻烈之品，其中甘遂善行经隧水湿，大戟善泻脏腑之水邪，芫花善消胸胁伏饮痰癖。三药峻烈，各有专攻，合而用之，则经隧脏腑胸胁积水皆能攻逐，逐水之力甚强。但三药皆为有毒之品，易伤人体正气，故方中配伍甘温质润之大枣，缓解三药之峻烈，消减三药之毒性，顾护脾胃，培土制水，祛邪不伤正气。本方峻下逐水，却以"十枣"命名，彰显攻邪勿忘扶正之旨，正如《医方论》所言："仲景以十枣命名，全赖大枣之甘缓，以救脾胃，方成节制之师也。"

【使用注意】本方服法乃"三药"为散，枣汤送服，"平旦"空腹服之；从小剂量始，据证递加；"得快下利后"，停后服，"糜粥自养"。因其逐水之力峻猛，只宜暂用，不可久服；年老体弱慎用，孕妇忌服。

【临床运用】常用于渗出性胸膜炎、结核性胸膜炎、胸腔积液、肝硬化腹水、肾炎水肿及晚期血吸虫病所致的腹水等证属水饮壅实，正气不虚者。

【附方】

舟车丸（《太平圣惠方》录自《袖珍方》） 黑丑头末，四两（120g） 甘遂面裹煮 芫花 大戟俱醋炒，各一两（各30g） 大黄二两（60g） 青皮 陈皮 木香 槟榔各五钱（各15g） 轻粉一钱（3g）上为末，水糊丸，如小豆大，空心温水下，初服五丸，日三服，以快利为度。功用：行气逐水。主治：水热内壅，气机阻滞证。水肿水胀，口渴，气粗，腹坚，二便秘涩，脉沉数有力。

控涎丹（又名妙应丸、子龙丸，《三因极一病证方论》） 甘遂_{去心} 紫大戟_{去皮} 白芥子_{各等分}
上为末，煮糊丸如梧子大，晒干，食后临卧，淡姜汤或熟水下五七丸至十丸（2～3g）。如痰猛气实，加数丸不妨。功用：祛痰逐饮。主治：痰涎伏在胸膈上下，忽然胸背、手脚、颈项、腰胯隐痛不可忍，连筋骨，牵引钓痛，坐卧不宁，走易不定，或令头痛不可举，或神志昏倦多睡，或饮食无味，痰唾稠黏，夜间喉中痰鸣，多流涎唾，手脚重，腿冷痹。

甘遂半夏汤（《金匮要略》） 甘遂_{大者三枚（2g）} 半夏_{十二枚（5g，以水一升，煮取半升，去滓）} 芍药_{五枚（10g）} 甘草_{炙，如指大一枚（3g）} 上四味，以水二升，煮取半升，去滓，以蜜半升，和药汁煎取八合，顿服之。功用：化痰逐饮。主治：留饮脉伏，其人欲自利，利后虽觉轻快，但心下仍然坚满者。

【鉴别】十枣汤、舟车丸、控涎丹、甘遂半夏汤皆为逐水之剂。十枣汤为攻逐水饮之通用剂，尤善治悬饮；舟车丸即十枣汤去大枣以减缓扶正之力，加诸多破气之品如青皮、陈皮、木香、槟榔，尤重加大黄、黑丑、轻粉，其逐水之力峻猛，并有泄热通便，行气除满之功，适用于水肿实证且病情急重者，此乃逐水与行气相配，前后二阴并行，故称"舟车"；控涎丹即十枣汤去芫花、大枣，加白芥子，其逐水之力较十枣汤略缓，且增祛痰之力，尤能祛皮里膜外之痰，故主治多种伏痰之证；甘遂半夏汤只用甘遂加半夏、芍药、甘草，半夏和胃化痰，且方中甘遂与甘草为伍，可谓相反相成，激发药力，独具匠心，主治留饮心下坚满。

【实验研究】十枣汤可延长恶性腹水模型小鼠生存期并能减少其腹水的产生，提高小鼠生存质量。[李航森，肖曼丽.十枣汤对抑制小鼠艾氏腹水的实验研究.中医药临床杂志,2012,24(8)：771-772.]

【方歌】十枣逐水效堪夸，大戟甘遂与芫花，悬饮内停胸胁痛，大腹肿满用无差。

禹功散
《儒门事亲》

【组成】黑牵牛_{头末，四两（12g）} 茴香_{炒，一两（3g）} 或加木香一两（3g）

【用法】上为细末，以生姜自然汁调一、二钱（3～6g），临卧服（现代用法：水煎服）。

【功用】逐水通便，行气消肿。

【主治】阳水。遍身浮肿，腹胀喘满，大便秘结，小便不利，脉沉有力。

【证治机理】《丹溪心法》曰："若遍身肿，烦渴，小便赤涩，大便闭，此属阳水。"本方所治系由水湿之邪泛溢肌肤，气机不利，水气聚结所致。水湿之邪浸渍肌肤，壅阻不行，故遍身浮肿；水气内聚脏腑，故大便秘结、小便不利；壅遏经脉，则脉沉有力。治宜逐水行气。

【方解】本方为治水湿泛溢阳水之常用方。方中黑牵牛苦寒，其性降泄，《本草从新》言其"利大小便，逐水消痰"，为君药。臣以茴香辛温，行气止痛，与牵牛同用，可增其逐水之功而无寒凝之弊。用法中加姜汁调服以行水而和胃。诸药配伍，逐水通便之中佐以辛散行气之品，方简药专，共奏逐水消肿之功。方名"禹功"，喻其功用如同大禹治水，功效卓著。

【临床运用】常用于肝硬化腹水、肾炎水肿、睾丸鞘膜积液等证属水湿内聚者。

【附方】
导水丸（《儒门事亲》） 大黄_{二两（6g）} 黄芩_{二两（6g）} 滑石_{四两（12g）} 黑牵牛_{另取头末，四两}

（12g）上为细末，滴水丸如梧桐子大。每服五十丸（6g），或加至百丸（12g），临卧温水下。功用：攻下逐水。主治：水肿。遍身浮肿，二便不利，口渴，溲赤，脉数。或湿热腰痛，痰湿流注身痛。

【鉴别】导水丸与禹功散，均以牵牛子为方中君药，主治水湿壅盛之水肿，见有二便不利者。导水丸配伍滑石、大黄，其通利二便之力较强，且有黄芩清热之功，主治水肿湿热之证；禹功散配伍少量茴香，逐水之力专，且能行气止痛，主治水肿实证属水气内聚者。

【方歌】《儒门事亲》禹功散，牵牛茴香一同研，行气逐水又通便，姜汁调下阳水痊。

第五节 攻补兼施剂

攻补兼施剂，适用于里实正虚之大便秘结证。方如黄龙汤、增液承气汤等。

黄龙汤
《伤寒六书》

【组成】大黄（9g） 芒硝（6g） 枳实（9g） 厚朴（9g） 甘草（3g） 人参（9g） 当归（6g）（原著本方无用量）

【用法】水二盅，姜三片，枣子二枚，煎之后，再入桔梗一撮，热沸为度（现代用法：上药加桔梗3g，生姜3片，大枣2枚，水煎，芒硝溶服）。

【功用】攻下热结，益气养血。

【主治】阳明腑实，气血不足证。自利清水，色纯青，或大便秘结，脘腹胀满，腹痛拒按，身热口渴，神倦少气，谵语甚或循衣撮空，神昏肢厥，舌苔焦黄或焦黑，脉虚。

【证治机理】本方原治热结旁流而兼气血两虚证，后世用治温疫病应下失下，邪实而又气血两虚，或素体气血亏损而致里热腑实之证。证因邪热与燥屎内结，腑气不通，气血不足所致。伤寒之邪化热，或温热病邪传里，邪热与肠中糟粕互结，腑气不通，故见大便秘结、脘腹胀满、腹痛拒按；里热炽盛，故身热；热盛伤津，故口渴；舌苔焦黄或焦黑，乃里热腑实之征。下利清水，色纯青，即所谓"热结旁流"之征。气血两伤，故见神倦少气、脉虚；余如神昏谵语、肢厥、循衣撮空等皆为热结于里，上扰神明之危重证候。此时，不攻则不能去其实，不补则无以救其虚。故治宜攻下热结，益气养血。

【方解】本方为治阳明腑实，气血不足证之代表方。方中法取大承气汤之意，以大黄、厚朴、芒硝、枳实相伍，泻热通便，峻下热结，荡涤胃肠实热积滞，急下以存阴。人参、当归益气养血，使下不伤正。肺与大肠相表里，桔梗开宣肺气，宣通肠腑，有助于燥屎下行，且与性降之大承气汤相配，有升有降，使气机升降复常，寓"欲降先升"之妙。生姜、大枣和胃调中，扶其胃气，甘草和中调药。诸药相伍，峻下热结与补益气血并用，攻补兼施，以攻为主，热结得去，气血得复，诸症自除。方名"黄龙"者，是喻本方之功效，取龙能兴云致雨以润燥土之意。

【临床运用】常用于伤寒、副伤寒、流行性脑脊髓膜炎、乙型脑炎、老年性肠梗阻等证属阳明腑实，气血不足者。

【附方】

新加黄龙汤（《温病条辨》） 细生地五钱（15g） 生甘草二钱（6g） 人参另煎，一钱五分（4.5g） 生大黄三钱（9g） 芒硝一钱（3g） 玄参五钱（15g） 麦冬连心，五钱（15g） 当归一钱五分（4.5g） 海参洗，二条（2条）　姜汁六匙（6匙）　水八杯，煮取三杯。先用一杯，冲参汁五分、姜汁二匙，顿服之。如腹中有响声，或转矢气者，为欲便也；候一二时不便，再如前法服一杯；候二十四刻，不便，再服第三杯。如服一杯即得便，止后服，酌服益胃汤（沙参、麦冬、细生地、玉竹、冰糖）一剂，余参或可加入。功用：泻热通便，滋阴益气。主治：热结里实，气阴不足证。大便秘结，腹中胀满而鞕，神疲少气，口干咽燥，唇裂舌焦，苔焦黄或焦黑燥裂，脉沉细。

【鉴别】黄龙汤与新加黄龙汤均为攻补兼施之剂。黄龙汤用大承气汤攻下热结，配伍人参、当归、甘草益气养血，攻下之力较峻，主治阳明热结较甚而兼气血不足者；新加黄龙汤取调胃承气汤缓下热结，配伍玄参、麦冬、生地黄、海参滋阴增液，人参、当归益气养血，攻下之力较缓，而滋阴增液之力较强，主治阳明温病、热结里实而兼气阴不足者。

【实验研究】黄龙汤对脓毒症模型大鼠具有抗炎作用。[赵妍，姜树民，陈岩，等．中药黄龙汤对 CPL 大鼠回肠组织中 TLR4/NF-κB 信号通路调控的实验研究．中华中医药学刊，2019，37（4）：960-963，1048．]

【方歌】黄龙枳朴并硝黄，参归甘桔枣生姜，阳明腑实气血弱，攻补兼施效力强。

增液承气汤
《温病条辨》

【组成】玄参一两（30g）　麦冬连心，八钱（24g）　细生地八钱（24g）　大黄三钱（9g）　芒硝一钱五分（4.5g）

【用法】水八杯，煮取三杯，先服一杯，不知，再服（现代用法：水煎服，芒硝溶服）。

【功用】滋阴增液，泄热通便。

【主治】阳明温病，热结阴亏证。燥屎不行，或下之不通，脘腹胀满，口干唇燥，舌红苔黄，脉细数。

【证治机理】证由温病热邪入里，燥屎内结，阴津亏损所致。热结阳明，加之阴津亏损，则燥屎内结，脘腹胀满；津亏便秘乃"无水舟停"，仅用泻药攻下，下之不通；邪热在里，津液受伤，则口干唇燥；舌红、苔黄，乃热结于内之象；热结伤阴，则脉象细数。治当滋阴增液与泻热通便并行。

【方解】重用咸寒濡润之玄参为君，滋阴清热，润燥通便。以甘寒滋润之生地黄、麦冬为臣，滋阴增液，润肠通便。三药并用为增液汤，其各药用量偏重，突出滋养阴津，"增水行舟"之意，《温病条辨》谓其"以补药之体，作泻药之用"。大黄、芒硝为佐，泻热通便，软坚润燥，以攻逐阳明热结。诸药合伍，重用甘寒，佐以苦寒，寓攻下于增水行舟之中，攻补兼施，阴液得复，热结得除，诸症可愈。本方为增液汤加大黄、芒硝而成，故名增液承气汤，为治热结阴亏、肠燥便秘证之常用方。

【使用注意】津液不足、无水舟停者，《温病条辨》主张先服增液汤；不下者，再服增液承气汤。方中玄参、生地黄、麦冬用量宜重，否则难达"增水行舟"之功。本方虽攻补兼施，但毕竟有大黄、芒硝克伐之品，不宜久服，中病即止。

【临床运用】常用于习惯性便秘、痔疮所致便秘等证属热结阴亏者。

【附方】

增液汤（《温病条辨》）　玄参一两（30g）　麦冬连心，八钱（24g）　细生地八钱（24g）　水八杯，煮取三杯，口干则与饮令尽。不便，再作服。功用：增液润燥。主治：阳明温病，津亏肠燥便秘证。大便秘结，口渴，舌干红，脉细数或沉而无力。

【鉴别】增液汤、增液承气汤均为"增水行舟"之剂。但增液汤纯用增液之品，以补药之体作泻药之用，无耗气伤津之虞，以润为下，适用于单纯津亏便秘证；增液承气汤在增液汤基础上加大黄、芒硝，其泻下之力更强，润下合方，适用于津亏便秘，热结较重者。

【方歌】增液承气玄地冬，加入硝黄效力增，热结阴亏大便秘，增水行舟肠腑通。

复习思考题

1.结合大承气汤的主治证候，分析其药物配伍意义。方中何药为君？为什么？

2.分析大承气汤、小承气汤、调胃承气汤主治病证、功用、用药、用量、煎服法、配伍原理的异同点。

3.结合药物配伍，分析大承气汤与大陷胸汤的功用、主治异同。

4.比较《备急千金要方》卷十三与卷十五两首温脾汤在组成、主治及配伍方面之异同。

5.十枣汤为攻逐水饮方剂，为何要配伍甘温补益之大枣？

6.以黄龙汤与增液承气汤为例，说明攻补兼施剂的立法依据、适应病证及组方要点。

7.增液汤、增液承气汤均属"增水行舟"之剂，临床如何区别应用？

第九章

和解剂

扫一扫，查阅本章数字资源，含PPT、视频等

一、概念

凡具有和解少阳、调和肝脾、调和寒热等作用，治疗伤寒邪在少阳、肝脾不和、寒热错杂的方剂，统称和解剂。本类方剂属于"八法"中的"和法"。

二、适应证及分类

和解剂的组方配伍具有"和"之意，正如张介宾所释："和方之制，和其不和也。凡病兼虚者，补而和之；兼滞者，行而和之；兼寒者，温而和之；兼热者，凉而和之。和之为义广矣，亦犹土兼四气，其与补泻温凉之用无所不及，务在调平元气。"（《景岳全书·新方八略》）故其应用范围较广，主治病证亦较复杂。

本章所选之方主要适用于少阳证、肝郁脾虚、肝脾不和及寒热虚实夹杂之肠胃不和等证。前人有"疟不离少阳"之论，故后世将治疗疟疾的方剂归于"和解剂"。本章方剂分为和解少阳剂、调和肝脾剂、调和寒热剂三类。

三、使用注意事项

和解剂以祛邪为主，故纯虚者不宜用，以防其伤正。凡外感疾病邪在肌表，未入少阳，或邪已入里，阳明热盛或热结者，均不宜使用和解剂。

第一节　和解少阳剂

和解少阳剂，适用于邪在少阳的病证及疟疾。方如小柴胡汤、蒿芩清胆汤、达原饮等。

小柴胡汤
《伤寒论》

【组成】柴胡半斤（24g）　黄芩三两（9g）　人参三两（9g）　甘草炙，三两（9g）　半夏洗，半升（9g）　生姜切，三两（9g）　大枣擘，十二枚（4枚）

【用法】上七味，以水一斗二升，煮取六升，去滓，再煎，取三升，温服一升，日三服（现代用法：水煎服）。

【功用】和解少阳。

【主治】

1.伤寒少阳证。往来寒热，胸胁苦满，默默不欲饮食，心烦喜呕，口苦，咽干，目眩，舌苔薄白，脉弦。

2.妇人中风，热入血室。经水适断，寒热发作有时。

3.疟疾、黄疸等病而见少阳证者。

【证治机理】正气不足，邪入少阳。少阳经脉循胸布胁，位于太阳、阳明表里之间。伤寒邪犯少阳，病在半表半里，邪正相争，正胜欲拒邪出于表则热，邪胜欲入里并于阴则寒，故往来寒热；邪在少阳，经气不利，郁而化热，胆火上炎，致胸胁苦满，心烦，口苦，咽干，目眩；胆热犯胃，胃失和降，胃气上逆，则喜呕，默默不欲饮食。苔白、脉弦为邪在少阳可见之征。妇人正逢经期或产后，感受风邪，邪乘虚侵入血室，化热与血结，致肝胆疏泄失常，故经水不当断而断，寒热发作有时。疟疾、黄疸等病亦可见往来寒热、胸胁胀痛、食欲不振、心烦呕恶等症。"伤寒邪气在表者，必渍形以为汗；邪气在里者，必荡涤以为利；其于不外不内，半表半里，既非发汗之所宜，又非吐下之所对，是当和解则可矣。"（《伤寒明理论》）

【方解】本方为治疗少阳病证之代表方，又是和解少阳法之基础方。柴胡苦平，入肝胆经，透散少阳之邪，并能疏泄气机之郁滞，为君药。黄芩苦寒，清泄少阳之热，并能清胆热，为臣药。柴胡、黄芩相伍，一散一清，恰入少阳，共解少阳之邪，为治疗邪入少阳的基本配伍。胆气犯胃，胃失和降，佐以半夏、生姜和胃降逆止呕。因正气不足，邪从太阳传入少阳，故又佐以人参、大枣益气健脾，一者取其扶正以祛邪，一者取其益气以御邪内传，俾正气旺盛，则邪无内传之机；参、枣与夏、姜相伍，以利中州气机之升降。炙甘草助参、枣扶正，且能调和诸药，为佐使药。诸药合用，透散清泄以和解，升清降浊兼扶正，以和解少阳为主，兼和胃气，使邪气得解，枢机得利，胃气调和，则诸证自除。

【使用注意】原方"去滓，再煎"，使药性更为醇和。服小柴胡汤后，或不经汗出而病解，或药后得汗而愈。正如《伤寒论》所云："上焦得通，津液得下，胃气因和，身濈然汗出而解。"若少阳病证误治损伤正气，或患者素体正气虚弱，服用本方，亦可见先寒战后发热而汗出之"战汗"者，属正胜邪却之征。

【临床运用】常用于感冒、流行性感冒、小儿肺炎、疟疾、慢性肝炎、胆囊炎、急性胰腺炎、慢性胃炎、胆汁反流性胃炎、胃溃疡、病毒性心肌炎、甲状腺炎、乳腺增生、变应性鼻炎、抑郁症等证属邪踞少阳者。

【附方】

柴胡桂枝干姜汤（《伤寒论》）　柴胡半斤（24g）　桂枝去皮，三两（9g）　干姜二两（6g）　栝楼根四两（12g）　黄芩三两（9g）　牡蛎熬，二两（6g）　甘草炙，二两（6g）　上七味，以水一斗二升，煮取六升，去滓，再煎，取三升，温服一升，日三服。初服微烦，复服，汗出便愈。功用：和解少阳，温化水饮。主治：伤寒少阳兼寒饮之证。胸胁满微结，小便不利，渴而不呕，但头汗出，往来寒热，心烦。亦治疟疾寒多微有热，或但寒不热。

柴胡加龙骨牡蛎汤（《伤寒论》）　柴胡四两（12g）　龙骨　牡蛎熬　生姜切　人参　桂枝去皮　茯苓各一两半（各4.5g）　半夏洗，二合半（9g）　黄芩一两（3g）　铅丹一两半（1g）　大黄二两（6g）　大枣擘，六枚（2枚）　上十二味，以水八升，煮取四升，内大黄，切如棋子，更煮一二沸，去滓，温服一升。功用：和解少阳，通阳泻热，重镇安神。主治：伤寒少阳兼痰热扰心之证。胸满烦惊，小便不利，谵语，一身尽重，不可转侧。

【鉴别】小柴胡汤、柴胡桂枝干姜汤、柴胡加龙骨牡蛎汤均能和解少阳，主治往来寒热等少阳证，皆以柴胡为君，黄芩为臣，乃和解少阳之代表配伍。小柴胡汤乃伤寒邪入少阳之主方，主治少阳证邪在半表半里者；柴胡桂枝干姜汤证兼内有寒饮，故佐以桂枝、干姜温阳化饮，渴而不呕者，去半夏，加天花粉生津止渴，胸胁满微结者，加牡蛎软坚散结；柴胡加龙骨牡蛎汤证兼有痰热扰心，见谵语者，佐以大黄泻热；小便不利者，加茯苓利水而化痰，心烦惊恐者，加铅丹、龙骨、牡蛎镇心安神。

【实验研究】小柴胡汤具有抗纤维化作用。［卢金，朱恬宇，张英，等.小柴胡汤对体外培养LX-2细胞增殖的影响及机制初探.中国病原生物学杂志，2021，16（1）：49-52，57.］

【方歌】小柴胡汤和解功，半夏人参甘草从，更用黄芩加姜枣，少阳百病此为宗。

蒿芩清胆汤
《重订通俗伤寒论》

【组成】青蒿脑钱半至二钱（4.5～6g）　淡竹茹三钱（9g）　仙半夏钱半（4.5g）　赤茯苓三钱（9g）　青子芩钱半至三钱（4.5～9g）　生枳壳钱半（4.5g）　陈广皮钱半（4.5g）　碧玉散（滑石、甘草、青黛）包，三钱（9g）

【用法】水煎服。

【功用】清胆利湿，和胃化痰。

【主治】少阳湿热痰浊证。寒热如疟，寒轻热重，口苦膈闷，吐酸苦水，或呕黄涎而黏，甚则干呕呃逆，胸胁胀痛，小便黄少，舌红苔白腻、间现杂色，脉数而右滑左弦。

【证治机理】证为少阳胆热偏重，湿阻三焦兼痰浊之候，当以清热利胆，化湿除痰之法。邪阻于少阳，三焦气机不畅，水道不利而生湿；胆经郁遏，相火乃炽而热盛，以致少阳枢机不利，湿热痰浊而生。少阳位于半表半里，胆经郁热偏重，正邪分争，故寒热如疟、寒轻热重、口苦膈闷、胸胁胀痛。胆热犯胃，痰浊随胃气上逆，故吐酸苦水，或呕黄涎而黏，甚则干呕呃逆。湿阻三焦，水道不畅，以致小便短少，其色黄赤。病在少阳，湿热痰浊为患，故舌红苔白腻，或间现黄、灰等杂色；脉数主热而右滑主痰，左弦主少阳气郁。

【方解】本方为治少阳湿热兼痰浊证之常用方。方中青蒿脑（即青蒿之嫩芽）苦寒芳香，既清透少阳邪热，又辟秽化湿；黄芩苦寒，善清胆热，并能燥湿，两药相合，既可清泄少阳湿热，又能透邪外出，共为君药。竹茹善清胆胃之热，化痰止呕；半夏燥湿化痰，和胃降逆，两药相合，清热化痰和胆胃。枳壳下气宽中，除痰消痞；陈皮理气化痰，宽胸利膈，四药相伍，理气化痰消胀闷，共为佐药。赤茯苓、碧玉散清热利湿，导湿热从小便而去，为佐使药。诸药配伍，芳香清透以畅少阳之枢机，苦燥降利以化湿郁之痰浊，可使胆热清，痰湿化，气机畅，胃气和，则诸证得解。

【临床运用】常用于肠伤寒、急性胆囊炎、急性黄疸型肝炎、胆汁反流性胃炎、肾盂肾炎、疟疾、钩端螺旋体病等证属少阳湿热兼痰浊者。

【鉴别】蒿芩清胆汤与小柴胡汤均能和解少阳，用于邪在少阳，往来寒热、胸胁苦满者。但小柴胡汤以柴胡、黄芩配人参、大枣、炙甘草，和解中兼有益气扶正之功，宜于邪踞少阳，胃虚气逆者；蒿芩清胆汤以青蒿、黄芩配竹茹、赤茯苓、碧玉散，于和解之中兼有清热化痰利湿之效，宜于少阳胆热偏重，兼有湿热痰浊者。

【实验研究】蒿芩清胆汤对幽门螺杆菌所致的胃黏膜损伤有明显的修复作用。［张怡，屈杰，谭万初.蒿芩清胆汤对幽门螺杆菌相关性胃炎小鼠血清IL-8及胃黏膜IL-8，NF-κB p65的影

响 . 中国实验方剂学杂志，2014，20（2）：152-156.]

【方歌】俞氏蒿芩清胆汤，陈皮半夏竹茹襄，赤苓枳壳兼碧玉，湿热轻宣此法良。

达原饮

《温疫论》

【组成】槟榔二钱（6g）　厚朴一钱（3g）　草果仁五分（1.5g）　知母一钱（3g）　芍药一钱（3g）　黄芩一钱（3g）　甘草五分（1.5g）

【用法】上用水二盅，煎八分，午后温服（现代用法：水煎服）。

【功用】开达膜原，辟秽化浊。

【主治】温疫或疟疾，邪伏膜原证。憎寒壮热，或一日三次，或一日一次，发无定时，胸闷呕恶，头痛，烦躁，舌红，舌苔垢腻，或如积粉，脉弦数。

【证治机理】本方是为瘟疫秽浊毒邪伏于膜原而设。《重订通俗伤寒论》云："膜者，横膈之膜；原者，空隙之处。外通肌腠，内近胃腑，即三焦之关键，为内外交界之地，实一身之半表半里也。"《温疫论》亦云："疫者感天地之疠气……邪从口鼻而入，则其所客，内不在脏腑，外不在经络，舍于伏脊之内，去表不远，附近于胃，乃表里之分界，是为半表半里，即《针经》所谓'横连膜原'者也。"瘟疫邪入膜原半表半里，邪正相争，故见憎寒壮热；瘟邪疫毒内侵入里，导致呕恶、头痛、烦躁、苔白厚如积粉等一派秽浊之候。此时乃湿疫秽浊毒邪居于膜原之半表半里，非汗、清可除，故当以开达膜原，辟秽化浊为法。

【方解】槟榔破气疏滞除痰，"疗诸疟，御瘴疠"，为君药。厚朴芳燥湿浊，下气除满；草果燥湿化浊，辟秽止呕，宣透伏邪，共为臣药。以上三药味辛气烈，直达膜原，浊痰热毒，速溃离散。湿温疫毒之邪，易化火伤阴，故用黄芩泻火燥湿；白芍、知母清热滋阴，防辛香苦燥之药耗阴，共为佐药。生用甘草清热解毒，调和诸药，为使药。诸药相伍，苦温芳化与苦寒清热之中少佐酸甘，透达膜原而不伤阴，可使秽浊得化，热毒得清，则邪气溃散，速离膜原，故以"达原饮"名之。本方为治疗瘟疫初起或疟疾，邪伏膜原之代表方。

【临床运用】常用于疟疾、流行性感冒、慢性胆囊炎、感染性发热、急性支气管肺炎、慢性荨麻疹等证属湿温疫毒伏于膜原者。

【附方】

截疟七宝饮（《杨氏家藏方》）　常山　陈橘皮白不去　青橘皮白不去　槟榔　草果子仁　甘草炙　厚朴去粗皮，生姜汁制。各等分（各6g）　上吹咀，每服半两，用水一碗，酒一盏，同煎至一大盏，去滓，露一宿，来日再烫温服。功用：燥湿祛痰，理气截疟。主治：痰湿疟疾。寒热往来，数发不止，舌苔白腻，脉弦滑浮大。并治食疟，水土不服，山岚瘴气，寒热如疟。

【鉴别】截疟七宝饮与达原饮均可治疗疟疾，以苦温芳香之品破气除滞。截疟七宝饮于苦寒清热之中，配伍酸甘敛阴之法，透达膜原，祛邪而不伤正，主治湿温疫毒伏于膜原之疟疾。达原饮主以燥湿祛痰之品以除痰湿，主治疟疾或食疟属体壮痰湿盛者。

【实验研究】达原饮具有降低炎症因子表达，保护肺功能作用。[王建美，王冉冉，袁天翊，等 . 达原饮通过 NF-κB 信号通路预防低氧性肺动脉高压作用及机制研究 . 药学学报，2023，58（4）：928-937.]

【方歌】达原饮用槟朴芩，芍甘知母草果并，邪伏膜原寒热作，开膜辟秽化浊行。

第二节 调和肝脾剂

调和肝脾剂，适用于肝脾不和的病证。方如四逆散、逍遥散、痛泻要方等。

四逆散
《伤寒论》

【组成】甘草炙 枳实破，水渍，炙干 柴胡 芍药各十分（各6g）

【用法】上四味，捣筛，白饮和，服方寸匕，日三服（现代用法：水煎服）。

【功用】透邪解郁，疏肝理脾。

【主治】

1. 阳郁厥逆证。手足不温，或腹痛，或泄利下重，脉弦。

2. 肝脾不和证。胁肋胀痛，脘腹疼痛，脉弦。

【证治机理】本方在《伤寒论》中原治"少阴病，四逆"。四逆者，乃手足不温也。其证缘于外邪循经入里，气机为之郁遏，导致阳气内郁，不能达于四末，而见手足不温。此"四逆"与阳衰阴盛的四肢厥逆有本质区别。正如李中梓云："此证虽云四逆，必不甚冷，或指头微温，或脉不沉微，乃阴中涵阳之证，惟气不宣通，是为逆冷。"由于气机郁滞，升降失调，病邪逆乱于内，故可见诸多或然症，肝气郁结，疏泄失常，木来乘土，脾滞失运，故见胁肋胀痛、脘腹疼痛，或见泄利下重等症；脉弦亦主肝郁。故治宜透邪解郁，调畅气机为法。

【方解】本方原治阳郁厥逆证，又为疏肝理脾法之基础方。柴胡入肝胆经，升发阳气，疏肝解郁，透邪外出，为君药。白芍敛阴，养血柔肝，为臣药。柴胡散疏，条达肝气；白芍收敛，补养肝血，使柴胡升散而无耗伤阴血之虞，二药合用，恰适肝体阴用阳之性，为疏肝法之基本配伍。佐以枳实理气开郁，泄热散结，与柴胡相伍，一升一降，调畅气机，并奏疏肝理脾之效；与白芍相配，又能理气和血，使气血调和。佐使以甘草，益脾和中，调和诸药；与白芍配伍，酸甘化阴，缓急止痛。四药配伍，疏柔相合，以适肝性；升降同用，肝脾并调，共奏透邪解郁、疏肝理脾之效，使邪去郁解，气血调畅，清阳得伸，四逆自愈。原方用白饮（米汤）和服，取中气和则阴阳之气自相顺接之意。

【临床运用】常用于慢性肝炎、药物性肝损害、脂肪肝、胆囊炎、肋间神经痛、功能性消化不良、胃溃疡、胃炎、肠炎、肠易激综合征、乳腺增生、慢性盆腔炎、不孕不育症、带状疱疹等证属肝脾或胆胃不和者。

【附方】

枳实芍药散（《金匮要略》） 枳实烧令黑，勿太过 芍药等分（各9g）上二味，杵为散，服方寸匕，日三服，并主痈脓，以麦粥下之。功用：行气和血。主治：气血郁滞证。产后腹痛，烦满不卧者。并主痈脓。

【鉴别】四逆散与小柴胡汤同为和解剂，均用柴胡、甘草。小柴胡汤主以柴胡配黄芩，以透表清里，和解少阳；四逆散主以柴胡配白芍、枳实，以调和肝脾。故小柴胡汤为体现和解少阳法之基础方，治疗伤寒少阳证；而四逆散为体现疏肝理脾法之基础方，治疗肝脾不和证。

枳实芍药散与四逆散均为"和法"的代表方剂，同用枳实与芍药。枳实芍药散主治"产后腹痛，烦满不得卧"，是产后气血不和，郁而生热，用炒黑枳实和血中之气，配以芍药行血痹，此非用芩、连苦寒直折之法，乃为产后调和气血之剂；四逆散以柴胡配枳实，重在调和肝、脾之气机，和解之中寓透散之法。

【实验研究】四逆散具有抗抑郁作用。[张雅婷，蔡皓，段煜，等.基于炮制与配伍探究四逆散在抑郁模型大鼠体内代谢成分的差异.中草药，2021，52（23）：7244-7258.]

【方歌】四逆散里用柴胡，芍药枳实甘草须，此是阳郁成厥逆，敛阴泄热平剂扶。

逍遥散
《太平惠民和剂局方》

【组成】甘草微炙赤，半两（4.5g） 当归去苗，锉，微炒 茯苓去皮，白者 芍药白者 白术 柴胡去苗，各一两（各9g）

【用法】上为粗末，每服二钱（6g），水一大盏，烧生姜一块切破，薄荷少许，同煎至七分，去渣热服，不拘时候（现代用法：加生姜3片，薄荷3g，水煎服；或为丸剂，每服6～9g，日2次）。

【功用】疏肝解郁，养血健脾。

【主治】肝郁血虚脾弱证。两胁作痛，头痛目眩，口燥咽干，神疲食少，或往来寒热，或月经不调，乳房胀痛，舌苔薄白，脉弦而虚。

【证治机理】证由肝郁血虚脾弱所致。肝性喜条达，恶抑郁，为藏血之脏，体阴而用阳。若情志不畅，肝木不能条达，则肝体失于柔和，以致肝郁血虚，则两胁作痛、头痛目眩；郁而化火，故口燥咽干；肝木为病，易于传脾，脾胃虚弱，故神疲食少；脾为营之本，胃为卫之源，脾胃虚弱则营卫受损，不能调和而致往来寒热；肝藏血，主疏泄，肝郁血虚脾弱，则见妇女月经不调、乳房胀痛。治宜疏肝解郁，养血健脾。

【方解】柴胡苦平，疏肝解郁，条达肝气以理肝用，为君药。白芍酸苦微寒，养血敛阴，柔肝缓急；当归甘辛苦温，养血和血，二药合用以补肝体，共为臣药。柴胡得当归、芍药，既助肝用，又柔肝气，防其疏泄太过。肝病易传脾，木郁则土虚，故以白术、茯苓、甘草健脾益气，既实土以御木乘，又使营血生化有源；用法中加薄荷少许，疏散郁遏之气，透达肝经郁热；烧生姜降逆和中，且能辛散达郁，共为佐药。柴胡为肝经引经药，甘草调和诸药，均兼使药之用。所谓"肝苦急，急食甘以缓之……脾欲缓，急食甘以缓之……肝欲散，急食辛以散之"（《素问·脏气法时论》），可使肝郁得疏，血虚得养，脾弱得复，气血兼顾，肝脾同调，立法周全，组方严谨，故为治疗肝郁血虚脾弱证之代表方，又是妇科调经之常用方。

本方治肝郁血虚脾弱证，其中柴胡疏肝、归芍养血、术苓健脾。原方以疏肝为主，君以柴胡，臣佐养血、健脾之品。临证使用本方时，当视病机之主次，加减方中药物用量，以变化君药及其配伍。若以血虚为主者，君以当归、白芍，臣佐健脾、疏肝之品；脾气虚为著者，君以白术，臣以茯苓，佐以疏肝、养血之品；脾虚湿盛者，君以茯苓，臣以白术，佐以疏肝、养血之品。临证执此一方，圆机活法，乃得"方之用，变也"之旨。

【临床运用】常用于乙型肝炎、肝硬化、脂肪肝、胆囊炎、功能性消化不良、胃及十二指肠溃疡、慢性胃炎、厌食症、肠易激综合征、室性早搏、2型糖尿病、高脂血症、经前期紧张征、更年期综合征、乳腺增生、高催乳素症、不孕症、痛经、闭经、特发性水肿、黄褐斑、抑郁症、慢性疲劳综合征等证属肝郁血虚脾弱者。

【附方】

加味逍遥散（《内科摘要》） 当归 芍药 茯苓 白术炒 柴胡各一钱（各3g） 牡丹皮 山栀炒 甘草炙,各五分（各1.5g） 水煎服。功用：养血健脾，疏肝清热。主治：肝郁血虚内热证。烦躁易怒，或自汗盗汗，或头痛目涩，或颊赤口干，或月经不调，少腹胀痛，或经期吐衄，舌红苔薄黄，脉弦虚数。

黑逍遥散（《医宗己任篇》） 即逍遥散加熟地黄（6g）。功用：疏肝健脾，养血调经。主治：肝脾血虚，临经腹痛，脉虚弦。

当归芍药散（《金匮要略》） 当归三两（9g） 芍药一斤（48g） 茯苓四两（12g） 白术四两（12g） 泽泻半斤（24g） 川芎半斤,一作三两（24g） 上六味，杵为散，取方寸匕，酒和，日三服。功用：养肝和血，健脾祛湿。主治：肝脾两虚，血瘀湿滞证。腹中拘急，绵绵作痛，或脘胁疼痛，头目眩晕，食少神疲，或下肢浮肿，小便不利，舌淡苔白，脉细弦或濡缓。

【鉴别】 四逆散与逍遥散均用柴胡、白芍、甘草，具调和肝脾之功，治肝脾不和之证。然四逆散配枳实，行气解郁理脾之力著，主治阳郁厥逆及肝郁脾滞证属实者；逍遥散则配伍当归、茯苓、白术等，兼具养血健脾之效，主治肝郁血虚脾弱证属虚实夹杂者。

加味逍遥散、黑逍遥散、当归芍药散均用当归、白芍、茯苓、白术，具养血健脾之功。加味逍遥散（即丹栀逍遥散、八味逍遥散）在逍遥散的基础上加牡丹皮、栀子，牡丹皮清血中之伏火，炒栀子善清肝泻火除烦，并导热下行，故适用于肝郁血虚有热所致之烦躁易怒，月经不调，经量过多，日久不止，以及经期吐衄；黑逍遥散在逍遥散的基础上加地黄滋阴补血，主治逍遥散证而血虚较甚者，血虚有内热者用生地黄，血虚无热象者用熟地黄；当归芍药散重用白芍，且易逍遥散中柴胡、薄荷、烧生姜、甘草为川芎、泽泻，川芎活血行气，泽泻利水渗湿，主治肝脾两虚兼湿瘀腹痛者。

【实验研究】 逍遥散具有抗抑郁，神经保护作用。[纪雅菲，芮翊馨，方洋，等.逍遥散正丁醇部位基于IGF–1Rβ/PI3K/Akt信号通路的抗抑郁作用.中国实验方剂学杂志，2021，27（14）：1–11.]

【方歌】 逍遥散用当归芍，柴苓术甘草姜薄，散郁除蒸功最奇，调经八味丹栀着。

痛泻要方

《丹溪心法》

【组成】 炒白术三两（9g） 炒芍药二两（6g） 炒陈皮两半（4.5g） 防风一两（3g）

【用法】 上锉，分八帖，水煎或丸服（现代用法：水煎服）。

【功用】 补脾柔肝，祛湿止泻。

【主治】 脾虚肝郁之痛泻。肠鸣腹痛，大便泄泻，泻必腹痛，泻后痛缓，舌苔薄白，脉两关不调，左弦右缓者。

【证治机理】 痛泻之证系由土虚木乘，肝脾不和，脾运失常所致。《医方考》曰："泻责之脾，痛责之肝；肝责之实，脾责之虚，脾虚肝实，故令痛泻。"其特点是泻必腹痛，泻后痛缓。肝脾脉在两关，肝脾不和，故其脉两关不调，左关弦主肝郁，右关缓主脾虚；舌苔薄白，亦为脾虚之征。治宜补脾柔肝，祛湿止泻。

【方解】 白术苦甘而温，补脾燥湿以治土虚，为君药。白芍酸寒，柔肝缓急止痛，为臣药。

二药配伍，补土泻木，标本兼顾。陈皮辛苦而温，理气燥湿，醒脾和胃，为佐药。防风具升散之性，与白芍相伍，疏柔肝木而达调肝之效；与白术相伍，鼓舞脾之清阳以助止泻之功，又为脾经引经药，为佐使药。四药相合，补脾柔肝，寓疏于补，扶土抑木，使脾健肝柔，痛泻自止。本方为治脾虚肝郁痛泻之代表方。

【临床运用】常用于急慢性肠胃炎、肠易激综合征、慢性结肠炎等证属脾虚肝郁者。

【实验研究】痛泻要方可修复溃疡性结肠炎结肠病理改变，抑制炎症因子，调节肠道动力、内分泌功能，改善脂质代谢及氧化应激等。［罗运凤，高洁，柴艺汇，等.痛泻要方对肝郁脾虚型溃疡性结肠炎模型大鼠结肠 SERT，肝脏 5-HT_（2A）R 蛋白表达的影响.中国实验方剂学杂志，2021，27（2）：15-21.］

【方歌】痛泻要方陈皮芍，防风白术煎丸酌，补泻并用理肝脾，若作食伤医便错。

第三节　调和寒热剂

调和寒热剂适用于寒热互结于中焦，升降失常，而致心下痞满、恶心呕吐、肠鸣下利等证。方如半夏泻心汤。

半夏泻心汤

《伤寒论》

【组成】半夏洗，半升（12g）　黄芩　干姜　人参各三两（各9g）　黄连一两（3g）　大枣擘，十二枚（4枚）　甘草炙，三两（9g）

【用法】上七味，以水一斗，煮取六升，去滓，再煎，取三升，温服一升，日三服（现代用法：水煎服）。

【功用】寒热平调，散结除痞。

【主治】寒热互结之痞证。心下痞，但满而不痛，或呕吐，肠鸣下利，舌苔腻而微黄。

【证治机理】本证之痞，原系小柴胡汤证误用攻下，损伤中阳，少阳邪热乘虚内陷，以致寒热互结而成心下痞。痞者，痞塞不通，上下不能交泰之谓。心下即胃脘，病属脾胃。脾胃居中焦，脾属阴脏，其气主升；胃属阳腑，其气主降，故为阴阳升降之枢纽。因中气虚弱，升降乏力，寒热互结，遏于中焦，遂成心下痞；胃降浊不及反上逆，故见呕吐；脾升清无力反下注，故见肠鸣下利。上下变病治其中，治宜寒热平调，益气和胃，散结除痞。

【方解】君以辛温之半夏散结除痞，降逆和胃止呕。臣以辛热之干姜温中散寒，苦寒之黄芩、黄连泻热开痞。四味相伍，具有寒热平调、辛开苦降之效，用以除心下之痞，祛寒热之邪。中焦虚弱，升降失常，故佐以甘温之人参、大枣、甘草益气补脾升清，甘草补脾和中而调诸药，为佐使药。张秉成曰："用甘草、人参、大枣者，病因里虚，又恐苦辛开泄之药过当，故当助其正气，协之使化耳。"（《成方必读》）诸药相伍，寒热平调以和阴阳，辛开苦降以调气机，补泻兼施以顾虚实，使寒去热清，升降复常，则痞满可除，呕利自愈。本方既为治中气虚弱、寒热互结痞证之常用方，又是体现寒热平调、辛开苦降法之代表方。

本方即小柴胡汤去柴胡、生姜，加黄连、干姜而成。因邪已入里，故去解表之柴胡、生姜；因寒热互结中焦，故加寒热平调之黄连、干姜，变和解少阳之剂为调和寒热之方。后世师其法，随证加减，广泛应用于中焦寒热互结、升降失调诸证。

【临床运用】常用于消化不良、急慢性胃肠炎、慢性肠炎、肠易激综合征、慢性肝炎、慢性胆囊炎、口腔溃疡等证属中气虚弱，寒热互结者。

【附方】

生姜泻心汤（《伤寒论》）生姜切，四两（12g）甘草炙，三两（9g）人参三两（9g）干姜一两（3g）黄芩三两（9g）半夏洗，半升（9g）黄连一两（3g）大枣十二枚（4枚）上八味，以水一斗，煮取六升，去滓，再煎，取三升，温服一升，日三服。功用：和胃消痞，宣散水气。主治：水热互结痞证。心下痞鞭，干噫食臭，腹中雷鸣下利者。

甘草泻心汤（《伤寒论》）甘草炙，四两（12g）黄芩 人参 干姜各三两（各9g）黄连一两（3g）大枣十二枚（4枚）半夏洗，半升（9g）上七味，以水一斗，煮取六升，去滓，再煎，取三升，温服一升，日三服。功用：和胃补中，降逆消痞。主治：胃气虚弱痞证。下利日数十行，谷不化，腹中雷鸣，心下痞鞭而满，干呕，心烦不得安。

黄连汤（《伤寒论》）黄连 甘草炙 干姜 桂枝去皮，各三两（各9g）人参二两（6g）半夏洗，半升（9g）大枣擘，十二枚（4枚）上七味，以水一斗，煮取六升，去滓，温服一升，日三服，夜二服。功用：寒热并调，和胃降逆。主治：胃热肠寒证。胸中有热，胃中有邪气，腹中痛，欲呕吐者。

【鉴别】生姜泻心汤即半夏泻心汤减干姜二两，加生姜四两而成；方中重用生姜和胃降逆、宣散水气，配伍辛开苦降、补益脾胃之品；主治水热互结中焦，脾胃升降失常所致的痞证。甘草泻心汤即半夏泻心汤加炙甘草至四两而成；方中重用炙甘草益气补中，配伍辛开苦降之品；主治胃气虚弱，寒热互结所致的痞证。黄连汤即半夏泻心汤再加黄连二两、去黄芩、加桂枝三两而成；方中重用黄连清上（胸胃）热，干姜、桂枝温下（脾肠）寒，配伍半夏和胃降逆，参、草、枣补虚缓急；主治上热下寒所致腹痛欲呕。

综上诸方，虽辛开苦降，寒热并调，补泻兼施之旨不变，因一二药味之差，或药量有异，故其主治各有侧重。正如王旭高所云："半夏泻心汤治寒热交结之痞，故苦辛平等；生姜泻心汤治水与热结之痞，故重用生姜以散水气；甘草泻心汤治胃虚气结之痞，故加重甘草以补中气而痞自除。"黄连汤寒热并调，和胃降逆，治上热下寒所致腹痛欲呕。由此可见，方随法变，药因证异，遣药组方必须谨守病机，已达"方之用，变也"之境界。

【实验研究】半夏泻心汤具有调节细胞自噬，改善胃电节律失常作用。［张迪，李雨静，吉静，等．半夏泻心汤调节胃电节律失常大鼠胃窦 Cajal 间质细胞自噬的作用．中国实验方剂学杂志，2023，29（6）：55-62.］

【方歌】半夏泻心黄连芩，干姜甘草与人参，大枣和之治虚痞，法在降阳而和阴。

复习思考题

1. 分析和解少阳剂的配伍特点。

2. 小柴胡汤中配伍人参的意义是什么？

3. 蒿芩清胆汤为何选用青蒿而不用柴胡？

4. 如何理解四逆散的药物配伍体现了疏肝理脾法？

5. 依据肝"体阴用阳"的特点，分析四逆散、逍遥散、痛泻要方中"调肝"的配伍作用。

6. 为什么说逍遥散是妇科调经的常用方？

7. 痛泻要方中配伍防风的意义是什么？

8. 试析半夏泻心汤的配伍特点。

9. 分析从小柴胡汤衍变为半夏泻心汤的配伍变化，以领悟"方之用，变也"的内涵。

第十章

清热剂

扫一扫，查阅本章数字资源，含PPT、视频等

一、概念

凡具有清热、泻火、凉血、解毒，或清透虚热等作用，治疗里热证的方剂，统称清热剂。本类方剂属于"八法"中的"清法"。《素问·至真要大论》曰"热者寒之""温者清之"等，即为清热剂之立论根据。

二、适应证及分类

清热剂适用于里热证。因里热有在气、在营、在血、在胸膈及在脏腑之区别，又有实热、虚热之分，故本章方剂分为清气分热剂、清营凉血剂、气血两清剂、清热解毒剂、清脏腑热剂、清虚热剂六类。

此外，兼有清热作用的治法尚有清热开窍、清热息风、清热祛湿、清热解表、攻下实热等，分别列于开窍、治风、祛湿、解表、泻下等章中，可以互参。

三、使用注意事项

应用清热剂要辨别里热所在部位及热证之真假、虚实。凡屡用清热泻火之剂而热仍不退者，即如王冰所云"寒之不寒，是无水也"，当用甘寒滋阴壮水之法，使阴复则其热自退。若邪热在表，治当解表；里热已成腑实，则宜攻下；表邪未解，热已入里，又宜表里双解。对于热邪炽盛，服清凉剂入口即吐者，可于清热剂中少佐温热药，或采用凉药热服法，此即《素问·五常政大论》所云"治热以寒，温而行之"之反佐法。由于本类药物多为寒凉之品，易伤胃损阳，对脾胃素虚者，宜慎用，或酌伍健脾和胃之品，以免伤阳败胃。

第一节 清气分热剂

清气分热剂，适用于热在气分证。方如白虎汤、竹叶石膏汤等。

白虎汤

《伤寒论》

【组成】石膏碎，一斤（50g） 知母六两（18g） 甘草炙，二两（6g） 粳米六合（9g）

【用法】上四味，以水一斗，煮，米熟汤成，去滓，温服一升，日三服（现代用法：水煎，

米熟汤成，温服）。

【功用】清热生津。

【主治】气分热盛证。壮热面赤，烦渴引饮，汗出恶热，脉洪大有力。

【证治机理】本方证是因伤寒化热内传阳明经，或温热病邪传入气分里热炽盛，充斥内外所致。里热炽盛，则壮热面赤而恶热；热灼津伤，则烦渴引饮；里热蒸腾，逼津外泄，则汗多；热盛于经，则脉洪大有力。里热炽盛，充斥内外，邪既离表，故不可发汗；尚未致腑实，不宜攻下；热盛津伤，不宜苦寒直折，法当清热生津。

【方解】本方为治疗伤寒阳明经证，或温病气分热盛证之基础方。方中生石膏辛甘大寒，入气分（肺、胃经），内清外透，既可清气分大热，生津止渴，又可透热除烦，重用为君。吴鞠通《温病条辨》有"白虎本为达热出表"之说。知母苦寒而滋润，既助石膏清泄肺胃之热，又滋阴润燥生津，救已伤之阴津，用以为臣。君臣相须为用，既清胃热又养阴津。佐以粳米、炙甘草益胃生津，并防石膏大寒伤中；又炙甘草调和诸药，兼作使药。诸药合用，则清不伤津，寒不伤中，共成清热生津、止渴除烦之剂。

【使用注意】表证未解的无汗发热、口不渴者，或脉见浮细或沉者，或血虚发热而脉洪不胜重按者，或真寒假热的阴盛格阳证等均不可误用。

【临床运用】常用于大叶性肺炎、流行性脑脊髓膜炎、流行性乙型脑炎、流行性出血热、小儿夏季热、牙龈炎、糖尿病、风湿性关节炎等证属气分热盛者。

【附方】

白虎加人参汤（《伤寒论》）　知母六两（18g）　石膏碎，绵裹，一斤（50g）　甘草炙，二两（6g）　粳米六合（9g）　人参三两（9g）　上五味，以水一斗，煮米熟汤成，去滓，温服一升，日三服。功用：清热、益气、生津。主治：气分热盛，气阴两伤证。汗、吐、下后，里热炽盛而见四大症者；或白虎汤证见有背微恶寒，或饮不解渴，或脉浮大而芤，以及暑热病见有身大热属气津两伤者。

白虎加桂枝汤（《金匮要略》）　知母六两（18g）　甘草炙，二两（6g）　石膏一斤（50g）　粳米二合（6g）　桂枝去皮，三两（9g）　为粗末，每服五钱（15g），水一盏半，煎至八分，去滓，温服，汗出愈。功用：清热、通络、和营卫。主治：温疟。其脉如平，身无寒但热，骨节疼烦，时呕；以及风湿热痹见壮热，气粗烦躁，关节肿痛，口渴，苔白，脉弦数。

白虎加苍术汤（《类证活人书》）　知母六两（18g）　甘草炙，二两（6g）　石膏一斤（50g）　苍术　粳米各三两（各9g）　上锉如麻豆大，每服五钱（15g），水一盏半，煎至八九分，去滓，取六分清汁，温服。功用：清热祛湿。主治：湿温病。身热胸痞，汗多，舌红苔白腻；以及风湿热痹，身大热，关节肿痛。

【鉴别】白虎加人参汤、白虎加桂枝汤、白虎加苍术汤均由白虎汤加味而成，与白虎汤同具清气分热之功。白虎汤以石膏、知母寒凉清热为主，属大寒之剂，原治阳明经证，温病学家以之治气分热盛证。白虎加人参汤是白虎汤加人参而成，乃因壮火食气，热盛伤津，故方用白虎汤清热除烦、生津止渴，加人参益气生津，即清热与益气生津并用，适用于气分热盛而又气津两伤之证；又暑热每多伤气，大汗易伤阴津，故本方对暑温热盛津伤证，亦可使用。白虎加桂枝汤系白虎汤加桂枝而成，取桂枝温通经络，调和营卫，即清热与通络、和营卫并用，清中有透，兼以通经络；此方原治温疟，现多用于治疗风湿热痹。白虎加苍术汤系白虎汤加苍术而成，取苍术以燥湿，即清热与燥湿并用，用治湿温病之热重于湿者，亦可用于治疗风湿热痹。

【实验研究】白虎汤对实验性急性热应激小鼠具有较好的保护作用，可以有效缓解热应激造成的小鼠肝组织损伤。[王思思，韩春杨，徐光沛，等.白虎汤对实验性急性热应激小鼠的保护

作用研究.云南农业大学学报（自然科学），2020，35（2）：289-294.]

【方歌】白虎汤用石膏偎，知母甘草粳米陪，亦有加入人参者，躁烦热渴舌生苔。

竹叶石膏汤
《伤寒论》

【组成】竹叶二把（6g） 石膏一斤（50g） 半夏洗，半升（9g） 麦门冬去心，一升（20g） 人参二两（6g） 甘草炙，二两（6g） 粳米半升（10g）

【用法】上七味，以水一斗，煮取六升，去滓，内粳米，煮米熟汤成，去米，温服一升，日三服（现代用法：水煎服）。

【功用】清热生津，益气和胃。

【主治】伤寒、温病、暑病余热未清，气津两伤证。身热多汗，心胸烦闷，气逆欲呕，口干喜饮，虚羸少气，或虚烦不寐，舌红苔少，脉虚数。

【证治机理】本证乃热病后期，余热未清，气阴两伤。胃气不和所致热病后期，余热未尽，则身热多汗、舌红、脉数；热扰心神，则虚烦不寐；胃失润降，则气逆欲呕；热伤气阴，则虚羸少气、咽干渴饮、舌苔少、脉虚数。证属余热未清，气阴两伤，胃气上逆之候。治当清热生津，益气和胃，清补并行。

【方解】本方为治疗热病后期，余热未清，气阴耗伤，胃气不和证之常用方。方中石膏为君，清热生津，除烦止渴。以人参、麦冬为臣，补气益胃，养阴生津。君臣相合，清补并行。半夏降逆和胃，其性虽温燥，但与倍量麦冬相配，则温燥之性减而降逆之用存，润降和胃以止呕逆，且以其辛散之性，使君臣补而不滞；竹叶清热除烦；粳米、甘草养胃和中，共为佐药。甘草调和诸药兼为使药。诸药合用，辛甘大寒与甘寒甘温合为清补之剂，清而不寒，补而不滞，共奏清热生津，益气和胃之效。本方与白虎汤相比，正如《医宗金鉴》所言"以大寒之剂，易为清补之方"。

【临床运用】常用于流行性脑脊髓膜炎、流行性乙型脑炎后期、肺炎等感染性疾病后期、夏季热、中暑、外科手术后发热等证属余热未清，气津两伤者。牙龈炎、糖尿病等证属胃热阴伤者，亦可应用。

【鉴别】竹叶石膏汤由白虎汤去知母，加竹叶、半夏、麦冬、人参组成。二方均以石膏为君，具有清热生津之功。白虎汤主治气分热盛证，里热内炽，正盛邪实，故用石膏、知母之重剂，重在清热；本方用治大热已去，余热未清，气津两伤之证，故用石膏、竹叶，清余热除烦渴，人参、麦冬、半夏、粳米、甘草，益气生津、兼和胃气，而成清补兼施之剂，正如《医宗金鉴》所云"以大寒之剂，易为清补之方"。

【实验研究】竹叶石膏汤具有降糖降脂及抗氧化作用。[裴晶，郑绍琴.竹叶石膏汤对2型糖尿病模型大鼠降糖降脂及抗氧化作用.广州中医药大学学报，2017，34（5）：729.]

【方歌】竹叶石膏汤人参，麦冬半夏竹叶灵，甘草生姜兼粳米，虚烦热渴脉虚寻。

第二节 清营凉血剂

清营凉血剂，适用于邪热传营或热入血分证。方如清营汤、犀角地黄汤等。

清营汤

《温病条辨》

【组成】犀角三钱（水牛角代，30g） 生地黄五钱（15g） 元参三钱（9g） 竹叶心一钱（3g） 麦冬三钱（9g） 丹参二钱（6g） 黄连一钱五分（5g） 银花三钱（9g） 连翘连心用，二钱（6g）

【用法】上药，水八杯，煮取三杯，日三服（现代用法：作汤剂，水牛角镑片先煎，余药后下）。

【功用】清营解毒，透热养阴。

【主治】热入营分证。身热夜甚，神烦少寐，时有谵语，目常喜开或喜闭，口渴或不渴，斑疹隐隐，舌绛而干，脉细数。

【证治机理】证因邪热初传营分，灼伤营阴所致。邪热传营，伏于阴分，入夜阳气内归于营阴，与热相并，则身热夜甚，此为营分证发热的特征；营气通于心，热扰心神，则神烦少寐，甚至时有谵语；邪热初入营分，气分邪热未尽，灼伤阴津，则见身热口渴、苔黄燥；若邪热蒸腾营阴上承，则口反不渴；营热伤及血络，则斑疹隐隐；火热欲从外泄，阴阳不相济，故目喜开或喜闭；热伤营阴，则舌绛而干、脉细数。本证立法组方系遵《素问·至真要大论》"热淫于内，治以咸寒，佐以甘苦"，以及叶天士"入营犹可透热转气"之旨，在清营热、养营阴的基础上，辅以透热转气。

【方解】本方既为体现"透热转气"法之代表方，又为治疗热邪初入营分证之常用方。本方犀角（水牛角代）为君，善清解营分之热毒。生地黄凉血滋阴，麦冬养阴清热，玄参滋阴、降火、解毒，共为臣药。君臣相配，咸寒与甘寒并用，清营热而滋营阴，祛邪与扶正兼顾。温邪初入营分，尚有向外透达而解之机，纯用血分药又恐药过病所，引邪深入，故用金银花、连翘清热解毒，轻清透达，使营分热邪外透而解，此即叶桂所云"入营犹可透热转气"；营气通于心，热扰心神，故用竹叶清心除烦；黄连清心解毒；丹参清心凉血，并能活血散瘀，以防热与血结，共为佐药。诸药合用，咸苦甘寒以滋养清解，透热转气以入营清散，共成清营养阴透热之功。

【使用注意】临证应用本方以舌绛而干为要。《温病条辨》原注有"（清营汤）舌白滑者，不可与也"，并在该条自注中云"舌白滑，不惟热重，湿亦重矣，湿重忌柔润药"，以防滋腻助湿留邪。

【临床运用】常用于乙型脑炎、流行性脑脊髓膜炎、败血症、肠伤寒或其他热性病，以及过敏性紫癜、银屑病、药物性皮炎等证属热入营分者。

【附方】

清宫汤（《温病条辨》） 元参心三钱（9g） 莲子心五分（2g） 竹叶卷心二钱（6g） 连翘心二钱（6g） 犀角尖二钱（水牛角代30g） 连心麦冬三钱（9g） 水煎服。功用：清心解毒，养阴生津。主治：温病热陷心包证。发热，神昏谵语者。

【鉴别】清宫汤与清营汤均可清营、解毒、养阴。然清营汤清热解毒力强，兼可透热转气，活血散瘀；清宫汤清热之力不及清营汤，而重在清透心包之热，兼可养阴生津，辟秽解毒。

【实验研究】清营汤对内毒素性发热家兔有解热作用。[徐向东，赵珠祥，赵海霞.清营汤对内毒素致热家兔的作用及其机制.中国实验方剂学杂志，2012，18（24）：220.]

【方歌】清营汤治热传营，脉数舌绛辨分明，犀地银翘玄连竹，丹麦清热更护阴。

犀角地黄汤

《外台秘要》

【组成】芍药三分（9g） 地黄半斤（24g） 丹皮一两（12g） 犀角屑一两（水牛角代，30g）

【用法】上四味切，以水一斗，煮取四升，去滓，温服一升，日二三服（现代用法：作汤剂，水煎服，水牛角镑片先煎，余药后下）。

【功用】清热解毒，凉血散瘀。

【主治】热入血分证。身热谵语，斑色紫黑，或吐血、衄血、便血、尿血，舌深绛起刺，脉数；或喜忘如狂，或漱水不欲咽，或大便色黑易解。

【证治机理】证乃热毒深入血分，动血耗血所致。心主血而司神明，热入血分，热扰心神，则身热谵语；热盛迫血妄行，溢出脉外，可见吐血、衄血、便血、尿血；血溢于肌肤，可见斑色紫黑；热与血结或离经之血蓄结而致蓄血，瘀热内扰，则喜忘如狂；邪居阴分，热蒸阴津上承，则口虽干而漱水不欲咽；血性濡润，血为热迫，渗于肠间，则大便色黑易解；血分热盛，则舌质红绛、脉数。此证不清其热则血不宁，不散其血则瘀不去，不滋其阴则正难复，正如叶天士所言"入血犹恐耗血动血，直须凉血散血"，故治宜清热解毒，凉血散瘀。

【方解】本方为治疗热毒深陷血分之耗血、动血证的基础方。方中犀角（水牛角代）苦咸性寒，直入血分，凉血清心而解热毒，为君药。臣以甘寒之生地黄，凉血滋阴，既助君药清热凉血，又能滋阴生津以复已失之阴血。佐以赤芍、牡丹皮既助君臣药清热凉血，又可活血散瘀以化斑消瘀，兼可防凉血留瘀。四药相伍，咸甘苦寒合法，直入血分，清中有养无耗血之弊，凉血散血无留瘀之患，共成清热解毒、凉血散瘀之剂。

【临床运用】常用于重症肝炎、肝昏迷、弥散性血管内凝血、肾衰竭、过敏性紫癜、急性白血病、败血症、肺结核咯血等证属血分热盛者。

【鉴别】清营汤、犀角地黄汤均以犀角（水牛角代）、生地黄为主，具清营凉血之功，治疗热入营血证，症见身热、谵语、烦躁、舌绛、脉数。清营汤清热凉血中伍以金银花、连翘、竹叶、黄连等清气之品，轻清宣透，寓有"透热转气"之意，使入营之热外透而解，适用于热入营分，症见身热夜甚、时有谵语、斑疹隐现、舌绛而干者；犀角地黄汤清热凉血中配伍赤芍、牡丹皮泻热散瘀，寓有"凉血散血"之意，用治邪热深陷血分之耗血、动血证，症见吐血、衄血、便血、斑疹显现、神昏谵语、舌深绛者。

【实验研究】犀角地黄汤具有调节免疫功能异常、预防肾脏损伤、降低紫癜性肾炎发生率作用。[宋珂，宋丹，宋纯东，等.犀角地黄汤对过敏性紫癜（血热妄行）患者肾脏保护及血清C1GALT1/Cosmc 的影响.时珍国医国药，2022，33（8）：1925-1927.]

【方歌】犀角地黄芍药丹，血升胃热火邪干，斑黄阳毒皆堪治，或益柴芩总伐肝。

第三节 气血两清剂

气血两清剂，适用于疫毒或热毒充斥内外，气血两燔之证。方如清瘟败毒饮。

清瘟败毒饮

《疫疹一得》

【组成】生石膏大剂六两至八两（180～240g）；中剂二两至四两（60～120g）；小剂八钱至一两二钱（24～36g）

小生地大剂六钱至一两（18～30g）；中剂三钱至五钱（9～15g）；小剂二钱至四钱（6～12g）　乌犀角（水牛角代）大剂六钱至八钱（18～24g）；中剂三钱至四钱（10～15g）；小剂二钱至四钱（6～12g）　真川连大剂四钱至六钱（18～24g）；中剂二钱至四钱（6～12g）；小剂一钱至钱半（3～4.5g）　生栀子　桔梗　黄芩　知母　赤芍　玄参　连翘　竹叶　甘草　丹皮（各6g）（以上十味，原书无用量）

【用法】先煮石膏数十沸，后下诸药，犀角（水牛角代）磨汁和服（现代用法：水煎服）。

【功用】清热凉血，泻火解毒。

【主治】温疫热毒，气血两燔证。大热渴饮，头痛如劈，干呕狂躁，谵语神昏，或发斑疹，或吐血、衄血，四肢或抽搐，或厥逆，舌绛唇焦，脉沉细而数，或沉数，或浮大而数。

【证治机理】证由瘟疫热毒，充斥内外，气血两燔所致。由于热毒化火，火盛伤津，故见大热烦渴、舌绛唇焦；热毒上攻清窍，内扰神明，乃致头痛如劈、干呕狂躁、谵语神昏；热燔营血，故有发斑、吐衄；热深厥深，发为肢厥。脉沉细而数，或沉数，或浮大而数，分别示病情重、中、轻之不同。此乃温热病气血两燔之证，法当清热凉血、泻火解毒。

【方解】本方法取白虎汤、犀角地黄汤、黄连解毒汤三方之义，为治疗温疫热毒，气血两燔证之常用方。方中重用石膏配知母、甘草，取法白虎汤，意在清气分之热而保津。黄连、黄芩、栀子共用，仿黄连解毒汤之意，以通泻三焦火热；犀角（水牛角代）、生地黄、赤芍、牡丹皮相配，即犀角地黄汤，是为清热解毒、凉血散瘀而设。再配连翘、竹叶以助清气分之热；玄参以助清热凉血；火性炎上，桔梗可载药上行。诸药相伍，主以清气分之热，辅以泻火解毒凉血，共奏气血两清、清瘟败毒之功。

【使用注意】根据疫毒轻重，斟酌药物用量。若"六脉沉细而数，即用大剂；沉而数者，用中剂；浮大而数者，用小剂"。本方为大寒解毒、气血两清之剂，能损人阳气，故素体阳虚，或脾胃虚弱者忌用。此外，"如斑一出，即用大青叶，量加升麻四五分，引毒外透，此内化外解，浊降清升之法"。

【临床运用】常用于流行性乙型脑炎、流行性脑脊髓膜炎、败血症、脓毒血症、流行性出血热等证属气血两燔者。

【附方】

神犀丹（《温热经纬》引叶天士方）　乌犀角尖（水牛角代）磨汁　石菖蒲　黄芩各六两（各180g）真怀生地冷水洗净，浸透，捣绞汁　银花各一斤（各500g）　金汁　连翘各十两（各300g）　板蓝根九两（270g）香豉八两（240g）　元参七两（210g）　花粉　紫草各四两（各120g）　各生晒研细，以犀角（水牛角代）、地黄汁、金汁和捣为丸，每重三钱（9g），凉开水化服，日二次。小儿减半。功用：清热开窍，凉血解毒。主治：温热鼠疫，邪入营血，热深毒重，耗液伤阴。高热昏谵，斑疹色紫，口咽糜烂，目赤烦躁，舌质紫绛。

化斑汤（《温病条辨》）　石膏一两（30g）　知母四钱（12g）　生甘草三钱（9g）　玄参三钱（9g）　犀角（水牛角代）磨冲，二钱（6g）　白粳米一合（9g）　水八杯，煮取三杯，日三服。渣再煮一盅，夜一服。功用：清气凉血。主治：温病热入气血之证。发热烦躁，外透斑疹，色赤，口渴，或不渴，脉数。

【鉴别】清瘟败毒饮、神犀丹、化斑汤均为气血两清之剂，具清气凉血之功。但清瘟败毒饮用治热毒充斥，气血两燔之证，故用大剂辛寒以清阳明经热，并用泻火、凉血以使气血两清。神犀丹用治邪入营血，热深毒重，窍闭神昏之证，故以清热解毒为主，并用凉血开窍，以使毒解神清。化斑汤是用治气血俱热所致发热、发斑之证，方用白虎汤加犀角、玄参，重在清气凉血而不碍透斑，其凉血解毒之力不及清瘟败毒饮。

【实验研究】清瘟败毒饮可增加脓毒症小鼠肺泡巨噬细胞自噬，降低小鼠肺损伤。［易琼，戴飞跃，王建湘，等.清瘟败毒饮抑制 TLR4/NF-κB 通路调控小鼠肺泡巨噬细胞自噬减轻脓毒症肺损伤的实验研究.中国中西医结合杂志，2023，43（3）：315-322.]

【方歌】清瘟败毒地连芩，丹石栀甘竹叶寻，犀角玄翘知芍桔，温邪泻毒亦滋阴。

第四节　清热解毒剂

清热解毒剂，适用于温疫、温毒、火毒及疮疡疔毒等证。方如黄连解毒汤、凉膈散、普济消毒饮等。

黄连解毒汤
《外台秘要》

【组成】黄连三两（9g）　黄芩　黄柏各二两（各6g）　栀子擘，十四枚（9g）

【用法】上四味切，以水六升，煮取二升，分二服（现代用法：水煎服）。

【功用】泻火解毒。

【主治】三焦火毒热盛证。大热烦躁，口燥咽干，错语不眠；或热病吐血、衄血；或热甚发斑，或身热下痢，或湿热黄疸；或外科痈疡疔毒，小便黄赤，舌红苔黄，脉数有力。

【证治机理】本方证是由火热毒盛，充斥三焦，波及上下内外所致，火热上扰神明，故大热烦躁，错语不眠；热灼津伤，则口燥咽干；血为热迫，随火上逆，则为吐衄；热伤脉络，血溢肌肤，则为发斑；热毒下迫大肠，则为下痢；瘀热熏蒸外越，则为黄疸；热壅肌肉，则为痈肿疔毒；舌红苔黄，脉数有力，皆为火毒炽盛之征。以上诸症，皆为实热火毒为患，宜苦寒直折以泻火解毒。

【方解】本方既为治实热火毒证之基础方，又为体现"苦寒直折"法之代表方。黄连为君，入上焦以清泻心火，盖因心为君火之脏，泻火必先清心，心火宁，则诸经之火自降；又入中焦，兼泻中焦之火。臣以黄芩清上焦之火，黄柏泻下焦之火。栀子清泻三焦之火，导热下行，用为佐使。四药合用，苦寒直折，三焦并清，共奏泻火解毒之功。

【使用注意】大苦大寒之剂，久服或过量服用易伤脾胃。

【临床运用】常用于败血症、脓毒血症、痢疾、肺炎、泌尿系感染、流行性脑脊髓膜炎、乙型脑炎、感染性炎症等证属三焦火毒热盛者。

【附方】

泻心汤（《金匮要略》）　大黄二两（6g）　黄连一两（3g）　黄芩一两（3g）　上三味，以水三升，煮取一升，顿服之。功用：泻火解毒，燥湿泄痞。主治：邪火内炽，迫血妄行所致之吐血、衄血等；或湿热内蕴之黄疸，见胸痞烦热；或积热上冲而致目赤且肿、口舌生疮；或外科疮疡，见心胸烦热、大便干结等。

【鉴别】泻心汤与黄连解毒汤均用黄连、黄芩，为苦寒直折、泻火解毒之剂。泻心汤伍大黄泻火消痞，导热下行，使热从大便而去，体现"以泻代清"法，主治热壅心下之痞证，以及火热迫血妄行之吐血衄血；黄连解毒汤配黄柏、栀子清热泻火，导热下行，使热从小便而出，体现"苦寒直折"法，主治火毒充斥三焦之证。

【实验研究】黄连解毒汤可减轻急性期类风湿关节炎和急性痛风性关节炎两种疾病的炎性免疫和病理损伤。[刘建鑫，揭珊珊，薛欣，等.黄连解毒汤"异病同治"类风湿关节炎和急性痛

风性关节炎的机制探讨.中国中医基础医学杂志,2023,29（5）：742-746.]

【方歌】黄连解毒汤四味,黄芩黄柏栀子备,躁狂大热呕不眠,吐衄斑黄皆可为。

凉膈散
《太平惠民和剂局方》

【组成】川大黄　朴硝　甘草爁,各二十两（各12g）　山栀子仁　薄荷叶去梗　黄芩各十两（各6g）连翘二斤半（25g）

【用法】上药为粗末,每服二钱（6g）,水一盏,入竹叶七片,蜜少许,煎至七分,去滓,食后温服。小儿可服半钱,更随岁数加减服之。得利下,住服（现代用法：上药共为粗末,每服6～12g,加竹叶3g,蜜少许,水煎服；亦作汤剂,加竹叶3g,水煎服）。

【功用】泻火通便,清上泄下。

【主治】上中二焦火热证。烦躁口渴,面赤唇焦,胸膈烦热,口舌生疮,睡卧不宁,谵语狂妄,或咽痛吐衄,便秘溲赤,或大便不畅,舌红苔黄,脉滑数。

【证治机理】证由脏腑积热,聚于胸膈所致,故以上、中二焦见症为主。热聚胸膈,则见胸膈烦热,热伤津液,则口渴、咽燥、唇焦；火性上炎,而见面红目赤、口舌生疮、咽痛吐衄；火热内扰心神,则见睡卧不宁,甚则谵语狂妄；燥热内结,故有便秘溲赤；舌红苔黄,脉滑数均为里热炽盛之象。上焦无形火热炽盛,中焦燥热内结,此时唯清泻兼施,方能切中病情,故治宜清热泻火通便为法。

【方解】本方为治疗上、中二焦火热炽盛证之常用方,亦为"以泻代清"法之代表方。方中连翘苦微寒,归心肺小肠经,轻清透散,长于清热解毒,透散上焦之热,故重用为君药。大黄、芒硝泻火通便,荡涤中焦燥热内结,以助君药清解上焦之邪热,共为臣药。配黄芩以清胸膈郁热；山栀通泻三焦,以引火下行；薄荷清头目、利咽喉,竹叶清上焦之热,二药轻清疏散,助连翘、黄芩清泄上焦之郁热,均为佐药。甘草、白蜜既能缓和硝、黄峻泻之力,又能生津润燥,调和诸药,为佐使药。诸药合用,清上泻下并行,以泻代清,共奏泻火通便、清上泄下之功。

【使用注意】虽有通腑之力,然其治重在胸膈之热,而不在大便之秘,即使无大便秘结,但胸膈灼热如焚者,亦可用之。

【临床运用】常用于咽炎、口腔炎、急性扁桃体炎、胆道感染、急性黄疸型肝炎等证属上、中二焦火热者。

【实验研究】凉膈散可通过调控炎症反应、细胞凋亡等生物学过程发挥治疗急性呼吸窘迫综合征的作用。[李泉,王蒙蒙,聂时南,等.基于网络药理学与实验验证探讨凉膈散加减方治疗急性呼吸窘迫综合征的作用机制.中国中药杂志,2022,47（24）：6753-6762.]

【方歌】凉膈硝黄栀子翘,黄芩甘草薄荷饶,竹叶蜜煎疗膈上,中焦燥实服之消。

普济消毒饮（又名普济消毒饮子）
《东垣试效方》

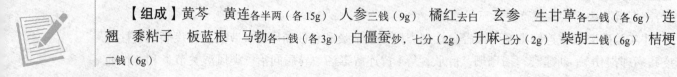

【组成】黄芩　黄连各半两（各15g）　人参三钱（9g）　橘红去白　玄参　生甘草各二钱（各6g）　连翘　黍粘子　板蓝根　马勃各一钱（各3g）　白僵蚕炒,七分（2g）　升麻七分（2g）　柴胡二钱（6g）　桔梗二钱（6g）

【用法】上为细末，㕮咀，如麻豆大，每服五钱（15g），水二盏，煎至一盏，去滓，稍热，时时服之（现代用法：水煎服）。

【功用】清热解毒，疏风散邪。

【主治】大头瘟。恶寒发热，头面红肿焮痛，目不能开，咽喉不利，舌燥口渴，舌红苔白兼黄，脉浮数有力。

【证治机理】大头瘟（原书称大头天行）乃感受风热疫毒之邪，壅于上焦，发于头面所致。风热疫毒上攻头面，气血壅滞，致头面红肿热痛，甚则目不能开；温毒壅滞咽喉，则咽喉红肿而痛；里热炽盛，津液被灼，则口渴；初起风热疫毒侵袭肌表，卫阳被郁，正邪相争，故恶寒发热；舌苔黄燥，脉数有力均为里热炽盛之象。风热宜疏散，疫毒宜清解，病位在上宜因势利导，疏散上焦之风热，清解上焦之疫毒，故法当解毒散邪兼施而以清热解毒为主。

【方解】本方为治疗大头瘟之代表方。方中重用黄连、黄芩清热泻火解毒，祛上焦头面热毒；升麻、柴胡疏散风热，并引药达上，使壅于头面的风热疫毒之邪得以散泄，寓有"火郁发之"之意；黄芩、黄连得升麻、柴胡之引，直达病所，清泄头面热毒；升麻、柴胡得黄芩、黄连之苦降，可防其升散太过，一升一降，相互制约，清泄疫毒无凉遏，升散邪热不助焰。牛蒡子、连翘、僵蚕辛凉疏散头面风热，兼清热解毒，共清头面之热；玄参、马勃、板蓝根清热解毒利咽，甘草、桔梗清利咽喉，且桔梗载药上行以助升柴之力；玄参滋阴，又可防苦燥升散之品伤阴；陈皮理气疏壅，以利散邪消肿；人参补气，扶正以祛邪，甘草调和药性。诸药相伍，清疏并用，升降相宜，共奏清热解毒、疏风散邪之功。

【临床运用】常用于丹毒、腮腺炎、急性扁桃体炎、淋巴结炎伴淋巴管回流障碍等证属风热邪毒者。

【实验研究】普济消毒饮加味方具有抗炎、抑菌作用。［封辉，马晓军.普济消毒饮加味治疗慢性化脓性中耳炎疗效及对听力和炎症反应的影响.现代中西医结合杂志，2021，30（3）：293-296.］

【方歌】普济消毒芩连鼠，玄参甘桔蓝根侣，升柴马勃连翘陈，僵蚕薄荷为末咀，

或加人参及大黄，大头天行力能御。

第五节　清脏腑热剂

清脏腑热剂，常用于邪热偏盛于某一脏腑的里热证。方如导赤散、龙胆泻肝汤、左金丸、泻白散、清胃散、芍药汤、白头翁汤等。

导赤散

《小儿药证直诀》

【组成】生地黄　木通　生甘草梢各等分（各6g）

【用法】上药为末，每服三钱（9g），水一盏，入竹叶同煎至五分，食后温服（现代用法：加竹叶3g，水煎服）。

【功用】清心利水养阴。

【主治】心经火热证。心胸烦热，口渴面赤，意欲饮冷，口舌生疮；或心火下移小肠，小便赤涩刺痛，舌红，脉数。

【证治机理】证为心经火热证或心热下移小肠所致。心经有热，心神被扰，故心胸烦热；心火循经上炎，故面赤、口舌生疮；热盛津伤，故口渴，意欲饮冷；心热移于小肠，影响其泌别清浊功能，故小便赤涩热痛；舌红，脉数为心经有热之征。治宜清心热利小便为主，兼以养阴。

【方解】本方为治心经火热证之常用方。方中木通苦寒，入心与小肠经，上清心经之火，下泄小肠之热，通利小便，既可直接清心火，又可导心火从小便出；生地黄甘凉而润，入心、肾二经，一则清心火，二则养阴津，共为君药。两药合用，清心利小便而不伤阴。竹叶甘淡寒，入心与小肠经，既能清心除烦，又能通利小便，兼生津，为臣药。生甘草为佐使药，一则用其梢直达茎中而止淋痛，二则清热解毒，三则防木通、生地黄之渗利寒凉伤胃，四则调和诸药。诸药相配，清心、利水与养阴并行，重在导心经之火与小肠之热从小便而解。利水而不伤阴，滋阴而不恋邪。

【使用注意】方中木通应使用木通科木通属植物川木通，马兜铃科关木通属植物关木通因其肾毒性，国家药监局已于 2003 年通知禁止在临床使用。

【临床运用】常用于口腔炎、鹅口疮、小儿夜啼等证属心经有热者；急性泌尿系感染属下焦湿热者，亦可加减治之。

【附方】

清心莲子饮（《太平惠民和剂局方》）黄芩　麦冬去心　地骨皮　车前子　甘草炙, 各半两（各15g）石莲肉去心　白茯苓　黄芪蜜炙　人参各七钱半（各22.5g）上锉散，每服三钱（9g），麦门冬十粒，水一盏半，煎取八分，去滓，水中沉冷，空心，食前服。功用：清心火，益气阴，止淋浊。主治：心火偏旺，气阴两虚，湿热下注证。遗精淋浊，血崩带下，遇劳则发；或肾阴不足，口舌干燥，烦躁发热。

【鉴别】清心莲子饮与导赤散同具清心养阴利水之功。清心莲子饮以清心火，益气阴，交通心肾，兼利小便为主，心肾两补，偏于治心。方中寒凉清热之黄芩、地骨皮配伍莲子肉、黄芪、人参、茯苓、麦冬以益气养阴，车前子清热利湿。常用于心火偏旺，兼心肾气阴两虚，湿热下注，精关不固者，其补益心肾之力强于导赤散。

【实验研究】加味导赤散合用维生素 B_{12} 对大鼠复发性口腔溃疡具有治疗作用。[尹崇志，聂敏海．加味导赤散与维生素 B_{12} 对大鼠口腔溃疡血清 IL-6 及 TNF-α 水平影响分析．重庆医学，2017，23（7）：3192-3194.]

【方歌】导赤生地与木通，草梢竹叶四般攻，口糜淋痛小肠火，引热同归小便中。

龙胆泻肝汤
《医方集解》

【组成】龙胆草酒炒（6g）　黄芩炒（9g）　栀子酒炒（9g）　泽泻（12g）　木通（6g）　车前子（9g）当归酒洗（3g）　生地黄酒炒（9g）　柴胡（6g）　甘草生用（6g）（原著本方无用量）

【用法】水煎服；亦可制成丸剂，每服 6 ～ 9g，日 2 次，温开水送下。

【功用】清泻肝胆实火，清利肝经湿热。

【主治】

1. 肝胆实火上炎证。头痛目赤，胁痛，口苦，耳聋，耳肿，舌红苔黄，脉弦数有力。

2. 肝经湿热下注证。阴部肿痒，筋痿阴汗，小便淋浊，或妇女带下黄臭，舌红苔黄腻，脉弦数有力。

【证治机理】证由肝胆实火循经上炎，或肝经湿热下注所致。肝经绕阴器，布胁肋，连目系，入颠顶；胆经布耳前，出耳中。肝胆实火内郁，气机疏泄失常，则胁肋疼痛；火热循经上炎，则头痛、目赤、口苦、耳聋、耳肿；肝经湿热下注，则阴肿阴痒、筋痿阴汗、小便淋浊，或妇女带下黄臭；舌红苔黄腻，脉弦数有力，皆为肝胆火盛及湿热之象。治宜清泻肝胆实火，清利肝经湿热。

【方解】本方为治肝胆实火上炎、肝经湿热下注之常用方。方中龙胆草大苦大寒，主入肝胆二经，上泻肝胆实火，下利肝经湿热，泻火除湿，两擅其功，为君药。黄芩性味苦寒，清热燥湿；栀子性味苦寒，清热利湿，两药配伍，助君药清热除湿之力，为臣药。泽泻、木通、车前子清热利湿，导肝火湿热从小便而去；肝为藏血之脏，肝经实火，易伤阴血，且方中苦燥渗利之药较多，故佐以生地黄、当归滋阴养血，使邪祛而肝之阴血不伤；肝性喜条达而恶抑郁，火热或湿热内郁肝胆，则肝胆之气不舒，故以柴胡疏畅肝胆之气机，并能引诸药归于肝胆经；柴胡与生地黄、当归配伍，补肝之体，调肝之用，体用并治，以适应肝体阴而用阳之特性；甘草调和诸药，护胃安中，为佐使药。诸药配伍，苦寒清利，泻中寓补，降中寓升，以适肝性，使火降热清，湿浊得利，诸症皆愈。

【临床运用】常用于顽固性偏头痛、头部湿疹、高血压、急性结膜炎、虹膜睫状体炎、外耳道疖肿、鼻炎、急性黄疸型肝炎、急性胆囊炎，以及急性肾盂肾炎、急性膀胱炎、尿道炎、外阴炎、睾丸炎、腹股沟淋巴结炎、急性盆腔炎、带状疱疹等证属肝经实火湿热者。

【附方】

泻青丸（《小儿药证直诀》） 当归去芦头，切，焙，秤 龙脑（龙胆草）焙，秤 川芎 山栀子仁 川大黄湿纸裹煨 羌活 防风去芦头，切，焙，秤，各等分（各3g） 上药为末，炼蜜为丸，如鸡头大（1.5g），每服半丸至一丸，竹叶煎汤，同砂糖温开水化下。功用：清肝泻火。主治：肝经火郁证。目赤肿痛，烦躁易怒，不能安卧，尿赤，便秘，脉洪实；以及小儿急惊，热盛抽搐等。

当归龙荟丸（又名龙脑丸，《黄帝素问宣明论方》） 当归焙 龙胆草 大栀子 黄连 黄柏 黄芩各一两（各30g） 大黄 芦荟 青黛各半两（各15g） 木香一分（0.3g） 麝香别研，半钱（1.5g） 上为末，炼蜜为丸，如小豆大，小儿如麻子大，每服二十丸，生姜汤下。功用：清泻肝胆实火。主治：肝胆实火证。头晕目眩，神志不宁，谵语发狂，或大便秘结，小便赤涩。

【鉴别】龙胆泻肝汤、泻青丸、当归龙荟丸均为泻肝胆实火之剂。泻青丸与龙胆泻肝汤同用龙胆草、栀子清泻肝火，当归调养肝血。然泻青丸兼用辛散之羌活、防风以疏散肝胆郁火，川芎畅肝之气血，体现"火郁发之"之意。与龙胆泻肝汤相比较，泻青丸发散肝经火郁之力较强，但清利湿热作用不及龙胆泻肝汤，适用于肝胆火郁为主者。当归龙荟丸在龙胆草、栀子、当归基础上配伍苦寒清泻肝经火热之芦荟、青黛及清热解毒为主的黄连解毒汤（黄连、黄芩、黄柏、栀子），故该方清解肝经热毒之力强于龙胆泻肝汤、泻青丸，适用于肝经实火热毒严重者。

【实验研究】龙胆泻肝汤可通过改善模型大鼠的学习和记忆能力及降低体内氨含量改善肝脏损伤。[吴梓君，范栢爽，罗嘉仪，等.龙胆泻肝汤对大鼠急性肝性脑病的防治作用研究.天津中医药大学学报，2022，41（6）：746-753.]

【方歌】龙胆泻肝栀芩柴，生地车前泽泻偕，木通甘草当归合，肝经湿热力能排。

左金丸

《丹溪心法》

【组成】黄连六两（18g） 吴茱萸一两（3g）

【用法】上药为末，水丸或蒸饼为丸，白汤下五十丸（现代用法：口服，1次3～6g，1日2

次；亦可作汤剂，水煎服）。

【功用】清泻肝火，降逆止呕。

【主治】肝火犯胃证。胁肋疼痛，呕吐口苦，嘈杂吞酸，舌红苔黄，脉弦数。

【证治机理】证由肝郁化火犯胃，肝胃不和所致。肝经布于胁肋，肝经火郁，气机不畅，则胁肋胀痛；肝火犯胃，胃失和降，故嘈杂吞酸、呕吐；肝火循经上炎，故口苦；舌红苔黄，脉弦数，均为肝郁而化火之征。治宜清泻肝火，降逆止呕。

【方解】本方为治疗肝火犯胃，肝胃不和证之常用方。方中重用苦寒之黄连为君药，一则清心火以泻肝火，即所谓"实则泻其子"，肝火得清，自不横逆犯胃；二则清胃热，胃火降则其气自降。配少量味辛苦性热之吴茱萸为佐使药，一是用其辛之性条达肝气，防黄连苦寒郁遏肝气，二是苦能降逆助黄连降逆止呕之功，三是性热则佐制黄连之寒，使其泻火而不伤胃，且能引领黄连入肝经。二药辛开苦降，寒热并用，泻火而不凉遏，温通而不助热，使肝火得清，胃气得降，则诸症自愈。

【使用注意】黄连与吴茱萸原方用量比例为6：1，可资临证参佐。

【临床运用】常用于胃食管反流病、胃炎、消化性溃疡等证属肝火犯胃者。

【附方】

戊己丸（《太平惠民和剂局方》卷6） 黄连去须 吴茱萸去梗、炒 白芍药各五两（各150g） 上为细末，面糊为丸，如梧桐子大。每服二十丸，浓煎米饮下，空心，日三服。功用：疏肝理脾，清热和胃。主治：肝火横逆犯脾胃，肝脾胃不和证。胃痛吞酸，腹痛泄泻。

【鉴别】戊己丸与左金丸均有清泻肝火、降逆止呕作用，治疗肝火横逆克犯脾胃证。戊己丸是在左金丸基础上加白芍，而且三味药物等量使用，苦寒清热与辛热开郁并重，兼用白芍柔肝缓急止痛，主治肝火横犯脾胃，肝脾胃不和所致的胃痛吞酸、腹痛泄泻；左金丸则重用黄连，黄连与吴茱萸用药比例6：1，清泻肝胃火热为主，兼和胃降逆，无柔肝缓急止痛之功。

【实验研究】左金丸能通过有效改善树突状细胞水平并抑制炎性分化治疗溃疡性结肠炎。[刘妙华，赵海梅，刘馥春，等.左金丸对溃疡性结肠炎小鼠树突状细胞及其炎性分化的影响.中华中医药杂志（原中国医药学报），2022，37（2）：714-718.]

【方歌】左金连萸六一丸，肝经火郁吐吞酸，再加芍药名戊己，热泻热痢服之安。

泻白散
《小儿药证直诀》

【组成】地骨皮 桑白皮炒，各一两（各30g） 甘草炙，一钱（3g）

【用法】上药锉散，入粳米一撮，水二小盏，煎七分，食前服（现代用法：水煎服）。

【功用】清泻肺热，止咳平喘。

【主治】肺热喘咳证。气喘咳嗽，皮肤蒸热，日晡尤甚，舌红苔黄，脉细数。

【证治机理】证为肺有伏火郁热，热灼阴伤，肺失清降所致。肺主气，司呼吸，宜清肃润降，伏火内郁于肺，气逆不降，故见气喘咳嗽；肺合皮毛，伏火外蒸于肌肤，则皮肤蒸热；肺金旺于酉时，且伏热渐伤阴分，故发热以日晡尤甚；舌红苔黄，脉细数，皆为肺有伏火渐伤阴分之征。且肺为娇脏，不耐寒热，"小儿脏腑柔弱，不可痛击"（《小儿药证直诀》）。故治宜用平和之药清泻肺热，止咳平喘。

【方解】本方是清泻肺中伏火之常用方。方中桑白皮甘寒入肺，善泻肺热，平喘咳，且质润不燥，为君药。地骨皮性味甘淡而寒，直入阴分，泻肺中伏火，并退虚热，为臣药。君臣相配，清泻肺火，以复肺气肃降之权。炙甘草、粳米味甘温，养胃和中，培土生金，共为佐药，炙甘草调和药性，兼作使药。四药合用甘寒清降，清中有润，泻中寓补，培土生金，共奏清泻肺热、止咳平喘之功。

【使用注意】本方证既非单纯肺中实火，也非单纯肺阴不足，以"肺有伏火，郁蒸伤阴"为特点。

【临床运用】常用于小儿麻疹初期、肺炎、支气管炎等证属肺中伏火郁热者。

【附方】

黄芩泻白散（《症因脉治》）　黄芩（10g）　桑白皮　地骨皮（各15g）　甘草（5g）（原著本方无用量）　水煎服。功用：清泻肺热。主治：肺经有热，喘咳面肿，气逆胸满，小便不利。

葶苈大枣泻肺汤（《金匮要略》）　葶苈子熬令色黄，捣丸如弹子大（9g）　大枣十二枚（4枚）　上先以水三升，煮枣取二升，去枣，内葶苈，煮取一升，顿服。功用：泻肺行水，下气平喘。主治：痰水壅实之咳喘胸满。

【鉴别】泻白散、黄芩泻白散、葶苈大枣泻肺汤同为泻肺之剂。黄芩泻白散是在泻白散基础上加苦寒之黄芩，较泻白散清泻肺热之力强，主治肺中伏火郁热较甚、咳喘更重者；葶苈大枣泻肺汤以葶苈子为主药，重在泻肺中水气痰饮，一次顿服，作用峻猛，主治痰水在肺所致之咳痰量多、胸膈满闷、喘不得卧者。

【实验研究】泻白散能通过抑制小鼠模型过敏性哮喘气道炎症有效治疗哮喘。[张天柱，张景龙，樊湘泽，等．泻白散对小鼠过敏性哮喘气道炎症的作用及机制．中国实验方剂学杂志，2014，20（20）：173-177.]

【方歌】泻白桑皮地骨皮，甘草粳米四般宜，参茯知芩皆可入，肺热喘嗽此方施。

清胃散

《脾胃论》

【组成】生地黄　当归身各三分（各6g）　牡丹皮半钱（6g）　黄连六分，夏月倍之，大抵黄连临时增减无定（9g）　升麻一钱（6g）

【用法】上药为细末，都作一服，水一盏半，煎至七分，去滓，放冷服之（现代用法：水煎服）。

【功用】清胃凉血。

【主治】胃火牙痛。牙痛牵引头疼，面颊发热，其齿喜冷恶热，口气热臭，或牙宣出血；或牙龈红肿溃烂；或唇舌腮颊肿痛；口干舌燥，舌红苔黄，脉滑数。

【证治机理】证由胃中积热，循阳明经脉上攻而致。足阳明胃经循鼻入上齿，循发际，至额颅；手阳明大肠经上项贯颊入下齿。胃有积热，循经上攻，故见牙痛牵引头脑，面颊发热，其齿喜冷恶热，口气热臭；气血壅滞，则唇舌颊腮肿痛；热盛血败肉腐，甚或引起牙龈红肿溃烂；胃为多气多血之腑，胃热伤及血络，故见牙宣出血；热伤津液，则口舌干燥；舌红苔黄，脉滑数，亦为胃中热盛之象。治宜清胃凉血。

【方解】本方为治胃火牙痛之常用方。方中黄连苦寒，直泻胃中实火，为君药。升麻辛甘微寒，主入阳明，清热解毒，升而能散，一则助君药黄连清胃中实火，一则可宣散郁遏之火，寓"火郁发之"之意，为臣药。君臣相伍，升降得宜，黄连得升麻则泻火而无凉遏之弊，升麻得黄连则散火而无升焰之虞。生地黄甘寒，凉血止血，滋阴生津；牡丹皮清热凉血活血；当归养血活血止痛，三药相配，清热凉血，活血消肿，共为佐药。升麻还可引诸药入阳明经，兼为使药。诸药合用，清热与凉血兼顾，苦降与升散同施，上炎之火得清，郁遏之火得散，共奏清胃凉血之功。

【使用注意】原方药液"放冷服之"是加强清热之力。胃热重者，可加石膏。

【临床运用】常用于口腔炎、牙周炎、三叉神经痛等证属胃火上攻者。

【附方】

泻黄散（《小儿药证直诀》） 藿香叶七钱（6g） 山栀子仁一钱（3g） 石膏五钱（9g） 甘草三两（6g） 防风去芦，切，焙，四两（9g） 上药锉，同蜜、酒微炒香，为细末。每服一钱至二钱（3～6g），水一盏，煎至五分，温服清汁，无时。功用：泻脾胃伏火。主治：脾胃伏火证。口舌生疮，口臭，弄舌，烦渴易饥，口燥唇干，舌红，脉数。

【鉴别】清胃散与泻黄散均治脾胃热证。泻黄散以石膏、栀子寒凉清泻脾胃伏火为主，更兼藿香、防风芳香辛散脾胃伏火，主治脾胃伏火之口舌生疮、弄舌等；清胃散以苦寒之黄连清泄胃热为主，更兼牡丹皮等凉血活血，升麻发散火热，主治胃火循经上炎之牙痛等。

【实验研究】清胃散合玉女煎水煎液可有效消除牙周炎大鼠龈沟液中致病菌，降低炎症因子并促进牙周组织恢复。［孙欣彤，于艳华，李梦佳，等.清胃散合玉女煎对牙周炎大鼠炎症因子和细胞外基质金属蛋白酶的影响.中华老年口腔医学杂志，2021，19（5）：286–311.］

【方歌】清胃散用升麻连，当归生地牡丹全，或益石膏平胃热，口疮吐衄与牙宣。

玉女煎

《景岳全书》

【组成】石膏三至五钱（9～15g） 熟地黄三至五钱或一两（9～30g） 麦冬二钱（6g） 知母 牛膝各一钱半（各5g）

【用法】上药用水一盅半，煎七分，温服或冷服（现代用法：水煎服）。

【功用】清胃热，滋肾阴。

【主治】胃热阴虚证。头痛，牙痛，牙齿松动，牙衄，烦热干渴，舌红，苔黄而干，脉细数。亦治消渴，消谷善饥等。

【证治机理】本证因阳明胃火有余，少阴肾水不足所致。阳明之脉上行头面，入上齿中，阳明气火有余，胃热循经上攻，则见头痛、牙痛；少阴肾水不足，牙失所养，则牙齿松动；热伤胃经血络，则牙龈出血；热耗少阴阴精，故见烦热干渴；舌红苔黄而干，脉细数，为阳明胃火有余，少阴肾水不足之征。治宜清胃热，滋肾阴。

【方解】本方为治阳明有余，少阴不足之牙痛、牙衄、消渴之常用方。方中石膏辛甘大寒，入胃经，既可清阳明有余之火，又能生津止渴，清热而不伤阴，为君药。熟地黄甘而微温，以滋肾水之不足，为臣药。君臣相伍，上清胃火，下滋肾水，补虚泻实，标本兼顾。知母，苦寒质润，清补兼备，一助石膏清胃热而止烦渴，一助熟地黄滋养肾阴，增强滋阴降火作用；麦冬微苦甘寒，助熟地黄滋肾阴，润胃燥，且可清胃热，二药共为佐药。牛膝导热下行，且补益肝肾，兼佐使药。诸药配伍，甘寒清润合法，胃肾同治，泻实补虚，引热下行，共奏清胃热，滋肾阴之功。

【临床运用】常用于牙龈炎、糖尿病、急性口腔炎、舌炎等证属胃热阴虚者。

【实验研究】玉女煎水煎液能降低 GK 大鼠血糖并改善胰岛微细结构。［何才姑，钱长晖，黄玉梅，等.基于 mTOR 信号通路探讨玉女煎对 GK 大鼠胰岛的保护作用.中华中医药杂志，2020，

35（11）：5495-5498.]

【方歌】玉女煎中地膝兼，石膏知母麦冬全，肾虚胃火牙痛效，去膝地生温热痊。

芍药汤

《素问病机气宜保命集》

【组成】芍药一两（30g） 当归半两（15g） 黄连半两（15g） 槟榔 木香 甘草炙，各二钱（各6g） 大黄三钱（9g） 黄芩半两（15g） 官桂二钱半（5g）

【用法】上药㕮咀，每服半两（15g），水二盏，煎至一盏，食后温服（现代用法：水煎服）。

【功用】清热燥湿，调气和血。

【主治】湿热痢疾。腹痛，便脓血，赤白相兼，里急后重，肛门灼热，小便短赤，舌苔黄腻，脉弦数。

【证治机理】证由湿热内蕴肠中，气血壅滞失和所致。湿热壅滞肠中，伤及肠道血络，酿为脓血，故下痢脓血、赤白相兼；湿热壅滞肠道气机，腑气通降不利，则腹痛、里急后重；肛门灼热，小便短赤，舌苔黄腻，脉弦数等均为湿热内蕴之象。治宜清热燥湿，调和气血。

【方解】本方为治疗湿热痢疾之常用方。方中黄连、黄芩性味苦寒，清热燥湿，清解壅滞肠中之湿热毒邪，为君药。芍药酸苦微寒，养血和营，缓急止痛，配以当归养血活血，体现"行血则便脓自愈"之义，且可防肠中湿热耗伤阴血之虑；木香、槟榔行气导滞，寓"调气则后重自除"之意。四药相配，调气和血，共为臣药。大黄苦寒沉降，泄热逐瘀，既可助黄芩、黄连清热燥湿，又可增当归、木香、槟榔活血行气之效，同时其泻下通腑，荡涤肠中湿热积滞，使积滞自大便而去，乃"通因通用"之法；配少量辛热之肉桂，既助当归、白芍行血和营，又制黄芩、黄连苦寒之性，共为佐药。甘草调和诸药，与白芍相配，又能缓急止痛，为佐使药。诸药合用，主以苦燥，辅以甘柔，佐温于寒，气血同调，湿去热清，气血调和，下痢可愈。

【临床运用】常用于细菌性痢疾、阿米巴痢疾、溃疡性结肠炎、急性肠炎等证属湿热壅滞肠道气血者。

【附方】

黄芩汤（《伤寒论》） 黄芩三两（9g） 芍药二两（6g） 甘草炙，二两（6g） 大枣擘，十二枚（4枚） 上四味，以水一斗，煮取三升，去滓，温服一升，日再，夜一服。功用：清热止利，和中止痛。主治：热泻热痢。身热，口苦，腹痛下利，舌红苔黄，脉数。

香连丸（《太平惠民和剂局方》） 黄连去芦、须，二十两（15g），用茱萸十两（7g）同炒令赤，去茱萸不用 木香不见火，四两八钱八分（6g） 上为细末，醋糊为丸，如梧桐子大。每服二十丸（6g），饭饮吞下。功用：清热燥湿，行气化滞。主治：湿热痢疾。下痢，赤白相兼，腹痛，里急后重。

【鉴别】芍药汤、黄芩汤、香连丸均有清热燥湿之功，治疗热痢。黄芩汤中黄芩配伍芍药，重在清热燥湿，缓急止痛，坚阴止痢；芍药汤在黄芩汤基础上加黄连、木香、槟榔、大黄、当归等药，不仅清热燥湿之力强于黄芩汤，且具行气调血、通因通用之功；香连丸以黄连配木香，清热燥湿，行气止痛，因方中黄连用吴茱萸炒制，苦寒之性稍弱，故清热燥湿之力不及芍药汤，适用于湿热痢疾而见脓血相兼、腹痛、里急后重等症状较轻者。

【实验研究】芍药汤可通过抗炎和调节肠道菌群紊乱治疗大鼠湿热泄泻。[凌霄，李伟霞，李春晓，等.芍药汤对湿热泄泻大鼠的炎性细胞因子与肠道菌群的影响.中国实验方剂学杂志，

2022, 28（5）: 16-24.]

【方歌】芍药芩连与锦纹，桂甘槟木及归身，别名导气除甘桂，枳壳加之效若神。

白头翁汤
《伤寒论》

【组成】白头翁二两（15g）　黄柏三两（9g）　黄连三两（9g）　秦皮三两（9g）

【用法】上药四味，以水七升，煮取二升，去滓，温服一升，不愈，再服一升（现代用法：水煎服）。

【功用】清热解毒，凉血止痢。

【主治】热毒痢疾。下痢脓血，赤多白少，腹痛，里急后重，肛门灼热，渴欲饮水，舌红苔黄，脉弦数。

【证治机理】本证由热毒壅滞大肠，深陷血分，伤及血络所致。热毒熏灼大肠，深陷血分，伤及血络，故见下痢脓血，赤多白少；热毒下迫，则肛门灼热；热毒阻滞，肠道气机不畅，则腹痛，里急后重；热毒伤津，故渴欲饮水；舌红苔黄，脉弦数均为热毒炽盛之象。治宜清热解毒，凉血止痢。

【方解】本方为治疗热毒血痢之常用方。方中白头翁味苦性寒，善入大肠血分，清大肠热毒，凉血止痢，为君药。黄连、黄柏两药味苦性寒，清热解毒，燥湿厚肠为臣。秦皮苦涩而寒，清热解毒而兼以收涩止痢，为佐药。四药合用，以清热解毒凉血之法为主，兼收涩止痢。苦寒之中含凉血之功，清燥之内存收涩之义，共奏清热解毒、凉血止痢之功。

【临床运用】常用于阿米巴痢疾、细菌性痢疾等证属热毒偏盛者。

【附方】

白头翁加甘草阿胶汤（《金匮要略》）　白头翁二两（15g）　黄连　柏皮　秦皮各三两（各9g）　甘草二两（6g）　阿胶二两（6g）　上六味，以水七升，煮取二升半，内胶令消尽，分温三服。功用：清热解毒，凉血止痢，养血和中。主治：妇人产后血虚热利，心烦不得眠者。

驻车丸（《备急千金要方》）　黄连六两（18g）　干姜二两（6g）　当归　阿胶各三两（各9g）　上四味，末之，以大酢八合烊胶和之，并手丸如大豆许，干之，大人饮服三十丸，日三服。功用：清热解毒，养阴和阳。主治：大冷洞痢肠滑，下赤白如鱼脑，日夜无节度，腹痛不堪忍者。

【鉴别】白头翁汤、白头翁加甘草阿胶汤、驻车丸同具清热解毒之功，主治热痢。白头翁加甘草阿胶汤是在白头翁汤基础上加阿胶、甘草，原治"产后下痢虚极"。产后体弱，阴血亏虚，又患热毒血痢，此时治疗不宜单纯使用苦寒清热燥湿之剂，当顾忌阴血，故于白头翁汤中加阿胶、甘草以滋养阴血，益胃和中。本方与白头翁汤相比较，治痢之中兼以滋养阴血，不仅适用于产后热痢，凡阴虚血弱而病热痢者均可用之。驻车丸与白头翁加甘草阿胶汤均可治疗热痢兼阴血不足者。但驻车丸所治之证病程长久，热痢不仅损伤阴血，而且损伤中阳，故方中重用黄连六两清热解毒，并以干姜二两温暖中阳，阿胶、当归滋养阴血，寒温并用，清热解毒，滋阴和阳。因此，驻车丸既不同于纯用苦寒之白头翁汤，亦有别于以苦寒为主兼以滋阴养血的白头翁加甘草阿胶汤。

【实验研究】白头翁汤可通过减轻炎症和减少结肠细胞凋亡来改善结肠组织纤维化从而治疗小鼠放射性肠炎。[高颖，王遥，安佰平，等.白头翁汤对放射性肠炎小鼠的抗炎和抗凋亡作用

的实验研究. 时珍国医国药，2022，33（4）：827-830.]

【方歌】白头翁汤治热痢，黄连黄柏佐秦皮，清热解毒并凉血，赤多白少脓血医。

第六节　清虚热剂

清虚热剂，常用于热病后期，阴伤邪伏证；或肝肾阴亏，虚火内扰证。方如青蒿鳖甲汤、清骨散、当归六黄汤等。

青蒿鳖甲汤
《温病条辨》

【组成】青蒿二钱（6g）　鳖甲五钱（15g）　细生地四钱（12g）　知母二钱（6g）　丹皮三钱（9g）

【用法】上药以水五杯，煮取二杯，日再服（现代用法：水煎服）。

【功用】养阴透热。

【主治】温病后期，邪伏阴分证。夜热早凉，热退无汗，舌红少苔，脉细数。

【证治机理】证为温病后期，阴液已伤，余热未尽，深伏阴分所致。人体卫阳之气，日行于表而夜入于里。邪伏阴分，阳气夜晚入阴，正与邪争，故入夜身热；白昼卫气外出于表，不与邪争，则热退身凉；因邪热仍深伏阴分，加之邪热久伏，阴液耗伤，无源作汗，故热退无汗；舌红苔少，脉细数，皆为阴虚有热之象。本证治疗若单纯滋阴则滋腻恋邪，若单纯苦寒又易化燥伤阴，故当养阴与透邪并进。

【方解】本方为治温病后期，邪伏阴分证之常用方。方中鳖甲性味咸寒，善入阴分，滋阴退热；青蒿味苦辛寒，清透伏热，二药相伍有"先入后出之妙"，滋阴透热，共为君药。臣以甘寒之生地，凉血滋阴；苦寒质润之知母，降火滋阴，共助鳖甲养阴退热。辛苦性凉之牡丹皮为佐，清血中伏火，泄阴分伏热。诸药合用，滋中有清，清中有透，邪正兼顾，先入后出，共奏养阴透热之功。

【临床运用】常用于原因不明的发热、各种传染病恢复期的低热、慢性肾盂肾炎、肾结核等证属阴虚邪伏者。

【实验研究】青蒿鳖甲汤具有减轻炎症反应，抑制脓毒症肺损伤作用。[马艳苗，刘明燃，宋博，等. 基于宏基因组探讨青蒿鳖甲汤对脓毒症急性肺损伤大鼠的影响. 中华中医药杂志，2022，37（8）：4303-4308.]

【方歌】青蒿鳖甲知地丹，热伏阴分此方攀，夜热早凉无汗者，从里达表服之安。

清骨散
《证治准绳》

【组成】银柴胡一钱五分（5g）　胡黄连　秦艽　鳖甲醋炙　地骨皮　青蒿　知母各一钱（各3g）甘草五分（2g）

【用法】水二盅，煎八分，食远服（现代用法：水煎服）。

【功用】清虚热，退骨蒸。

【主治】肝肾阴虚，虚火内扰证。骨蒸潮热，或低热日久不退，形体消瘦，唇红颧赤，困倦盗汗，或口渴心烦，舌红少苔，脉细数。

【证治机理】证因肝肾阴亏，虚火内扰所致。肝肾阴虚，虚火内生，蕴郁蒸腾，则骨蒸潮热；虚火上炎，则唇红颧赤；虚火迫津外泄，故夜寐汗出；阴精亏损，不能上承，则口干口渴；肾水不足，不能上制心火，则心烦；虚火内烁，真阴暗耗，日久遂致形体消瘦；舌红少苔，脉细数均为阴虚内热之候。治宜清虚热，退骨蒸。

【方解】本方为治阴虚内热，虚劳骨蒸之常用方。银柴胡味甘微寒，清虚热，除骨蒸，为君药。知母性寒质润，滋阴泻火而清虚热；胡黄连性味苦寒，入血分，退虚热，除骨蒸；地骨皮甘寒清润，清肝肾之虚热，凉血退蒸，善治有汗之骨蒸，三药配伍，清阴分虚火，退骨蒸潮热，均为臣药。青蒿清透虚热，除骨蒸；秦艽退虚热，除骨蒸，二药皆辛散透热之品，能透虚热从外而解；鳖甲咸寒，滋阴液，退虚热，三者同为佐药。少用甘草，调和诸药，为使药。全方集退热除蒸之品，重在清透伏热以治标。

【临床运用】常用于结核病或其他慢性消耗性疾病证属阴虚内热，骨蒸潮热者。

【附方】

秦艽鳖甲散（《卫生宝鉴》）柴胡　鳖甲去裙，酥炙，用九肋者　地骨皮各一两（各10g）秦艽　知母　当归各半两（各5g）上药为粗末，每服五钱（15g），水一盏，青蒿五叶，乌梅一个，煎至七分，去滓，空心，临卧温服。功用：清热除蒸，滋阴养血。主治：阴亏血虚，风邪传里化热之风劳病。骨蒸盗汗，肌肉消瘦，唇红颧赤，口干咽燥，午后潮热，咳嗽，困倦，舌红少苔，脉细数。

【鉴别】清骨散与秦艽鳖甲散均用地骨皮、鳖甲、秦艽、知母、青蒿；同具清虚热，退骨蒸之功；治疗虚劳骨蒸，潮热盗汗。秦艽鳖甲散重用地骨皮、鳖甲、柴胡，养阴清热之中兼以和解祛风，主治风劳病之骨蒸潮热、盗汗；清骨散以寒凉之银柴胡、地骨皮、胡黄连、知母为主组方，重在清透肝肾虚热，兼以滋养阴液，主治肝肾阴虚，虚火内扰之骨蒸潮热、盗汗。

【方歌】清骨散用银柴胡，胡连秦艽鳖甲辅，地骨青蒿知母草，骨蒸劳热保无虞。

当归六黄汤

《兰室秘藏》

【组成】当归　生地黄　黄芩　黄柏　黄连　熟地黄各等分（各6g）黄芪加一倍（12g）

【用法】上药为粗末，每服五钱（15g），水二盏，煎至一盏，食前服，小儿减半服之（现代用法：水煎服）。

【功用】滋阴泻火，固表止汗。

【主治】阴虚火旺之盗汗。发热盗汗，面赤心烦，口干唇燥，大便干结，小便黄赤，舌红苔黄，脉数。

【证治机理】本方证由阴虚火旺所致。肾阴亏虚，肾水不能上济心火，心火独亢，迫津外泄，故发热盗汗；虚火上炎则面赤；心火独亢，心神不安则心烦。阴津内耗，则口干唇燥，大便干结；小便黄赤，舌红，脉数均内热之象。治宜滋阴泻火，固表止汗。

【方解】本方为治阴虚火旺盗汗之常用方。方中当归、生地黄、熟地黄三药并用，入肝肾而滋阴血，阴血充则水能制火。黄连清泻心火，配伍黄芩、黄柏，以苦寒泻火坚阴。六药相配，滋阴清热，标本兼顾，使阴固而水能制火，热清则无耗阴之虞。倍用黄芪益气实卫，固表止汗。诸药合用，使阴复热退，气充表固，诸症可愈。

【临床运用】常用于甲状腺功能亢进、结核病、糖尿病、更年期综合征等证属阴虚火旺者。

【实验研究】当归六黄汤水煎液能通过减轻小鼠胰岛炎症、降低胰岛细胞凋亡对非肥胖型糖尿病有一定的预防作用。[庹玲玲，刘畅，全毅红.当归六黄汤对非肥胖性糖尿病小鼠胰岛炎和Bax、Bcl-2 表达的影响.中国中医基础医学杂志，2018，24（8）：1089-1092.]

【方歌】当归六黄治汗出，芪柏芩连生熟地，泻火固表复滋阴，加麻黄根功更异。

复习思考题

1. 白虎汤的组方原理及其适应证与禁忌证为何？试述其加减衍化方之功用及主治。

2. 竹叶石膏汤主治何证？方中配伍辛燥的半夏有何意义？

3. 比较白虎汤与竹叶石膏汤在组成、功用、主治等方面的异同。

4. 何谓"透热转气"？清营汤为何采用"透热转气"法？组方用药又是如何体现这一治法的？

5. 犀角地黄汤是如何体现"凉血散血"法的？

6. 比较清营汤、犀角地黄汤两方在组成、主治上之异同。

7. 清瘟败毒饮主要体现了哪些方剂的配伍法则？

8. 结合黄连解毒汤组方原理解析"苦寒直折"法。

9. 凉膈散是如何体现"以泻代清"法的？

10. 普济消毒饮主治何证？方中为何重用黄连、黄芩为君？二药与升麻、柴胡配伍的意义何在？

11. 结合"水虚火不实"之说，说明导赤散治心经热盛证，不用黄连而用生地黄的原理。

12. 结合肝脏的生理特点，说明龙胆泻肝汤在组方配伍用药方面的特点。

13. 左金丸清肝火为何用黄连？方中配伍吴茱萸的意义何在？

14. 泻白散主治何证？病证特点是什么？结合病证特点说明泻白散清肺热不用黄芩、石膏而选用桑白皮、地骨皮等药的原理。

15. 清胃散主治胃火上炎之证，为何配伍升散之升麻？它与黄连相配有何意义？清胃散中为何配伍凉血活血药牡丹皮、生地黄、当归？

16. 普济消毒饮、清胃散、泻黄散的组成配伍均寓"火郁发之"之法，但在具体用药配伍时有何不同？为什么？

17. 清胃散、玉女煎均可清泻胃火，治疗牙痛，结合药物说明二方适应证有何不同？

18. 芍药汤中为何要使用行气、调血药物？你是如何理解芍药汤中使用肉桂的？在使用肉桂时应注意哪些问题？

19. 芍药汤与白头翁汤在用药方面的主要区别是什么？结合药物说明二方证的临床表现有何不同？

20. 吴鞠通认为青蒿鳖甲汤中青蒿配伍鳖甲有"先入后出之妙"，你是怎样理解的？

21. 结合清骨散方名，说明该方的功用重点和适应证特点。

22. 当归六黄汤配伍黄芪的意义是什么？临床应如何掌握其剂量？为何配伍苦寒之"三黄"？

第十一章

祛暑剂

扫一扫，查阅本章数字资源，含PPT、视频等

一、概念

凡具有祛除暑邪作用，用以治疗暑病的方剂，统称为祛暑剂。属"八法"中之"清法"。

二、适应证及分类

适用于夏月暑热证。暑邪致病有明显的季节性，《素问·热论》曰："先夏至日者为病温，后夏至日者为病暑。"暑为阳邪，其性炎热，常直入气分，致里热亢盛，心神被扰，而见身热、面赤、心烦、小便短赤、舌红脉数等症；暑性升散，易伤津耗气，故常伴口渴喜饮、体倦少气等兼夹症；夏月天暑下迫，地湿上蒸，故暑病多夹湿邪，常兼见胸闷泛恶，或身体困重、小便不利，或泄泻、苔白腻等症；夏令贪凉露卧，不避风寒，加之腠理疏松，又常致寒邪侵袭肌表，而兼见恶寒发热、头痛无汗、脉浮等症。综上所述，祛暑剂分为祛暑解表剂、祛暑利湿剂、祛暑清热剂和祛暑益气剂四类。

三、使用注意事项

运用祛暑剂，应注意辨别暑病的本证、兼证及主次轻重。对于单纯中暑受热，治宜清热；若暑病夹湿，应酌情配伍祛湿之品，但应根据暑、湿主次轻重调整用药，若暑重湿轻，则湿易从热化，祛湿之品不宜过于温燥，以免损伤津液；若湿重热轻，则暑易被湿遏，清热之品不宜过于甘寒，以免阴柔碍湿。暑热耗气伤津，治宜祛暑清热、益气养阴，主选甘寒清热养阴或益气、甘酸敛津之品。

第一节　祛暑解表剂

祛暑解表剂适用于暑月外感风寒，暑湿伤中证。方如香薷散。

香薷散
《太平惠民和剂局方》

【组成】香薷去土，一斤（10g）　白扁豆微炒　厚朴去粗皮，姜汁炙熟，各半斤（各5g）

【用法】上粗末，每三钱（9g），水一盏，入酒一分，煎七分，去滓，水中沉冷，连吃二服，立有神效，随病不拘时（现代用法：水煎服，或加酒少量同煎）。

【功用】祛暑解表，化湿和中。

【主治】阴暑。恶寒发热，头疼身痛，无汗，腹痛吐泻，胸脘痞闷，舌苔白腻，脉浮。

【证治机理】证乃夏月乘凉饮冷，外感风寒，内伤于湿所致。夏感风寒，邪滞肌表，正邪相争，卫闭营郁，则见恶寒发热、头痛身痛、无汗、脉浮等风寒表实之证；露卧饮冷，则湿伤脾胃，气机受阻，升降失常，故胸脘痞闷、腹痛吐泻；舌苔白腻，为寒湿之象，此为外寒内湿之证。治当发散表寒，祛除里湿。

【方解】本方为治夏月乘凉饮冷，外感风寒，内伤于湿证之常用方。方中香薷辛温芳香，解表散寒，祛暑化湿，以祛在表之寒湿，是夏月祛暑解表要药，故重用为君药。厚朴苦辛温燥，行气除满，燥湿运脾，为臣药。白扁豆甘淡性平，健脾和中，渗湿消暑，为佐药。入酒少许同煎，意在温通经脉，助药力畅达周身。诸药合用，辛温芳香以解表，苦温燥化以和中。

【临床运用】常用于夏季感冒、急性胃肠炎等证属外感风寒夹湿者。

【附方】

新加香薷饮（《温病条辨》）　香薷二钱（6g）　金银花三钱（9g）　鲜扁豆花三钱（9g）　厚朴二钱（6g）　连翘二钱（6g）　水五杯，煮取二杯，先服一杯，得汗，止后服；不汗再服，服尽不汗，更作服。功用：祛暑解表，清热化湿。主治：暑温夹湿，复感于寒证。发热头痛，恶寒无汗，口渴面赤，胸闷不舒，舌苔白腻，脉浮而数。

【鉴别】香薷散与新加香薷饮均用辛温之香薷、厚朴解表散寒，化湿和中。但香薷散配健脾化湿之扁豆，以散寒化湿见长，为辛温之剂，主治夏季感寒夹湿，寒湿较盛之证；新加香薷饮又加扁豆花、金银花、连翘辛凉轻清之品，药性偏凉，以清热解暑见长，为辛温复辛凉之剂，主治夏季感寒，暑湿内蕴，寒轻暑重之证。

【实验研究】香薷散具有抗热应激作用，能显著缓解大鼠热应激时体温的升高，使热应激下大鼠血液生化指标趋于正常生理水平。[方柳丹．中药复方抗热应激的药效学与临床应用研究．华南农业大学，2017]

【方歌】三物香薷豆朴先，散寒化湿功效兼，若益银翘豆易花，新加香薷祛暑煎。

第二节　祛暑利湿剂

祛暑利湿剂，适用于感暑夹湿证。方如六一散、桂苓甘露散等。

六一散（原名益元散）

《黄帝素问宣明论方》

【组成】桂府腻白滑石六两（18g）　甘草一两（3g）

【用法】上为末，每服三钱，蜜少许，温水调下，无蜜亦得，日三服，欲冷饮者，新汲水调下；解利伤寒发汗，煎葱白、豆豉汤调下四钱，每服水一盏，葱白五寸、豆豉五十粒，煮取汁一盏调下，并三服，效为度（现代用法：为细末，每服9g，包煎，或温开水调下，1日2～3次；亦可做汤剂，水煎服）。

【功用】清暑利湿。

【主治】暑湿证。身热烦渴，小便不利，或泄泻。

【证治机理】证乃暑热夹湿所致。暑为阳邪，其性炎热，暑气通于心，故暑热伤人，多见身热、心烦；暑热伤津，则口渴；暑邪夹湿，湿聚膀胱，气化不行，故见小便不利；湿邪流注肠间，则泄泻。暑热宜清，湿邪宜利，治当清暑利湿。

【方解】本方是治疗暑湿证之基础方。重用滑石甘淡性寒，质重而滑，寒能清热，淡能渗利，重能走下，滑能利窍，既能清解暑热，又能通利水道，令暑热水湿从小便而去，故为君药。生甘草甘平偏凉，能清热泻火，益气和中，与滑石相配（1∶6），可防寒凉伐胃，渗利伤津，为臣佐药。全方药性平和，清热不留湿，利水不伤阴。

本方原名益元散，一名天水散，后世通称六一散，即取"天一生水，地六成之"之义；又标明方药用量之比例。

【临床运用】现代常用于膀胱炎、尿道炎、泌尿系结石等证属湿热者。

【附方】

益元散（《奇效良方》）辰砂三钱（1g）滑石六两（18g）甘草一两（3g）上为细末，每服三钱（9g），不拘时，白沸汤调下。功用：清暑利湿，镇心安神。主治：暑湿证。烦渴多汗，心悸怔忡，失眠多梦，小便不利。

碧玉散（《黄帝素问宣明论方》）滑石六两（18g）甘草一两（3g）青黛（9g）（原著无用量）研为散，每服三钱（9g），温开水调服，或水煎服。功用：清暑利湿，凉肝解毒。主治：暑湿兼肝胆郁热证。烦渴口苦，目赤咽痛。

鸡苏散（《黄帝素问宣明论方》）滑石六两（18g）甘草一两（3g）薄荷叶末一分（6g）同研，每服三钱（9g），温开水调服。功用：清暑利湿，疏风散热。主治：暑湿证兼微恶风寒，头痛头胀，咳嗽不爽者。

【鉴别】六一散、益元散、碧玉散与鸡苏散均用滑石、甘草清暑利湿，主治暑湿证。六一散是主治暑湿证的基础方；益元散加辰砂，兼以安神，其清心之功优于六一散；碧玉散加青黛，兼以清肝；鸡苏散加薄荷，兼以疏风散热。

【实验研究】六一散结合针灸可治疗新西兰兔暑湿证。[薛力刚，王丹.中药方剂六一散结合针灸治疗新西兰兔暑湿证.中国兽医杂志，2021，57（2）：58.]

【方歌】六一滑石与甘草，解肌行水兼清燥，统治表里及三焦，热渴暑烦泻痢保，
　　　　益元碧玉与鸡苏，砂黛薄荷加之好。

桂苓甘露散
《黄帝素问宣明论方》

【组成】茯苓去皮，一两（3g）甘草炙，二两（6g）白术半两（1.5g）泽泻一两（3g）官桂去皮，半两（15g）石膏二两（6g）寒水石二两（6g）滑石四两（12g）猪苓半两（1.5g）（一方不用猪苓）

【用法】上为末，每服三钱（9g），温汤调下，新水亦得，生姜汤尤良。小儿每服一钱（3g），同上法（现代用法：水煎服）。

【功用】清暑解热，化气利湿。

【主治】暑湿证。发热头痛，烦渴引饮，小便不利，以及霍乱吐泻。

【证治机理】既受暑热所伤，又有水湿内停之证。暑热伤人，则身热头痛；暑热盛伤津扰心，则烦渴引饮；湿阻膀胱，气化不利，则小便不利；湿伤脾胃，升降失常，清浊相干，则霍乱吐泻。暑热盛于气分，水湿阻于中下二焦，治当清暑解热、化气利湿。

【方解】本方由六一散合五苓散、甘露饮（石膏、寒水石、甘草，《普济方》卷395）而成，

为清暑利湿之常用方。重用滑石清解暑热，利水渗湿，两擅其功，故为君药。配大寒质重之石膏、寒水石助滑石清解暑热，用为臣药。泽泻、茯苓、猪苓助滑石利水渗湿；白术健脾运化水湿；官桂助膀胱化气，与泽泻、茯苓、猪苓配伍，使水湿从小便而去，且可防君、臣药寒凉太过凝滞留湿之弊，共为佐药。甘草益气和中，调和诸药，助白术、茯苓健脾，又缓滑石、石膏、寒水石大寒重坠之性，使清利不伤正，为佐使药。诸药合用，甘寒淡渗合法，清利并举，寓温化于渗利，共奏清暑解热，化气利湿之效。

【临床运用】常用于中暑、尿路感染等证属暑湿者。

【鉴别】桂苓甘露散与六一散均治暑湿证。但六一散药少力薄，宜于暑湿轻证；桂苓甘露散是六一散合五苓散，再加石膏、寒水石而成，清暑利湿之力大，宜于暑湿俱盛，病证较重者。

【方歌】桂苓甘露猪苓膏，术泽寒水滑石草，清暑化气又利湿，发热烦渴吐泻消。

第三节 祛暑清热剂

祛暑清热剂，适用于夏季感受暑热之证。方如清络饮。

清络饮

《温病条辨》

【组成】鲜荷叶边二钱（6g） 鲜银花二钱（6g） 丝瓜皮二钱（6g） 西瓜翠衣二钱（6g） 鲜扁豆花一枝（6g） 鲜竹叶心二钱（6g）

【用法】水二杯，煮取一杯，日二服（现代用法：水煎服）。

【功用】祛暑清热。

【主治】暑伤肺经气分轻证。身热口渴不甚，头目不清，昏眩微胀，舌淡红，苔薄白。

【证治机理】治证多为暑热经发汗后，大热已去，而余邪未解，津伤未甚者。虽邪在气分，热伤津液，但邪浅病轻，故身热口渴不甚；暑多夹湿，湿热熏蒸，阻遏气机，上蔽清窍，故见头目不清、昏眩微胀；舌淡红，苔薄白亦为邪浅病轻之象。暑为阳邪，易耗气伤津，治应寒凉，但本证邪轻病浅，用药不必重剂，以免药重过病；因暑夹湿邪，又当清利芳化，故只宜辛凉芳香轻药以祛暑清热。

【方解】鲜银花辛凉芳香，清解暑热；鲜扁豆花芳香清散，解暑化湿，共为君药。西瓜翠衣清热解暑，生津解渴；丝瓜络清肺透络，共为臣药。鲜荷叶用边者，取其祛暑清热之中而有疏散之意；暑气通心，故又以鲜竹叶心清心利水，共为佐使药。方中六药多用鲜者，取其气清芬芳，清解暑热之效更优。本方亦可用以代茶，为预防暑病之常用方。

【临床运用】常用于防治中暑先兆、中暑、小儿夏季热、风湿热等证属暑热轻浅者。

【实验研究】清络饮对特发性肺纤维化急性加重大鼠的肺部损伤有明显改善作用，增强肺内气体交换功能，改善低氧血症。［臧凝子，庞立健，李品，等.基于Th1/Th2细胞因子失衡理论探讨中药复方清络饮对AE-IPF大鼠的疗效及作用机制.中华中医药杂志，2021，36（7）：4182-4191.］

【方歌】清络祛暑六药鲜，银扁翠衣瓜络添，佐以竹叶荷叶边，暑热伤肺轻证安。

第四节　祛暑益气剂

祛暑益气剂，适用于外感暑热，气津两伤证。方如清暑益气汤。

清暑益气汤
《温热经纬》

【组成】西洋参（5g）　石斛（15g）　麦冬（9g）　黄连（3g）　竹叶（6g）　荷梗（15g）　知母（6g）　甘草（3g）　粳米（15g）　西瓜翠衣（30g）（原著本方无用量）

【用法】水煎服。

【功用】清暑益气，养阴生津。

【主治】暑热气津两伤证。身热汗多，口渴心烦，小便短赤，体倦少气，精神不振，脉虚数。

【证治机理】证乃暑热内侵，耗伤气津所致。暑为阳邪，暑热伤人则身热；暑性升散，使腠理开泄，邪热迫津外泄，故见汗多；暑气通心，暑热扰心则心烦；暑易伤津耗气，故见口渴、小便短赤、体倦少气、精神不振、脉虚。此为暑伤气津之证，若单用益气生津则暑热不除，若只清热解暑则气津难复，唯有清热解暑与益气生津并用，方可奏效。正如王士雄所云："暑伤气阴，以清暑热而益元气，无不应手取效。"（《温热经纬》）

【方解】本方为治疗暑热气津两伤证之常用方。重用味甘性凉之西瓜翠衣清解暑热，生津止渴；西洋参甘苦性凉益气生津，养阴清热，共为君药。荷梗助西瓜翠衣清热解暑；甘寒质润的石斛、麦冬助西洋参养阴生津清热，共为臣药。少用苦寒之黄连，清热泻火，以助清热祛暑之力；知母苦寒质润，泻火滋阴；竹叶甘淡清热除烦，均为佐药。粳米、甘草益胃和中，调和诸药，为佐使药。诸药合用，甘寒、苦寒合法，清补并举，气津兼顾，共奏清暑益气，养阴生津之效。

【临床运用】常用于小儿夏季热证属气津不足者。

【附方】

清暑益气汤（《内外伤辨惑论》）　黄芪汗少者，减五分　苍术泔浸去皮，以上各一钱五分（各4.5g）　升麻一钱（3g）　人参去芦　白术　橘皮　神曲炒　泽泻以上各五分（各2g）　甘草炙　黄柏酒浸　当归身　麦门冬去心　青皮去白　葛根以上各三分（各2g）　五味子九个（2g）　上㕮咀，作一服，水二盏，煎至一盏，去渣，稍热服，食远。功用：清暑益气，除湿健脾。主治：平素气虚，又感暑湿。身热头痛，口渴自汗，四肢困倦，不思饮食，胸满身重，大便溏薄，小便短赤，苔腻，脉虚。

【鉴别】《温热经纬》王氏清暑益气汤与《内外伤辨惑论》李氏清暑益气汤均能清暑益气，主治暑病兼气虚证。但王氏方除清暑益气之外，重在养阴生津，宜于暑热耗气伤津证；李氏方清暑生津之力略逊，重在健脾燥湿，用于元气本虚，伤于暑湿之证。

清暑益气汤与竹叶石膏汤均能清解暑热、益气生津，用于外感暑热、气津两伤证。但清暑益气汤用西瓜翠衣、荷梗等，其清暑养阴生津之力较强，常用于感受暑热、气津两伤之体倦少气、汗多脉虚者；而竹叶石膏汤用石膏、竹叶等药，其清热和胃之效偏优，多用于热病之后，余热未尽，气阴两伤之呕逆虚烦者。

【实验研究】清暑益气汤能一定程度缓解热应激对小鼠死亡率和肛温的影响，减轻动脉粥样硬化，稳定 ApoE$^{-/-}$ 小鼠易损斑块和炎症状态。[李晓英.热应激对 ApoE$^{-/-}$ 小鼠动脉粥样硬化及 HSP70、TLR4 信号通路的影响及王氏清暑益气汤的防治作用.厦门大学，2020.]

【方歌】王氏清暑益气汤，西瓜翠衣荷梗襄，知麦石斛西洋参，黄连竹叶草梗方。

复习思考题

1. 祛暑剂与清热剂如何区别使用？

2. 香薷散、六一散同治暑病夹湿，试从组方分析"治湿"之不同。

3. 桂苓甘露散中为何用辛热的官桂？

4. 清暑益气汤与竹叶石膏汤在临床上如何区别使用？

第十二章

温里剂

一、概念

凡具有温里助阳、散寒通脉作用，用于治疗里寒证的方剂，统称温里剂。本类方剂属于"八法"中的"温法"。《素问·至真要大论》"寒者热之""治寒以热"乃温里剂之立法依据。

二、适应证及分类

温里剂适用于因素体阳虚，寒从内生；或外寒直中三阴，深入脏腑；或因表寒证治疗不当，寒邪乘虚入里；或因过服寒凉，损伤阳气所致的里寒证。其主要临床表现有形寒肢冷，喜温蜷卧，面色苍白，口淡不渴，小便清长，大便溏泄，舌淡苔白，脉沉迟或缓等。治宜辛热温里，助阳祛寒，破阴救逆或温经散寒。里寒证在病位上有脏腑经络之异，在病情上有轻重缓急之分，故温里剂分为温中祛寒剂、回阳救逆剂、温经散寒剂三类。

三、使用注意事项

首先，在辨清寒证之表里基础上，尤应注意辨清寒证之真假。因温里剂多由辛温燥热之品组方，若真热假寒者用之，则助其热。其次，应注意患者的体质，若患者素体血虚，遣方用药慎勿过剂，以免重伤其血。再次，使用温里剂要因时、因地制宜，北方隆冬之际，剂量可略大；南方盛夏之时，则须慎重使用。最后，素有出血宿疾者，使用温里剂尤需谨慎，恐辛温走窜而致动血耗血。若阴寒太盛或真寒假热，服药入口即吐者，可反佐少量寒凉药物，或热药冷服，避免格拒。

第一节　温中祛寒剂

温中祛寒剂，适用于中焦虚寒证。方如理中丸、小建中汤、吴茱萸汤、大建中汤等。

理中丸

《伤寒论》

【组成】人参　干姜　甘草炙　白术各三两（各9g）

【用法】上四味，捣筛，蜜和为丸，如鸡子黄许大（9g）。以沸汤数合，和一丸，研碎，温服之，日三四服，夜二服。腹中未热，益至三四丸，然不及汤。汤法：以四物依两数切，用水八升，煮取三升，去滓，温服一升，日三服。服汤后，如食顷，饮热粥一升许，微自温，勿发揭衣被（现代用法：上药共研细末，炼蜜为丸，重 9g，每次 1 丸，小蜜丸则每次 9g，温开水送服，每日 2～3 次；亦可作汤剂，水煎服，药后饮热粥适量）。

【功用】温中祛寒，益气健脾。

【主治】

1. 脾胃虚寒证。腹痛绵绵喜温喜按，呕吐便溏，脘痞食少，畏寒肢冷，口淡不渴，舌质淡，苔白润，脉沉细或沉迟无力。

2. 阳虚失血证。便血、吐血、衄血或崩漏等见血色暗淡，质清稀，面色㿠白，气短神疲，脉沉细或虚大无力。

3. 小儿脾虚慢惊，病后多涎唾；中阳不足，阴寒上乘之胸痹；食饮不节，损伤脾胃阳气，清浊相干，升降失常之霍乱。

【证治机理】本证乃脾胃虚寒所致。中阳不足，寒自内生，阳虚失温，则畏寒肢冷；寒凝而滞，不通则痛，故腹痛绵绵喜温按；脾主运化而升清，胃主受纳而降浊，脾胃虚寒则脾不运化，胃不受纳，升降纳运失职，故见脘腹痞满、食少倦怠、呕吐便溏；舌淡苔白润，口中不渴，脉沉细或沉迟无力皆为虚寒之象。

若脾胃虚寒，统摄失权，血不循经而致便血、吐血、衄血或崩漏等，但血色暗淡，质清稀；若中阳不足，阳虚不运，阴寒上乘而致胸阳不振，则可见胸痹心痛；涎为脾之液，若久病累及脾阳，使津无所摄，上溢于口，则可见病后多涎唾，甚则流涎不止；若小儿先天禀赋不足，后天脾胃虚寒，或病中过服寒凉之品，或大病后调理不善，伐伤脾胃阳气，致使脾胃生化乏源，经脉失养，土不荣木，则可见慢惊。法当温中祛寒，益气健脾。

【方解】本方为治脾胃虚寒证之基础方。干姜辛热，温脾暖胃，助阳祛寒为君药。又阳虚常兼气弱，气旺亦助阳复，故臣以甘温之人参益气健脾，补虚助阳。君臣相伍，温中健脾。脾为中土，喜燥恶湿，虚则湿浊易生，反困脾胃，故佐以甘温苦燥之白术，既健脾补虚以助阳，又燥湿运脾助生化。炙甘草与诸药等量，寓意有三：一伍参、术以助益气健脾补虚助阳，二可缓急止痛，三为调和诸药，是佐药而兼使药之用。辛热甘苦合方，温补并用，补中寓燥，可温中阳补脾气，助运化，故曰"理中"。

本方在《金匮要略》中作汤剂，称"人参汤"。理中丸方后亦有"然不及汤"四字。盖汤剂较丸剂作用强而迅速，临床可视病情之缓急酌定剂型。

【使用注意】本方临证服后，当"饮热粥"，且温覆"勿发揭衣被"。药后当觉腹中似有热感，若"腹中未热"，则应适当加量，"益至三四丸"，或易为汤剂。

【临床运用】常用于急慢性胃肠炎、消化性溃疡、胃痉挛、胃下垂、胃扩张、慢性结肠炎、慢性支气管炎、头痛、慢性口腔溃疡、变应性鼻炎、小儿慢惊风、慢性泄泻、腹泻型肠易激综合征、乙型肝炎肝硬化失代偿期等证属脾胃虚寒者。

【附方】

附子理中丸（《太平惠民和剂局方》） 附子炮，去皮、脐 人参去芦 干姜炮 甘草炙 白术各三两（各9g） 上为细末，炼蜜为丸，每两作十丸。每服一丸（6g），以水一盏，化开，煎至七分，稍热服之，空心食前。功用：温阳祛寒，补气健脾。主治：脾胃虚寒较甚，或脾肾阳虚证。脘腹疼痛，下利清谷，恶心呕吐，畏寒肢冷，或霍乱吐利转筋，或感寒头痛，以及一切沉寒锢冷。

桂枝人参汤（《伤寒论》） 桂枝别切，四两（12g） 甘草炙，四两（12g） 白术三两（9g） 人参三两（9g） 干姜三两（9g） 上五味，以水九升，先煮四味，取五升，内桂更煮，取三升，去滓，温服一升，日再，夜一服。功用：温阳健脾，解表散寒。主治：脾胃虚寒，复感风寒表证。恶寒发热，头身疼痛，腹痛，下利便溏，口不渴，舌淡苔白滑，脉浮虚。

【鉴别】附子理中丸是在理中丸的基础上加用大辛大热之附子，其温中祛寒之力更强，且能温肾，适用于脾胃虚寒之重证或脾肾虚寒者。桂枝人参汤为人参汤（即理中汤）加桂枝，温阳健脾，兼解表寒，表里同治，适用于脾胃虚寒而兼外感风寒表证者。

【实验研究】理中丸具有调节结肠黏膜屏障功能作用。［杜青，李心亮，曾宏亮，等．理中丸对脾虚型腹泻大鼠结肠黏膜屏障 IL-22-MUC2/claudin-2 信号通路的影响．中国实验动物学报，2023，31（2）：217-224.］

【方歌】理中丸主理中乡，甘草人参术黑姜，呕利腹痛阴寒盛，或加附子总扶阳。

小建中汤
《伤寒论》

【组成】桂枝去皮，三两（9g）　甘草炙，二两（6g）　大枣擘，十二枚（4枚）　芍药六两（18g）　生姜切，三两（9g）　胶饴一升（30g）

【用法】上六味，以水七升，煮取三升，去滓，内饴，更上微火消解。温服一升，日三服（现代用法：水煎取汁，兑入饴糖，文火加热溶化，分两次温服）。

【功用】温中补虚，和里缓急。

【主治】中焦虚寒，肝脾失调，阴阳不和证。脘腹拘急疼痛，时发时止，喜温按，神疲乏力，虚怯少气；或心中悸动，虚烦不宁，面色无华；或见手足烦热，咽干口燥。舌淡苔白，脉细弦。

【证治机理】证因中焦虚寒，肝脾失调，阴阳不和所致。中焦虚寒，阳气失于温煦，土虚木乘，故脘腹拘急疼痛、时轻时重、喜温喜按。中焦虚寒，化源匮乏，阴阳俱虚。阳气亏虚，不足以温养精神，故神疲乏力、心中动悸；营阴亏虚，失于濡润，故手足烦热、口燥咽干；舌淡苔白，脉细弦，亦为虚寒与肝脾失和之象。本证虽繁杂，但总以脘腹疼痛、喜温喜按为主症；病机涉及诸多方面，总以中焦虚寒、肝脾失和为首要。治宜温补中焦为主，兼以调和肝脾，滋阴和阳，使中气强壮，肝柔脾健，阴阳调和，方可奏效。

【方解】本方为治中焦虚寒，肝脾失调，阴阳不和证之常用方。重用甘温质润入脾之饴糖，一者温中补虚，一者缓急止痛，一药而两擅其功，故以为君。臣以辛温之桂枝，温脾阳而祛虚寒。饴糖与桂枝相伍，辛甘养阳，温中益气。更臣以酸苦之芍药，其用有三：一者滋养营阴，以补营血之亏虚；二者柔肝缓急，与饴糖相伍，酸甘化阴，止腹痛拘急；三者与桂枝相配，调和营卫，燮理阴阳。佐以辛微温之生姜，助桂枝温胃散寒；甘平之大枣，助饴糖补益脾虚。生姜、大枣合用以升腾中焦生发之气而调营卫，和阴阳。佐使以甘温益气之炙甘草，一则益气补中虚，二则缓急止腹痛，三则调和诸药。辛甘、酸甘合化以调和阴阳；重用甘温质润以抑木缓急，可使脾健寒消，肝脾调和，阴阳相生，中气建立，诸症痊愈。

【临床运用】常用于消化性溃疡、慢性肝炎、慢性胃炎、放射性肠炎、神经衰弱、失眠、抑郁症、慢性低血压、小儿肠系膜淋巴结炎、再生障碍性贫血、功能性发热等证属中焦虚寒，肝脾不和者。

【附方】
黄芪建中汤（《金匮要略》）　桂枝去皮，三两（9g）　甘草炙，三两（9g）　大枣擘，十二枚（4枚）　芍药六两（18g）　生姜切，三两（9g）　胶饴一升（30g）　黄芪一两半（5g）　煎服法同小建中汤。功用：温中补气，和里缓急。主治：虚劳，阴阳气血俱虚证。里急腹痛，喜温喜按，形体羸瘦，面色无华，心悸气短，自汗盗汗。

当归建中汤（《千金翼方》）　当归四两（12g）　桂心三两（9g）　甘草炙，二两（6g）　芍药六两（18g）生姜三两（9g）　大枣擘，12枚（4枚）　上六味㕮咀，以水一斗，煮取三升，分为三服，一日令尽。若大虚，加饴糖六两（30g）作汤成，内之于火上暖，令饴糖消。功用：温补气血，缓急止痛。主治：产后虚羸不足，腹中绞痛不已，吸吸少气，或小腹拘急挛痛引腰背，不能饮食者。

大建中汤（《金匮要略》）　蜀椒炒去汗，二合（6g）　干姜四两（12g）　人参二两（6g）

上三味，以水四升，煮取二升，去滓，内胶饴一升（30g），微火煮取一升半，分温再服，如一炊顷，可饮粥二升，后更服，当一日食糜，温覆之（现代用法：水煎服，饴糖冲服）。功用：温中补虚，缓急止痛。主治：中阳虚衰，阴寒内盛之脘腹疼痛。心胸中大寒痛，呕不能食，腹中寒，上冲皮起出见有头足，上下痛而不可触近，舌苔白滑，脉细沉紧，甚则肢厥脉伏。

【鉴别】小建中汤由桂枝汤倍芍药，重加饴糖而成。虽组成相近，然理法迥异。桂枝汤以桂枝为君，桂枝与芍药用量相等，具有解肌发表、调和营卫之功；主治外感风寒表虚，营卫不和证。小建中汤以饴糖为君，具有温中补虚、缓急止痛之功，芍药倍桂枝，意在温中缓急；主治中焦虚寒，虚劳里急证。

小建中汤与理中丸皆为温中祛寒之剂，但理中丸纯用温补以温中健脾为主；小建中汤则温补之中配以调理肝脾之品，重在温中补虚、缓急止痛。

小建中汤与黄芪建中汤、当归建中汤、大建中汤皆属温中补虚。然黄芪建中汤为小建中汤加黄芪一味，则补气之力增，主治虚劳诸不足；当归建中汤为小建中汤加当归一味，则养血之力大，主治产后虚羸，血虚受寒而腹中痛者；大建中汤则纯用辛甘之品温建中阳，其补虚散寒之力较小建中汤为峻，具有降逆之功。

【实验研究】小建中汤具有抑制炎症反应、降低肠管收缩频率、减慢肠道转运、恢复胃肠功能作用。［韩雪珍.基于热敏通道TRPA1探讨小建中汤对肠道炎症大鼠胃肠动力异常的影响.北京中医药大学，2021.］

【方歌】小建中汤芍药多，桂姜甘草大枣和，更加饴糖补中脏，虚劳腹冷服之瘥。

吴茱萸汤

《伤寒论》

【组成】吴茱萸洗，一升（9g）　人参三两（9g）　生姜切，六两（18g）　大枣擘，十二枚（4枚）

【用法】上四味，以水七升，煮取二升，去滓。温服七合，日三服（现代用法：水煎服）。

【功用】温中补虚，降逆止呕。

【主治】

1.胃寒呕吐证。食谷欲呕，或兼胃脘疼痛，吞酸嘈杂，舌淡，脉沉弦而迟。

2.肝寒上逆证。干呕吐涎沫，头痛，颠顶痛甚，舌淡，脉沉弦。

3.肾寒上逆证。呕吐下利，手足厥冷，烦躁欲死，舌淡，脉沉细。

【证治机理】本证一为阳明寒呕，二为厥阴头痛，三为少阴吐利。其证虽属三经，然病机皆为虚寒之邪犯胃所致。胃以通降为顺，胃受寒邪，失于和降，故见食谷欲呕、胃脘疼痛、吞酸嘈杂。《素问·举痛论》云："寒气客于肠胃，厥逆上出，故痛而呕也。"厥阴之脉夹胃属肝，若肝寒上犯于胃，阴寒浊气随肝脉上冲，则呕吐涎沫；上扰清阳则头痛，且以颠顶痛著。肾经受寒则阳气微，阳气不能达于四末，则手足厥冷；寒邪上逆犯胃则呕；阳失温煦，寒湿下侵则利；阴寒内盛，阳气扰争，故烦躁欲死。阳虚寒盛，其舌色当淡，脉自沉弦而细迟。治当温中补虚，助阳散寒，降逆止呕。

【方解】本方为治肝胃虚寒，浊阴上逆证之常用方。方中吴茱萸辛苦性热，入肝肾脾胃经，上可温胃止呕，下可温肝降逆，又能温肾以止利，一药而三经并治，最善温肝暖脾，《金镜内台方义》谓"吴茱萸能下三阴之逆气"，故以为君。重用辛温之生姜为臣，生姜乃呕家之圣药，降逆止呕，温胃散寒，降中有散，张锡纯曰："吴茱萸汤中重用生姜至六两，取其温通之性，能升能降，以开脾胃凝滞之寒邪，使脾胃之气上下能行。"（《医学衷中参西录·医论》）吴茱萸与生姜相须为用，温降并行。佐以甘温之人参，补益中焦脾胃之虚；佐使以甘平之大枣，益气补脾，调和诸药。人参、大枣并用，补益中气，与吴茱萸、生姜合用，使清阳得升，浊阴得降。全方肝肾胃三经同治，温降补三法并施，以温降为主。

【临床运用】常用于慢性胃炎、妊娠呕吐、神经性呕吐、血管神经性头痛、偏头痛、顽固性头痛、胃寒痛、寒疝疼痛、梅尼埃综合征、慢性胆囊炎、老年胃食管反流症等证属肝胃虚寒者。

【附方】

小半夏汤（《金匮要略》）半夏一升（20g）生姜半斤（10g）以水七升，煮取一升半，分温再服。功用：和胃止呕，散饮降逆。主治：呕吐不渴，心下有支饮者，以及诸呕吐谷不得下者。

【鉴别】本方与吴茱萸汤均有温胃降逆止呕之功。但吴茱萸汤温中补虚，降逆止呕，重在治疗胃中虚寒，浊阴上逆诸证；而本方主治饮停于胃，胃失和降之呕吐。

【实验研究】吴茱萸汤对内脏痛小鼠结肠 TRPA1 和 TRRV1 的表达有显著的影响，具有止腹痛作用。[刘珍洪，郭蓉，高蔚，等.基于热敏通道 TRPA1 和 TRPV1 探讨吴茱萸汤对内脏痛模型小鼠的影响.中华中医药杂志，2020，35（2）：908-912.]

【方歌】吴茱萸汤人参枣，重用生姜温胃好，阳明寒呕少阴利，厥阴头痛皆能保。

第二节　回阳救逆剂

回阳救逆剂，适用于阳气衰微，阴寒内盛，甚或阴盛格阳、戴阳的危重病证。方如四逆汤、回阳救急汤等。

四逆汤

《伤寒论》

【组成】甘草炙，二两（6g）干姜一两半（6g）附子生用，去皮，破八片，一枚（15g）

【用法】上三味，以水三升，煮取一升二合，去滓，分温再服。强人可大附子一枚，干姜三两（现代用法：水煎服）。

【功用】回阳救逆。

【主治】少阴病，心肾阳衰寒厥证。四肢厥逆，恶寒蜷卧，神衰欲寐，面色苍白，腹痛下利，呕吐不渴，舌苔白滑，脉微细；或太阳病误汗亡阳者。

【证治机理】证乃少阴心肾阳衰，阴寒内盛所致；亦可因太阳病误汗亡阳所为。阳气不能温煦周身四末，则四肢厥逆、恶寒蜷卧；无力鼓动血行，则脉微细。心阳衰微，神失所养，则神衰欲寐；肾阳衰微，脾失温煦，升降失调，则腹痛吐利；面色苍白，口中不渴，舌苔白滑亦为阴寒内盛之象。太阳误汗，阳气亦可随汗外泄，损伤心肾之阳，而致阳气大虚之亡阳证。此阳衰寒盛之证，非纯阳大辛大热之品，不足以破阴寒、回阳气、救厥逆，故法当回阳破阴救逆。

【方解】本方为体现回阳救逆法之代表方，是治阳衰寒厥证之基础方。方中生附子大辛大热，大补命门之真阳，通行十二经脉，温壮心肾之阳，回阳破阴以救逆，为君药，生用则能迅达内外以温阳驱寒。臣辛热之干姜以守中，既与附子相须为用，以增温里回阳之力；又温中散寒，助阳通脉。炙甘草一药三用：一以益气补中，与姜附温补结合，治虚寒之本；二以甘缓姜附峻烈之性，使其破阴回阳而无暴散之虞；三以调和药性，使药力持久，是为佐药而兼使药之用。诸药配伍，大辛大热以速挽元阳，少佐甘缓防虚阳复耗。

【使用注意】若服药后出现呕吐拒药者，可将药液置凉后服用。本方纯用辛热之品，中病手足温和即止，不可久服。

【临床运用】常用于心肌梗死、心力衰竭、急性胃肠炎吐泻过多、荨麻疹、糖尿病周围神经病变、血管性疾病或某些急症大汗而见休克证属阳衰阴盛者。

【附方】

通脉四逆汤（《伤寒论》）甘草炙，二两（6g） 附子生用，去皮，破八片，大者一枚（20g） 干姜三两，强人可四两（9~12g） 上三味，以水三升，煮取一升二合，去滓，分温再服，其脉即出者愈。功用：破阴回阳，通达内外。主治：少阴病，阴盛格阳证。下利清谷，里寒外热，手足厥逆，脉微欲绝，身反不恶寒，其人面色赤，或腹痛，或干呕，或咽痛，或利止，脉不出者。若"吐已下断，汗出而厥，四肢拘急不解，脉微欲绝者"，加猪胆汁半合（5mL），名"通脉四逆加猪胆汁汤"。"分温再服，其脉即来。无猪胆，以羊胆代之。"

四逆加人参汤（《伤寒论》）甘草炙，二两（6g） 附子生用，去皮，破八片，一枚（15g） 干姜一两半（9g） 人参一两（6g） 上四味，以水三升，煮取一升二合，去滓，分温再服。功用：回阳救逆，益气固脱。主治：少阴病真阳衰微，元气亦虚之证。四肢厥逆，恶寒蜷卧，脉微而复自下利，利虽止而余症仍在者。

白通汤（《伤寒论》）葱白四茎（6g） 干姜一两（3g） 附子生，去皮，破八片，一枚（15g） 上三味，以水三升，煮取一升，去滓，分温再服。功用：破阴回阳，宣通上下。主治：少阴病阴盛戴阳证。手足厥逆，下利，脉微，面赤者。若"利不止，厥逆无脉，干呕，烦者"，加猪胆汁一合（5mL），人尿五合（25mL），名"白通加猪胆汁汤"。

参附汤（《正体类要》）人参四钱（12g） 附子炮，去皮，脐，三钱（9g） 用水煎服，阳气脱陷者，倍用之。功用：益气回阳固脱。主治：阳气暴脱证。四肢厥逆，冷汗淋漓，呼吸微弱，脉微欲绝。

【鉴别】通脉四逆汤、四逆加人参汤、白通汤均为四逆汤加减衍化而成，是《伤寒论》中治疗少阴阳虚证的主要方剂。

通脉四逆汤证除"少阴四逆"外，更有"身反不恶寒，其人面色赤，或腹痛，或干呕，或咽痛，或利止，脉不出"等，是阴盛格阳、真阳欲脱之危象，故在四逆汤的基础上加姜、附用量，冀能阳回脉复，其方后注明"分温再服，其脉即出者愈"。若吐下已止，汗出而厥，四肢拘急不解，脉微欲绝者，是真阴真阳大虚欲脱之危象，须加苦寒之胆汁（通脉四逆加猪胆汁汤），既防寒邪拒药，又引虚阳复归于阴中，亦是反佐之妙用，是以方后注明："无猪胆，以羊胆代之。"

四逆汤证原有下利，若利止而四逆证仍在，是气血大伤之故。遂于四逆汤中加大补元气之人参以益气固脱，使阳气回复，阴血自生。临床凡是四逆汤证而见气短、气促者，均可用四逆加人参汤急救。

　　白通汤即四逆汤去甘草，减少干姜用量，再加葱白而成。主治阴寒盛于下焦，急需通阳破阴，以防阴盛逼阳，故用辛温通阳之葱白合姜、附以通阳复脉。因下利甚者，阴液必伤，则减干姜之燥热，寓有护阴之意。若利不止，厥逆无脉，干呕烦者，是阴寒内盛于里，阳气欲脱于上，阴气欲脱于下之危象，急当用大辛大热之剂通阳复脉，并加胆汁、人尿（白通加猪胆汁汤）滋阴以和阳，是反佐之法。原文有"服汤，脉暴出者死，微续者生。"方后还有"若无胆，亦可用"，可知其重在人尿。

　　参附汤为峻补阳气以救暴脱之剂。凡大病虚极，元气大亏，阳气暴脱者，均可用本方救治。待阳气来复，再行辨证调治。

　　【实验研究】四逆汤具有调控心肌细胞凋亡、改善慢性心力衰竭功能。[叶嘉豪，钟森杰，杨梦，等.四逆汤对阿霉素诱导的慢性心衰大鼠模型心肌细胞凋亡的影响.时珍国医国药，2022，33（10）：2339-2342.]

　　【方歌】四逆汤中姜附草，阳衰寒厥急煎尝，腹痛吐泻脉沉细，急投此方可回阳。

回阳救急汤
《伤寒六书》

　　【组成】熟附子（9g）　干姜（6g）　人参（6g）　甘草炙（6g）　白术炒（9g）　肉桂（3g）　陈皮（6g）　五味子（3g）　茯苓（9g）　半夏制（9g）（原著本方无用量）

　　【用法】水二盅，姜三片，煎之，临服入麝香三厘（0.1g）调服。中病以手足温和即止，不得多服（现代用法：水煎服，麝香冲服）。

　　【功用】回阳固脱，益气生脉。

　　【主治】寒邪直中三阴，真阳衰微证。四肢厥冷，神衰欲寐，恶寒蜷卧，吐泻腹痛，口不渴，甚则身寒战栗，或指甲口唇青紫，或吐涎沫，舌淡苔白，脉沉微，甚或无脉。

　　【证治机理】证乃寒邪直中三阴，阴寒内盛，真阳衰微欲脱所致。素体阳虚，寒邪直中三阴，太阴受寒则腹痛、吐泻，或吐涎沫；少阴受寒则脉微肢厥、神衰欲寐、恶寒蜷卧；厥阴受寒则身寒战栗、唇指青紫，甚或无脉。此皆阴寒内盛，阳微欲脱之象。法当回阳固脱，益气生脉。

　　【方解】本方由四逆汤合六君子汤，再加肉桂、五味子、麝香、生姜组成。方中以大辛大热之附子配干姜、肉桂，温里回阳，祛三阴之寒以通脉。六君子汤去大枣（人参、白术、茯苓、炙甘草、半夏、陈皮、生姜），补益脾胃，固守中州。其中人参与附子相配，益气回阳以固脱；与少量酸涩敛气之五味子相伍，益气补心以生脉。麝香三厘，辛香走窜，通行十二经脉，与五味子之酸收配合，则散中有收，使诸药迅布周身，回阳救急而无虚阳散越之虞。全方辛热甘温相配，回阳补中兼顾，辛香酸涩相伍，以防阳气散越。本方为治寒邪直中三阴，真阳衰微证之常用方。

　　【使用注意】方中麝香用量不宜过大。服药后手足温和即止。

　　【临床运用】常用于急性胃肠炎吐泻过多、慢性泄泻、难治性肺炎、小儿肺炎、休克、心绞痛、慢性心力衰竭等证属亡阳欲脱者。

　　【附方】

　　回阳救急汤（《重订通俗伤寒论》）黑附块三钱（9g）　紫瑶桂五分（1.5g）　别直参二钱（6g）　原麦冬辰砂染，三钱（9g）　川姜二钱（6g）　姜半夏一钱（3g）　湖广术钱半（5g）　北五味三分（1g）　炒广皮八分（3g）　清炙草八分（3g）　真麝香冲，三厘（0.1g）　水煎服。功用：回阳救逆，益气生脉。主治：少阴病，阳衰阴竭证。下利脉微，甚则利不止，肢厥无脉，干呕心烦者。

【鉴别】《重订通俗伤寒论》与《伤寒六书》之回阳救急汤，均为回阳救逆之剂。但《重订通俗伤寒论》之回阳救急汤去茯苓，加养阴之麦冬，与人参、五味子配伍，乃生脉散（见补益剂），非但大有益气生脉之功，且有养阴生津之用；与附子、干姜相伍，回阳之中有益阴之意，故对于阳衰而吐泻伤津，脉细欲绝者，服之颇宜。

【方歌】回阳救急用六君，桂附干姜五味群，加麝三厘或胆汁，三阴寒厥建奇勋。

第三节　温经散寒剂

温经散寒剂，适用于寒凝经脉证。方如当归四逆汤、黄芪桂枝五物汤等。

当归四逆汤
《伤寒论》

【组成】当归三两（9g）　桂枝去皮，三两（9g）　芍药三两（9g）　细辛三两（3g）　甘草炙，二两（6g）通草二两（6g）　大枣擘，二十五枚（8枚）

【用法】上七味，以水八升，煮取三升，去滓，温服一升，日三服（现代用法：水煎服）。

【功用】温经散寒，养血通脉。

【主治】血虚寒厥证。手足厥寒，或腰、股、腿、足、肩臂疼痛，口不渴，舌淡苔白，脉沉细或欲绝。

【证治机理】证由营血亏虚，寒凝经脉，气血运行不畅而致。素体血虚，营血不能充盈血脉，复感外寒或寒从中生，阳气被遏而不达四末，故手足厥寒。正如《金镜内台方议》所云："阴血内虚，则不能荣于脉；阳气外虚，则不能温于四末。"寒凝经脉，气血运行不畅，则腰、股、腿、足、肩臂疼痛。舌淡苔白，口不渴，脉细欲绝或沉细，是营血不足，寒邪内侵之象。根据《内经》"寒者热之""虚则补之"的原则，法当温经散寒，养血通脉。

【方解】本方由桂枝汤去生姜，倍大枣，加当归、通草、细辛组成。方中当归甘温，入肝经，养血和血以补虚；桂枝辛温，温经散寒以通脉，共为君药。细辛温经散寒，助桂枝温通血脉；白芍养血和营，助当归补益营血，均为臣药。通草通利经脉以畅血行；大枣、甘草益气健脾，养血补虚，皆为佐药。重用大枣，既合归、芍以补营血，又防桂枝、细辛燥烈太过，伤及阴血。甘草具有调和诸药之功，亦为使药。诸药配伍，辛温与甘酸并用，温经散寒而不生燥，养血通脉而不留滞。本方为治血虚寒厥证之常用方。

【临床运用】常用于风湿性心脏病、冠心病、头痛、高血压、中风及中风后遗症、肩周炎、痛风性关节炎、术后肠粘连、前列腺增生、闭经、痛经、子宫内膜异位症、新生儿硬肿症、雷诺病、荨麻疹、多形性红斑、冻疮、类银屑病、变应性鼻炎等证属营血亏虚，寒凝经脉，气血运行不畅者。

【附方】

当归四逆加吴茱萸生姜汤（《伤寒论》）　当归三两（9g）　芍药三两（9g）　甘草炙，二两（6g）　通草二两（6g）　桂枝去皮，三两（9g）　细辛三两（3g）　生姜切，半斤（12g）　吴茱萸二升（9g）　大枣擘，二十五枚（8枚）　上九味，以水六升，清酒六升和，煮取五升，去滓，温分五服。功用：温经散寒，养血通脉，和中止呕。主治：血虚寒凝，手足厥冷，兼寒邪在胃，呕吐腹痛者。

【鉴别】四逆散、四逆汤、当归四逆汤三方主治证皆见"四逆"，然其病机、用药迥异。四逆散证是因外邪传经，气机郁滞，阳气被遏，不达四末所致，故其逆冷仅在肢端，不过腕踝，尚可见身热、脉弦等；四逆汤证是因阴寒内盛，阳气衰微，无力到达四末而致，故其厥逆严重，冷过肘膝，并伴有神衰欲寐、腹痛下利、脉微欲绝等；当归四逆汤证之手足厥寒是血虚受寒，寒凝经脉，血行不畅所致，因其寒在经脉不在脏腑，故肢厥程度较四逆汤证为轻，并兼见肢体疼痛等症。正如周扬俊所言："四逆汤全在回阳起见，四逆散全在和解表里起见，当归四逆汤全在养血通脉起见。"（《温热暑疫全书》）

【实验研究】当归四逆汤能有效防治寒凝血瘀型动脉硬化闭塞症。[樊凯芳，王欢，李晓亮. 当归四逆汤对动脉硬化闭塞症寒凝血瘀型家兔血管平滑肌细胞 ERK1、c-myc mRNA 表达的影响. 中华中医药杂志，2020，35（1）：424-427.]

【方歌】当归四逆桂枝芍，细辛甘枣通草施，血虚寒厥四末冷，温经通脉最相宜。

黄芪桂枝五物汤
《金匮要略》

【组成】黄芪三两（9g）　芍药三两（9g）　桂枝三两（9g）　生姜六两（18g）　大枣十二枚（4枚）

【用法】上五味，以水六升，煮取二升，温服七合，日三服（现代用法：水煎服）。

【功用】益气温经，和血通痹。

【主治】血痹。肌肤麻木不仁，微恶风寒，舌淡苔白，脉微涩而紧。

【证治机理】证由营卫气血不足，风邪袭脉，血脉凝涩而致。机体素虚，营卫气血不足，加之风寒之邪乘虚客于血脉，使血行涩滞，运行不畅，致肌肤失于濡养而麻木不仁、微恶风寒、舌淡等；虽状如风痹，但痹而无痛，是与风痹之区别，其脉微涩兼紧，凝涩不通之象。《素问·痹论》云："营气虚，则不仁。"法当益气温经，和血通痹。

【方解】本方为治血痹之常用方。本方为桂枝汤去炙甘草，倍生姜，加黄芪而成。方中黄芪甘温益气，补在表之卫气，为君药。桂枝辛温，散风寒而温经通痹，与黄芪配伍，益气温阳，和血通经；桂枝得黄芪益气而振奋卫阳；黄芪得桂枝，固表而不致留邪。芍药养血和营，濡养肌肤而通血痹，与桂枝合用，调营卫而和表里，均为臣药。生姜辛温，疏散风邪，以助桂枝之力；大枣甘温，益气养血，以资黄芪、芍药之功；与生姜为伍，又能和营卫，调和诸药，为佐使药。五味相合，甘温与辛甘酸合法，益气而和营卫，固表而不留邪。

【临床运用】常用于皮肤病、末梢神经炎、中风后遗症等见有肢体麻木疼痛证属气虚血滞，微感风邪者。

【鉴别】当归四逆汤、黄芪桂枝五物汤均系桂枝汤演化而成。当归四逆汤由桂枝汤去生姜，倍大枣，加当归、通草、细辛组成；主治血虚受寒，寒凝经脉的手足厥冷及疼痛证。黄芪桂枝五物汤由桂枝汤去炙甘草，倍生姜，加黄芪而成；主治素体虚弱，微受风邪，邪滞血脉，凝涩不通所致肌肤麻木不仁之血痹证。

【实验研究】黄芪桂枝五物汤具有抑制炎症反应、改善关节炎症状、缓解关节病变进程作用。[林婉娜，苏慧琳，李慧敏，等. 黄芪桂枝五物汤抗类风湿性关节炎的作用机制. 中国实验方剂学杂志，2022，28（9）：9-15.]

【方歌】黄芪桂枝五物汤，芍药大枣与生姜，益气温经和营卫，血痹风痹功效良。

复习思考题

1. 温里剂与辛温解表剂在配伍用药、临床表现上有何不同?

2. 结合理中丸与人参汤,分析剂型变化对方剂功用、主治的影响。

3. 理中丸以一味温中药与三味补气药配伍,其意义是什么?

4. 小建中汤与桂枝汤在立法、组成及功用方面的区别是什么?

5. 大、小建中汤在组成、配伍、功用、主治等方面有何异同?

6. 吴茱萸汤为何重用生姜?

7. 如何在主治病证及病机、治法上区分当归四逆汤与四逆汤?

8. 分析桂枝与芍药等量在桂枝汤、当归四逆汤、黄芪桂枝五物汤中的不同配伍意义。

第十三章

表里双解剂

一、概念

凡具有表里同治、内外分解等作用，主治表里同病的方剂，统称表里双解剂。本类方剂属于"八法"中"汗法"与"清法""温法""下法"等的综合运用。

二、适应证及分类

表里同病的证候，系指表证未解而里证又起，或原有宿疾又感新邪，致使表证与里证同时并见的证候。表里同病因表证与里证的不同而病变各异，主要有表寒里热、表热里寒、表里俱热、表里俱寒、表实里虚、表虚里实、表里俱虚、表里俱实等多种情况。但概而言之，临证主要见表证兼里热、表证兼里寒、表证兼里实及表证兼里虚四种类型，而表证兼里虚证已在解表剂中论及，故本章方剂主要分为解表清里剂、解表温里剂、解表攻里剂三类。

三、使用注意事项

使用表里双解剂，必须是邪气在表而里证又急的证候。其次，应辨别表证与里证的寒、热、虚、实属性，分清表证与里证的轻重主次，权衡解表药与治里药的比例，以免出现太过或不及之弊。

第一节　解表清里剂

解表清里剂，适用于表邪未解而里热已炽的证候。方如葛根黄芩黄连汤、石膏汤等。

葛根黄芩黄连汤

《伤寒论》

【组成】葛根半斤（15g）　甘草炙，二两（6g）　黄芩三两（9g）　黄连三两（9g）

【用法】上四味，以水八升，先煮葛根，减二升，内诸药，煮取二升，去滓，分温再服（现代用法：水煎服）。

【功用】解表清里。

【主治】表证未解，邪热入里证。身热，下利臭秽，胸脘烦热，口干作渴，或喘而汗出，舌红苔黄，脉数或促。

【证治机理】外感表证，邪在太阳，法当解表，倘误用攻下，伤及正气，脾气不升，以致表邪内陷阳明而致"协热下利"。此时表邪未解，而里热已炽，表里俱热，故身热、胸脘烦热、口渴、舌红、苔黄、脉数；热邪内迫，清阳不升，大肠传化失司，故下利臭秽；肺与大肠相表里，阳明里热上蒸于肺，肺气不利则喘，外蒸于肌表则汗出。治当外解肌表之邪，内清胃肠之热。

【方解】本方为治疗表证未解，邪热入里，协热下利之基础方。重用葛根为君，甘辛而凉，主入阳明经，外解肌表之邪，内清阳明之热，又升发脾胃清阳而止泻升津，使表解里和，汪昂《医方集解》赞其"能升阳明清气，又为治泻圣药"。臣以黄芩、黄连苦寒清热，厚肠止利。甘草甘缓和中，调和诸药，为佐使药。四药合用，辛凉升散与苦寒清降共施，以成清热升阳止利之法，外疏内清，表里同治，使表解里和，身热下利自愈。

【使用注意】原方用法要求，葛根先煎，而后纳诸药，因葛根"气轻质重"，先煎则"解肌之力优而清中之气锐"。(《伤寒来苏集·伤寒附翼》)

【临床运用】常用于急性肠炎、细菌性痢疾、肠伤寒、胃肠型感冒等，证属表证未解，里热又甚或纯阳明里热者。

【鉴别】葛根芩连汤与白头翁汤、芍药汤均可治热利。但葛根芩连汤有表里双解之功，尤以清里热为主，所治属热利兼太阳表证；症见身热口渴，喘而汗出，下利臭秽，舌红苔黄等表里俱热之征。白头翁汤有清热解毒，凉血止痢之效，用治热毒深陷血分之热痢；以泻下脓血，赤多白少，身热，苔黄等为主要表现特征。芍药汤侧重于清热燥湿，调和气血，主治湿热痢；主要表现为便脓血赤白相兼，且腹痛里急后重较甚者。

【实验研究】葛根芩连汤能修复肠道屏障，治疗抗生素相关性腹泻。[苏钢，杨光勇，张庚鑫，等．基于 16S rRNA 测序与网络药理学探讨葛根芩连汤干预抗生素相关性腹泻的作用机制．中国实验方剂学杂志：1–15.]

【方歌】葛根黄芩黄连汤，甘草四般治二阳，解表清里兼和胃，喘汗自利保平康。

石膏汤

《深师方》录自《外台秘要》

【组成】石膏（30g） 黄连 黄柏 黄芩各二两（6g） 香豉绵裹，一升（9g） 栀子擘，十枚（9g） 麻黄去节，三两（9g）

【用法】上七味切，以水一斗，煮取三升，分为三服，一日并服，出汗。初服一剂，小汗；其后更合一剂，分两日服。常令微汗出，拘挛烦愦即瘥。得数行利，心开令语，毒折也。忌猪肉、冷水（现代用法：水煎服）。

【功用】清热泻火，发汗解表。

【主治】伤寒表证未解，里热已炽证。壮热无汗，身体沉重拘急，鼻干口渴，烦躁不眠，神昏谵语，或发斑，脉滑数。

【证治机理】证系伤寒表证未解，郁而化热，内传入里，三焦热盛所致。表有实邪，卫气闭郁，邪热入里，正邪交争，故壮热无汗、身体拘急；邪郁营卫，三焦俱热，火毒内炽，故见鼻干口渴、烦躁不眠、神昏谵语；若热伤血络，迫血妄行，可见吐衄发斑；里热炽盛，故脉见滑数。此时若仅清里热，则表证不解；但只解其表，则里证又急，恐生他变。唯有解表与清里兼顾，方能两全。

【方解】本方为治疗表寒未解，里热炽盛之代表方。石膏辛甘大寒，辛可解肌，寒能清热，既能清热除烦，又不碍解表药之发散，为君药。臣以麻黄、豆豉辛温发汗，开泄腠理，使在表之邪从表而散；君臣相协，可表里双解。佐以苦寒降泄之黄连、黄柏、黄芩、栀子（即黄连解毒汤）泻火解毒，以直折三焦火热亢盛之势。诸药配伍，发表而不助热，清里而不碍表邪，如此表里分消，内外同治，而具清热泻火，发汗解表之功，为解表清热之良剂。

《伤寒总病论》将本方更名为"三黄石膏汤"，其用量亦改为：石膏一两，研，黄连、黄柏、黄芩各半两，香豉二合半，栀子五个，麻黄三分。从表里寒温药物的比例来看，此方似更为合理。《伤寒六书》载本方煎时又增加姜、枣、细茶三味，治疗伤寒经汗、吐、下误治后，三焦炽热，谵语不休，身目俱黄之证。

【临床运用】常用于急性感染性疾病、急性传染性疾病等，证属表邪未解，里热已炽者。

【鉴别】本方与大青龙汤皆用麻黄解表，石膏清里，均有解表寒、清里热之功，用治既有表实无汗，又具里热之证。然大青龙汤重用麻黄，且配以桂枝、生姜、杏仁，故发汗解表之力强，所治表寒较重；本方则配以芩、连、柏、栀清泻三焦火热之邪，故清泻里热之功大，所治里热较甚，波及三焦。

【方歌】石膏汤中栀三黄，麻黄豆豉共煎尝，伤寒壮热脉滑数，里清表解真良方。

第二节　解表温里剂

解表温里剂，适用于外有表证而又有里寒之证，方如五积散。

五积散

《仙授理伤续断秘方》

【组成】苍术　桔梗各二十两（各15g）　枳壳　陈皮各六两（各9g）　芍药　白芷　川芎　川归　甘草　肉桂　茯苓各三两（各5g）　半夏汤泡，三两（5g）　厚朴　干姜各四两（6g）　麻黄去根、节，六两（6g）

【用法】上除枳壳、桂两件外，余细锉，用慢火炒令色变，摊冷，入枳、桂令匀。每服三钱（9g），水一盏，姜三片，煎至中盏热服（现代用法：上药为散，每服9g，生姜3片，水煎服；亦可作汤剂，水煎服）。

【功用】发表温里，顺气化痰，活血消积。

【主治】外感风寒，内伤生冷证。身热无汗，头痛身疼，项背拘急，胸满恶食，呕吐腹痛，以及妇女血气不和，心腹疼痛，月经不调等属寒性者。

【证治机理】证系寒、湿、气、血、痰五积所致。外感风寒，郁于肌表，腠理闭塞，故见发热恶寒、无汗、头痛身疼、项背拘急等表实证。内伤生冷，或宿有积冷，中阳受损，脾胃运化失常，停湿生痰，阻滞气机，气血不和，故又有胸满恶食、呕吐腹痛，或腹胁胀痛等症。妇人以血为本，寒凝气滞，气血不和，妇人又可见月经不调、心腹疼痛。寒为五积之始，五积之成亦以寒为中心，治应表散外寒、温化里寒为主，兼以行气活血、祛湿化痰为法。

【方解】本方为治疗外感风寒，内伤生冷所致寒、湿、气、血、痰五积证之代表方。重用苍术为君，既能解表散寒，又能芳化湿浊。臣以麻黄、佐以白芷辛温发汗，以解散表寒；干姜、肉桂辛热助阳，以温散里寒，君臣相伍，可除内外之寒。又佐厚朴、陈皮、茯苓、甘草合苍术为平胃散，功擅燥湿运脾，以除湿积；半夏与陈皮、茯苓、甘草相伍为二陈汤，长于燥湿化痰、理气和中，以消痰积；当归、川芎、芍药活血化瘀止痛，以化血积；桔梗与枳壳升降气机，理气宽胸，以行气积，且有助于除湿、化痰、行血。使以炙甘草健脾和中，调和诸药。诸药合用，汗、温、消、补四法并用，表里同治，共收散寒温里，气血痰湿并行之功，使脾运复健，气机通畅，痰消湿化，血脉调和，诸症得解。本方能散寒、湿、气、血、痰五积，故名"五积散"，《医方集解》称其"一方统治多病，惟活法者变而通之"。

【临床运用】常用于坐骨神经痛、腰痛、胃脘痛、喘咳及妇女痛经、寒湿带下等，证属"五积"之患者。

【实验研究】五积散含药血清体外对柯萨奇病毒（Cox.V）与轮状病毒（HRV）感染细胞有抗 HRV 与 Cox.V 活性以及细胞保护作用［饶健，蔡光先，伍参荣，等 . 五积散及其含药血清体外抗病毒作用研究 . 中草药，2010，41（5）：805。］

【方歌】五积散治五般积，麻黄苍芷归芍芎，枳桔桂苓干姜朴，陈皮半夏草姜充，
　　　　理气解表祛寒湿，散痞调经用各充。除桂枳陈余略炒，熟料尤增温散功。

第三节　解表攻里剂

解表攻里剂，适用于外有表邪而里有实积之证。方如大柴胡汤、防风通圣散、疏凿饮子等。

大柴胡汤
《金匮要略》

【组成】柴胡半斤（24g）　黄芩三两（9g）　芍药三两（9g）　半夏洗，半升（9g）　枳实炙，四枚（9g）大黄二两（6g）　大枣擘，十二枚（4枚）　生姜切，五两（15g）

【用法】上八味，以水一斗二升，煮取六升，去滓，再煎。温服一升，日三服（现代用法：水煎服）。

【功用】和解少阳，内泻热结。

【主治】少阳阳明合病。往来寒热，胸胁苦满，呕不止，郁郁微烦，心下痞鞕，或心下急痛，大便不解或协热下利，舌苔黄，脉弦数有力。

【证治机理】少阳与阳明合病，乃因少阳之邪内传阳明，化热成实而致。少阳病未解，故见往来寒热、胸胁苦满；邪入阳明，化热成实，气机被阻，腑气不通，故见心下痞鞕，或心下急痛，大便不解，苔黄脉数等；里热较甚，心烦加重而表现为郁郁微烦；胆热犯胃，加之阳明热结，胃气上逆更甚，故由"喜呕"而为"呕不止"。若阳明积热下迫，大肠传导失司，又可见协热下利。此少阳与阳明合病，伤寒少阳法当和解，禁用下法，否则会伤及气血或引邪入里，但兼阳明腑实则又当下。故治当和解少阳为主，辅以内泻阳明热结。

【方解】本方为治疗少阳阳明合病之代表方。本方以和解少阳的小柴胡汤与轻下阳明热结的小承气汤合方加减而成。方中重用柴胡，疏解少阳之邪，黄芩清泄少阳郁热，二药合用，和解清热，以解少阳之邪。轻用大黄、枳实泻热通腑，行气破结，以内泻阳明热结。芍药缓急止痛，与大黄相配可治腹中实痛，合枳实能调和气血，以除心下满痛；半夏和胃降逆，辛开散结，配伍大量生姜，既增止呕之功，又解半夏之毒。大枣和中益气，与生姜相配，调脾胃、和营卫，并调和

诸药。诸药合用，和下并用，主以和解少阳，辅以内泻热结，佐以缓急降逆，使少阳与阳明之邪得以分解。

【临床运用】常用于胆系急性感染、胆石症、胆道蛔虫病、急性胰腺炎、胃及十二指肠溃疡等证属少阳阳明合病者。

【附方】

厚朴七物汤（《金匮要略》） 厚朴半斤（24g） 甘草三两（9g） 大黄三两（9g） 大枣十枚（4枚） 枳实五枚（15g） 桂枝二两（6g） 生姜五两（15g） 上七味，以水一斗，煮取四升，温服八合，日三服。功用：解肌发表，行气通便。主治：外感表证未罢，里实已成。腹满，大便不通，发热，脉浮而数。

复方大柴胡汤（《中西医结合治疗急腹症》） 柴胡 黄芩 川楝子 延胡索 白芍药 生大黄后下，各9g 蒲公英15g 枳壳 木香 生甘草各6g 水煎服。每日一剂或两剂，晚上服或早晚分服。功用：和解少阳，理气泄热。主治：溃疡病急性穿孔缓解后，腹腔感染。上腹及右下腹压痛，肠鸣，便燥，身热，苔黄，脉数等。

【鉴别】大柴胡汤与厚朴七物汤均为和解攻里之方。大柴胡汤主治少阳与阳明合病而以少阳证为主者，故法取小柴胡汤之义重在和解少阳之邪，法取小承气汤之义轻泻阳明热邪。厚朴七物汤则治太阳与阳明合病而以阳明证为重者，故重用厚朴，配伍枳实以行气除满，大黄泻热通便，取厚朴三物汤之义，以攻下阳明热结；轻用桂枝，佐以生姜、大枣、甘草以解肌散寒，调和营卫，共成和解攻里之剂。

大、小柴胡汤均有柴胡、黄芩、半夏、大枣，皆可和解少阳。但大柴胡汤所治之证呕逆比小柴胡汤为重，故重用生姜以加强止呕之力，且生姜协柴胡还可加强散邪之力；小柴胡汤中有人参、甘草，而大柴胡汤则去之，是因少阳之邪渐次传里，阳明实热已结，故不用人参、甘草，加大黄、枳实意在泻热除结，用芍药旨在加强缓急止痛之功。小柴胡汤专治少阳病，大柴胡汤则治少阳阳明合病。

【实验研究】大柴胡汤能抗小鼠肝癌的体内外活性。［乔曦，许世豪，王宇炜，等．大柴胡汤通过调控 p38 MAPK/IL-6/STAT3 信号通路抑制肝癌的作用机制．中国实验方剂学杂志，2022，28（16）：19-31.］

【方歌】大柴胡汤用大黄，枳实芩夏白芍将，煎加姜枣兼表里，妙法内攻并外攘。

防风通圣散

《黄帝素问宣明论方》

【组成】防风 川芎 当归 芍药 大黄 薄荷叶 麻黄 连翘 芒硝各半两（各6g） 石膏 黄芩 桔梗各一两（各12g） 滑石三两（20g） 甘草二两（10g） 荆芥 白术 栀子各一分（各3g）

【用法】上为末，每服二钱（6g），水一大盏，生姜三片，煎至六分，温服（现代用法：作水丸，每服6g，加生姜3片，煎汤送服，每日2次；亦可作汤剂，水煎服）。

【功用】疏风解表，泻热通便。

【主治】风热壅盛，表里俱实证。憎寒壮热，头目昏眩，目赤睛痛，口苦而干，咽喉不利，胸膈痞闷，咳呕喘满，涕唾稠黏，大便秘结，小便赤涩，舌苔黄腻，脉数有力。并治疮疡肿毒，肠风痔漏，鼻赤，瘾疹等。

【证治机理】证为外感风邪，内有蕴热，表里俱实所致。风热之邪在表，正邪相争，以致憎寒壮热；风热上攻，则头目昏眩、目赤睛痛、咽喉不利；内有蕴热，肺胃受邪，故见胸膈痞闷、咳呕喘满、涕唾稠黏、口苦口干、便秘溲赤。至于疮疡肿毒、肠风痔漏、鼻赤、瘾疹等亦为风热壅盛，气血怫郁所致。治当疏风散热以解表邪，泻热攻下以除里实。

【方解】本方为治风热壅盛，表里俱实证之代表方剂。麻黄、防风、荆芥、薄荷发汗散邪，疏风解表，使表邪从汗而解；黄芩、石膏清泄肺胃；连翘、桔梗清宣上焦，解毒利咽。栀子、滑石清热利湿，引热自小便出；芒硝、大黄泻热通腑，使结热从大便出，四药相伍，使里热从二便分消。火热之邪，易灼血耗气，汗下并用，亦易伤正，故用当归、芍药、川芎养血和血，白术、甘草健脾和中，并监制苦寒之品以免伤胃。煎加生姜和胃助运。诸药配伍，汗下清利合法，使发汗不伤表，清下不伤里，共奏疏风解表，泻热通便之功。《王旭高医书六种·退思集类方歌注》云："此为表里、气血、三焦通治之剂……汗不伤表，下不伤里，名曰通圣，极言其用之效耳。"

【临床运用】常用于感冒、高血压、偏头痛、肥胖症、习惯性便秘、急性结膜炎、老年性瘙痒、面部蝴蝶斑、斑秃等，证属风热壅盛，表里俱实者。

【实验研究】防风通圣散可明显改善多囊卵巢综合征大鼠血清激素水平，并调节糖脂代谢和肠道代谢。[林青，李以良，王梦雨. 探讨防风通圣散对多囊卵巢综合征大鼠血清激素及卵巢组织学影响. 环球中医药，2021，14（1）：14-18.]

【方歌】防风通圣大黄硝，荆芥麻黄栀芍翘，甘桔芎归膏滑石，薄荷芩术力偏饶，
　　　　表里交攻阳热盛，外疡疮毒总能消。

疏凿饮子

《严氏济生方》

【组成】泽泻（12g）　赤小豆炒（15g）　商陆（6g）　羌活去芦（9g）　大腹皮（15g）　椒目（9g）　木通（12g）　秦艽去芦（9g）　槟榔（9g）　茯苓皮（15g）各等分

【用法】上㕮咀，每服四钱（12g），水一盏半，生姜五片，煎至七分，去滓，温服，不拘时候（现代用法：水煎服）。

【功用】泻下逐水，疏风消肿。

【主治】阳水。遍身水肿，喘呼气急，烦躁口渴，二便不利，脉沉实。

【证治机理】证属水湿壅盛，泛溢上下表里之阳水实证。水湿壅盛，泛溢肌肤，故遍身浮肿；水迫于肺，肺气逆而不降，故喘呼气急；水壅于里，三焦气机闭阻，腑气不通，故见二便不利；水壅气结，津液不布，故口渴；邪盛气实，故脉象沉实。治宜疏风发表，泻下逐水，使水湿之邪从上下表里分消。

【方解】本方为治疗水湿壅盛，表里俱病之阳水实证之代表方。商陆苦寒有毒，其性下行，专于行水，通利二便。茯苓皮、泽泻、木通、椒目、赤小豆通利小便，渗利在里之水湿。如此配伍，导在里之水湿从二便而出。羌活、秦艽、生姜皮疏风发表，开泄腠理，使在表之水湿从肌肤而散；水壅气结，故以大腹皮、槟榔下气行水，使气化则湿亦化。诸药合用，下、消、汗三法相伍，使内外分消，表里同治，犹如大禹治水，疏江凿河，以利水势，故有"疏凿"之名。

【临床运用】常用于急性肾炎水肿、颅内压增高等，证属水湿壅盛，表里俱实者。

【实验研究】疏凿饮子加减方能延缓慢性心力衰竭患者心肌重构的发生。[王莹威，刘蕾，奚

玉鑫，等.疏凿饮子加减对慢性心力衰竭患者心肌重构相关因子的影响.中华中医药杂志，2019，34（8）：3835-3837.]

【方歌】疏凿槟榔及商陆，苓皮大腹同椒目，赤豆芄羌泻木通，煎益姜皮阳水服。

复习思考题

1. 葛根芩连汤原治表证未解、邪热入里之身热下利，若仅为里热之下利，该方是否适用？为什么？

2. 大柴胡汤是由小柴胡汤加减而成，为何要重用生姜而去人参、炙甘草？

3. 五积散为何既能治表里俱寒之五积证，也可用治妇人痛经、月经不调及带下？

4. 防风通圣散有何配伍特点？通过分析方中药物配伍说明之。

5. 试述石膏汤主治证与发病机理及其与黄连解毒汤的比较。

6. 结合组方用药配伍阐述疏凿饮子之"疏凿"的含义。

第十四章

补益剂

一、概念

凡具有补养人体气、血、阴、阳等作用，主治各种虚证的方剂，统称补益剂。本类方剂属于"八法"中的"补法"。《素问·三部九候论》云"虚则补之"、《素问·至真要大论》言"损者益之"，为补益剂之立论根据。

二、适应证及分类

虚证，系指先天不足或后天失调所致人体气、血、阴、阳亏虚之证。虚证有气虚、血虚、阴虚、阳虚，以及气血两虚、阴阳两虚之分，故本章方剂分为补气剂、补血剂、气血双补剂、补阴剂、补阳剂、阴阳并补剂六类。

三、使用注意事项

应用补益剂时，首先要辨清气血阴阳及脏腑之异。其次，应辨别虚实之真假。《景岳全书》云："至虚之病，反见盛势；大实之病，反有羸状。"即真虚假实者，若误用攻伐之剂，则虚者更虚；真实假虚者，若误用补益之剂，则实者更实。再者，应注意患者的脾胃功能，补益之剂甘壅滞气，应配以理气健脾之品，以资运化。此外，正气已伤而余邪未尽者，则应扶正祛邪。

第一节 补气剂

补气剂，适用于肺脾气虚证。方如四君子汤、参苓白术散、补中益气汤、生脉散等。

四君子汤

《太平惠民和剂局方》

【组成】人参去芦 白术 茯苓去皮（各9g） 甘草炙（6g），各等分

【用法】上为细末，每服二钱（6g），水一盏，煎至七分，通口服，不拘时候；入盐少许，白汤点亦得（现代用法：水煎服）。

【功用】益气健脾。

【主治】脾胃气虚证。面色萎白，语声低微，气短乏力，食少便溏，舌淡苔白，脉虚缓。

【证治机理】证乃脾胃气虚，运化不健所致。脾胃气虚，气血生化不足，气血不能上荣于面，故面色萎白；脾为肺之母，脾气虚则肺气亦虚，故语声低微、气短；脾主肌肉，脾胃气虚，四肢肌肉失养，故乏力；脾胃气虚，胃纳不健，则纳差食少；脾运不健，湿浊内生，则大便溏薄；舌淡苔白，脉虚缓，均为脾胃气虚之象。正如《医方考》所云："夫面色萎白，则望之而知其气虚矣；言语轻微，则闻之而知其气虚矣；四肢无力，则问之而知其气虚矣；脉来虚弱，则切之而知其气虚矣。"治当补气健脾。

【方解】人参甘温，能大补脾胃之气，故为君药。臣以白术健脾燥湿，与人参相须，益气补脾之力更强。脾喜燥恶湿，喜运恶滞，故又以茯苓健脾渗湿；合白术，互增健脾祛湿之力，为佐药。炙甘草益气和中，既可加强人参、白术益气补中之功，又能调和诸药，故为佐使。全方补而不滞，温而不燥，是治疗脾胃气虚证之常用方，亦为补气之基础方。

【临床运用】常用于慢性胃炎、胃及十二指肠溃疡等消化系统疾病及妊娠胎动不安、小儿低热等证属脾胃气虚者。

【附方】

异功散（《小儿药证直诀》）人参切，去顶　茯苓去皮　白术　陈皮锉　甘草炒，各等分（各6g）上为细末，每服二钱（6g），水一盏，加生姜五片，大枣两个，同煎至七分，食前温服，量多少与之。功用：益气健脾，行气化滞。主治：脾胃气虚兼气滞证。食欲不振，大便溏薄，胸脘痞闷不舒，或呕吐泄泻等。

六君子汤（《医学正传》）陈皮一钱（3g）　半夏一钱五分（4.5g）　茯苓一钱（3g）　甘草一钱（3g）人参一钱（3g）　白术一钱五分（4.5g）　上细切，作一服。加大枣二枚，生姜三片，新汲水煎服。功用：益气健脾，燥湿化痰。主治：脾胃气虚兼痰湿证。面色萎白，语声低微，气短乏力，食少便溏，恶心呕吐，胸脘痞闷或咳嗽痰多稀白，舌淡苔白腻，脉虚。

香砂六君子汤（《古今名医方论》）　人参一钱（3g）　白术二钱（6g）　茯苓二钱（6g）　甘草七分（2g）　陈皮八分（2.5g）　半夏一钱（3g）　砂仁八分（2.5g）　木香七分（2g）　上加生姜二钱（6g），水煎服。功用：益气化痰，行气温中。主治：脾胃气虚，痰阻气滞证。呕吐痞闷，不思饮食，脘腹胀痛，消瘦倦怠，或气虚肿满等。

【鉴别】异功散、六君子汤、香砂六君子汤均由四君子汤加减而成，属治疗脾胃气虚之剂。异功散加入陈皮益气健脾，辅以理气和胃，适用于脾胃气虚兼气滞证；六君子汤加入陈皮、半夏，又有燥湿化痰之功，适用于脾胃气虚兼痰湿证；香砂六君子汤加入陈皮、半夏、木香、砂仁，除益气化痰外，又能行气散寒止痛，适用于脾胃气虚，痰阻气滞，脘腹胀痛之证。

【实验研究】四君子汤具有促进肠黏膜损伤修复作用。[涂小华，杨欣，徐萌萌，等.四君子汤对 HuR 调控 IEC-6 细胞增殖及大鼠小肠黏膜损伤修复的影响.中药材，2022（9）：2198-2204.]

【方歌】四君子汤中和义，参术茯苓甘草比，益以夏陈名六君，祛痰补益气虚饵，

除却半夏名异功，或加香砂气滞使。

参苓白术散

《太平惠民和剂局方》

【组成】莲子肉去皮，一斤（9g）　薏苡仁一斤（9g）　缩砂仁一斤（6g）　桔梗炒令深黄色，一斤（6g）

白扁豆姜汁浸，去皮，微炒，一斤半（12g） 白茯苓二斤（15g） 人参去芦，二斤（15g） 甘草炒，二斤（10g）
白术二斤（15g） 山药二斤（15g）

【用法】上为细末，每服二钱（6g），枣汤调下，小儿量岁数加减服（现代用法：散剂，每服
6～10g；亦可作汤剂，加大枣3枚，水煎服）。

【功用】益气健脾，渗湿止泻。

【主治】脾虚湿盛证。食少不化，胸脘痞闷，肠鸣泄泻，倦怠乏力，形体消瘦，面色萎黄，
舌淡苔白腻，脉虚缓。亦可用治肺脾气虚，痰湿咳嗽。

【证治机理】证乃脾胃虚弱，纳运乏力所致。脾胃虚弱，纳运乏力，故饮食不化；脾主运化
水湿，脾虚水湿不运，阻滞中焦，气机不畅，则胸脘痞闷；下迫大肠，则肠鸣泄泻；脾虚肌肉乏
养，故四肢无力、形体消瘦、面色萎黄、舌淡；苔白腻，脉虚缓为脾虚湿盛之征。治当益气健
脾，渗湿止泻。

【方解】人参大补脾胃之气，白术、茯苓健脾渗湿，共为君药。山药、莲子肉既能健脾，又
有涩肠止泻之功，助参、术健脾益气，兼以厚肠止泻；白扁豆健脾化湿，薏苡仁健脾渗湿，二药
助术、苓健脾助运，渗湿止泻，共为臣药。佐以砂仁芳香醒脾，行气和胃，既助除湿之力，又畅
达气机；桔梗宣开肺气，通利水道，并能载药上行，以益肺气而成培土生金之功。炒甘草健脾和
中，调和药性，用为使药。本方甘补温和，芳香化湿，是治疗脾虚湿盛泄泻之常用方。后世亦有
称本方为脾肺双补之剂，用于肺脾气虚之久咳证。

《古今医鉴》所载参苓白术散，较本方多陈皮一味，适用于脾胃气虚兼有湿阻气滞者。

【临床运用】常用于慢性胃肠炎、贫血、慢性支气管炎、慢性肾炎及妇女带下病等，证属脾
虚湿盛者。

【附方】

七味白术散（原名白术散，《小儿药证直诀》） 人参二钱五分（7g） 白茯苓五钱（15g） 白术五钱
（15g） 藿香叶五钱（15g） 木香二钱（6g） 甘草一钱（3g） 葛根五钱（15g），渴者加至一两 上药为粗末。
每服三钱（9g），水煎服。功用：健脾止泻。主治：脾胃久虚，呕吐泄泻，频作不止，津液枯竭，
口渴烦躁，但欲饮水，乳食不进，羸瘦困乏。

【鉴别】参苓白术散与七味白术散均以四君子汤补气健脾为主，用于脾胃气虚而成泄泻之
证。然参苓白术散又伍以山药、莲肉、白扁豆、薏苡仁、砂仁等，其补益脾气、渗湿止泻之功颇
佳；而七味白术散配以藿香叶、葛根、木香，尤善补脾而升发脾胃清阳之气。

【实验研究】参苓白术散可通过抗炎、抗氧化、修复受损屏障对溃疡性结肠炎起到治疗作
用。［钟蕙文，张文彤，陈雅茜，等．基于UPLC-Q-TOF/MS和粪便代谢组学探讨参苓白术散改
善脾虚湿困型溃疡性结肠炎大鼠的机制．中华中医药杂志，2023，38（2）：840-847.］

【方歌】参苓白术扁豆陈，山药甘莲砂薏仁，桔梗上浮兼保肺，枣汤调服益脾神。

补中益气汤
《内外伤辨惑论》

【组成】黄芪五分，病甚劳役热甚者，一钱（18g） 甘草炙，五分（9g） 人参去芦，三分（6g） 当归酒焙干，
或晒干，二分（3g） 橘皮不去白，二分或三分（6g） 升麻二分或三分（6g） 柴胡二分或三分（6g） 白术三分（9g）

【用法】上㕮咀，都作一服，水二盏，煎至一盏，去滓，食远稍热服（现代用法：水煎服）。

【功用】补中益气，升阳举陷。

【主治】

1.脾胃气虚证。少气懒言，体倦肢软，饮食减少，面色㿠白，大便稀薄，脉虚软。

2.气虚下陷证。脱肛，子宫脱垂，久泻，久痢，崩漏等，气短乏力，舌淡，脉虚。

3.气虚发热证。身热自汗，渴喜热饮，气短乏力，舌淡，脉虚大无力。

【证治机理】证为脾胃气虚，清阳不升所致。脾胃虚弱，纳运乏力，气血生化乏源，故饮食减少，大便稀溏，面色㿠白，少气懒言；若中气下陷，升举无力，则可见脱肛、子宫下垂等；气虚发热证，东垣曰"是热也，非表伤寒邪，皮毛间发热也，乃肾间脾胃下流之湿气闷塞其下，致阴火上冲，作蒸蒸燥热"（《内外伤辨惑论》），其实质是脾胃气虚，清阳下陷，脾湿下流，下焦阳气郁而生热上冲，故见长期低热、时发时止、劳则加重、脉虚大无力。是方治证虽分三端，然脾气大虚之机乃属异中之同，故治"以辛甘温之剂，补其中而升其阳"。

【方解】本方为治气虚发热及脾虚气陷证之代表方。重用黄芪为君，其性甘温，补中气，固表气，且升阳举陷。臣以人参大补元气；炙甘草补脾和中，君臣相伍，诚如《医宗金鉴》所谓"黄芪补表气，人参补里气，炙草补中气"。三药相配，既可大补一身之气，又可"甘温除热"，《脾胃论》云此三味为"除湿热烦热之圣药也"。佐以白术补气健脾，助脾运化，以资气血生化之源；其气既虚，营血易亏，故佐用当归以补养营血，且"血为气之宅"，可使所补之气有所依附；陈皮理气和胃，使诸药补而不滞。更加升麻、柴胡为佐使，升阳举陷，与人参、黄芪配伍，可升提下陷之中气。《本草纲目》云："升麻引阳明清气上行，柴胡引少阳清气上行。"诸药合用，主以甘温，补中寓升，少佐以行，共成虚则补之、陷者升之、甘温除热之剂。

【临床运用】常用于内脏下垂、久泻、久痢、重症肌无力、乳糜尿、习惯性便秘、眼睑下垂、麻痹性斜视等证属脾胃气虚，清阳不升或中气下陷者。

【附方】

举元煎（《景岳全书》）人参 黄芪炙,各三五钱（9～15g）炙甘草一二钱（3～6g）升麻炒,五七分（2～3g）白术炒,一二钱（3～6g）水一盅半，煎七八分，温服。功用：益气举陷。主治：气虚下陷，血崩血脱，亡阳垂危等证。

升陷汤（《医学衷中参西录》）生黄芪六钱（18g）知母三钱（9g）柴胡一钱五分（4.5g）桔梗一钱五分（4.5g）升麻一钱（3g）水煎服。功用：益气升陷。主治：大气下陷证。气短不足以息，或努力呼吸，有似乎喘，或气息将停，危在顷刻，脉沉迟微弱，或叁伍不调。

升阳益胃汤（《内外伤辨惑论》）黄芪二两（30g）半夏汤洗 人参去芦 甘草炙,各一两（各15g）独活 防风 白芍药 羌活各五钱（各9g）橘皮四钱（6g）茯苓 柴胡 泽泻 白术各三钱（各5g）黄连一钱（1.5g）上㕮咀，每服三钱至五钱（9g），加生姜五片，大枣二枚，用水三盏，煎至一盏，去滓，早饭后温服。功用：益气升阳，清热除湿。主治：脾胃气虚，湿热内停证。怠惰嗜卧，四肢不收，肢体重痛，口苦舌干，饮食无味，食不消化，大便不调，小便赤涩。

保元汤（《博爱心鉴》）黄芪三钱（9g）人参一钱（3g）炙甘草一钱（3g）肉桂五分（1.5g）上加生姜一片，水煎，不拘时服。功用：益气温阳。主治：虚损劳怯，元气不足证。倦怠乏力，少气畏寒，以及小儿痘疮，阳虚顶陷，不能发起灌浆者。

【鉴别】举元煎、升陷汤、升阳益胃汤和补中益气汤组方立意相似，均以益气健脾药配伍升阳药。举元煎用参、芪、术、草，辅以升麻升阳举陷，重在补气摄血；适用于气虚下陷，血失统摄之血崩、血脱证。升陷汤重用黄芪配伍升、柴以升阳举陷，又以桔梗载药上行；主治胸中大气下陷证，以气短不足以吸，脉沉迟微弱为主症。升阳益胃汤配伍柴胡、防风、羌活、独活升举清阳又祛风除湿，半夏、陈皮、茯苓、泽泻、黄连祛湿清热；适用于脾胃气虚，清阳不升，湿热内壅，湿邪流注于四肢之证；以怠惰嗜卧，四肢不收，肢体重痛，口干口苦为主症。保元汤以人参、黄芪、甘草补气，佐以肉桂温补元阳，纯补无泻，适用于虚损劳怯，元气不足之证。

【实验研究】补中益气汤体具有调节机体肠道菌群含量作用。[于涵川，孟杨杨，王恩康，等.补中益气汤体内外对脾虚证两种特征菌数量的影响.世界科学技术－中医药现代化，2022，24（3）：1146-1157.]

【方歌】补中益气芪术陈，升柴参草当归身，虚劳内伤功独擅，亦治阳虚外感因。

玉屏风散
《究原方》，录自《医方类聚》

【组成】防风—两（15g）　黄芪蜜炙　白术各二两（各30g）

【用法】上吹咀，每服三钱（9g），水一盏半，加大枣一枚，煎至七分，去滓，食后热服（现代用法：散剂，每服6～9g；亦可作汤剂，水煎服）。

【功用】益气固表止汗。

【主治】表虚自汗。汗出恶风，面色㿠白，舌淡，苔薄白，脉浮虚。亦治虚人腠理不固，易感风邪。

【证治机理】证因气虚卫表不固所致。卫气虚弱，腠理失固，毛窍疏松，故恶风。营阴不能内守，津液外泄，则常自汗。卫气虚弱，风寒之邪易乘虚而入，则易于感冒。面色㿠白，舌淡，苔薄白，脉浮虚，均为气虚之象。治宜益气实卫，固表止汗。

【方解】黄芪甘温，大补脾肺之气，固表止汗，为君药。白术益气健脾，培土生金，协黄芪以益气固表实卫，为臣药。二药相合，使气旺表实，则汗不外泄，风邪不得侵袭。佐以辛润之防风以祛风邪，黄芪得防风，则固表而不留邪。方名玉屏风者，谓其功用似御风之屏障，有贵重如玉之意。本方补中有疏，散中寓补，为治疗表虚自汗之常用方。

【临床运用】常用于多汗、过敏性鼻炎、反复上呼吸道感染等证属表虚不固，外感风邪者。

【实验研究】玉屏风散具有降低气道炎症反应、抑制气道重塑、改善肺组织损伤作用。[吴孝政，黄高，刘杨，等.玉屏风散对肺气虚证大鼠JAK1/STAT3通路及炎性反应的影响及相关机制研究.中华中医药学刊，2023，42（3）：66-72，268-269.]

【方歌】玉屏风散用防风，黄芪相畏效相成，白术益气更实卫，表虚自汗服之应。

生脉散
《医学启源》

【组成】人参（9g）　麦冬（9g）　五味子（6g）（原著本方无用量）

【用法】水煎服。

【功用】益气生津，敛阴止汗。

【主治】

1.温热、暑热耗气伤阴证。汗多神疲，体倦乏力，气短懒言，咽干口渴，舌干红少苔，脉虚数。

2.久咳伤肺，气阴两虚证。干咳少痰，短气自汗，口干舌燥，脉虚细。

【证治机理】证因热邪或久咳损伤气阴所致。温、暑之邪均为热邪，感之则腠理开泄，大汗伤阴，而气随汗泄，导致气阴两伤，故汗多体倦、气短、懒言、咽干、脉虚。若咳嗽日久，则肺之气阴渐耗，亦致气阴两伤，肺阴匮乏则干咳少痰，余皆为气虚阴伤之象。治宜益气生津，敛阴止汗之法。

【方解】本方为益气养阴生脉之代表方。方中人参为君药，大补元气，并能生津止渴。臣以麦冬甘寒养阴，清热生津，且润肺止咳。人参、麦冬相伍，其益气养阴之功益著。佐以五味子之酸收，配人参则补固正气，伍麦冬则收敛阴津。至于久咳肺虚，气阴两伤证，则取本方补肺气、养肺阴，并能敛肺止咳，故可一并治之。方名"生脉"者，乃补其正气以鼓动血脉，滋其阴津以充养血脉，使气阴两伤，脉气虚弱者得以复生。《医方集解》赞曰："人有将死脉绝者，服此能复生之，其功甚大。"

【使用注意】温病、暑病之气阴虽伤，余热未清者；或久咳肺虚，仍有痰热者均不宜使用。

【临床运用】常用于冠心病、心绞痛、心律不齐、急性心肌梗死、病毒性心肌炎等心血管疾病，肺心病、肺结核、慢性支气管炎等呼吸系统疾患，以及中暑等各种休克证属气阴两虚者。

【实验研究】生脉散具有减少心肌细胞钙泄露、维持钙稳态平衡、改善心律失常作用。［黄聪，孙明杰，崔海峰，等.基于网络药理学探讨生脉散降低钙泄漏保护糖尿病大鼠心肌收缩功能的机制研究.药学学报，2022，57（10）：3115-3123.］

【方歌】生脉麦味与人参，保肺清心治暑淫，气少汗多兼口渴，病危脉绝急煎斟。

人参蛤蚧散（蛤蚧散）
《博济方》

【组成】蛤蚧新好者，用汤洗十遍，慢火内炙令香，研细末，一对（30g）　人参　茯苓　知母　贝母去心，煨过，汤洗　桑白皮各二两（各6g）　甘草炙，五两（15g）　大杏仁汤洗，去皮尖，烂煮令香，取出，研，六两（18g）

【用法】上为细末，入杏仁拌匀研细，每服半钱（6g），加生姜两片，酥少许，水八分，煎沸热服，如以汤点频服亦妙（现代用法：为散剂，每服6g，日2次；亦可作汤剂，水煎服）。

【功用】补肺益肾，止咳定喘。

【主治】肺肾气虚，痰热咳喘证。咳嗽气喘，呼多吸少，声音低怯，痰稠色黄，或咳吐脓血，胸中烦热，身体羸瘦，或遍身浮肿，脉浮虚。

【证治机理】证乃肺肾气虚，水湿停聚，凝痰化热所致。肺肾气虚，肺失宣肃，肾失纳气，故咳嗽气喘、呼多吸少、声音低怯；肺肾气虚，水津失布，水湿停聚，凝而为痰，痰壅化热，内阻于肺，故咳喘痰稠色黄；热灼肺络，甚至腐肉败血成脓，故咳吐脓血、胸中烦热；水湿泛溢肌肤，则遍身浮肿；正气久虚，肌肉失养，则身体羸瘦、脉浮虚。治宜补益肺肾，清热化痰，止咳定喘。

【方解】蛤蚧甘咸微温，入肺肾，为补肺肾、定喘嗽之峻品，合人参大补肺脾之气，二药相伍，补虚定喘之力彰，共为君药。茯苓健脾渗湿，以杜生痰之源；重用炙甘草益气补中，合茯苓共助君药补虚之力，共为臣药。佐用桑白皮、杏仁、知母、贝母清肺润燥，化痰止咳；桑白皮配杏仁又能宣肃肺气、通调水道，合茯苓之渗利以消水肿；甘草调和诸药，亦为使药。本方肺脾肾同调，重在肺肾，为治疗肺肾两虚，痰热咳喘之常用方。

【实验研究】人参蛤蚧散具有调节机体免疫功能、增强机体防御能力、预防过敏性支气管哮喘作用。［马贤德，韩晓伟，关洪全.人参蛤蚧散对豚鼠哮喘模型预防作用实验研究.辽宁中医药大学学报，2014，16（5）：27-28.］

【临床运用】常用于慢性支气管炎、支气管扩张、慢性阻塞性肺疾病、肺结核等证属肺肾两虚，痰热咳喘者。

【方歌】人参蛤蚧作散服，杏苓桑皮草二母，肺肾气虚蕴痰热，咳喘痰血一并除。

第二节 补血剂

补血剂，适用于血虚证。方如四物汤、当归补血汤、归脾汤等。

四物汤
《仙授理伤续断秘方》

【组成】白芍药（9g） 川当归（9g） 熟地黄（12g） 川芎（6g）各等分

【用法】每服三钱，水盏半，煎至七分，空心热服（现代用法：水煎服）。

【功用】补血和血。

【主治】营血虚滞证。头晕目眩，心悸失眠，面色无华，或妇人月经不调，量少或经闭不行，脐腹作痛，舌淡，脉细弦或细涩。

【证治机理】《仙授理伤续断秘方》以本方治外伤瘀血作痛，宋《太平惠民和剂局方》用以治疗妇人诸疾。本证由营血亏虚，血行不畅所致。营血亏虚，头目失荣，则病眩晕。心肝血虚，则心悸失眠、面色唇甲无华。营血不足，冲任失养，则月经不调或经闭不行。营血既虚，运行不畅，而见脐腹疼痛。治宜补血和血。

【方解】熟地黄为君，甘温入肾，善能填髓益精生血。当归为臣，味辛性温，主入血分，力能补血，又补中有行，《本草纲目》谓其"和血"。芍药为佐，味酸性寒，养血敛阴，柔肝和营。川芎辛温走窜，擅能活血行气，祛瘀止痛，配入熟地黄、白芍、当归之滋补药中，可使补而不滞，亦为佐药。是方以熟地黄厚润滋腻之性为生营阴之"基"，伍当归和血入心则"变化而赤是谓血"，又取白芍酸敛入肝而使所生之血藏于肝，更借川芎辛行之长而使营血畅于周身。此虽属"线性"取类之描绘，确可品悟前人精妙配伍之神韵，遂后世谓本方为补血调血之基础方。

【使用注意】原方四药各用等份，意在补血调血并行，主治"伤重，肠内有瘀血者"。然后世多以四物汤为补血之剂，重用熟地黄以增强滋补营血之功；少用川芎，取其活血化瘀，意在补而不滞。《蒲辅周医疗经验》云："此方为一切血病通用之方。凡血瘀者，俱改白芍为赤芍；血热者，改熟地为生地。川芎量宜小，大约为当归之半，地黄为当归的二倍。"说明四物汤是血分病的基础方剂，关键在于用药与药量的配伍变化。

【临床运用】常用于贫血、妇女月经不调、胎产疾病、荨麻疹、过敏性紫癜等证属营血虚滞者。

【附方】

胶艾汤（又名芎归胶艾汤，《金匮要略》） 川芎 阿胶 甘草各二两（各6g） 艾叶 当归各三两（各9g） 芍药四两（12g） 干地黄四两（12g） 以水五升，清酒三升，合煮取三升，去滓，内胶令消尽，温服一升，日三服，不瘥，更作。功用：养血止血，调经安胎。主治：妇人冲任虚损，血虚有寒证。崩漏下血，月经过多，淋漓不止；产后或流产损伤冲任，下血不绝；或妊娠下血，腹中疼痛。

圣愈汤（《医宗金鉴》） 熟地七钱五分（20g） 白芍酒拌，七钱五分（15g） 川芎七钱五分（8g） 人参七钱五分（15g） 当归酒洗五钱（15g） 黄芪炙，五钱（15g） 水煎服。功用：益气，补血，摄血。主治：妇女月经先期而至，量多色淡，精神倦怠，四肢乏力。

桃红四物汤（《医垒元戎》原名加味四物汤，录自《玉机微义》） 即四物汤加桃仁（9g） 红花（6g）（原著本方无用量） 水煎服。功用：养血活血。主治：血虚兼血瘀证。妇女经期超前，血多有块，色紫稠黏，腹痛。

补肝汤（《医学六要》） 当归 生地 芍药 川芎 酸枣仁 木瓜 甘草（各10g）（原著本方无用量） 水煎服。功用：养血滋阴，柔肝舒筋。主治：主虚劳肝血不足，筋缓不能行走，眼目昏暗；或头痛，眩晕，耳鸣，目干畏光，视物昏花，急躁易怒；或肢体麻木，筋惕肉瞤，舌干红，脉弦细数者。

【鉴别】胶艾汤、圣愈汤、桃红四物汤、补肝汤均由四物汤加味而成，属补血调血之剂。胶艾汤较四物汤多阿胶、艾叶、甘草，侧重于养血止血，调经安胎；主治妇女冲任虚损，崩漏下血及胎动不安之证。圣愈汤是四物汤加人参、黄芪而成，侧重于补气摄血；适用于妇女气血亏虚，气不摄血之月经先期、量多色淡之证，实为气血双补剂。桃红四物汤是在四物汤的基础上加桃仁、红花，偏重于活血化瘀；适用于血瘀诸症。补肝汤是四物汤又加酸枣仁、木瓜、甘草，故又有养血安神及舒筋缓急之效；适用于血虚所致少寐或肢麻转筋之症。

【实验研究】四物汤可减轻糖尿病小鼠学习记忆损伤，保护突触功能。［朱梦姚，袁海阳，王祎，等．四物汤对糖尿病小鼠学习记忆能力的影响．中国中医药信息杂志，2023，30（7）：74-80.］

【方歌】四物地芍与归芎，血家百病此方通，八珍合入四君子，气血双疗功独崇。
　　　　　再加黄芪与肉桂，十全大补补方雄。

当归补血汤
《内外伤辨惑论》

【组成】黄芪一两（30g） 当归酒洗，二钱（6g）

【用法】上咬咀，以水二盏，煎至一盏，去滓温服，空心食前（现代用法：水煎服）。

【功用】补气生血。

【主治】血虚发热证。肌热面赤，烦渴欲饮，脉洪大而虚，重按无力。亦治妇人经期、产后血虚发热头痛，或疮疡溃后，久不愈合者。

【证治机理】证乃血虚阳浮所致。血能载气，若劳倦内伤，阴血耗损，阴不维阳，则阳气浮越于外，故肌热面赤、烦渴欲饮。此种烦渴，每每时烦时止，渴喜热饮；女子素有气血不足，复加经期或产后，气血更为虚弱，血不维气，气浮于外而上攻，则发热头痛；疮疡日久，气血虚弱而不能滋养肌肤，则疮疡久不愈合；脉洪大而虚，重按无力，是血虚气弱，阳气浮越之象，是血虚发热之象。《内外伤辨惑论》卷中云："血虚发热，证像白虎，惟脉不长实有辨耳，误服白虎汤必死。""有形之血不能速生，无形之气所当急固"（《成方便读》），治当补气生血。

【方解】重用黄芪，五倍于当归，取其量大力宏，补气固表，以急固浮阳退热，且补气又助生血，使阳生阴长，气旺血生，故以之为君。配以少量当归养血和营，与黄芪相配，使阴血渐充，则浮阳秘敛，虚热自退。本方重用甘温以补气，阳生阴长以生血，药简效宏，为补气生血之基础方，也是治疗血虚发热证之代表方。

【临床运用】常用于妇人经期、产后发热等证属血虚阳浮者，以及贫血、过敏性紫癜、疮疡久溃不愈等，证属气血虚弱者。

【附方】

当归生姜羊肉汤（《金匮要略》） 当归三两（9g） 生姜五两（15g） 羊肉一斤（50g） 上三味，以水八升，煮取三升，温服七合，日三服。如加生姜等者，亦加水五升，煮取三升二合服之。功用：温中补血，祛寒止痛。主治：血虚有寒之腹痛。寒疝腹中痛，或胁痛里急，或妇人产后腹中绞痛，腹中寒疝，虚劳不足。

【实验研究】当归补血汤具有抗造血细胞凋亡、保护造血系统功能作用。[孔惠敏，苏伟青，叶红，等.当归补血汤及其主要成分对骨髓抑制小鼠的抗造血细胞凋亡的研究.中国实验血液学杂志，2022，30（6）：1679-1687.]

【方歌】当归补血有奇功，归少芪多力最雄，更有芪防同白术，别名止汗玉屏风。

归脾汤

《严氏济生方》

【组成】白术 茯神去木 黄芪去芦 龙眼肉 酸枣仁炒，去壳，各一两（各18g） 人参 木香不见火，各半两（各9g） 甘草炙，二钱半（6g） 当归一钱（3g） 远志一钱（3g）（当归、远志从《内科摘要》补入）

【用法】上㕮咀，每服四钱（12g），水一盏半，加生姜五片，枣一枚，煎至七分，去滓温服，不拘时候（现代用法：加生姜5片，大枣1枚，水煎服）。

【功用】益气补血，健脾养心。

【主治】

1.心脾气血两虚证。心悸怔忡，健忘失眠，盗汗虚热，食少体倦，面色萎黄，舌淡，苔薄白，脉细弱。

2.脾不统血证。便血，皮下紫癜，以及妇女崩漏，月经超前，量多色淡，或淋漓不止，舌淡，脉细弱。

【证治机理】证因思虑过度，劳伤心脾，气血日耗所致。心脾气血暗耗，神无所主，意无所藏，故见心悸怔忡、健忘失眠。脾虚运化无力，化源不足，气血衰少，而见食少体倦、面色萎黄、舌质淡、苔薄白、脉细弱。阴血亏虚，虚阳外浮，亦可见盗汗虚热；脾主统血，脾虚如不能摄血，则表现为各种出血症。治宜益气健脾与养血安神兼施。

【方解】黄芪甘温，补脾益气；龙眼肉甘平，既补脾气，又养心血，共为君药。人参、白术皆为补脾益气之要药，与黄芪相伍，补脾益气之功颇彰；当归补血养心，酸枣仁宁心安神，二药与龙眼肉相伍，补心血，安神志之力更强，均为臣药。佐以茯神养心安神；远志宁神益智；更佐理气醒脾之木香，与诸补气养血药相伍，补而不滞。炙甘草补益心脾之气，并调和诸药，用为佐使。引用生姜、大枣，调和脾胃，以资化源。本方心脾同治，重在补脾；气血并补，重在补气。为治心脾两虚，气血不足证之常用方。

本方原载于宋代严用和《济生方》，但无当归、远志。至明代薛己在《内科摘要》中加入此二药，沿用至今。其适应范围随后世医家临床实践而不断扩充。《济生方》原治思虑过度，劳伤心脾，健忘怔忡之证。元代危亦林在《世医得效方》中增加治疗脾不统血之吐血、便血证。明代薛己在《内科摘要》中增补治疗惊悸、盗汗、嗜卧食少、月经不调、赤白带下等。至清代《医宗金鉴》则又增虚劳烦热，时时恍惚……经断复来，痘色灰白陷下等。

【临床运用】常用于神经衰弱、冠心病、胃及十二指肠溃疡出血、功能性子宫出血、再生障碍性贫血、血小板减少性紫癜等证属心脾气血两虚及脾不统血者。

【实验研究】归脾汤具有增强心肌细胞自噬活性、减少心肌细胞凋亡作用。[梁一超，陈诗成，李晓文，等.归脾汤通过 Bmal1 调控高糖状态下 H9c2 心肌细胞自噬活性的研究.中药药理与临床，2022，38（6）：42-47.]

【方歌】归脾汤用术参芪，归草茯神远志齐，酸枣木香龙眼肉，煎加姜枣益心脾；怔忡健忘俱可却，肠风崩漏总能医。

第三节　气血双补剂

气血双补剂，适用于气血两虚证。方如八珍汤、炙甘草汤、泰山磐石散等。

八珍汤（八珍散）
《瑞竹堂经验方》

【组成】当归去芦　川芎　熟地黄　白芍药　人参去芦　甘草炙　茯苓去皮　白术各一两（各15g）

【用法】上为㕮咀，每服三钱（9g），水一盏半，生姜五片，枣一枚，煎至七分，去滓，不拘时候，通口服（现代用法：加生姜 5 片、大枣 1 枚，水煎服）。

【功用】益气补血。

【主治】气血两虚证。面色萎白或无华，头晕目眩，四肢倦怠，气短懒言，不思饮食，心悸怔忡，妇人月经不调，脐腹绞痛，时作寒热，舌淡苔薄白，脉细弱或虚大无力。

【证治机理】证由久病耗伤，或病后失养，或失血过多，或劳倦过度耗伤气血，机体失养所致。气血两亏，不能上荣于面，故面色萎白或无华、头目眩晕；气虚失养，故四肢倦怠、短气懒言、不思饮食；血虚营弱，故妇人月经不调、脐腹绞痛；血不养心，故心悸怔忡；气血俱弱，营卫失和，故时作寒热。舌淡苔薄白，脉细弱或虚大无力，为气血两虚之象。虚则补之，治当气血双补之法。

【方解】人参大补元气，熟地黄滋阴补血，共为君药。白术补气健脾，当归养血和血，助君药补益气血，同为臣药。茯苓健脾渗湿，白芍养血和营，川芎活血行气，使君臣补而不滞，并为佐药。炙甘草益气和中，调和诸药；煎加生姜、大枣，振奋中焦之气，调和气血，共为佐使药。本方为补气之四君子汤与补血之四物汤合方而成，故称"八珍汤"，兼具补气、养血之力，为气血双补之代表方。

【临床运用】常用于病后或产后虚弱、贫血、肿瘤放化疗后骨髓抑制及免疫损伤、慢性疲劳综合征、月经不调、胎儿宫内生长受限、先兆流产、卵巢早衰、慢性难愈性创面等证属气血两虚者。

【附方】

十全大补汤（《太平惠民和剂局方》）人参　肉桂去粗皮，不见火　川芎　地黄洗，酒蒸，焙　茯苓焙　白术焙　甘草炙　黄芪去芦　川当归洗，去芦　白芍药各等分（各6g）上十味，锉为粗末，每服二大钱（9g），水一盏，生姜三片，枣子二个，同煎至七分，不拘时候温服。功用：温补气血。主治：气血不足证。饮食减少，久病体虚，脚膝无力，面色萎黄，精神倦怠，以及疮疡不敛，妇女崩漏等。

人参养荣汤（原名养荣汤，《三因极一病证方论》）黄芪　当归　桂心　甘草炙　橘皮　白术　人参各一两（各6g）　白芍药三两（18g）　熟地黄　五味子　茯苓各三分（各4g）　远志去心，炒，半两

（3g） 上锉为散，每服四大钱（12g），用水一盏半，加生姜三片，大枣二个，煎至七分，去滓，空腹服。功用：益气补血，养心安神。主治：积劳虚损，气血不足。四肢沉滞，骨肉酸疼，行动喘咳，小便拘急，腰背强痛，心虚惊悸，咽干唇燥，饮食无味，形体瘦削等。

【鉴别】十全大补汤和人参养荣汤均由八珍汤加减变化而成，具益气养血之功。十全大补汤为八珍汤加黄芪、肉桂，益气温阳之力更著，取阳生阴长之意，长于治疗气血两虚而偏寒者；人参养荣汤与十全大补汤相比，重用白芍，养血和营之力更强，同时去川芎，增五味子、远志宁心安神，适用于气血两虚兼心神不宁者。

【实验研究】八珍汤加减方具有促进胃癌患者免疫平衡、减轻临床症状和疲劳程度、降低化疗不良反应作用。［白璐，苏锐，权兴苗，等.八珍汤加减对胃癌新辅助化疗患者营养状况和免疫功能的影响.中国实验方剂学杂志，2021，27（11）：117-122.］

【方歌】见四物汤。

炙甘草汤（又名复脉汤）

《伤寒论》

【组成】甘草炙，四两（12g） 生姜切，三两（9g） 桂枝去皮，三两（9g） 人参二两（6g） 生地黄一斤（50g） 阿胶二两（6g） 麦门冬去心，半升（10g） 麻仁半升（10g） 大枣擘，三十枚（10枚）

【用法】上以清酒七升，水八升，先煮八味，取三升，去滓，内胶烊消尽，温服一升，日三服（现代用法：水酒各半煎服，阿胶烊化）。

【功用】滋阴养血，益气温阳，复脉定悸。

【主治】

1.阴血不足，阳气虚弱证。脉结代，心动悸，虚羸少气，舌光少苔，或舌干而瘦小者。

2.虚劳肺痿。咳嗽，涎唾多，形瘦短气，虚烦不眠，自汗盗汗，咽干舌燥，大便干结，脉虚数。

【证治机理】本方原治"伤寒脉结代，心动悸"，为气血阴阳俱亏所致。《素问·脉要精微论》云："代为气衰。"尤在泾曰："脉结是荣气不升。"阴血亏虚，不能充盈脉道，阳气衰弱，不能鼓动脉行，脉气不相续接，故见脉来结代。气血阴阳俱虚，心失所养，则心动悸；肌体失养，则虚羸少气。若气血虚弱不能上养于肺，肺失宣降，津失敷布，则咳嗽、涎唾多；气阴俱虚，虚火扰内，则见自汗盗汗、虚烦不眠、咽干舌燥、大便干结、脉虚数。本方所治之虚劳肺痿，亦为气血阴阳俱虚所致。治宜补益气血阴阳，温阳复脉定悸。

【方解】本方为治气血阴阳虚损之常用方。重用生地黄滋阴养血，"补五脏内伤不足，通血脉，益气力"（《名医别录》），为君药。炙甘草、人参补气养心，资气血生化之源；麦冬、阿胶滋阴养血，养心润燥，扶助阴血之虚，共为臣药。大枣、麻仁养血润燥；桂枝、生姜温通经脉，宣通心阳，并可制约君臣药滋腻之性，俱为佐药。煎加清酒，助桂姜温通血脉以行药势，为佐使药。全方气血阴阳并补，补中寓通，滋而不腻，温而不燥。

【使用注意】原方以清酒七升、水八升，煮取三升，意在文火久煎，使药力尽出而气不峻。用于复脉定悸，方中生地黄、炙甘草宜重用；用于补肺起痿，桂枝、生姜、清酒用量宜酌减。

【临床运用】常用于室性早搏、房颤、病窦综合征、房室传导阻滞、冠心病、病毒性心肌炎、甲状腺功能亢进等引发的心律失常，以及冠心病心绞痛、糖尿病性心肌病、老年性慢性支气管炎、肺心病、慢性体质性低血压等证属阴阳气血俱虚者。

【附方】

加减复脉汤（《温病条辨》）炙甘草六钱（18g）干地黄六钱（18g）生白芍六钱（18g）麦冬不去心，五钱（15g）阿胶三钱（9g）麻仁三钱（9g）上以水八杯，煮取三杯，分三次服。功用：滋阴养血，生津润燥。主治：温热病后期，邪热久羁，阴液亏虚证。身热面赤，口干舌燥，脉虚大，手足心热甚于手足背者。

【鉴别】炙甘草汤与加减复脉汤均具有滋阴养液之功。炙甘草汤重在气血阴阳并补，于滋阴补血、益气养心之品中，更加温经通脉之桂枝、生姜、清酒，适用于阴血阳气俱虚之证；加减复脉汤则于炙甘草汤中去甘温之人参、大枣及辛温通散之桂枝、生姜、清酒，加入养血敛阴之白芍，全方重在滋阴养液，敛阴复脉。

【实验研究】炙甘草汤具有抑制心肌细胞钠通道失活、延长失活恢复时间、降低心脏兴奋收缩耦联功能，以治疗快速型心律失常作用。[杨波，郭晟，周承志，等.炙甘草汤对大鼠心房肌细胞钠电流及其动力学特征的影响.时珍国医国药，2021，32（11）：2645-2648.]

【方歌】炙甘草汤参姜桂，麦冬生地火麻仁，大枣阿胶加酒服，虚劳肺痿效如神。

泰山磐石散
《古今医统大全》

【组成】人参一钱（3g）黄芪一钱（3g）白术五分（1.5g）炙甘草五分（1.5g）当归一钱（3g）川芎八分（2g）白芍药八分（2g）熟地黄八分（2g）川续断一钱（3g）糯米一撮（3g）黄芩一钱（3g）砂仁五分（1.5g）

【用法】水一盏半，煎七分，食远服。但觉有孕，三五日常用一服，四月之后方无虑也（现代用法：水煎服）。

【功用】益气健脾，养血安胎。

【主治】堕胎、滑胎。胎动不安，或屡有堕胎宿疾，面色萎白，倦怠乏力，不思饮食，舌淡苔薄白，脉滑无力。

【证治机理】证为体弱气血两虚，不得下养胎元所致。气血两虚，气虚无力固胎，血虚无以养胎，则胎动不安，甚者滑胎、堕胎；机体失养，则面色萎白、倦怠乏力、不思饮食；滑脉为妊娠之脉，脉来无力为气血亏虚之象。治宜益气养血以固胎元。

【方解】本方为补虚安胎之常用方。本方以八珍汤为主，去渗利下行之茯苓，加黄芪、续断、黄芩、砂仁、糯米而成。黄芪益气健脾，升举固托；与人参、白术、炙甘草相合，重在补气固胎。当归、熟地黄、白芍、川芎补血和血，功于荣养胎元。配伍续断补益肝肾，止血安胎；黄芩清热止血安胎；糯米补气和胃，健脾安胎；砂仁醒脾和胃，理气安胎，并可防补养之品滋腻碍胃。全方用药，专于益气养血而安胎，使气旺血充，胞有所养，则胎元稳固如磐石，故名"泰山磐石散"。

【使用注意】宜戒房事、恼怒，忌酒、醋、辛热之物。如觉有热者，倍用黄芩，少用砂仁。如觉胃弱者，多用砂仁，少用黄芩。

【临床运用】常用于先兆流产、习惯性流产、早产等证属气血两虚者。

【附方】

保产无忧散（《傅青主女科》）当归酒洗，钱半（4.5g）芥穗炒黑八分（2.5g）川芎钱半（4.5g）艾叶炒,七分（2g） 枳壳面炒,六分（2g） 炙黄芪八分（2.5g） 菟丝子酒炒,钱四分（4g） 厚朴姜炒,七分（2g） 羌活五分（1.5g） 川贝母去心,一钱（3g） 白芍酒炒,钱二分（3.5g） 甘草五分（1.5g） 姜三片 水煎温服。保胎,每月三五服；临产热服,催生。功用：益气养血,理气安胎,催生助产。主治：妊娠胎动。腰疼腹痛,势欲小产,或临产交骨不开,横生逆下,或子死腹中。

【鉴别】泰山磐石散与保产无忧散均能益气养血安胎,治疗胎动不安。泰山磐石散用药专于补气养血以固胎元,安胎之力强,主治屡有堕胎、滑胎者；保产无忧散补益气血之力较逊,但另有理气助产之功,还可用于治疗难产、滞产。

【实验研究】泰山磐石散具有抑制免疫杀伤、调节免疫功能,治疗反复自然流产作用。[孙晶,杨祝仁,郭铁柱．泰山磐石散对反复自然流产小鼠母胎界面免疫细胞功能的干预作用．中华中医药学刊,2017,35（10）：2689-2692.]

【方歌】泰山磐石八珍全,去茯加芪芩断联,再益砂仁及糯米,妇人胎动可安痊。

第四节 补阴剂

补阴剂,适用于阴虚证。方如六味地黄丸、左归丸、大补阴丸、一贯煎、石斛夜光丸等。

六味地黄丸（原名地黄丸）

《小儿药证直诀》

【组成】熟地黄八钱（24g） 山萸肉 干山药各四钱（各12g） 泽泻 牡丹皮 茯苓去皮,各三钱（各9g）

【用法】上为末,炼蜜为丸,如梧桐子大,空心温水化下三丸（现代用法：蜜丸,每服9g,日2～3次；亦可作汤剂,水煎服）。

【功用】滋阴补肾益精。

【主治】肾之阴精不足证。腰膝酸软,头晕目眩,视物昏花,耳聋耳鸣,牙齿动摇,足跟作痛,盗汗,遗精,消渴,骨蒸潮热,手足心热,舌燥咽痛,以及小儿囟门不合,舌红少苔,脉沉细数。

【证治机理】本方钱乙原为小儿禀赋不足之"肾怯失音,囟开不合,神不足"而设,后世用于肾之阴精不足证。肾为先天之本,主骨生髓,肾阴精不足,骨髓不充,故腰膝酸软无力、牙齿动摇、足跟作痛、小儿囟门不合；脑为髓之海,髓海空虚,而病头晕目眩、视物昏花、耳鸣耳聋；肾藏精,为封藏之本,阴精亏虚,封藏不固,加之阴不制阳,相火妄动而病遗精盗汗、潮热消渴、手足心热、口燥咽干等。舌红少苔,脉沉细数,为阴虚之象。治宜滋补肾之阴精为主。

【方解】本方为治肾阴不足之基础方,重用熟地黄为君药,填精益髓,滋阴补肾,《本草纲目》谓其"填骨髓"。臣以山茱萸,补养肝肾,并能涩精,取"肝肾同源"之意；山药双补脾肾,既补肾固精,又补脾以助后天生化之源。君臣相伍,补肝脾肾之阴,即所谓"三阴并补",然以滋补肾阴为主。凡补肾精之法,必当泻其"浊",方可存其"清",使阴精得补。且肾为水火之宅,肾虚则水泛,阴虚而火动,故佐以泽泻利湿泄浊,防熟地黄之滋腻；牡丹皮清泻相火,并制山茱萸之温涩；茯苓健脾渗湿,配山药补脾而助健运。此三药合用,泻湿浊而降相火,即所谓"三泻"。全方六药相合,"三补"配伍"三泻",补泻兼施,以补为主,三阴并补,以肾为要,泻浊有利于生精,降火有利于养阴,即王冰所谓"壮水之主,以制阳光"。《医方论》云："此方非但治肝肾不足,实三阴并治之剂。有熟地之腻补肾水,即有泽泻之宣泄肾浊以济之；有山茱萸之温涩肝经,即有丹皮之清泻肝火以佐之；有山药之收摄脾经,即有茯苓之淡渗脾湿以和之。药止六味,而大开大合，三阴并治，洵补方之正鹄也。"故本方为补肾填精"三补""三泻"法之代表方。

本方为宋代钱乙据《金匮要略》所载崔氏八味丸（肾气丸）减去桂枝、附子而成。《小儿药证直诀笺正》释云："仲阳意中谓小儿阳气甚盛，因去桂附而创立此方，以为幼科补肾专药。"

【临床运用】常用于慢性肾炎、高血压、糖尿病、前列腺炎、神经衰弱、甲状腺功能亢进、红斑性狼疮、中心性视网膜炎、视神经炎及围绝经期综合征等证属肾阴虚者。

【附方】

知柏地黄丸（又名六味地黄丸加黄柏知母方，《医方考》）　即六味地黄丸加知母盐炒　黄柏盐炒，各二钱（各6g）　上为细末，炼蜜为丸，如梧桐子大，每服二钱（6g），温开水送下。功用：滋阴降火。主治：肝肾阴虚，虚火上炎证。骨蒸潮热，虚烦盗汗，腰脊酸痛，遗精等。

杞菊地黄丸（原名杞菊六味丸，《麻疹全书》）　即六味地黄丸加枸杞子　菊花各三钱（各9g）上为细末，炼蜜为丸，如梧桐子大，每服三钱（9g），空腹服。功用：滋肾养肝明目。主治：肝肾阴虚证。两目昏花，视物模糊，或眼睛干涩，迎风流泪等。

都气丸（《症因脉治》）　即六味地黄丸加五味子二钱（6g）　上为细末，炼蜜为丸，如梧桐子大，每服三钱（9g），空腹服。功用：滋肾纳气。主治：肾虚咳喘证。咳嗽气喘，呃逆，滑精，腰痛等。

麦味地黄丸（原名八味地黄丸，《医部全录》引《体仁汇编》）　即六味地黄丸加麦冬去心，五钱（15g）　五味子去梗，五钱（15g）　上为细末，炼蜜为丸，如梧桐子大，每服三钱（9g），空腹时用白汤送下。功用：滋补肺肾。主治：肺肾阴虚证。咳嗽吐血，虚劳烦热，潮热盗汗。

滋水清肝饮（《医宗己任编》）　熟地　山药　山萸肉　丹皮　茯苓　泽泻　柴胡　白芍　山栀　枣仁　当归身（各10g）（原著本方无用量）　水煎服，功用：滋阴养血，疏肝清热。主治：阴虚肝郁证。胁肋胀痛，胃脘疼痛，咽干口燥，舌红少苔，脉虚弦。

【鉴别】知柏地黄丸、杞菊地黄丸、都气丸、麦味地黄丸和滋水清肝饮均由六味地黄丸加味而成，皆有滋阴补肾之功。知柏地黄丸中配伍知母、黄柏以滋阴降火，适用于阴虚火旺之骨蒸潮热、遗精盗汗；杞菊地黄丸中配伍枸杞、菊花以养肝明目，适用于肝肾阴虚之两目昏花、视物模糊；都气丸中配伍五味子以补肾纳气，适用于肾虚不能纳气之虚喘证；麦味地黄丸中五味子、麦冬并用，滋肾敛肺、纳气平喘，适用于肺肾阴虚之喘嗽；滋水清肝饮中更加白芍、当归、酸枣仁以养肝血，柴胡、栀子以疏肝清热，长于治疗肝肾阴虚兼有气郁生热之胁肋胀痛、胃脘痛等。

【实验研究】六味地黄丸具有治疗糖尿病，延缓肝组织的脂肪变性功能。[陆海英，李志杰，舒适，等.六味地黄丸基于SIRT6/NF-κB信号通路对糖尿病伴肝损伤的保护作用.中国实验方剂学杂志，2019，25（12）：28-34.]

【方歌】六味地黄益肾肝，茱薯丹泽地苓专，阴虚火旺加知柏，养肝明目杞菊煎，
　　　　若加五味成都气，再入麦冬长寿丸。

左归丸
《景岳全书》

【组成】大怀熟地八两（24g）　山药炒，四两（12g）　枸杞四两（12g）　山茱萸肉四两（12g）　川牛膝酒洗，蒸熟，三两（9g），滑精者不用　菟丝子制，四两（12g）　鹿胶敲碎，炒珠，四两（12g）　龟胶切碎，炒珠，四两（12g），无火者不必用

【用法】上先将熟地蒸烂，杵膏，炼蜜为丸，桐子大。每食前用滚汤或淡盐汤送下百余丸

（现代用法：蜜丸，每服9g，日2～3次；亦可作汤剂，水煎服）。

【功用】滋阴补肾，填精益髓。

【主治】真阴不足证。头晕目眩，腰酸腿软，遗精滑泄，自汗盗汗，口燥舌干，舌红少苔，脉细。

【证治机理】证由真阴不足精髓亏损所致。肾阴亏损，骨失所养，髓海不充，则腰酸腿软、头目眩晕；肾虚失于封藏，故遗精滑泄；肾阴亏虚，阳失所制，故自汗盗汗；阴亏失濡，则口燥舌干；舌光少苔，脉细，为阴虚之象。治宜补肾滋阴。

【方解】本方为"纯甘补阴"之剂，为治真阴不足之常用方。重用熟地黄滋阴补肾，为君药。龟甲胶滋肾潜阳；鹿角胶温补肾阳，于补阴方中，有"阳中求阴"之义；山茱萸补养肝肾；山药补脾益肾，共为臣药。枸杞子滋肾阴，养肝血；菟丝子补肝肾固肾精；川牛膝益肝肾强筋骨，俱为佐药。诸药合用，纯甘补阴，纯补无泻，阳中求阴。

本方为张景岳在六味地黄丸基础上加减化裁而来。因景岳主张"补阴不利水""补阴之法不宜渗"，遂减去六味地黄丸中"三泻"之泽泻、丹皮、茯苓，加入龟甲胶、鹿角胶、枸杞子、菟丝子、川牛膝补肾填精，阳中求阴，充分体现其"善补阴者，必阳中求阴，阴得阳升而泉源不竭"的制方思路。

【临床运用】常用于卵巢早衰、围绝经期综合征、未破裂卵泡黄素化综合征、青春期功能性子宫出血、精液异常男性不育、骨质疏松、阿尔茨海默病、慢性疲劳综合征、慢性肾病蛋白尿等证属肾精亏虚者。

【附方】

左归饮（《景岳全书》）　熟地二三钱，或加至一二两（9g）　山药　枸杞子各二钱（各6g）　炙甘草一钱（3g）　茯苓一钱半（4.5g）　山茱萸一二钱（6g），畏酸者少用之　水二盅，煎至七分，食远服。功用：补益肾阴。主治：真阴不足证。腰酸遗泄，盗汗，口燥咽干，口渴欲饮，舌尖红，脉细数。

【鉴别】左归饮与左归丸均为纯补之剂，可治疗真阴不足之证。然左归饮中药味较少，补力较缓，适用于真阴不足之轻证，故以汤剂取其效速；左归丸中药味较多，于滋阴药中配以血肉有情之品，并辅以阳中求阴之法，补力较峻，适用于肾阴亏损较重者，故以丸剂久服，缓图其效。

【实验研究】左归丸可调节破骨细胞的骨吸收与成骨细胞的骨形成。[牟宏亮，吴小燕，昝强，等. 左归丸治疗骨质疏松症的临床应用及实验研究进展. 中医学报，2021，36（275）：763-768.]

【方歌】左归丸用大熟地，枸杞萸肉薯牛膝，龟鹿二胶菟丝入，补阴填精功效奇。

大补阴丸（原名大补丸）

《丹溪心法》

【组成】黄柏炒褐色　知母酒浸，炒，各四两（各12g）　熟地酒蒸　龟板酥炙，各六两（各18g）

【用法】上为末，猪脊髓蜜丸。服七十丸，空心盐白汤下（现代用法：蜜丸，每服9g，淡盐汤送服；亦可作汤剂，水煎服）。

【功用】滋阴降火。

【主治】阴虚火旺证。骨蒸潮热，盗汗遗精，咳嗽咯血，心烦易怒，足膝疼热或痿软，或烦热易饥，舌红少苔，尺脉数而有力。

【证治机理】证由真阴虚损，相火亢盛所致。真阴亏虚，阴不制阳，相火亢旺，故骨蒸潮热、夜卧盗汗；虚火内扰精室，则遗精滑泄；灼伤肺金，则咳嗽咯血；上扰心肝，则心烦易怒；

下及肝肾，则足膝疼热或痿软不用；虚火扰胃，则消谷易饥；舌红少苔，尺脉数而有力，皆为阴虚火旺之象。此证阴虚为本，火旺为标，治宜滋阴与降火并用。

【方解】本方为治疗阴虚火旺证之常用方。熟地黄滋补真阴填精，龟甲滋阴益肾潜阳，两药并用，滋阴固本，壮水制火，共为君药。黄柏、知母清虚热，泻相火，降火以保真阴，共为臣药。猪脊髓益髓滋阴补肾；蜂蜜补中润燥，助君药滋补真阴之功，兼制黄柏之苦燥，同为佐药。诸药合方，补泻兼施，滋阴培本为主，降火清源为辅。

【临床运用】常用于围绝经期综合征、儿童真性性早熟、糖尿病、失眠等证属阴虚火旺者。

【附方】

虎潜丸（《丹溪心法》）黄柏酒炒，半斤（24g）龟板酒炙，四两（12g）知母酒炒，二两（6g）熟地黄　陈皮　白芍各二两（各6g）锁阳一两半（4.5g）虎骨（豹骨代）炙，一两（3g）干姜半两（3g）上为末，酒糊丸或粥丸，一方加金箔一片，一方用生地黄，懒言语者加山药。功用：滋阴降火，强筋壮骨。主治：肝肾不足，阴虚内热之痿证。腰膝酸楚，筋骨痿软，腿足瘦弱，步履乏力，或眩晕，耳鸣，遗精，遗尿，舌红少苔，脉细弱。

二至丸（《医方集解》）冬青子（即女贞子）冬至日采，不拘多少，阴干，蜜酒拌蒸，过一夜，粗袋擦去皮，晒干为末，瓦瓶收贮；或先熬干，旱莲草膏旋配用　旱莲草夏至日采，不拘多少，捣汁熬膏，和前药为丸　一方加桑椹干为丸，或桑椹熬膏和入。临卧酒服。功用：滋肾养肝。主治：肝肾阴虚证。头昏眼花，口苦咽干，失眠多梦，腰膝酸软，下肢痿软，体倦遗精，须发早白等。

【鉴别】虎潜丸与大补阴丸均配伍熟地黄、龟甲、黄柏、知母，具滋阴降火之效。大补阴丸重用熟地黄、龟甲，并辅以猪脊髓、蜂蜜，重在滋肾填精，以补真阴之亏，壮水制火；虎潜丸则重用黄柏清泻虚火，以保阴坚骨；更加锁阳、虎骨（豹骨代）以增强筋健骨之功，意在清热滋阴以壮骨起痿。

【实验研究】大补阴丸能减轻糖尿病模型大鼠的肝肾损害。[胡斌，谢玲玲，李仁杰.大补阴丸对链脲佐菌素诱导大鼠糖尿病模型的影响.安徽医药，2021，25（11）：2149-2153.]

【方歌】大补阴丸熟地黄，龟板知柏合成方，脊髓蒸熟蜜和丸，滋阴降火效力强。

一贯煎

《续名医类案》

【组成】北沙参　麦冬　当归身（各9g）生地黄（18g）枸杞子（9g）川楝子（6g）（原著本方无用量）

【用法】水煎服。

【功用】滋阴疏肝。

【主治】肝肾阴虚，肝气郁滞证。胸脘胁痛，吞酸吐苦，咽干口燥，舌红少津，脉细弱或虚弦。亦治疝气瘕聚。

【证治机理】证由肝阴不足，肝气郁滞所致。肝阴不足，肝体失养，疏泄失常，气郁不舒，则胸脘胁痛，绵绵不止；肝气犯胃，则吞酸吐苦；阴虚失濡，则咽干口燥；肝气郁结日久，或成疝气、瘕聚；舌红少津，脉细弱或虚弦，皆为肝阴不足之象。治宜滋养肝阴为主，兼以疏肝行气。

【方解】本方为治阴虚气滞之常用方。重用生地黄甘寒质润，益肾养肝，滋水涵木，为君药。枸杞子滋养肝肾，当归和血养肝；北沙参、麦冬滋养肺胃，养阴生津，寓"佐金平木""扶土抑木"之意，共为臣药。佐用少量川楝子疏肝清热，行气止痛。诸药合用，肝肾肺胃兼顾，旨在涵木；少佐辛疏之品以适肝性。

【临床运用】常用于慢性萎缩性胃炎、胆汁反流性胃炎、慢性胆囊炎、更年期骨质疏松症、干燥综合征、慢性肝炎、肝硬化等证属阴虚气滞者。

【鉴别】一贯煎与逍遥散均可疏肝理气，治疗肝郁不舒之胁痛。逍遥散以柴胡疏肝行气为主，同时配伍健脾、养血之品，长于治疗肝郁为主兼见血虚脾弱之胁肋疼痛；一贯煎则重用生地黄等养阴药以滋养肝阴，少伍疏肝之川楝子，长于治疗肝阴不足为主兼有气滞之胁肋疼痛。

【实验研究】一贯煎可抑制肝脏纤维化程度及肝癌的转移。［郑嘉琦，张定棋，简迅，等.经典名方一贯煎治疗慢性肝病的临床与基础研究进展.上海中医药杂志，2021，55（6）：96-100.］

【方歌】一贯煎中生地黄，沙参枸杞麦冬襄，当归川楝水煎服，阴虚肝郁是妙方。

石斛夜光丸（原名夜光丸）

《原机启微》

【组成】天门冬焙　人参　茯苓各二两　五味炒,半两　干菊花七钱　麦门冬　熟地黄各一两　菟丝子酒浸　干山药　枸杞各七钱　牛膝浸　杏仁去皮尖,各七钱半　生地黄一两　蒺藜　石斛　苁蓉　川芎　炙草　枳壳麸炒　青葙子　防风　黄连各半两　草决明八钱　乌犀镑　羚羊角镑,各半两

【用法】为细末，炼蜜丸，桐子大。每服三五十丸，温酒盐汤任下。（现代用法：蜜丸，每服9g，盐汤送服；亦可作汤剂，水煎服）

【功用】滋补肝肾，清热明目。

【主治】肝肾阴虚，火热内扰之目疾。瞳神散大，视物昏花，羞明流泪，复视内障，舌红少苔，脉细数。

【证治机理】证由肝肾阴虚，火热内扰所致。肝开窍于目，肾主瞳仁。《罗氏会约医镜》云："肝肾之气充，则精彩光明；肝肾之气衰，则昏蒙眩晕。"肝肾不足，精血亏虚不能上注于目，则视物昏花；虚火上扰，则瞳神散大、复视内障；泪为肝之液，肾主五液，肝肾阴虚，不能约束其津液，则流泪羞明。治宜滋补肝肾，清热明目。

【方解】本方为治疗虚火上扰于目之常用方。生地黄、熟地黄滋阴养血补肾，治阴血亏虚之本；石斛甘凉质润，滋胃肾之阴，疗虚热目暗不明，与生、熟地黄共为君药。天冬、麦冬滋阴润燥，清心生津；菟丝子、沙苑子、枸杞子、肉苁蓉、牛膝补肾养肝，益精明目；人参、山药、茯苓补脾益气，资气血之生化。诸药相合，助君药滋阴养血，生精明目，同为臣药。佐以犀角（水牛角代）、羚羊角凉肝潜阳，清热明目；黄连、草决明、青葙子清肝明目；菊花、防风疏风散热，明目退翳；川芎、枳壳疏肝行血，理气宽中，与滋阴养血药相配，可使补而不滞，滋而不腻；杏仁宣肺降气，与川芎、枳壳相伍，可调畅气机，使气畅而能敷布精微；五味子酸涩，可收敛五脏之精而上注于目。使以炙甘草调和诸药。诸药配伍，标本兼顾，补泻同施。肝肾脾肺心同补，使五脏之精得以充目；补敛清散兼施，使上扰之火得以清潜。

【使用注意】内障之患，多为久积而成，本方需常服久服，方能建功。

【临床运用】常用于白内障、玻璃体混浊、晚期青光眼术后、干眼症等证属肝肾阴虚，火热上扰者。

【实验研究】石斛夜光丸对光感受器细胞有保护作用。［吴晗晗，徐静，卞敏娟，等.石斛夜光丸光感受器细胞保护效应的研究.上海中医药杂志，2018，52（8）83-87.］

【方歌】石斛夜光枳膝芎，二地二冬杞丝苁，青葙草决犀羚角，参味连苓蒺草风，

再与杏菊山药配，养阴明目第一功。

百合固金汤

《慎斋遗书》

【组成】熟地　生地　归身各三钱（各9g）　白芍　甘草各一钱（各3g）　桔梗　玄参各八分（各2g）贝母　麦冬　百合各一钱半（各5g）

【用法】水煎服。

【功用】滋润肺肾，化痰止咳。

【主治】肺肾阴虚，虚火上炎证。咳嗽气喘，痰中带血，咽喉燥痛，头晕目眩，午后潮热，舌红少苔，脉细数。

【证治机理】证因肺肾阴虚，虚火上炎所致。肺肾两脏金水相生，肺阴亏耗，不能输布津液下达于肾；而肾水既亏，不能上滋肺金，加之水不制火，虚火上炎伤肺，形成肺肾两亏、母子俱损之证。肺失濡润，火伤血络，故咳嗽气喘、痰中带血；喉为肺系，肾脉夹咽，肺肾阴亏，津液不能上承咽喉，加之虚火上炎，故咽喉燥痛；阴精不足，头目失养，则头晕目眩；午后潮热，舌红少苔，脉细数均为阴虚内热之象。治宜滋养肺肾，化痰止咳。

【方解】本方是治疗肺肾阴亏，虚火上炎所致咳痰带血证之常用方。生地黄、熟地黄滋阴补肾，清热凉血，共为君药。百合、麦冬助君药清热养阴，润肺止咳；玄参助君药滋阴清虚火，三味为臣药。君臣相伍，滋肾润肺，金水并补。当归、白芍养血益阴；贝母清热润肺，化痰止咳；桔梗宣肺利咽化痰，并载药上行，皆为佐药。甘草清热泻火，调和诸药，为佐使药。诸药相合，肺肾同治，金水相生，润中寓清，兼以化痰。

【临床运用】常用于肺结核、慢性支气管炎、支气管扩张咯血、慢性咽喉炎、自发性气胸等证属肺肾阴虚者。

【实验研究】百合固金汤可通过调节自噬反馈回路预防急性肺损伤。[张敏，许成辰，徐婷贞，等.基于Nrf2/Keap1/p62信号通路探讨百合固金汤对LPS诱导的小鼠急性肺损伤的保护作用.中国实验方剂学杂志，2019，25（15）：77-82.]

【方歌】百合固金二地黄，玄参贝母桔甘藏，麦冬芍药当归配，喘咳痰血肺家伤。

补肺阿胶汤（原名阿胶散，又名补肺散）

《小儿药证直诀》

【组成】阿胶麸炒，一两五钱（45g）　黍黏子（牛蒡子）炒香，二钱五分（7.5g）　甘草炙，二钱五分（7.5g）马兜铃焙，五钱（15g）　杏仁去皮尖，炒，七个（6g）　糯米炒，一两（30g）

【用法】上为细末，每服一二钱（6g），水一盏，煎至六分，食后温服（现代用法：水煎服，阿胶烊化）。

【功用】养阴补肺，清热止血。

【主治】肺虚有热证。咳嗽气喘，咽喉干燥，咳痰不多，或痰中带血，舌红少苔，脉细数。

【证治机理】本方原治"小儿肺虚气粗喘促"，后世亦用于治疗成人肺阴不足，阴虚有热之咳

喘。肺为娇脏而主气，阴虚有热，肺失清肃之权，故咳嗽气喘、咽喉干燥；阴津受灼，则咳痰不多；虚热久咳，损伤肺络，则痰中带血；舌红少苔，脉细数，为阴虚有热之象。治宜滋阴补肺，清热化痰，宁嗽止血。

【方解】本方是治疗肺阴虚有热之久咳的常用方。重用阿胶，甘平滋柔，滋阴润燥，养血止血，为君药。马兜铃性寒清肺，化痰止咳，为臣药。牛蒡子宣肺解毒利咽；杏仁降气止咳平喘，两药相合，升降并用，调畅肺气，共为佐药。糯米、甘草补脾益肺，培土生金，调和诸药，为佐使药。诸药配伍，补泻兼施，以补为主，补肺阴而兼益肺气。

【临床运用】常用于外感后顽固性咳嗽、喉源性咳嗽、小儿咳嗽、变异性哮喘、慢性支气管炎、支气管扩张咯血等证属肺阴虚有热者。

【附方】

月华丸（《医学心悟》）天冬去心，蒸 麦冬去心，蒸 生地酒洗 熟地九蒸晒 山药乳蒸 百部蒸 沙参蒸 川贝去心，蒸 真阿胶各一两（各30g）茯苓乳蒸 獭肝 广三七各五钱（各15g）用白菊花（去蒂）二两，桑叶（经霜者）二两，熬膏，将阿胶化入膏内和药，稍加炼蜜为丸，如弹子大，每服一丸，嚼化，日三服。功用：滋阴清热，化痰止咳。主治：肺肾阴虚证。久咳或痰中带血，及劳瘵久嗽。

【鉴别】补肺阿胶汤与月华丸皆治肺阴虚有热之咳痰带血。但月华丸重用滋阴润燥之品，肺肾并补，滋阴力强，兼清虚热，为治肺肾阴虚，痨瘵久嗽之要方；补肺阿胶汤滋养肺阴与清热并用，补益之力较缓，为治肺阴亏虚较轻之咳嗽痰血的常用方。

【方歌】补肺阿胶马兜铃，黍黏甘草杏糯停，肺虚火盛人当服，顺气生津嗽哽宁。

益胃汤

《温病条辨》

【组成】沙参三钱（9g）麦冬五钱（15g）冰糖一钱（3g）细生地五钱（15g）玉竹炒香，一钱五分（5g）

【用法】水五杯，煮取二杯，分二次服，渣再煮一杯服（现代用法：水煎服）。

【功用】养阴益胃。

【主治】胃阴不足证。饥不欲食或不思饮食，口干咽燥，大便干结，舌红少津，脉细。

【证治机理】证由热病，或过用吐、下之剂，或胃病迁延失治而使胃阴耗损所致。胃居中焦为阳土，喜润恶燥，主受纳，其气以降为顺。胃阴不足，受纳失司，则饥而不欲食或不思饮食；阴津亏虚，不得上承于口则口燥咽干，肠道失濡，则大便干结舌红少津，脉细为阴虚之象。治宜甘润生津，养阴益胃。

【方解】本方为滋养胃阴之常用方。重用生地黄、麦冬，甘寒质润，养阴润燥生津，共为君药。北沙参、玉竹养阴生津，助君药滋养之力，为臣药。冰糖滋润肺胃，调和诸药，为佐使药。诸药合用，重在益胃，清而不寒，润而不腻。

【临床运用】常用于慢性萎缩性胃炎、小儿厌食症、干燥综合征、放化疗后顽固性呃逆等证属胃阴亏虚者。

【实验研究】益胃汤能显著改善干燥综合征 NOD 小鼠症状。[吴志红，杨惠琴，谢沛霖. 益胃汤对干燥综合征 NOD 小鼠颌下腺的保护及抗炎作用研究. 中国中西医结合杂志，2019，39（9）：1078–1083.]

【方歌】益胃汤能益胃阴，冰糖玉竹与沙参，麦冬生地同煎服，甘凉滋润生胃津。

第五节 补阳剂

补阳剂，适用于阳气不足证。方如肾气丸、右归丸等。

肾气丸（又名《金匮》肾气丸、崔氏八味丸）

《金匮要略》

【组成】干地黄八两（24g） 薯蓣 山茱萸各四两（各12g） 泽泻 茯苓 牡丹皮各三两（各9g） 桂枝 附子炮，各一两（各3g）

【用法】上八味，末之，炼蜜和丸，梧子大，酒下十五丸，加至二十五丸，日再服（现代用法：蜜丸，每服6g，日2次，白酒或淡盐汤送下；亦可作汤剂，水煎服）。

【功用】补肾助阳化气。

【主治】肾阳气不足证。腰痛脚软，身半以下常有冷感，少腹拘急，小便不利，或小便反多，入夜尤甚，阳痿早泄，舌淡而胖，脉虚弱，尺部沉细；以及痰饮，水肿，消渴，脚气，转胞等。

【证治机理】证由肾精不足，肾气虚弱，气化失司所致。肾精不足，肾气虚弱，失于温养则腰痛而足膝痿软；命门火衰失于温煦，则半身以下常有冷感，少腹拘急；肾气不足，水液失于蒸腾气化，则见小便不利，或小便反多。而痰饮、水肿、消渴、脚气、转胞诸证，亦为水液代谢失司之变，当温补肾气，助气化以利水，正如《小儿药证直诀笺正》所云："仲师八味，全为肾气不充，不能鼓舞真阳，而小水不利者设法。"阳痿早泄、舌淡而胖、脉象虚弱、尺部沉细，皆为肾精不足，肾中阳气匮乏所致。法当滋养肾精，以温补化生肾气，体现"益火之源，以消阴翳"之法。

【方解】本方为补肾助阳，化生肾气之代表方。重用干地黄（今多用熟地黄），补肾填精益髓，为君药。臣以山茱萸，补肝肾，涩精气；薯蓣（即山药）健脾气，固肾精。二药与地黄相配，谓补肾填精"三补"之法；附子、桂枝温助肾阳，微微生火，鼓舞肾气，正如《医宗金鉴·删补名医方论》所云："此肾气丸纳桂、附于滋阴剂中十倍之一，意不在补火，而在微微生火，即生肾气也。"佐以茯苓健脾益肾，泽泻利湿泄浊，且与茯苓配伍，有通调水道之功，牡丹皮降相火而制虚阳浮动。三者配伍，谓"三泻"之法，与熟地黄、薯蓣、山茱萸三药相伍，则补中有泻，补而不滞。"方名肾气，所重者在一气字。故桂、附极轻，不过借其和煦，吹嘘肾中真阳，使溺道得以畅遂"（《小儿药证直诀笺正》），所谓"少火生气"。

本方原名"崔氏八味丸"。《伤寒杂病论》载此方亦名肾气丸。后世多遵此方为补肾阳之主方，然仲师名为"肾气丸"，确当慎思之。方中乃以大队补肾填精之品为主，而温阳之品药少量轻，意在以辛热之桂附化其阴精以益肾气。

【临床运用】常用于肾病综合征、慢性肾炎、性功能低下、精少不育、女子不孕、慢性前列腺炎、尿频遗尿、高血压、糖尿病、慢性支气管哮喘等证属肾阳气不足者。

【附方】

加味肾气丸（《济生方》） 附子炮，二枚（15g） 白茯苓 泽泻 山茱萸取肉 山药炒 车前子酒蒸 牡丹皮去木，各一两（各30g） 官桂不见火 川牛膝去芦，酒浸 熟地黄各半两（各15g） 上为细末，炼蜜为丸，如梧桐子大，每服七十丸（9g），空心米饮送下。功用：温助肾阳，利水消肿。主治：肾阳虚水肿。腰重脚肿，小便不利。

十补丸（《济生方》） 附子炮，去皮、脐 五味子各二两（各9g） 山茱萸取肉 山药锉，炒 牡丹皮去木 鹿茸去毛，酒蒸 熟地黄洗，酒蒸 肉桂去皮，不见火 白茯苓去皮 泽泻各一两（各4.5g） 上为细末，炼蜜为丸，如梧桐子大，每服七十丸（9g），空心盐酒、盐汤任下。功用：补肾阳，益精血。主治：肾阳虚损，精血不足证。面色黧黑，足冷足肿，耳鸣耳聋，肢体羸瘦，足膝软弱，小便不利，腰脊疼痛，或阳痿遗精，舌淡苔白，脉沉迟，尺脉弱。

【鉴别】加味肾气丸与十补丸均系肾气丸加味化裁方。加味肾气丸由肾气丸加车前子、牛膝而成，但方中熟地黄等补肾之品用量锐减，而附子之量倍增，故君臣有变，功治有别，以附子为君，茯苓、泽泻、车前子为臣，重在温阳利水，补肾之力较轻，适用于阳虚水肿而肾虚不著者；十补丸非但加入鹿茸、五味子，且更增附子之量，并将原方桂枝易为肉桂，而减"三补"用量，遂易温补肾气之方而为补肾阳、益精血之剂，适用于肾阳虚损，精血不足之证。

【实验研究】肾气丸可以改善肾小球肾炎损伤。［王艳娥，付晓幸，丰莉娟. 金匮肾气丸对肾小球肾炎大鼠的保护作用及机制研究. 中药材，2019，42（5）：1173-1176.］

【方歌】《金匮》肾气治肾虚，地黄山药及山萸，丹皮苓泽加桂附，引火归原热下趋。

右归丸

《景岳全书》

【组成】大怀熟八两（24g） 山药炒，四两（12g） 山茱萸微炒，三两（9g） 枸杞微炒，四两（12g） 鹿角胶炒珠，四两（12g） 菟丝子制，四两（12g） 杜仲姜汤炒，四两（12g） 当归三两（9g） 肉桂二两，渐可加至四两（6g） 制附子自二两渐可加至五、六两（6g）

【用法】将熟地蒸烂，杵膏，余为细末，加炼蜜为丸，如弹子大。每嚼服二、三丸，以滚白汤送下（现代用法：蜜丸，每服9g；也可作汤剂，水煎服）。

【功用】温补肾阳，填精益髓。

【主治】肾阳不足，命门火衰证。年老或久病气衰神疲，畏寒肢冷，腰膝软弱，阳痿遗精，或阳衰无子，或饮食减少，大便不实，或小便自遗，舌淡苔白，脉沉而迟。

【证治机理】证由肾阳不足，命门火衰所致。命门火衰，阳气不振，则见气衰神疲、畏寒肢冷、腰膝软弱；火不生土，脾运失职，则饮食减少、大便不实；肾主封藏，阳虚而精关失固，则遗精滑泄、阳衰无子；肾阳虚，膀胱失约，则小便自遗；舌淡苔白，脉沉而迟，则为肾阳虚衰之象。法当温补肾阳。

【方解】本方为治命门火衰证之常用方。附子、肉桂温壮元阳，鹿角胶温肾阳，益精血，三药相伍，培补肾中元阳。熟地黄、山茱萸、枸杞子、山药滋阴益肾，养肝补脾，具"阴中求阳"之功。菟丝子、杜仲补肝肾，强腰膝；当归养血补肝。该方集诸补益药于一方，纯补无泻，"益火之源，以培右肾之元阳"而神气自强矣（《景岳全书·新方八阵》），故名"右归"。

【临床运用】常用于肾病综合征、精少不育症、老年性骨质疏松症、性功能减退、贫血、白细胞减少症等证属肾阳虚衰，精血不足者。

【附方】

右归饮（《景岳全书》） 熟地二、三钱或加至一、二两（9g） 山药炒，二钱（6g） 山茱萸一钱（3g） 枸杞二钱（6g） 甘草炙，一、二钱（3～6g） 杜仲姜制，二钱（6g） 肉桂一、二钱（3～6g） 制附子一、二、三钱（3～9g） 上以水二盅，煎至七分，食远温服。功用：温补肾阳，填精补血。主治：肾阳不足证。气怯神疲，腹痛腰酸，手足不温，阳痿遗精，大便溏薄，小便频多，舌淡苔薄，脉来虚细者；或阴盛格阳，真寒假热之证。

【鉴别】右归丸与右归饮均为温补肾阳之方。但右归丸较右归饮药物组成中增加鹿角胶、菟丝子、当归，而不用甘草，故其温补肾阳之功著。

【实验研究】右归丸可改善肾病综合征。［王新斌，马睿玲，李赟，等. 右归丸通过 AOPPs 调控 RAGE/ROS/NF-κB 轴及 Wnt/β-catenin 信号通路对阿霉素诱导肾病综合征大鼠的保护机制. 中国实验方剂学杂志，2022，28（15）：21-27.］

【方歌】右归丸中地附桂，山药茱萸菟丝归，杜仲鹿胶枸杞子，益火之源此方魁。

第六节　阴阳并补剂

阴阳并补剂，适用于阴阳两虚证。方如地黄饮子、龟鹿二仙胶、七宝美髯丹、补天大造丸等。

地黄饮子
《黄帝素问宣明论方》

【组成】熟干地黄（18g）　巴戟天去心　山茱萸　石斛　肉苁蓉酒浸, 焙（各9g）　附子炮　五味子　官桂　白茯苓　麦门冬去心　菖蒲　远志去心, 各等分（各6g）

【用法】上为末，每服三钱（9g），水一盏半，生姜五片，枣一枚，薄荷同煎至八分，不计时候（现代用法：加生姜 5 片，大枣 1 枚，薄荷 2g，水煎服）。

【功用】滋肾阴，补肾阳，开窍化痰。

【主治】喑痱。舌强不能言，足废不能用，口干不欲饮，足冷面赤，脉沉细弱。

【证治机理】"喑"者，舌强不能言也"痱"者，足废不能用也。下元虚衰，肾精不能上荣于舌；加之肾阳不足，失于蒸化，水湿内聚，泛而为痰，痰浊阻于心窍，则舌强不能言。肾之阴阳两虚，则筋骨痿软无力，甚则足废不用。阴虚内热，则口干不欲饮；虚火上浮，则面赤；肾阳亏虚，不能温煦于下，则足冷；脉沉细弱，为肾阴阳两虚脉象。其病机为肾中阴阳俱虚，虚阳上浮，痰蒙窍道。法当温补下元，滋阴壮阳，兼豁痰开窍。

【方解】本方为治肾虚喑痱证之代表方。方中熟地黄、山茱萸补肾填精，滋补肾阴；肉苁蓉、巴戟天温壮肾阳。四药相伍，阴阳并补，温肾填精，共为君药。附子、肉桂温助真元，摄纳浮阳，引火归原，以增温补肾阳之力；麦冬、五味子、石斛滋阴敛液，以增补肾滋阴之功，共为臣药。佐入石菖蒲、远志、茯苓交通心肾，开窍化痰。少佐薄荷，借其轻清疏散之性，以助解郁开窍之力；以生姜、大枣为引，调阴阳，和气血。诸药合用，阴阳并补，上下并治，痰散窍开，诸症自除。

【临床运用】常用于冠心病、脑血管意外、脑动脉硬化、中风后遗症、小脑共济失调、脑萎缩、痴呆症、脊髓疾病、月经不调、闭经不孕等证属肾中阴阳俱虚者。

【附方】

还少丹（《医方集解》）　熟地黄二两（100g）　山药　牛膝酒浸　枸杞酒浸, 两半（75g）　山萸肉　茯苓乳拌　杜仲姜汁炒, 断丝　远志去心　五味子炒　楮实酒蒸　小茴香炒　巴戟天酒浸　肉苁蓉酒浸, 各一两（各50g）　石菖蒲五钱（25g）加枣肉蜜丸，盐汤或酒下。功用：温补脾肾。主治：脾肾虚寒，血气羸乏，不思饮食，发热盗汗，遗精白浊，肌体瘦弱，牙齿浮痛等证。

【鉴别】地黄饮子与还少丹均为阴阳并补之剂。但地黄饮子中将杜仲、小茴香及山药、枸杞子等易为附子、肉桂及麦冬、石斛、五味子等，故其温补肾阳与滋补肾阴之力均较还少丹更胜一筹。

【实验研究】地黄饮子可降低 AD 小鼠脑组织星形胶质细胞损伤，提高糖酵解活性，改善 AD 小鼠学习记忆能力。［余虹霓，孙梦捷，王凤丽，等．地黄饮子调节 PI3K/Akt 信号通路保护 AD 小鼠脑组织星形胶质细胞损伤及糖酵解的作用机制．中国实验方剂学杂志，2023，29（8）：10-18.］

【方歌】地黄饮子山萸斛，麦味菖蒲远志茯，苁蓉桂附巴戟天，少入薄荷姜枣服。

龟鹿二仙胶

《医便》

【组成】鹿角用新鲜麋鹿杀角，解的不用，马鹿角不用，去角脑梢，角二寸绝断，劈开净用，十斤（5000g） 龟板去弦，洗净，捶碎，五斤（2500g） 人参十五两（450g） 枸杞子三十两（900g）

【用法】上二味袋盛，放长流水内浸三日，用铅坛一只，如无铅坛，底下放铅一大片亦可。将角并板放入坛内，用水浸高三五寸，黄蜡三两封口，放大锅内，桑柴火煮七昼夜，煮时坛内一日添热水一次，勿令沸起，锅内一日夜添水五次，候角酥取出，洗，滤净去滓。其滓即鹿角霜、龟霜也，将清汁另放。另将人参、枸杞子用铜锅以水三十六碗，熬至药面无水，以新布绞取清汁，将滓置石臼水捶捣细，用水二十四碗又熬如前；又滤又捣又熬，如此三次，以滓无味为度。将前龟、鹿汁并参、杞汁和入锅内，文火熬至滴水成珠不散，乃成胶也。每服初一钱五分（4.5g），十日加五分（1.5g），加至三钱（9g）止，空心酒化下（现代用法：熬胶，初服每日 4.5g，渐加至 9g，空心以酒少许送服）。

【功用】滋阴填精，益气壮阳。

【主治】真元虚损，精血不足证。全身瘦削，阳痿遗精，两目昏花，腰膝酸软，久不孕育。

【证治机理】其证或因先天肾精不足，真元亏损；或因后天脾胃亏虚，气血生化乏源；或由病后失养，以致阴阳精血俱虚，则见全身瘦削，腰膝酸软，阳痿遗精，两目昏花，久不孕育诸症。其病机为真元虚损，阴阳精血俱不足。法当培补真元，填精补髓，益气养血，阴阳并补。

【方解】本方为治真元虚损，精血不足证之常用方。方中鹿角胶甘咸而温，通督脉而补阳，且益精补血；龟甲胶甘咸而寒，通任脉而养阴，滋补阴血。二药俱为血肉有情之品，合而用之，深合"精不足者，补之以味"之旨，能峻补阴阳，填精补髓，滋养阴血，共为君药。配伍人参大补元气，补益脾胃，以助后天气血生化之源；枸杞子补肝肾精血之不足，以助龟、鹿二胶之力，共为臣药。该方阴阳气血并补，"由是精生而气旺，气旺而神昌，庶几龟鹿之年矣，故曰二仙"（《古今名医方论》）。

【临床运用】常用于免疫功能低下、内分泌失调、贫血、神经衰弱、更年期综合征、性功能减退、男子精少不育、女子虚损不孕等证属阴阳两虚，气血不足者。

【鉴别】龟鹿二仙胶与地黄饮子皆为阴阳并补之剂，同治阴阳两虚之证。但本方为纯补之方，且重用龟、鹿二胶血肉有情之品与补益后天之人参相伍，故其填精养血之能较地黄饮子为胜，而地黄饮子滋阴温阳及化痰开窍之功亦较本方为强。

【实验研究】龟鹿二仙胶能改善生殖损伤。［陆包伟，刘露梅，王能，等．龟鹿二仙胶对糖尿病大鼠生殖损伤的保护作用及机制．中国实验方剂学杂志，2022，28（19）：1-8.］

【方歌】龟鹿二仙最守真，补人三宝气精神，人参枸杞和龟鹿，益寿延年实可珍。

七宝美髯丹

《本草纲目》引《积善堂方》

【组成】赤白何首乌米泔水浸三四日，瓷片刮去皮，用淘净黑豆二升，以砂锅木甑铺豆及首乌，重重铺盖，蒸之。豆熟取出，去豆曝干，换豆再蒸，如此九次，曝干，为末，各一斤（各500g） 赤白茯苓去皮，研末，以水淘去筋膜及浮者，取沉者捻块，以人乳十碗浸匀，晒干，研末，各一斤（各500g） 牛膝去苗，酒浸一日，同何首乌第七次蒸之，至第九次止，晒干，八两（250g） 当归酒浸，晒，八两（240g） 枸杞子酒浸，晒，八两（240g） 菟丝子酒浸生芽，研烂，晒，八两（240g） 补骨脂以黑脂麻炒香，四两（120g）

【用法】石臼为末，炼蜜和丸弹子大，一百五十丸，每日三丸，清晨温酒下，午时姜汤下，卧时盐汤下（现代用法：为蜜丸，每服9g，日二服，淡盐水送服）。

【功用】补益肝肾，乌发壮骨。

【主治】肝肾不足证。须发早白，脱发，齿牙动摇，腰膝酸软，梦遗滑精，肾虚不育等。

【证治机理】肝藏血，发为血之余；肾藏精，其华在发，故发之荣枯与肝肾关系最为密切。肝肾精血匮乏，不能上荣，则须发早白、脱发；肾主骨，齿为骨之余，赖以髓养，髓由精化。肾虚精亏，无以生髓养骨，则牙齿动摇；肝肾不足，筋骨不健，则腰膝酸软；肾失封藏，精关不固，则梦遗滑精。其病机为肝肾精血亏虚，元阳不足。法当补养肝肾。

【方解】本方为治肝肾不足所致须发早白之常用方。方中重用赤、白何首乌补肝肾，益精血，乌须发，壮筋骨，为君药。臣以赤、白茯苓，补脾益气，宁心安神，以人乳制用，其滋补之力尤佳，《随息居饮食谱》谓人乳能"补血、充液、填精、化气、生肌、安神、益智"。佐以枸杞子、菟丝子补肝肾，益精血；当归补血养肝；牛膝补肝肾，坚筋骨，活血脉；补骨脂补肾温阳，固精止遗，兼有"阳中求阴"之意。诸药相合，补肝肾，益精血，壮筋骨，乌须发，故以"美髯"名之。

【临床运用】常用于早衰之白发、脱发、神经衰弱、贫血、牙周病、附睾炎、男子不育、病后体虚等证属肝肾不足者。

【实验研究】七宝美髯丹能有效促进毛囊和毛发生长。[张翠侠，陈桂升，管志强，等.七宝美髯汤加减联合非剥脱性点阵铒激光治疗雄激素性脱发临床疗效及对头皮血流动力学和毛囊的影响.河北中医，2021，43（12）：1974-1978.]

【方歌】七宝美髯何首乌，菟丝牛膝茯苓俱，骨脂枸杞当归合，专益肝肾精血虚。

补天大造丸

《医学心悟》

【组成】人参二两（60g） 黄芪蜜炙 白术陈土蒸，各三两（各90g） 当归酒蒸 枣仁去壳，炒 远志去心，甘草水泡，炒 白芍酒炒 山药乳蒸 茯苓乳蒸，各一两五钱（各45g） 枸杞子酒蒸 大熟地酒蒸，晒，各四两（各120g） 河车甘草水洗，一具（1个） 鹿角熬膏，一斤（500g） 龟板与鹿角同熬膏，八两（240g）

【用法】以龟鹿胶和药，加炼蜜为丸，每早开水下四钱（12g）。阴虚内热甚者，加丹皮二两（60g）；阳虚内寒者，加肉桂五钱（15g）（现代用法：蜜丸，每服9g）。

【功用】补益五脏。

【主治】虚劳。气短乏力，食少神疲，心悸失眠，腰膝酸软，头晕目眩等。

【证治机理】五脏虚损者，乃阴阳气血俱虚也。气虚则气短乏力；血虚则心神失养而心悸、失眠；气血不足，故精神疲惫、头晕目眩、面色无华；真元虚损，精血不足，则腰膝酸软、身体羸瘦。其病机为五脏虚损，阳气阴血俱亏。法当补益气血阴阳，且补不宜峻，当缓缓用之。

【方解】本方为补益五脏虚损之常用方。方中紫河车补气养血益精，"疗诸虚百损"（《本草蒙筌》），为君药。臣以人参，大补元气；鹿胶温阳益精补血；龟甲胶滋阴养血。佐以黄芪、白术、山药、茯苓补气健脾，合人参以助后天生化之源；熟地黄、枸杞子补肾养血，益精填髓；当归、白芍合熟地黄以滋阴补血；酸枣仁、远志宁心安神。诸药合用，五脏虚损同益，气血阴阳并补，虚劳诸症自除。

【临床运用】常用于贫血、免疫功能低下、神经衰弱、内分泌失调、围绝经期综合征等证属阴阳气血俱虚者。

【实验研究】补天大造丸能抑制肺纤维化增生。[石轶群，徐学文.补天大造丸对大鼠肺纤维化病理改变的实验.中国医药导刊，2009，11（4）：610-614.]

【方歌】补天大造治虚劳，参芪术归枣白芍，龟鹿用胶河车远，枸杞熟地苓山药。

复习思考题

1. 如何理解四君子汤为脾胃气虚、四物汤为补血调血的基础方？其分别可变化出哪些方剂？主治有何不同？

2. 参苓白术散、补中益气汤分别主治哪些病证，体现了哪些治法？

3. 如何理解生脉散中五味子、一贯煎中川楝子、当归补血汤中黄芪的配伍意义？

4. 参苓白术散、补中益气汤、玉屏风散、归脾汤均有益气健脾之功，如何区别应用？

5. 炙甘草汤何以气血阴阳并补？你认为该方应以何药为君？为什么？

6. 泰山磐石散用八珍汤补益气血，为何去茯苓？

7. 结合六味地黄丸"三补""三泻"之组方配伍原理，阐述其主治肾精不足证之机理。

8. 通过分析六味地黄丸与左归丸、肾气丸与右归丸的组方原理，比较"补肾精"与"补肾阴"、"补肾气"与"补肾阳"的配伍法则有何异同。

9. 知柏地黄丸、大补阴丸和当归六黄汤的病机均涉及阴虚火旺，三者有何差异？

10. 分析肾气丸的组方原理，如何理解肾气丸为"少火生气"之剂，而非纯补肾阳之方？

11. 六味地黄丸与肾气丸在组方配伍方面有何区别，主治证有何不同？

12. 地黄饮子、龟鹿二仙胶与七宝美髯丹的证治机理分别是什么，如何鉴别使用？

第十五章

固涩剂

一、概念

凡具有收敛固涩作用，主治气、血、精、津耗散滑脱病证的方剂，统称为固涩剂。属于"十剂"中"涩可去脱"范畴。

二、适应证及分类

气、血、精、津耗散滑脱病证包括自汗盗汗、久咳不止、泻痢不止、遗精滑泄、小便失禁、血崩带下等。气、血、精、津液是人体重要的营养物质，在正常情况下，它们既不断被消耗，又不断得到补充，盈亏消长，周而复始。若一旦被消耗过度，每致滑脱不禁，散失不收，轻则引起疾病，重者危及生命。气、血、精、津液耗散滑脱病证须采用收敛固涩之法进行治疗。根据气、血、精、津、液耗散滑脱致病之因和发病部位的不同，本章分为固表止汗剂、敛肺止咳剂、涩肠固脱剂、涩精止遗剂、固崩止带剂五类。

三、使用注意事项

固涩剂为正虚无邪者而设，若外邪未去者，不宜过早使用，以免有闭门留寇之弊。病证属邪实者，如热病汗出、痰饮咳嗽、火扰遗泄、伤食泄泻、痢疾初起以及实热崩中带下等，均非本类方剂所宜。此外，本类方所治的耗散滑脱之证，皆由正气亏虚所致，故应根据气、血、精、津液耗伤的程度不同，配伍相应的补益药，以标本兼顾。若是元气大虚，亡阳欲脱所致的大汗淋漓、小便失禁或崩中不止，非单纯固涩所能治，需急用大剂参附之类回阳固脱。

第一节　固表止汗剂

固表止汗剂，适用于表虚卫外不固，或阴液不能内守的自汗、盗汗证。方如牡蛎散。

牡蛎散

《太平惠民和剂局方》

【组成】黄芪去苗、土　麻黄根洗　牡蛎米泔浸，刷去土，火烧通赤，各一两（各15g）

【用法】上三味为粗散，每服三钱（9g），水一盏半，小麦百余粒，同煎至八分，去渣，热

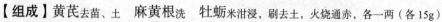

服，日二服，不拘时候（现代用法：加小麦或浮小麦 15g，水煎服）。

【功用】敛阴止汗，益气固表。

【主治】自汗、盗汗证。自汗，盗汗，夜卧尤甚，久而不止，心悸惊惕，短气烦倦，舌淡红，脉细弱。

【证治机理】因卫外不固，阴液损伤，心阳不潜所致。卫气虚，卫外不固，腠理疏松，津液外泄则自汗。汗为心液，汗出过多，心阴不足，心阳不潜，虚热内生，阴津外泄，故汗出、夜卧更甚。汗出日久，心之气阴耗伤，心神失养，则见心悸易惊、烦倦短气。舌淡红、脉细弱均为气阴两虚之象。治宜益气固表，敛阴止汗。

【方解】本方为治疗卫外不固，阴伤心阳不潜之自汗、盗汗证的常用方。方中牡蛎咸涩微寒，敛阴潜阳，固涩止汗，为君药。自汗多由气虚，生黄芪益气实卫，固表止汗，为臣药。君臣相配，标本兼顾，止汗之力尤著。麻黄根功专收涩止汗，为佐药。小麦甘凉，专入心经，养心阴，益心气，并能清心除烦，为佐使药。诸药相合，涩补并用，以涩为主；气阴兼顾，以气为主，使气阴得复而汗出可止。

【临床运用】常用于病后、手术后及产后自汗、盗汗等证属卫外不固，阴液外泄者。

【鉴别】牡蛎散与玉屏风散均能益气固表止汗，治疗气虚卫外不固之自汗证。但牡蛎散补敛并用，重在敛阴潜阳，其收敛止汗之力较强，常用于治疗卫外不固，兼有心阳不潜的自汗、盗汗；玉屏风散则以补气为主，以补为固，其补虚之力较强，且黄芪、防风相配，补中寓散，常用于治疗气虚卫外不固之自汗，或治虚人易感风邪者。

【实验研究】牡蛎散能抑制用卵核蛋白作为抗原诱发的实验小鼠抗体生成水平，对小鼠免疫功能有抑制作用。［刘学良，王忠裕，陈彦平，等 . 牡蛎散对小鼠免疫功能影响的研究 . 辽宁中医药大学学报，2009（1）：170–171.］

【方歌】牡蛎散内用黄芪，浮麦麻黄根最宜，自汗盗汗心液损，固表敛汗见效奇。

第二节　敛肺止咳剂

敛肺止咳剂，适用于久咳肺虚，气阴耗伤证。方如九仙散。

九仙散

王子昭方，录自《卫生宝鉴》

【组成】人参　款冬花　桑白皮　桔梗　五味子　阿胶　乌梅各一两（各12g）贝母半两（6g）罂粟壳去顶，蜜炒黄，八两（9g）

【用法】上为末，每服三钱（9g），白汤点服，嗽住止后服（现代用法：共为粗末，每次6g，1日3次，温开水送服；亦可作汤剂，水煎服）。

【功用】敛肺止咳，益气养阴。

【主治】久咳伤肺，气阴两伤证。咳嗽日久不已，咳甚则气喘自汗，痰少而黏、脉虚数。

【证治机理】久咳伤肺，肺气虚损，故咳嗽日久不已，甚则气喘，脉虚；肺气不足，卫外不固，故自汗；咳久伤及肺阴，致虚热内生，炼液为痰，故痰少而黏、脉虚数。治宜敛肺止咳，益气养阴。

【方解】本方为治久咳伤肺，气阴两虚证之常用方。方中罂粟壳味酸涩，善于敛肺止咳，故重用为君药。五味子、乌梅酸涩，敛肺气，协助君药敛肺止咳；人参补益肺气；阿胶滋养肺阴，气阴双补，共为臣药。君臣相配，增强敛肺止咳、益气养阴之力。款冬花化痰止咳，降气平喘；桑白皮清热泄热，止咳平喘；贝母清热化痰止咳，共为佐药。桔梗宣肺祛痰，载药上行，为佐使药。诸药相合，酸涩之中纳甘润以顾气阳，敛降之中佐宣升以适肺性。

【使用注意】方中罂粟壳有毒，本方不宜多服、久服，防成瘾，方后注曰"嗽住止后服"即是此意。

【临床运用】常用于慢性气管炎、慢性阻塞性肺疾病、支气管哮喘等证属久咳肺虚，气阴两亏者。

【方歌】九仙罂粟乌梅味，参胶桑皮款桔贝，敛肺止咳益气阴，久咳肺虚效堪慰。

第三节　涩肠固脱剂

涩肠固脱剂，适用于泻痢日久不止，脾肾虚寒，以致大便滑脱不禁的病证。方如真人养脏汤、四神丸等。

真人养脏汤（纯阳真人养脏汤）
《太平惠民和剂局方》

【组成】人参　当归去芦　白术焙，各六钱（各6g）　肉豆蔻面裹，煨，半两（8g）　肉桂去粗皮　甘草炙，各八钱（各6g）　白芍药一两六钱（12g）　木香不见火，一两四钱（3g）　诃子去核，一两二钱（9g）　罂粟壳去蒂萼，蜜炙，三两六钱（9g）

【用法】上锉为粗末，每服二大钱（6g），水一盏半，煎至八分，去滓，食前温服。忌酒、面、生、冷、鱼腥、油腻（现代用法：水煎服）。

【功用】涩肠固脱，温补脾肾。

【主治】久泻久痢，脾肾虚寒证。泻痢无度，滑脱不禁，甚则脱肛坠下，或便下脓血，或下痢赤白，里急后重，脐腹疼痛，喜温喜按，倦怠食少，舌淡苔白，脉沉迟细。

【证治机理】脾主运化，须赖肾中阳气之温煦，脾肾阳虚，关门不固，以致大便滑脱不禁，甚至中气虚弱，脱肛下坠；脾肾阳虚，虚寒内生，气血不和，则下痢赤白，或便下脓血，脐腹痛喜温喜按；脾虚气弱，运化失司，则倦怠食少。舌淡苔白、脉迟细皆为脾肾虚寒之象。"滑者涩之"，治当涩肠固脱治标为主，温补脾肾治本为辅。

【方解】本方为久泻久痢，脾肾虚寒证的常用方剂。方中重用罂粟壳涩肠固脱止泻，李时珍谓其能"止泄痢，固脱肛"（《本草纲目》），为君药。诃子苦酸温涩，专攻涩肠；肉豆蔻温中涩肠，并能散寒止痛，共为臣药，君臣相须为用，体现"急则治标""滑者涩之"之法。肉桂温肾暖脾，以散寒邪，人参、白术、炙甘草益气健脾；当归、白芍养血和营；木香芳香醒脾，调气止痛，使全方涩补不滞，为佐药。甘草益气和中，调和诸药，合芍药缓急止痛，为佐使药。全方配伍精当，共奏涩肠固脱、温补脾肾、调气和血之效。标本兼治，重在治标，脾肾兼顾，补脾为主，涩中寓通，补而不滞。

【临床运用】常用于慢性肠炎、慢性结肠炎、肠结核、慢性痢疾、痢疾综合征等日久不愈而证属脾肾虚寒者。

【鉴别】真人养脏汤与参苓白术散均可治泄泻。但真人养脏汤以罂粟壳涩肠固脱止泻为君药，伍以诃子、肉豆蔻、肉桂、人参、当归、白术、白芍、木香、甘草温补脾肾，重在养脏、涩肠止泻；参苓白术散补气健脾与祛湿止泻合法，方中人参、白术、茯苓健脾渗湿，为君药；配伍山药、莲子肉、白扁豆、薏苡仁、砂仁、桔梗、甘草等诸药，渗湿止泻，重在渗湿止泻。

【使用注意】若泻痢虽久，但湿热积滞未去，属虚实夹杂者，忌用本方。

【实验研究】真人养脏汤具有治疗溃疡性结肠炎的作用。[王慧，毛晶磊，吴艳敏，等.真人养脏汤对溃疡性结肠炎大鼠肠道黏膜屏障功能的保护作用.中国病理生理杂志，2017，33（11）：2053-2059.]

【方歌】真人养脏木香诃，当归肉蔻与粟壳；术芍参桂甘草共，脱肛久痢服之瘥。

四神丸
《证治准绳》

【组成】肉豆蔻二两（6g）　补骨脂四两（12g）　五味子二两（6g）　吴茱萸浸，炒，一两（3g）

【用法】上为末，生姜八两，红枣一百枚，煮熟，取枣肉和末丸，如桐子大，每服五七十丸，空心或食前送下（现代用法：丸剂，每次6～9g，1日2次，用淡盐汤或温开水送服；亦作汤剂，加生姜6g，大枣10枚，水煎服）。

【功用】温肾暖脾，固肠止泻。

【主治】脾肾阳虚之肾泻证。五更泄泻，不思饮食，食不消化，或久泻不愈，腹痛喜温，腰酸肢冷，神疲乏力，舌淡，苔薄白，脉沉迟无力。

【证治机理】肾泄，又称五更泄、鸡鸣泻。"鸡鸣至平旦，天之阴，阴中之阳也，故人亦应之。"（《素问·金匮真言论》）肾为五脏之根，五更正是阴气极盛，阳气萌发之际；因阴寒内盛，命门之火不能上温脾土，脾肾阳虚，阴寒内生，阳气当至而不至，阴气极而下行，故令五更泄泻；脾肾阳虚，脾失健运，故不思饮食、食不消化；脾肾阳虚，阴寒凝聚，则腹痛喜温，腰酸肢冷；若泻久不愈，阳衰不固可致大肠滑脱。脾肾阳虚，阳气不能化精微以养神，以致神疲乏力。舌淡苔薄白，脉沉迟无力，皆为脾肾阳虚之候。治宜温肾暖脾，固肠止泻。

【方解】本方为治疗脾肾阳虚之五更泻之代表方，又是体现肾泄之法的基础方。方中重用补骨脂辛苦性温，善补命门之火以温养脾土，《本草纲目》谓其"治肾泄，通命门，暖丹田，敛精神"，为君药。肉豆蔻辛温性涩，温中涩肠，与补骨脂相伍，既可助温肾暖脾之力，又能涩肠止泻，为臣药。吴茱萸辛苦而热，温脾暖胃以散阴寒；五味子酸温，固肾涩肠，共为佐药。用法中姜、枣同煮，枣肉为丸，意在温补脾胃，鼓舞运化。诸药合用，温涩并用，以温为主；脾肾同补，重在治肾；俾火旺土强，肾泄自愈。方名"四神"，正如《绛雪园古方选注》所说，"四种之药，治肾泄有神功也"。

《普济本事方》载二神丸与五味子散组合而成。二神丸（补骨脂、肉豆蔻）能温补脾肾，涩肠止泻；五味子散（五味子、吴茱萸）可温中涩肠。两方合之，温补固涩之功益佳，故有"四神"之名。

【使用注意】《医方集解》强调本方服法应"临睡前时淡盐汤或白开水送下"，并释云"若平旦服之，至夜药力已尽，不能敌一夜之阴寒故也"，可资临床参考。

【临床运用】常用于慢性结肠炎、肠结核、肠易激综合征等证属脾肾虚寒者。

【鉴别】四神丸与真人养脏汤同为涩肠固脱之剂，四神丸重用补骨脂为君，以温肾为主，配伍暖脾涩肠之品，主治命门火衰，火不暖土所致的肾泄；真人养脏汤以罂粟壳为君，以固涩为主，兼以温补脾肾、调和气血，主治久泻久痢，脾肾虚寒之滑脱不禁证。

【实验研究】四神丸可保护溃疡性结肠炎大鼠生存状况。［吴玉泓，郝民琦，王瑞琼，等．基于自噬及凋亡探讨理中汤合四神丸对溃疡性结肠炎大鼠的保护作用．中成药，2022，44（10）：3301-3306．］

【方歌】四神故纸吴茱萸，肉蔻除油五味具；大枣生姜同煎合，五更肾泄最相宜。

桃花汤
《伤寒论》

【组成】赤石脂一半全用，一半筛末，一斤（20g）　干姜一两（12g）　粳米一升（15g）

【用法】上三味，以水七升，煮米令熟，去滓，温服七合，内赤石脂末方寸匕，日三服。若一服愈，余勿服（现代用法：水煎服）。

【功用】涩肠止痢，温中散寒。

【主治】虚寒痢。下痢不止，或滑脱不禁，便脓血，色暗，腹痛喜温喜按，舌淡苔白，脉迟弱或微细。

【证治机理】下痢日久不愈，伤及脾肾，脾肾阳虚，固摄无权，则下痢不止，或滑脱不禁；阳虚寒凝，失于温煦，则腹痛喜温喜按；脉络损伤，则下痢脓血、色暗；舌淡苔白，脉迟弱或微细皆为虚寒之征。治宜涩肠止痢，温中散寒。

【方解】重用酸涩之赤石脂固涩下焦，涩肠止痢为君。干姜辛温，温中散寒为臣，与赤石脂相配，标本兼治。粳米甘缓性平，养胃和中为佐。三药相合，涩温并用，共奏涩肠止痢，温中散寒之功。由于方中君药赤石脂又名桃花石，其色如桃花，故名"桃花汤"。本方为治虚寒久痢之常用方。

【配伍特点】涩温并用，以涩为主。

【临床运用】常用于阿米巴痢疾、慢性结肠炎、胃及十二指肠球部溃疡合并出血、功能性子宫出血等证属脾肾阳虚，滑脱不禁者。

【附方】

赤石脂禹余粮汤（《伤寒论》）　赤石脂碎，一斤（50g）　太乙禹余粮碎，一斤（50g）　上二味，以水六升，煮取二升，去滓，分温三服。功用：涩肠止泻。主治：泻痢日久，滑脱不禁。

【鉴别】桃花汤和赤石脂禹余粮汤皆有赤石脂，均可涩肠止泻，治疗久泻久痢证。桃花汤配伍干姜和粳米，温中涩肠，治疗下痢脓血属虚寒证者；赤石脂禹余粮汤则配伍禹余粮，固涩力强，可用于泻痢日久，滑脱不禁者治标之用。

桃花汤与四神丸均具温涩之性，有涩肠固脱之功，用治虚寒泻痢日久，滑脱不禁之证。但本方重用赤石脂为君，重在温中涩肠，适宜于脾胃虚寒之下痢脓血者；四神丸重用补骨脂为君，温肾为主，补命门以暖脾土，兼以酸涩固肠，适宜于肾阳虚衰，火不暖土之五更泄。

【实验研究】桃花汤可减轻炎症反应，促进肠黏膜愈合。［雷娜，唐学贵．槐花散合桃花汤加减对溃疡性结肠炎活动期寒热错杂证免疫炎症的调节作用．中国实验方剂学杂志，2020，26（7）：86-91．］

【方歌】桃花汤中石脂宜，干姜粳米共用之，为涩虚寒少阴痢，热邪滞下切难施。

第四节 涩精止遗剂

涩精止遗剂，适用于肾虚失藏，精关不固，或肾虚不摄，膀胱失约之证。方如金锁固精丸、桑螵蛸散、缩泉丸等。

金锁固精丸
《医方集解》

【组成】沙苑蒺藜炒　芡实蒸　莲须各二两（各12g）　龙骨酥炙　牡蛎盐水煮一日一夜，煅粉，各一两（各6g）

【用法】莲子粉糊为丸，盐汤下（现代用法：蜜丸，每次9g，1日2次，淡盐汤或开水送下；亦可作汤剂，加莲子肉10g，水煎服）。

【功用】补肾涩精。

【主治】肾虚不固之遗精滑泄。遗精，甚则滑泄，腰酸耳鸣，神疲乏力，舌淡苔白，脉细弱。

【证治机理】证为肾虚精关不固所致。《素问·六节藏象论》云："肾者主蛰，封藏之本，精之处也。"肾虚封藏失职，精关不固，则遗精、滑泄肾虚精亏，则腰酸耳鸣，肾气亏虚，则神疲乏力、舌淡苔白、脉细弱。其病机为肾虚精关不固，故当以补肾涩精之法。

【方解】本方为治疗肾虚精关不固遗精之常用方，方中沙苑蒺藜甘温入肾，可补肾固精，为"治腰痛泄精，虚损劳气"（《本草纲目》）之要药，故为君药。莲子、芡实补肾涩精，益脾养心，助君药以增强固肾涩精之力莲须功专固肾涩精，共为臣药。龙骨、牡蛎煅制而用，以增强涩精止遗之力，兼可潜心阳而敛心神，俱为佐药。诸药合用，涩中寓补，重在固精，兼以补肾。因其能秘肾气，固精关，效如"金锁"，故名金锁固精丸。

【临床运用】常用于慢性前列腺炎、乳糜尿、带下、崩漏等，证属肾虚精气不足，下元不固者。

【附方】

水陆二仙丹（《洪氏集验方》）金樱子　鸡头实各等分（各12g）　鸡头（即芡实）去外皮取实，连壳杂捣令碎，晒干为末。复取糖樱子，去外刺并其中子，捣碎，入甑中蒸令熟，却用所蒸汤淋三两过，取所淋糖樱汁入银铫，慢火熬成稀膏，用以和鸡头末为丸，如梧桐子大，每服五十丸（6g），盐汤送下。功用补肾涩精。主治男子遗精白浊，小便频数，女子带下，纯属肾虚不摄者。

【鉴别】水陆二仙丹与金锁固精丸均有补肾涩精之功，主治肾虚不固之遗精滑泄。但金锁固精丸补涩之力强于水陆二仙丹，《医方论》言水陆二仙丹："亦能涩精固气，但力量太薄，尚需加味。"

【实验研究】金锁固精丸能改善多尿、尿频症状。[曾金贵，李淑雯，吴清和.金锁固精丸对HPA轴的调控机制研究.时珍国医国药，2011，22（10）：2.]

【方歌】金锁固精芡莲须，龙骨蒺藜牡蛎须，莲粉糊丸盐汤下，涩精秘气滑遗无。

桑螵蛸散

《本草衍义》

【组成】桑螵蛸　远志　菖蒲　龙骨　人参　茯神　当归　龟甲_{酥炙，各一两（各10g）}

【用法】以上为末，夜卧人参汤调下二钱（6g）（现代用法：共研细末，每次6g，睡前以人参汤调下；亦可作汤剂，睡前服用）。

【功用】调补心肾，固精止遗。

【主治】心肾两虚之尿频或遗尿、遗精证。小便频数，或尿如米泔色，或遗尿、遗精，心神恍惚，健忘，舌淡苔白，脉细弱。

【证治机理】证乃心肾两虚，水火不交所致。肾虚不固，膀胱失约，故见小便频数，或尿如米泔色，甚至遗尿；肾虚精关不固，则致遗精滑泄。心气不足，神失所养，且肾精不足，不能上通于心，故见心神恍惚、健忘；舌淡苔白，脉细弱，均为心肾不足之象。故当调补心肾，固精止遗。

【方解】桑螵蛸甘咸入肾，补肾固精止遗，为君药。龙骨涩精止遗，镇心安神；龟甲滋阴潜阳，补益心肾，共为臣药。桑螵蛸得龙骨相助，其涩精止遗之力更强；得龟甲相助，其补肾益精之功更佳。佐以人参大补元气，当归补养营血，二者合用，补益气血。茯神宁心安神，使心气下达于肾；远志安神定志，通肾气上达于心；石菖蒲开心窍，益心志。三者相合，则交心肾而调神，亦为佐药。原方作散剂，各药用量相等，而在服用时，又以人参汤调服，以求其补元气以摄津液，益心气而安心神。本方诸药合用，补涩并用，心肾兼顾，气血并调，为治疗心肾两虚，水火不交之尿频、遗尿或遗精的常用方。

本方在药物组成上包含了孔圣枕中丹（龟甲、龙骨、远志、石菖蒲）和定志丸（石菖蒲、远志、茯苓、人参），前方有交通心肾之功，后方有养心定志之效。合而用之，则调补心肾，交通上下之功尤著。

【临床运用】常用于小儿尿频、遗尿、糖尿病、神经衰弱见尿频等证属心肾两虚，水火不交者。

【鉴别】桑螵蛸散与金锁固精丸均为涩精止遗之方，主治肾虚精关不固之遗精滑泄证。但金锁固精丸纯用补肾涩精之品组成，专治肾虚精关不固之遗精滑泄；桑螵蛸散则在涩精止遗的基础上配伍石菖蒲、远志交通心肾之品，为调补心肾、涩精止遗兼顾之方，主治心肾两虚所致的尿频、遗尿、遗精等。

【实验研究】桑螵蛸散能减轻尿失禁，改善尿动力学。［石永柱.桑螵蛸散加味联合前列冲剂治疗前列腺癌根治术后尿失禁疗效及对尿动力学的影响.现代中西医结合杂志，2018（15）：1679-1682.］

【方歌】桑螵蛸散治便数，参苓龙骨同龟壳，菖蒲远志及当归，补肾宁心健忘觉。

缩泉丸（原名固真丹）

《魏氏家藏方》

【组成】天台乌药_{细锉}　益智仁_{大者，去皮，炒，各等分（各9g）}

【用法】上为末，酒煎山药末为糊，丸桐子大，每服七十丸，盐、酒或米饮下（现代用法：

山药为糊丸，每服 6g，日 2 次；亦可作汤剂，加山药 6g，水煎服)。

【功用】温肾祛寒，缩尿止遗。

【主治】膀胱虚寒证。小便频数，或遗尿不禁，舌淡，脉沉弱。

【证治机理】证乃下元虚冷，膀胱失约所致。下元虚冷，膀胱不能约束水液，则小便频数，或遗尿，或小便清长，《素问·脉要精微论》云："水泉不止者，是膀胱不藏也。"舌淡，脉沉弱为阳虚生内寒之象。其病机为肾气虚寒，真气不固，治宜温肾祛寒，缩尿止遗。

【方解】益智仁辛温入肾，温补下元，固涩精气，缩尿止遗，为君药。乌药辛温，调气散寒，除膀胱肾间冷气，止小便频数，为臣药。与益智仁相伍，使收散有序，涩而不滞。山药补肾健脾，固涩精气，为佐药。本方诸药合用，温中兼补，涩中寓行使下焦得温而寒去，则膀胱气化如常，而约束有权。为治下元虚冷之尿频或遗尿的常用方。

【临床运用】常用于小儿尿频、遗尿等证属下元虚冷者。

【鉴别】缩泉丸与桑螵蛸散均为固涩止遗之方，主治小便频数或遗尿，有固涩止遗之功。但缩泉丸以益智仁配伍乌药，重在温肾祛寒，适用于下元虚冷而致者；桑螵蛸散则以桑螵蛸配伍龟甲、龙骨、茯神、远志等，偏于调补心肾，适用于心肾两虚，水火不交所致者。

【实验研究】缩泉丸中主要化学成分可以治疗小儿遗尿。[李飞飞，李颜，崔庆科，等.基于网络药理学和实验验证探讨缩泉丸用于小儿遗尿的作用机制.中国实验方剂学杂志，2021，27 (11)：213–221.]

【方歌】缩泉丸治小便频，膀胱虚寒遗尿斟，乌药益智各等份，山药糊丸效更珍。

第五节　固崩止带剂

固崩止带剂，适用于妇女崩中、漏下，或带下日久不止等证。方如固冲汤、固经丸、易黄汤等。

固冲汤
《医学衷中参西录》

【组成】白术炒，一两（30g）　生黄芪六钱（18g）　龙骨煅，捣细，八钱（24g）　牡蛎煅，捣细，八钱（24g）　萸肉去净核，八钱（24g）　生杭芍四钱（12g）　海螵蛸捣细，四钱（12g）　茜草三钱（9g）　棕边炭二钱（6g）　五倍子轧细，药汁送服，五分（1.5g）

【用法】水煎服。

【功用】益气健脾，固冲摄血。

【主治】脾肾亏虚，冲脉不固证。血崩或月经过多，或漏下不止，色淡质稀，心悸气短，神疲乏力，头晕肢冷，腰膝酸软，舌淡，脉微弱。

【证治机理】证乃脾肾亏虚，冲脉不固所致。脾虚失摄，肾虚不固，以致冲脉滑脱，故见血崩或月经过多，或漏下不止；脾肾亏虚，气血不足，故见腰膝酸软、神疲乏力；血下如崩，气随血脱，故见头晕肢冷、心悸气短；气血亏虚较甚，则见舌淡、脉微弱。《医学衷中参西录》云："然当其血大下之后，血脱而气亦随之下脱……此证诚至危急之病也。"故治当益气健脾，固冲摄血。

【方解】本方为治脾肾亏虚，冲脉不固之崩漏或月经过多的常用方。方中重用白术、黄芪补气健脾为君，使脾气健旺则统摄有权。肝司血海，肾主冲任，故以山茱萸、生白芍补益肝肾，养血敛阴，二者酸收之性共增君药补涩之力，是为臣药。煅龙骨、煅牡蛎、棕榈炭、五倍子收涩止血；在大队固涩药中，又配海螵蛸、茜草化瘀止血，使血止而无留瘀之弊，以上共为佐药。诸药相伍，补涩相合，以涩为主；脾肾同调，主补脾气；寄行于收，止不留瘀。

【临床运用】常用于功能性子宫出血、产后出血过多等证属脾肾亏虚，冲脉不固者。

【附方】

震灵丹（《太平惠民和剂局方》） 禹余粮火煅，醋淬不计遍，以手捻得碎为度 紫石英 赤石脂 丁头代赭石如禹余粮炮制，各四两（各120g），以上四味，并作小块，入坩埚内，盐泥固济，候干，用炭一十斤煅通红，火尽为度，入地坑埋二宿，出火毒 滴乳香别研 五灵脂去砂石，研 没药去砂石，研，各二两（各60g） 朱砂水飞过，一两（30g） 上为细末，以糯米粉煮糊为丸，如小鸡头子大，晒干出光。每服一粒，空心温酒下，冷水亦得。忌猪、羊血，恐减药力。妇人醋汤下，孕妇不可服。功用：止血化瘀。主治：冲任虚寒，瘀阻胞宫之崩漏。妇女崩漏，血色紫红或紫黑，夹有血块，小腹疼痛，舌质紫暗，脉沉细弦。

【鉴别】固冲汤与震灵丹皆可用治女子崩漏、月经过多，具收涩止血之功。但固冲汤证由脾肾亏虚，冲脉不固所致，故以益气健脾、补益肝肾之品，伍以收涩止血之品而达标本兼顾；震灵丹证因冲任虚寒、瘀阻胞宫，故以金石之品温涩下焦，伍以活血化瘀、行气止痛之品，通涩并用。震灵丹因多为金石之品，故为丸剂，且不宜久服，以防伤及脾胃。

归脾汤与固冲汤均可益气健脾，用治脾虚失摄之崩漏、月经过多。归脾汤以补气健脾伍以养血安神之品，偏于补益，而收涩止血之力不及固冲汤；固冲汤以补气健脾、养肝补肾伍以收涩止血之品，补涩并用，固冲摄血之力强于归脾汤。

【实验研究】固冲汤具有减少细胞外基质生成，减轻肾小管间质病变作用。［唐峰，余舒文，方靖，等．固冲汤对 IgA 肾病模型大鼠肾组织 TGF-β_1 含量及病理形态的影响．实用药物与临床，2021，24（12）：1067-1071.］

【方歌】固冲汤用术芪龙，牡蛎海蛸五倍同，茜草山萸棕炭芍，益气止血治血崩。

固经丸

《丹溪心法》

【组成】黄芩炒 白芍炒 龟板炙，各一两（各30g） 黄柏炒，三钱（9g） 椿树根皮七钱半（22.5g）香附二钱半（7.5g）

【用法】上为末，酒糊丸，如梧桐子大，每服五十丸（6g），空心温酒或白汤下（现代用法：酒糊丸，每次6g，1日2次；亦可作汤剂，水煎服）。

【功用】滋阴清热，固经止血。

【主治】阴虚血热之崩漏证。月经过多，或崩中漏下，血色深红或紫黑稠黏，手足心热，腰膝酸软，舌红，脉弦数。

【证治机理】证由肝肾阴虚，相火炽盛，损伤冲任，迫血妄行所致。《素问·阴阳别论》云："阴虚阳搏谓之崩。"肝肾阴虚，相火内炽，伤及冲任，迫血妄行，以致月经过多，或崩中漏下；血为热所蒸灼，故见血色深红或紫黑稠黏；肝肾阴虚则见腰膝酸软；阴虚火旺故见手足心热，舌红，脉弦数。治宜滋养肝肾，清热泻火，固经止血。

【方解】本方为治阴虚血热之月经过多及崩漏的常用方。方中龟甲滋养肝肾，潜阳制火；白芍敛阴益血以养肝。二药合用，肝肾同补，共为君药。黄芩清热泻火止血；黄柏泻火坚阴，共为臣药。佐以椿根皮，苦涩而凉，固经止血。又恐寒凉太过，止血留瘀，故用少量辛苦微温之香附行气以助活血，并有调经之效，亦为佐药。诸药相合，甘寒滋补辅以苦寒清热，意在壮水制火；苦涩寒凉佐以辛温而散，意在涩而不滞。

【临床运用】常用于功能性子宫出血、慢性附件炎等而致经行量多、淋漓不止等证属阴虚血热者。

【鉴别】固经丸与固冲汤均可用治月经过多、崩漏下血之症。但固经丸以滋阴清热治本为主，兼行收敛止血；适用于阴虚火旺，损伤冲任，迫血妄行所致之崩漏见血色深红或紫黑稠黏、手足心热、舌红、脉弦数等症。固冲汤以补肾摄血以治本，固涩止血以治标，标本并治；适用于脾肾亏虚，冲脉不固之崩漏见血色偏淡、心悸气短、神疲乏力、头晕肢冷、舌淡、脉微弱等症。

【方歌】固经丸用龟板君，黄柏椿皮香附群，黄芩芍药酒丸服，漏下崩中色黑殷。

易黄汤
《傅青主女科》

【组成】山药炒，一两（30g）　芡实炒，一两（30g）　黄柏盐水炒，二钱（6g）　车前子酒炒，一钱（3g）白果碎，十枚（12g）

【用法】水煎服，连服四剂（现代用法：水煎服）。

【功用】补脾益肾，清热利湿，收涩止带。

【主治】脾肾虚弱，湿热带下证。带下量多黏稠，色黄如浓茶汁，其气腥秽，食少体倦，腰膝酸软，舌红，苔黄腻，脉濡滑。

【证治机理】证由脾肾虚弱，湿热下注所致。《傅青主女科》云："夫黄带乃任脉之湿热也……热邪存于下焦之间，则津液不能化精，而反化湿也。"肾与任脉相通，肾虚有热，损伤任脉，气不化津，津液反化为湿，循经下注；或脾失健运，水湿内停，蕴而生热，流注于下，均可致带下色黄、黏稠，其气臭秽；脾虚运化失司，则食少体倦；肾虚腰府失养，故腰膝酸软。治宜补脾益肾，清热利湿，收涩止带。

【方解】本方为治脾肾虚弱，湿热带下之常用方。方中重用炒山药、炒芡实，二药皆入脾肾，意在补脾益肾，固摄止带，共为君药。白果甘苦涩，善收涩止带，为臣药。黄柏清热燥湿，车前子清热利湿而导湿热从小便而出，二药相合，增强清热祛湿之力，均为佐药。诸药合用，补中有涩，涩中寓清，补涩为主，清利为辅。

【临床运用】常用于宫颈炎、阴道炎、慢性盆腔炎等证属脾肾虚弱，湿热下注者。

【附方】

清带汤（《医学衷中参西录》）　生山药一两（30g）　生龙骨捣细，六钱（18g）　生牡蛎捣细，六钱（18g）　海螵蛸去净甲，捣，四钱（12g）　茜草三钱（9g）　水煎服。功用：健脾收涩，化瘀止带。主治：妇女赤白带下，绵绵不绝者。

【鉴别】易黄汤与清带汤皆可收涩止带，用治女子带下量多者。易黄汤中配伍清热祛湿之黄柏、车前子，主治脾肾虚弱，湿热下注之黄带。而清带汤中配伍龙骨、牡蛎与化瘀之海螵蛸、茜草，主治滑脱不禁而兼有瘀滞之带下赤白。

【方歌】易黄山药与芡实，白果黄柏车前子，固肾清热又祛湿，肾虚湿热带下医。

复习思考题

1. 牡蛎散与玉屏风散均可用治自汗，临床如何区别使用？

2. 试述九仙散的组方配伍原理。

3. 从分析真人养脏汤的组成药物入手，探讨原著主治证与用药、立法之间的相关性，并思考临证时应如何权"变"？

4. 通过比较理中丸、芍药汤与真人养脏汤的配伍，分析真人养脏汤为何易理中丸之干姜为芍药汤之肉桂？

5. 通过学习四神丸，理解方剂临床运用当以脉证为标准，而不应拘泥于时令之理。

6. 金锁固金丸与桑螵蛸散在组成、功用、主治方面有何异同？

7. 固冲汤与归脾汤均可用于治疗脾不统血的崩漏证，临证如何区别运用？

8. 固经丸与固冲汤均可用治月经过多或崩漏，两者在理、法、方、药上有何区别？

一、概念

凡具有安神定志作用，治疗神志不安病证的方剂，统称安神剂。本类方剂属"十剂"中的"重剂"与"补剂"。《素问·至真要大论》所云"惊者平之"、《素问·三部九候论》所云"虚则补之"等，为安神剂之立论根据。

二、适应证及分类

神志不安疾患，临床多表现为心悸怔忡、失眠健忘，甚见烦躁惊狂等症。其发病主要责之于心、肝、肾三脏之阴阳盛衰，或其相互关系的失调。因心肝阳亢火旺，扰乱心神而致者，多属实证，症见惊狂善怒、烦躁不安等，治宜重镇安神；因心肾阴虚，肝血不足心神失养而致者，多属虚证，症见心悸健忘、虚烦失眠等，治宜补养安神；因心肾水火不交，心火独亢而致者，症见心烦不寐、多梦、遗精等，治宜交通心肾。故本章方剂分为重镇安神剂、补养安神剂、交通心肾剂三类。

神志不安病证，虽有虚实之分，但每见虚实夹杂之证，故立法、组方当重镇与补养同用。

神志不安尚有因火热、痰浊、瘀血、阳明腑实、虚损等而致者，其治疗又需相应使用清热泻火、祛痰化浊、活血祛瘀、泄热通腑、补益虚损之法。诸如此类，应与有关章节互参。

三、使用注意事项

重镇安神剂多由金石、介壳类药物组成，此类药物质地坚硬，且易伤胃气，故宜打碎先煎，不宜久服。若脾胃虚弱者，应配伍健脾和胃之品。此外，某些安神药如朱砂等具有一定的毒性，不可久服。

第一节　重镇安神剂

重镇安神剂适用于心肝阳亢，火热扰心之神志不安证。方如朱砂安神丸、磁朱丸、珍珠母丸等。

朱砂安神丸

《内外伤辨惑论》

【组成】朱砂另研，水飞为衣，五钱（0.3～0.5g）　甘草五钱五分（15g）　黄连去须净，酒洗，六钱（15g）

当归去芦, 二钱五分（8g）　生地黄一钱五分（6g）

【用法】上药除朱砂外，四味共为细末，汤浸蒸饼为丸，如黍米大，以朱砂为衣，每服十五或二十丸，津唾咽下，或温水、凉水少许送下亦得（现代用法：上药研末，炼蜜为丸，每次6～9g，临睡前温开水送服；亦可作汤剂，水煎服，朱砂研细末冲服1g）。

【功用】镇心安神，清热养血。

【主治】心火亢盛，阴血不足证。失眠多梦，惊悸怔忡，心神烦乱，或胸中懊恼，舌尖红，脉细数。

【证治机理】证由心火亢盛，灼伤阴血，心神失养所致。心火亢盛则心神被扰，阴血被灼则心神失养，故见失眠多梦、惊悸怔忡、心烦神乱；舌尖红、脉细数为心火偏亢，阴血不足之证。根据"惊者平之""热者寒之""虚则补之"的治疗原则，治宜重镇安神、清热养血。

【方解】朱砂质重性寒，色赤通心，重镇安神，清心泻火，为君药。黄连苦寒，直泻心火，除烦泄热，为臣药。君臣相伍，一镇一清，镇心神，清心火，除心烦。生地黄滋阴清热，当归补血养心，二者相合，可使被灼之阴血得以充养，共为佐药。甘草和中调药，既防朱砂质重碍胃，又制黄连苦寒伤胃，为佐使药。全方镇清并用，清中兼补，主以治标，使心火降，阴血充，则心烦失眠，惊悸怔忡自除，为治疗心火亢盛，阴血不足之心神烦乱的常用方。

【使用注意】朱砂内含硫化汞，有毒，不宜水煎，且不宜多服久服。

【临床运用】常用于心律失常、神经衰弱、抑郁症、精神分裂症等证属心火亢盛，阴血不足者。

【附方】

生铁落饮（《医学心悟》）天冬去心　麦冬去心　贝母各三钱（各9g）　胆星　橘红　远志肉　石菖蒲　连翘　茯苓　茯神各一钱（各3g）　元参　钩藤　丹参各一钱五分（各4.5g）　辰砂三分（1g）用生铁落煎熬三炷线香，取此水煎药。功用：镇心安神，清热涤痰。主治：痰火扰心之癫狂。狂躁不安，喜怒无常，骂詈叫号，不避亲疏，舌红绛，苔黄腻，脉弦数。

【鉴别】朱砂安神丸与生铁落饮均具重镇安神之功，皆可治疗心神不安之证。朱砂安神丸则以重镇安神药与泻火养阴药配伍，主治心火亢盛而又有阴血不足之心悸失眠证。但生铁落饮在镇心安神的同时，尚有清热涤痰之功，故主治痰火上扰之癫狂，其重镇之功大于朱砂安神丸。

【实验研究】朱砂安神丸具有拮抗条件性恐惧的作用。[郭文成，刘斌，张丽娟，等.朱砂安神丸对条件恐惧模型大鼠单胺类神经递质表达及其神经元c-FOS蛋白表达的影响.广东药科大学学报，2021，37（1）：84-90.]

【方歌】朱砂安神东垣方，归连甘草合地黄，惊悸失眠心烦乱，泻火养阴可复康。

磁朱丸（原名神曲丸）

《备急千金要方》

【组成】磁石二两（60g）　光明砂一两（30g）　神曲四两（120g）

【用法】三味末之，炼蜜为丸，如梧桐子大，饮服三丸，日三服（现代用法：上药研末，炼蜜为丸，每次3g，每日2次，温开水送服）。

【功用】重镇安神，交通心肾。

【主治】心肾不交，神志不安证。视物昏花，耳鸣耳聋，心悸失眠；亦治癫痫。

【证治机理】原为视物昏花之目疾而设，后世多用治神志不安或癫痫等病证。肾精不足，精气不能上行濡养耳目，则见视物昏花、耳鸣耳聋；肾阴不足，水不济火，心阳偏亢，则见心悸失眠或癫痫。本方所治，其临床表现虽异，但与心肾不交、水火不济之病机相同。故均以益阴潜阳，交通水火之法治之。

【方解】磁石质重咸寒，入肾、心、肝经，既能镇惊安神，又可益阴潜阳，还善聪耳明目，一药三功，为君药。朱砂入心，镇心安神，清心定志，为臣药。君臣相合，重镇安神，交融水火，使水火互济，心肾相交，肾精上输，心火下降，则神志安定、耳目聪明。重用神曲消食和中、健脾开胃，既助石药之运化，又防重镇之伤胃，为佐使药。炼蜜为丸，意在补中益胃，缓和药性。因磁石、朱砂尚能平肝潜阳，故本方可治心肝阳亢，肝风上扰，心神失宁之癫痫，柯琴赞誉"此丸治癫痫之圣剂"。本方重镇沉降，兼顾中州，滋阴潜阳而交通心肾，为治心肾不交，神志不安证之常用方。

【使用注意】磁石、朱砂均为重坠之品，用量不宜过多，且不宜久服；作汤剂时，磁石宜久煎。

【临床运用】常用于神经衰弱、高血压、癫痫等证属心肾不交者。

【鉴别】本方与朱砂安神丸均用朱砂重镇安神，皆可治失眠、心悸、多梦等症。但朱砂安神丸中配黄连清心泻火，生地黄、当归滋阴补血；长于镇心神，清心火，补心血；主治心火亢盛，阴血不足之失眠、心悸。而磁朱丸中所配之磁石质重沉降，并能益阴潜阳、交通心肾、聪耳明目，故重镇潜降之功更强；主治肾阴不足，心阳偏亢，心肾不交之失眠心悸、耳鸣耳聋、视物昏花，甚至癫痫等。

【实验研究】磁朱丸可以改善急性应激行为。［童瑶，邹军，倪力强，等．4种中药复方对大鼠实验性急性应激行为及下丘脑－垂体－肾上腺轴的影响．中国中药杂志，2005，30（23）：1863-1866．］

【方歌】磁朱丸中有神曲，安神潜阳治目疾，心悸失眠皆可用，癫狂痫证服之宜。

珍珠母丸（原名真珠丸）

《普济本事方》

【组成】真珠母 未钻真珠也，研如粉，同碾，三分（1g）　当归 洗，去芦，薄切，焙干后秤　熟干地黄 酒洒，九蒸九曝，焙干，各一两半（各45g）　人参 去芦　酸枣仁 微炒，去皮，研　柏子仁 研，各一两（各30g）　犀角（水牛角代）镑为细末　茯神 去木　沉香　龙齿 各半两（各15g）

【用法】上为细末，炼蜜为丸，如梧桐子大，辰砂为衣，每服四五十丸，金银花、薄荷汤下，日午、夜卧服（现代用法：上药研末，炼蜜为丸，每次3g，每日2次，温开水或薄荷汤送服）。

【功用】镇心潜阳，养血安神，平肝滋阴。

【主治】阳亢血虚，神志不安证。入夜少寐，寐而不安，时而惊悸，头目眩晕，脉细弦。

【证治机理】证由心肝阳亢，阴血不足，风阳内动而致。心肝阳亢，阴血不足，阳浮则神失藏守，加之血虚心神失养，故见入夜少寐，寐而不安，时而惊悸；肝阳偏亢，化风上扰清空，故见头目眩晕。治宜镇心安神，平肝潜阳，滋阴养血。

【方解】珍珠母、龙齿平肝潜阳，镇心安神为君药。人参、当归、熟地黄益心气，滋阴血为臣药。酸枣仁、柏子仁、茯神养心安神定志；水牛角定惊，并清阳亢之热；沉香摄纳浮阳，使上扰之阳下潜于阴中，共为佐药。辰砂为衣，金银花、薄荷汤送下，可增镇惊平肝、清热安神之效，亦为佐药。诸药合用，重镇潜降以治标，滋养安神以治本，共奏重镇潜阳，养血安神，平肝滋阴之功，为治阳亢血虚失眠之常用方。

【使用注意】珍珠母、龙齿、朱砂等均为重镇之品，易碍脾胃，故不宜久服；若作汤剂，珍珠母、龙齿、水牛角等宜先煎，沉香后下，朱砂冲服。

【临床运用】常用于神经衰弱、高血压、脑梗死等证属阳亢血虚者。

【鉴别】本方与朱砂安神丸均有重镇安神作用，皆可用于烦乱、不眠、惊悸、多梦等症。但朱砂安神丸长于泻火清心，适用于心火亢盛而致阴血不足之证；珍珠母丸长于养血滋阴、益气生血，适用于阴血不足、心肝阳亢之证。

【方歌】珍珠母丸归地参，犀沉龙齿柏枣仁，朱砂银薄茯神入，镇心潜阳又宁神。

桂枝甘草龙骨牡蛎汤

《伤寒论》

【组成】桂枝去皮，一两（15g）　甘草炙，二两（30g）　牡蛎熬，二两（30g）　龙骨二两（30g）

【用法】上四味，以水五升，煮取二升半，去滓，温服八合，日三服（现代用法：水煎服）。

【功用】温通心阳，潜镇安神。

【主治】心阳虚损，神志不安证。烦躁，心悸，或失眠，汗出乏力，精神萎靡，舌淡，苔白，脉虚弱或迟缓。

【证治机理】证由心阳虚损，心神浮越而致。心阳不足，阳失潜藏，神志浮越，故见烦躁、心悸、失眠；心阳不足，阳浮扰阴，卫外不固，故见汗出乏力；精神萎靡、舌淡、脉虚弱或迟缓亦为心阳不足之征。治宜温心阳，镇浮越，安心神，除烦躁。

【方解】方中龙骨、牡蛎固涩潜阳，收敛浮越之心阳，安神止烦，为君药。桂枝辛温，甘草甘温，二者法取桂枝甘草汤之意，辛甘养阳，以温复心阳，共为臣佐。甘草调药和中，兼用为使。四药合用，潜镇浮阳以镇心神，辛甘合法以温心阳。为治太阳病误火劫津复下、重伤心阳所致心阳虚损证之代表方。

【临床运用】常用于心脏神经症、精神分裂症、抑郁症、心律失常等证属心阳虚损，心神浮越者。

【实验研究】桂枝甘草龙骨牡蛎加味汤具有调节血脂水平、缓解血液高凝状态、减轻血管硬化作用。[张志程.桂枝甘草龙骨牡蛎加味汤对大鼠冠心病室性早搏及血清NO、ET-1水平的影响.新中医，2020，52（24）：21-24.]

【方歌】桂甘龙骨牡蛎汤，温补镇摄潜心阳，心阳不足烦躁证，服之神安躁悸康。

第二节　补养安神剂

补养安神剂适用于阴血不足，虚热内扰，心神失养之神志不安证。方如天王补心丹、酸枣仁汤、甘麦大枣汤、养心汤等。

天王补心丹

《校注妇人良方》

【组成】人参去芦　茯苓　玄参　丹参　桔梗　远志各五钱（各5g）　当归酒浸　五味　麦门冬去心　天门冬　柏子仁　酸枣仁炒，各一两（各9g）　生地黄四两（12g）

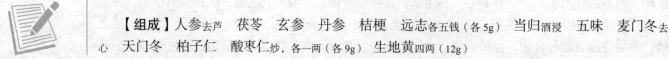

【用法】上为末，炼蜜为丸，如梧桐子大，用朱砂为衣，每服二三十丸（6～9g），临卧，竹叶煎汤送下（现代用法：上药共为细末，炼蜜为小丸，用朱砂水飞9～15g为衣，每服6～9g，温开水送下，或竹叶煎汤送服；亦可作汤剂，水煎服）。

【功用】滋阴养血，补心安神。

【主治】阴虚血少，神志不安证。心悸怔忡，虚烦失眠，神疲健忘，或梦遗，手足心热，口舌生疮，大便干结，舌红少苔，脉细数。

【证治机理】《素问·灵兰秘典论》言"心者，君主之官，神明出焉"。《灵枢·本神》又言"心藏脉，脉舍神"。心肾阴血不足，一则阴血不能充养，心脉不安，故见心悸怔忡；心不藏神，精神不能充沛，故见神疲；肾不藏精，髓海不能充盈，故健忘。再则阴虚不能制阳，虚热内生，扰动心神，故见虚烦失眠；阴虚火旺，上炎口舌则生疮，下迫大肠则便结，内扰精室则梦遗，外蒸则手足心热；舌红少苔，脉细数均为阴虚火旺之征。其病机为心肾阴血亏少，虚热内扰，虽涉及心肾，但以心神不安为主。根据《素问·邪客》中"补其不足，泻其有余"的治疗原则，治宜滋阴养血，清降虚热，补心安神之法。

【方解】本方为治心肾阴血亏虚，虚火上炎之神志不安证的常用方。方中生地黄味甘、苦而性寒，可入心、肝、肾经，上能养心中阴血，下可滋肾中阴精，壮水以制虚火，《日华子本草》卷5更言其"治惊悸劳劣，心肺损"而安心神，故重用为君药。天冬、麦冬甘寒滋阴清热，其中天冬尚可"镇心，润五脏"（《日华子本草》卷5），麦冬兼可"生脉保神"（《珍珠囊》卷5），两药同用以增生地黄滋阴清热，宁心安神之力；当归补血和血，同生地黄合用则滋养阴血之力益彰；酸枣仁"主烦心不得眠"（《名医别录》）、柏子仁"养心气，润肾燥，益智宁神"（《本草纲目》卷34），两药相合更增生地黄补心安神之功，共为臣药。玄参滋阴降火，能治"心惊烦躁"（《日华子本草》卷7）；人参、茯苓益气生血，安神益智，其中人参为补气要药，能"补五脏，安魂魄"（《神农本草经》卷1），茯苓能"益脾宁心"（《本草从新》卷9），两药同用益心气，使气旺则血生，血充则神宁；五味子滋肾敛阴，养心安神，远志安神定志，交通心肾；丹参清心安神，养血活血，可使诸药补而不滞；朱砂为衣，镇心安神治其标，以上共为佐药。桔梗为舟楫之品，载药上行，为使药。诸药合用，以甘寒滋养为主，补中寓清；养心滋肾并用，重在补心安神，共奏滋阴养血，补心安神之功。

【使用注意】本方药味偏于寒凉滋腻，脾虚便溏者慎用。方中朱砂为汞的硫化物，不宜长期服用，以免汞的蓄积中毒。

【临床运用】常用于神经衰弱、窦性心动过速、冠心病、甲状腺功能亢进、围绝经期综合征、精神分裂症、阿尔茨海默病等证属心肾阴虚血少，神志不安者。

【附方】

柏子养心丸（《体仁汇编》）　柏子仁四两（12g）　枸杞子三两（9g）　麦门冬　当归　石菖蒲　茯神各一两（各5g）　玄参　熟地黄各二两（各6g）　甘草五钱（5g）　蜜丸，梧桐子大，每服四五十丸。功用：养心安神，滋阴补肾。主治：阴血亏虚，心肾失调，神志不安证。精神恍惚，惊悸怔忡，夜寐多梦，健忘盗汗，舌红少苔，脉细数。

孔圣枕中丹（《备急千金要方》，原名孔子大圣知枕中方）　龟甲　龙骨　远志　菖蒲各等分　上为末，酒服一方寸匕，日三，常服令人大聪；亦可蜜丸，每服二钱（6g），黄酒送服。功用：补肾宁心，益智安神。主治：心肾不交，神志不安证。健忘失眠，心神不安，或头目眩晕，舌红苔薄白，脉细弦。

【鉴别】天王补心丹、柏子养心丸、孔圣枕中丹同治阴血亏虚之虚烦不眠。但天王补心丹重用生地黄，配伍麦冬、天冬、玄参等大队滋阴清热药，其滋阴降火之力强，主治以阴虚内热为主；柏子养心丸重用柏子仁与枸杞子，配伍熟地黄、当归等，其滋阴降火之力弱，适宜于心肾两虚之轻证；孔圣枕中丹则以宁心益智之品与交通心肾之远志、石菖蒲相伍，其滋阴养血之力较弱，重在交通心肾，故主治心肾不交之健忘、失眠等。

天王补心丹与归脾汤均用酸枣仁、远志、当归、人参，主治心神失养之心悸失眠。但天王补心丹重用大队滋阴降火药，意在补心肾之阴兼清虚火；主治心肾阴亏血少，虚热内扰之心神不安证。归脾汤则重用健脾益气与补血养心之品，意在补养心脾气血，故主治心脾气血两虚之神志不安证。

【实验研究】天王补心丹可改善失眠所造成的下丘脑的炎性损伤。[黄晓宇，谢光璟，李浩，等．天王补心丹加减对睡眠剥夺大鼠学习记忆及炎症因子表达的影响．中国实验方剂学杂志，2020，26（23）：56-62.]

【方歌】补心丹用柏枣仁，二冬生地与归身，三参桔梗朱砂味，远志茯苓共养神。

酸枣仁汤
《金匮要略》

【组成】酸枣仁二升（15g）　甘草一两（3g）　知母二两（6g）　茯苓二两（6g）　川芎二两（6g）

【用法】上五味，以水八升煮酸枣仁，得六升，内诸药，煮取三升，分温三服（现代用法：水煎服）。

【功用】养血安神，清热除烦。

【主治】肝血不足，虚热内扰之虚烦不眠证。虚烦不眠，心悸不安，头目眩晕，咽干口燥，舌红，脉弦细。

【证治机理】肝藏血，血舍魂，心主神，肝藏魂，人卧则血归于肝。尤怡谓"人寤则魂寓于目，寐则归于肝"（《金匮要略心典》卷下）。肝血充足，魂能守舍，则夜寐安宁。肝血不足，则魂魄不能守舍，加之肝为刚脏，内寄相火，阴血虚而生内热，虚热上扰则心神不宁，故见虚烦不得眠。肝、心为子母之脏，肝血不足，母令子虚，心失所养，则见心悸不安；肝阴不足，阴不敛阳，则肝阳上亢，阳升风动，清空被扰，故见头目眩晕；阴虚不能滋润，故为咽干口燥；舌红，脉弦细，均为肝血不足，虚热内扰之象。本方病机为肝血不足，虚热内扰，心神失养。治当养肝血，安心神，清虚热，除虚烦。

【方解】本方是治疗肝血不足，虚热内扰，心神失养所致虚烦失眠的基本方。方中重用酸枣仁，性平味酸，入心、肝二经，养肝血，安心神，为君药。茯苓甘淡性平，入心、脾、肾经，"补五劳七伤……开心益智，止健忘"（《日华子本草》），茯苓与酸枣仁相配加强宁心安神之效；知母苦甘性寒，入肺、胃、肾经，《景岳全书·本草正》称其"去火可以保阴，是即所谓滋阴也。故洁古、东垣皆以为滋阴降火之要药"，二者为臣药。川芎辛温芳香，主入肝经，以调畅气机，疏达肝气，与酸枣仁相伍，酸收与辛散并用，相反相成，补肝之体，遂肝之用，具有养血调肝安神之妙，《本草纲目》所说川芎乃"血中之气药也，肝苦急以辛补之，故血虚者宜之；辛以散之，故气郁者宜之"，为佐药。甘草一者补益中气，合茯苓可使脾能健运，助气血生化；再者和缓肝急，与酸枣仁酸甘合化，养肝阴，敛浮阳；三者甘缓川芎之辛燥，防其疏泄肝气太过，为佐使药。全方诸药相配，心肝同治，重在养肝，补中兼行，以适肝性，共成养血安神，清热除烦之功。

【临床运用】常用于神经衰弱、心脏神经症、围绝经期综合征、抑郁症等证属肝血不足，虚热内扰者。

【鉴别】酸枣仁汤与天王补心丹均具养血安神之效，用治阴血不足、虚热扰心之失眠心悸。

但酸枣仁汤重用酸枣仁养肝血，并配伍调肝气之川芎，其养血调肝之力优；宜于肝血不足，血不养心之虚烦不眠、头目眩晕、脉弦细等症。天王补心丹重用生地黄滋心肾之阴，并配伍滋阴清热之二冬、玄参等；宜于心肾阴亏血少之心悸失眠、手足心热、舌红少苔、脉细数等症。

朱砂安神丸与酸枣仁汤均有安神、清热之功，治疗失眠心悸。但朱砂安神丸以镇心清心为主，其证属实；适宜于心火偏亢，阴血不足所致之心神烦乱、失眠多梦、舌红、脉细数等症。酸枣仁汤则以养血安神为主，其证属虚；适宜于肝血不足，血不养心所致之虚烦不眠、头目眩晕、咽干口燥、舌红、脉细弦等症。

【实验研究】酸枣仁汤具有保护海马神经元抗抑郁的作用。［张浩，孙田昊泽，张策，等．酸枣仁汤对抑郁模型大鼠海马 DKK-1 与 β-catenin、GSK-3β 的影响．中国中医基础医学杂志，2022，28（4）：536-539，657.］

【方歌】酸枣仁汤治失眠，川芎知草茯苓煎，养血除烦清虚热，安然入睡梦乡甜。

甘麦大枣汤
《金匮要略》

【组成】甘草三两（9g）　小麦一升（15g）　大枣十枚（10枚）

【用法】上三味，以水六升，煮取三升，温分三服（现代用法：水煎服）。

【功用】养心安神，和中缓急。

【主治】脏躁。精神恍惚，喜悲伤欲哭，不能自主，心中烦乱，睡眠不安，甚则言行失常，呵欠频作，舌淡红少苔，脉细略数。

【证治机理】《素问·调经论》曰"心藏神"。心阴不足，心脉濡养不及，心失所养，致心神不定，则精神恍惚，心中烦乱；心神不宁，则睡眠不安。由于心阴虚不能配阳，阳欲入阴，上下相引，故呵欠频作。肝主情志，当肝失所养，肝气不和，疏泄不通，致情志不畅，则出现悲伤欲哭不能自主，甚至言行失常。舌淡红少苔，脉弦细，均为心阴不足，肝气失和之征。其病机为心阴受损，肝气失和，多由思虑悲哀过度而致，治宜养心安神，柔肝缓急。

【方解】本方为治疗脏躁之常用方。方中重用小麦为君，取其甘凉入心，益心气，养心阴，安心神，除心烦，《灵枢·五味》所谓"心病者，宜食麦"。甘草甘平，补养心气，和中缓急，如《日华子本草》言甘草"安魂定魄。补五劳七伤，一切虚损、惊悸、烦闷、健忘"，以为臣药，大枣甘温质润，益气和中，润燥缓急，为佐使药。诸药合用，共奏养心安神、和中缓急之功。此方甘平质润，乃为"肝苦急，急食甘以缓之"之法（《素问·脏气法时论》）。

【使用注意】本方药性平和，需重用久服。

【临床运用】常用于神经衰弱、癔症、抑郁症、围绝经期综合征等证属心阴不足，肝气不和者。

【鉴别】本方与酸枣仁汤均有调补心肝的作用，治疗阴血不足之失眠不安。但酸枣仁汤重在养血安神，清热除烦；适用于肝血不足，血不养心，虚热内扰之虚烦失眠、心悸，常伴头目眩晕、咽干口燥等。甘麦大枣汤甘润平补，养心调肝；主治心阴不足，心失所养，肝气不和之脏躁，见有精神恍惚、喜悲伤欲哭、睡眠不安，甚则言行失常等症。

【实验研究】甘麦大枣汤可以改善神经功能损伤，从而发挥神经保护作用。［张金，董健健，朱清俊，等．甘麦大枣汤对 PTSD 模型大鼠行为学的影响及其机制研究．中国中药杂志，2023，48（3）：762-769.］

【方歌】《金匮》甘麦大枣汤，妇人脏躁喜悲伤，精神恍惚常欲哭，养心安神效力彰。

养心汤

《仁斋直指方论》

【组成】黄芪炙　白茯苓　茯神　半夏曲　当归　川芎各半两（各15g）　远志取肉，姜汁淹，焙　辣桂（即肉桂）　柏子仁　酸枣仁浸，去皮，隔纸炒香　北五味子　人参各一分（各8g）　甘草炙，四钱（12g）

【用法】上粗末，每服三钱（9g），姜五片，大枣二枚，煎，食前服（现代用法：加生姜5片，大枣2枚，水煎服）。

【功用】补益气血，养心安神。

【主治】气血不足，心神不宁证。精神恍惚，心悸易惊，失眠健忘，倦怠食少，舌淡苔白，脉细弱。

【证治机理】《黄帝内经·六节藏象论》云"心者，生之本，神之变也；其华在面，其充在血脉"。思出于心，而脾应之，忧思过度，劳伤心脾，气血不足，心神失养，则可见精神恍惚、心悸易惊、失眠健忘等症；《金匮要略注》云"五脏六腑之血，全赖脾气统摄"，脾为气机升降之枢纽，主运化，脾气亏虚，运化失职，则倦怠食少；舌淡，脉细弱亦为气血亏虚之征。其病机为气血不足，心失所养。根据《景岳全书·不寐·论治》所载"凡人以劳倦思虑太过者，必致血液耗亡，神魂无主，所以不寐，即有微痰微火，皆不必顾，只宜培养气血，血气复则诸证自退"，故治宜补益气血，养心安神。

【方解】本方为治气血不足，神志不安证之常用方。方中黄芪健脾益气，当归补血养血，二者配伍，气血双补，共为君药。人参、茯苓、茯神三者合用，既助黄芪益气健脾，以资气血生化之源，又能益智宁心安神，为臣药。酸枣仁、柏子仁、远志、五味子养心安神，宁心定悸；肉桂大辛大热，稍稍与之，鼓舞气血生长，伍黄芪、人参温补脾胃之气；半夏曲和胃消食，助脾之健运；川芎活血行气，使诸药补而不滞，以上共为佐药。炙甘草益气补中，调和诸药；煎加生姜、大枣调和脾胃，更助其化生气血之功，用为佐使。诸药合用，气血并补，重在补气；心脾同调，重在宁心，共奏补益气血，养心安神之效。

【临床运用】常用于神经衰弱、心脏神经症、抑郁症等证属气血不足，心神不宁者。

【附方】

定志小丸（《古今录验》引陈明进方，见《外台》卷十五）　菖蒲　远志去心　茯苓各二分（各3g）　人参三两（10g）　上为末，炼蜜为丸，如梧桐子大，每服六七丸，一日五次。功用：益气补心，安神定志。主治：心气不定，五脏不足，甚则忧愁悲伤不乐，忽忽喜忘，朝愈暮剧，暮愈朝发，发则狂眩。

【鉴别】养心汤与定志小丸均有益气补心、安神定志之功，治疗心脾气虚之心神不安证。但养心汤气血并补，且养心安神之力较强；适用于气血不足，心神不宁之神思恍惚、心悸、失眠。定志小丸药少力专，专于益智宁神，故适用于心气不足之健忘、喜悲伤。

养心汤与归脾汤均可治心脾气血不足之心悸、失眠等症。但归脾汤重在补益气血，用于心脾气血两虚及脾不统血之证；养心汤重在养心安神，用治气血不足，心神不宁之神思恍惚、心悸失眠。

【实验研究】养心汤可以改善血管内皮功能障碍及病理损伤。[皇甫海全，毕尚青，于海睿.养心汤对同型半胱氨酸致大鼠血管内皮功能障碍的影响.中国中医急症，2022，31（1）：80-83.]

【**方歌**】养心汤用草芪参，二茯芎归柏子寻，夏曲远志兼桂味，再加酸枣总宁神。

第三节 交通心肾剂

交通心肾剂适用于心肾不交，水火不济之神志不安证。方如交泰丸、黄连阿胶汤等。

交泰丸
《韩氏医通》

【**组成**】川黄连五钱（15g） 肉桂心五分（1.5g）

【**用法**】上为末，炼蜜为丸，空心淡盐汤送下（现代用法：研为细末，炼蜜为丸，每服 3g，每日 2 次，温开水送下；亦可作汤剂，水煎服）。

【**功用**】交通心肾。

【**主治**】水不济火，心火上亢证。怔忡不宁，或夜寐不安，口舌生疮。

【**证治机理**】证由心肾不交，水不济火而致。肾阳虚损，虚阳上浮，火不归原，则肾水凝聚，气化失司。肾之水津不能上济，则心火独亢于上。心火扰乱心神，则怔忡不宁、夜寐不安；心火上炎于口舌，则口舌生疮。治宜清心泻火而使心火不亢，温肾助阳而使气化复常。

【**方解**】本方为交通心肾法之代表方。黄连大苦大寒，主入心经，擅长清心泻火，重用为君。肉桂大辛大热，主入肾经，长于引火归原，化气升津，轻用有反佐与引经之意，为佐使之用。二药配伍，一寒一热，黄连用量十倍于肉桂，以清心降火为主。黄连得肉桂，清泻心火而无伤阳败胃之弊；肉桂得黄连，引火归原而无助火生热之忧，相反相成，使心肾相交，水火既济，则心神安定。二药相伍，寒热并用，主以苦寒，清降心火以交通心肾。肾阳足则气化行而水津升，心火折则阳不亢而阴阳济，其理与自然界地气上升，天气下降，天地交泰相同，故名"交泰丸"。

【**临床运用**】常用于神经衰弱、心脏神经症、抑郁症，口腔溃疡等证属水不济火，心火上亢者。

【**鉴别**】交泰丸与磁朱丸均有交通心肾之功，治疗心肾不交之心悸、失眠。但交泰丸重用黄连清心泻火，配伍小量肉桂引火归原；主治肾阳虚损，虚阳上浮，火不归原，水不济火之证；症见怔忡、不寐、口舌生疮等。磁朱丸以质重之磁石、朱砂重镇安神，益阴潜阳，聪耳明目；主治肾阴不足，心阳偏亢，心肾不交之证；症见失眠心悸、耳鸣耳聋、视物昏花等。

【**实验研究**】交泰丸可以通过抗氧化应激改善模型小鼠的抑郁行为。［戴国梁，杨欣怡，陈闪闪，等．基于脑内海马区 SIRT1 表达的变化研究交泰丸对 CUMS 抑郁模型小鼠的影响．中国中药杂志，2021，46（24）：6511-6519.］

【**方歌**】心肾不交交泰丸，一份桂心十份连，怔忡不寐心阳亢，心肾交时自可安。

黄连阿胶汤
《伤寒论》

【**组成**】黄连四两（12g） 黄芩二两（6g） 芍药二两（6g） 鸡子黄二枚（2枚） 阿胶三两（9g）

【**用法**】上五味，以水六升，先煮三物，取二升，去滓，内胶烊尽，小冷，内鸡子黄，搅令相得，温服七合，日三服（现代用法：水煎服，阿胶烊化、鸡子黄搅匀冲服）。

【**功用**】滋阴降火，除烦安神。

【主治】阴虚火旺，心肾不交证。心烦失眠，梦多健忘，口燥咽干，腰膝酸软，舌尖红赤，脉细数。

【证治机理】原为伤寒少阴热化，阴虚火旺证而设。平素阴虚之人，邪入少阴易从阳化热。热灼真阴，则肾水不能上济于心。心火亢于上，肾水亏于下，心肾不交，水火不济，故见心烦失眠、梦多健忘；口燥咽干、腰膝酸软、舌尖红赤、脉细数为阴虚火旺之征。治宜滋阴清热，交通心肾，除烦安神。

【方解】本方为治阴虚火旺，心肾不交之失眠健忘的常用方。黄连苦寒，直折心火，使心气下交于肾；阿胶甘润，滋育肾阴，使肾气上达于心。二者相伍，育阴清热，交通心肾，为君药。黄芩清上焦之热以助黄连；白芍养血敛阴以助阿胶，共为臣药。鸡子黄清热育阴，养心安中，为佐药。诸药相伍，苦寒降心火，甘寒滋肾水，标本兼顾，交通心肾，则诸症自除。

【使用注意】阿胶烊化冲服；鸡子黄在待煎汤小冷时，方可倒入汤剂中，以存其清热育阴之效。

【临床运用】常用于神经衰弱、心脏神经症、甲状腺功能亢进、围绝经期综合征、抑郁症等证属阴虚火旺，心肾不交者。

【鉴别】本方与交泰丸均以黄连为君，有交通心肾之功。但交泰丸重在清降心火；适用于心肾不交，心火偏亢之怔忡不眠。本方育阴清热并重；适用于心肾不交，阴虚火旺之心烦失眠。

【实验研究】黄连阿胶汤具有降低失眠模型小鼠脑内 5-HT 含量，改善小鼠睡眠作用。[贾利利，周宁，李凯，等.黄连阿胶汤对对氯苯丙氨酸致失眠模型小鼠神经递质的影响.中国实验方剂学杂志，2012，18（22）：240-242.]

【方歌】黄连阿胶鸡子黄，黄芩白芍合成方，水亏火炽烦不卧，滋阴降火自然康。

复习思考题

1. 试述重镇安神剂与补养安神剂的区别与联系。

2. 神志不安疾患是否均须使用安神剂治疗？为什么？

3. 试述朱砂安神丸、黄连解毒汤、清胃散、芍药汤中黄连的配伍作用。

4. 磁朱丸为何既能安神志，又能聪耳明目？

5. 试述桂枝甘草龙骨牡蛎汤、麻黄汤、桂枝汤、小建中汤、当归四逆汤中桂枝的配伍意义。

6. 比较天王补心丹与桑螵蛸散，说明两方在组方配伍上是如何体现"交通心肾"之法的？

7. 试述酸枣仁汤中酸枣仁与川芎的配伍关系。

8. 天王补心丹、酸枣仁汤、养心汤、归脾汤均可补养安神，临床如何区别运用？

9. 分析比较交泰丸、黄连阿胶汤体现"交通心肾"法的用药配伍异同。

10. 阐述磁朱丸中配伍神曲、天王补心丹中配伍桔梗、黄连阿胶汤中配伍鸡子黄的理由。

扫一扫，查阅本章数字资源，含PPT、视频等

第十七章

开窍剂

一、概念

凡具有开窍醒神作用，主治窍闭神昏证的方剂，统称为开窍剂。

二、适应证及分类

窍闭神昏之证多由邪气壅盛，蒙蔽心窍，扰乱神明所致。以神志昏迷，牙关紧闭，两手握固为主症。根据病因和证候表现的不同，可分为热闭证和寒闭证。热闭证，治宜清热开窍；寒闭证，治宜温通开窍。因此，本章方剂分为凉开剂和温开剂两类。

三、使用注意事项

使用开窍剂，首先要辨清闭证和脱证。邪盛气实的闭证，见有神志昏迷、牙关紧闭、两手握固、脉实有力者，可使用开窍剂。若神志昏迷，兼汗出肢冷，呼吸气微，口开手撒，二便失禁，脉微欲绝，属于脱证，治当回阳益气固脱，忌用开窍剂。其次要辨清证候之寒热，以选用凉开剂或温开剂。对阳明腑实而兼有邪陷心包者，应根据病情的缓急轻重，或先予开窍，或先投寒下，或开窍与寒下并用。开窍剂多由辛散走窜，气味芳香之品组成，久服易伤元气，故临床多用于急救，中病即止，不宜久服；孕妇亦当慎用或忌用。本类方剂多制成丸、散剂，不宜加热煎煮，以免药性散失，影响疗效。

第一节 凉开剂

凉开剂，适用于温热邪毒内陷心包的热闭证。方如安宫牛黄丸、紫雪、至宝丹、抱龙丸、行军散等。

安宫牛黄丸

《温病条辨》

【组成】牛黄　郁金　犀角（水牛角代）　黄连　朱砂各一两（各30g）　梅片　麝香各二钱五分（各7.5g）　珍珠五钱（15g）　山栀　雄黄　黄芩各一两（30g）

【用法】上为极细末，炼老蜜为丸，每丸一钱（3g），金箔为衣，蜡护。脉虚者人参汤下，脉实者银花、薄荷汤下，每服一丸。大人病重体实者，日再服，甚至日三服；小儿服半丸，不知，

再服半丸（现代用法：口服，1 次 1 丸。小儿 3 岁以内，1 次 1/4 丸；4～6 岁，1 次 1/2 丸。1 日 1～3 次。昏迷不能口服者，可鼻饲给药）。

【功用】清热解毒，豁痰开窍。

【主治】邪热内陷心包证。高热烦躁，神昏谵语，或舌謇肢厥，舌红或绛，脉数有力。亦治中风昏迷，小儿惊厥，属邪热内闭者。

【证治机理】本证为温热邪毒内陷心包，痰热蒙蔽清窍所致。热毒炽盛，内陷心包，扰乱神明，故高热烦躁、神昏谵语；里热炽盛，炼液为痰，痰热上蒙清窍，势必加重神昏谵语；舌为心窍，痰热闭窍，则舌謇语难；热闭心包，邪热阻滞，阳气不通，热深厥亦深，故可见肢厥。中风痰热昏迷，小儿高热惊厥，亦属热闭之证。治当清热解毒，豁痰开窍。

【方解】本方苦寒清热与芳香开窍合法，主以清心泻火，为治疗热陷心包证之常用方，凉开法之代表方。方中牛黄苦凉，清心解毒，豁痰开窍；犀角（水牛角）咸寒，清心凉血解毒；麝香芳香走窜，通达十二经，芳香开窍醒神。三味相配，清心开窍，凉血解毒，共为君药。黄连、黄芩、栀子苦寒清热，泻火解毒，以增牛黄、犀角（水牛角）清解热毒之力，共为臣药。冰片、郁金芳香辟秽，通窍开闭，以加强麝香开窍醒神之功；雄黄助牛黄以劫痰解毒；朱砂、珍珠清热镇心安神；金箔为衣，亦取其重镇安神之效，共为佐药。用炼蜜为丸，和胃调中，为使药。

【使用注意】原书在用法中指出："脉虚者，人参汤下。"脉虚为正不胜邪之兆，取人参补气扶正，托邪外出。此时应严密观察病情的变化，慎防其由闭转脱。"脉实者，银花、薄荷汤下"，是增强其清热透散之效。本方寒凉有毒，辛散走窜，当中病即止，不宜久服；孕妇慎用。

【临床运用】常用于流行性乙型脑炎、病毒性脑炎、脑血管疾病、肝昏迷、肺性脑病、中枢性发热、癌性高热、肾衰竭、中毒性菌痢、感染或中毒引起的高热神昏等证属热闭心包者。

【附方】

牛黄清心丸（《痘疹世医心法》）辰砂一钱半（4.5g）黄连五钱（15g）黄芩　山栀子仁各三钱（各 9g）郁金二钱（6g）牛黄二分半（0.75g）上为细末，腊雪调面糊丸，如黍米大，每服七八丸，灯心汤送下。功用：清热解毒，开窍安神。主治：温热病热闭心包证。身热烦躁，神昏谵语，以及小儿高热惊厥，中风昏迷等属热闭心包证者。

【鉴别】牛黄清心丸与安宫牛黄丸同属凉开剂，均有清心开窍之功，用于热陷心包之神昏谵语、小儿急惊等证。但牛黄清心丸的清心开窍之力较逊，适用于热闭神昏之轻证；安宫牛黄丸在牛黄清心丸的基础上又加犀角（水牛角代）、雄黄、麝香、冰片、珍珠、金箔，故清热解毒、豁痰开窍、镇心安神之功较著，常用于温热之邪内陷心包、痰热蒙蔽清窍之重证。

【实验研究】安宫牛黄丸可以减轻脑水肿，对脓毒症小鼠脑组织起到保护作用。[张秀园，任嚣，刘炬.安宫牛黄丸对脓毒症脑血管 vWF 表达的调控机制研究.中国中医急症，2022，31（12）：2069-2073，2091.]

【方歌】安宫牛黄丸最精，芩连栀子郁砂并，更加雄角珠冰麝，退热清心力更宏。

紫　雪
《苏恭方》，录自《外台秘要》）

【组成】黄金百两（3000g）寒水石三斤（1500g）石膏三斤（1500g）磁石三斤（1500g）滑石三斤（1500g）玄参一斤（500g）羚羊角屑，五两（150g）犀角（水牛角代）屑，五两（150g）升麻一升（250g）沉香五两（150g）丁香一两（30g）青木香五两（150g）甘草炙，八两（240g）

【用法】上十三味，以水一斛，先煮五种金石药，得四斗，去滓后，内八物，煮取一斗五升，去滓。取硝石四升（1000g），芒硝亦可，用朴硝精者十斤（5000g）投汁中，微炭火上煮，柳木篦搅，勿住手，有七升，投在木盆中，半日欲凝，内研朱砂三两（90g），细研当门子五分（1.5g），内中搅调，寒之二日成霜雪紫色。病人强壮者，一服二分，当利热毒；老弱人或热毒微者，一服一分，以意节之，合得一剂（现代用法：口服，每次1.5～3g，每日2次。周岁小儿，每次0.3g；5岁以内小儿，每增1岁，递增0.3g，每日1次；5岁以上小儿遵医嘱，酌情服用）。

【功用】清热开窍，息风止痉。

【主治】热盛动风证。高热烦躁，神昏谵语，痉厥，口渴引饮，唇焦齿燥，尿赤便秘，舌红绛，苔黄燥，脉数有力或弦数；以及小儿热盛痉厥。

【证治机理】本证由温热之邪内陷心包，热盛动风所致。邪热炽盛，充斥内外，则见高热不退；温热之邪内陷心包，扰乱神明，轻则烦躁不安，重则神昏谵语；热盛伤津，则口渴唇焦、尿赤便秘；热盛引动肝风，风火相扇，则为痉厥。小儿热盛痉厥亦为邪热内陷心包，引动肝风而致。治当清热开窍，息风止痉。

【方解】本方甘咸寒凉清热与芳香开窍、金石重镇相伍，开窍之中更具息风之效，为清热开窍，息风止痉之代表方；是治疗热闭心包，热盛动风证之常用方。犀角（水牛角代）清心凉血解毒；羚羊角清热凉肝息风；麝香芳香走窜，开窍醒神。三药配伍，清热开窍息风，共为君药。生石膏、寒水石辛甘而大寒，清热泻火，除烦止渴；滑石清热利窍，引热下行。三者为臣，清热泻火。佐以硝石或芒硝泻热通便，釜底抽薪；玄参滋阴清热凉血；升麻清热解毒透邪；青木香、丁香、沉香辛温芳香，行气通窍，与麝香配伍，增强开窍醒神之功；黄金、朱砂、磁石重镇安神，并能潜镇肝阳，以除烦止痉。使以甘草调和诸药。由于本药呈"霜雪紫色"，且药性大寒犹如"霜雪"，故取"紫雪"之名。

【使用注意】本方以金石重坠与辛香走窜之品为主，过量服用有损元气，故应中病即止。孕妇禁用。

【临床运用】常用于流行性脑脊髓膜炎、流行性乙型脑炎、重症肺炎、猩红热、肝昏迷、小儿高热惊厥等证属邪热内陷心包，热盛动风者。

【附方】

小儿回春丹（《敬修堂药说》）　川贝母　陈皮　木香　白豆蔻　枳壳　法半夏　沉香　天竺黄　僵蚕　全蝎　檀香各一两二钱半（各37.5g）　牛黄　麝香各四钱（各12g）　胆南星二两（60g）　钩藤八两（240g）　大黄二两（60g）　天麻一两二钱半（37.5g）　甘草八钱七分半（26g）　朱砂适量　以上十九味，分别粉碎成细末，过筛混匀，制成小丸。凡见小儿眉蹙啼哭不自之形，先用此丹一粒，捣碎，放于脐上，将如意膏贴之，或再与服之，轻病若失亦。其丹每内计五粒，如月内婴儿每服一粒；数月婴儿至一二岁，每服三粒，不必用引，即将乳汁化开，搽于乳头，令其吮去；二三岁者，每服三粒；四五岁至十岁者，每服五粒。然看病之轻重，势重者加倍服之亦可。所注药引每服三分煎汁开送，倘昏夜或无引之处，开水送下亦可。此丹亦治大人痰涎壅聚，每服二三蜡，姜汤开送。功用：开窍定惊，清热化痰。主治：小儿急惊。发热烦躁，神昏惊厥，或反胃呕吐，夜啼吐乳，痰热哮喘，腹痛泄泻。

抱龙丸（《小儿药证直诀》）　天竺黄一两（30g）　雄黄水飞，一钱（3g）　辰砂　麝香各别研，半两（各15g）　天南星腊月酿牛胆中，阴干百日，如无，只将生者去皮、脐，锉，炒干用，四两（120g）　上为细末，煮甘草水和丸，如皂子大，温水化下服之。百日小儿，每丸分作三四服，五岁一二丸，大人三五丸。

亦治室女白带。伏暑用盐少许，嚼一二丸，新水送下。腊月中，雪水煮甘草和药尤佳。一法用浆水或新水浸天南星三日，候透软，煮三五沸，取出，乘软切去皮，只取白软者，薄切，焙干，炒黄色，取末八两（240g），以甘草二两半（75g），拍破，用水两碗浸一宿，慢火煮至半碗，去滓，旋旋洒入天南星末，慢研之，令甘草水尽，入余药（现代用法：为丸剂）。功用：清热化痰，开窍息风。主治：痰热内闭之小儿急惊。身热昏睡，痰盛气粗，惊厥抽搐。

【鉴别】紫雪、小儿回春丹与抱龙丸均有朱砂、麝香等品，具有清热开窍，息风止痉之功，皆可用治高热烦躁、神昏惊厥之证。然紫雪中有犀角、石膏、寒水石、滑石等药，清热之力较强，以热盛动风者为佳。小儿回春丹有牛黄、胆南星、川贝母、法半夏、木香、白豆蔻、枳壳、陈皮等药，清热化痰、行气理滞之功尤著，尤其适合小儿急惊风属"痰、热、惊、风"兼胃肠气滞者；抱龙丸用药简练，方中有雄黄，其清热解毒力盛，专于清热化痰、开窍醒神，常用于痰热闭窍之小儿急惊风。

【实验研究】紫雪具有抗氧化、抗炎的作用。[李莉，刘静，张杰，等．紫雪散对大鼠胶原诱导性关节炎的治疗作用及其机制研究．现代药物与临床，2016，31（8）：1135-1140.]

【方歌】紫雪犀羚朱朴硝，硝磁寒水滑石膏，丁沉木麝升玄草，更用赤金法亦超。

至宝丹

《灵苑方》引郑感方，录自《苏沈良方》

【组成】生乌犀（水牛角代）　生玳瑁　琥珀　朱砂　雄黄各一两（各30g）　牛黄　龙脑　麝香各一分（各0.3g）　安息香一两半，酒浸，重阳煮令化，滤去滓，约取一两净（30g）　金银箔各五十片

【用法】上为丸，如皂角子大，每服一丸，人参汤送下，小儿量减（现代用法：研末为丸，每丸重3g，每服1丸，1日1次，小儿酌减）。

【功用】清热开窍，化浊解毒。

【主治】痰热内闭心包证。神昏谵语，身热烦躁，痰盛气粗，舌绛苔黄垢腻，脉滑数，以及中风、中暑、小儿惊厥属于痰热内闭者。

【证治机理】本证由痰热秽浊之邪内闭心包所致。痰热扰乱神明，则神昏谵语、身热烦躁；痰涎壅盛，阻塞气道，故喉中痰鸣、气息粗大；舌绛苔黄垢腻，脉滑数为痰热壅盛之象。中风、中暑、小儿惊厥，皆可因痰热内闭所致。治当清解热毒，芳香开窍，豁痰化浊。

【方解】本方芳香辟秽与清解镇心合法，主以化浊开窍，为治疗痰热内闭心包证之常用方。犀角（水牛角代）清心凉血解毒，麝香芳香开窍醒神，牛黄豁痰开窍清热，共为君药。臣以冰片（龙脑）、安息香辟秽化浊，芳香开窍；与麝香合用，开窍之力尤为显著；玳瑁清热解毒，镇心安神，息风定惊，可增强犀角、牛黄清热解毒之力。佐以雄黄助牛黄豁痰解毒；朱砂重镇安神，又清心火；琥珀镇惊安神；金箔、银箔镇心安神定惊，与朱砂、琥珀同用，加强重镇安神之力。全方由贵重药材组成，治病救危，疗效卓著，故称"至宝丹"。

【使用注意】原书用法为人参汤化服，意在借人参之力以益气扶正祛邪，但以气虚脉弱者为宜。又有童子小便、生姜汁化下，取童便滋阴降火，生姜汁辛散豁痰止呕，以痰热尤盛、脉实者为宜。

【临床运用】常用于流行性脑脊髓膜炎、流行性乙型脑炎、脑血管疾病、肝昏迷、冠心病心绞痛、中毒性痢疾、癫痫等证属痰热内闭心包证者。

【附方】

行军散（《随息居霍乱论》）　西牛黄　当门子（麝香）　真珠　梅冰　硼砂各一钱（各3g）　明雄黄飞净，八钱（24g）　硝石精制，三分（0.9g）　飞金二十页　上八味，各研极细如粉，再合研匀，瓷瓶密收，以蜡封之。每三五分，凉开水调下，或点眼、搐鼻（现代用法：口服，每次0.3～0.9g，每日2～3次）。功用：清热开窍，辟秽解毒。主治：暑热秽浊，蒙蔽清窍之霍乱痧胀，头目昏晕，不省人事，吐泻腹痛及口疮咽痛，风热障翳。

【鉴别】至宝丹与行军散均有清热解毒、芳香开窍、重镇安神之功，治疗热闭神昏之证。但前者麝香、冰片、安息香与琥珀、朱砂、金箔、银箔同用，芳香开窍、重镇安神之力较强，适用于痰热内闭心包，昏迷较重者；而行军散牛黄、硼砂、冰片、珍珠、硝石相伍，清热辟秽解毒之力较强，适用于暑热秽浊较重之证，兼可治口疮咽痛，风热翳障等。

【方歌】至宝朱砂麝息香，雄黄犀角与牛黄，金银二箔兼龙脑，琥珀还同玳瑁良。

第二节　温开剂

温开剂适用于寒湿痰浊内闭心窍，或秽浊之邪闭阻气机之寒闭证。方如苏合香丸、紫金锭等。

苏合香丸（原名吃力伽丸）
《广济方》，录自《外台秘要》

【组成】吃力伽（即白术）　光明砂研　麝香当门子　诃黎勒皮　香附子中白　沉香重者　青木香丁子香　安息香　白檀香　荜茇上者　犀角（水牛角代）各一两（各30g）　薰陆香　苏合香　龙脑香各半两（各15g）

【用法】上十五味，捣筛极细，白蜜煎，去沫，和为丸。每朝取井华水。服如梧子四丸，于净器中研破服。老小每碎一丸服之，仍取一丸如弹丸，蜡纸裹，绯袋盛，当心带之（现代用法：口服，每次1丸，小儿酌减，每日1～2次，温开水送服。昏迷不能口服者，可鼻饲给药）。

【功用】温通开窍，行气止痛。

【主治】寒闭证。突然昏倒，牙关紧闭，不省人事，苔白，脉迟。亦治心腹卒痛，甚则昏厥。中风、中气及感受时行瘴疠之气等属寒凝气滞之闭证者。

【证治机理】本证由寒邪秽浊或气郁闭阻气机，蒙蔽清窍所致。阴寒秽浊之气郁阻气机，蒙蔽清窍，故突然昏倒、牙关紧闭、不省人事；寒凝气滞，阻滞胸腹，则心腹卒痛，甚则昏厥；阴寒内盛，而见苔白、脉迟。寒者宜温，闭者当开，治以温通开窍为主，辅以行气止痛。

【方解】苏合香、麝香、龙脑香（冰片）、安息香芳香开窍，启闭醒神，辟秽化浊，共为君药。臣以香附、丁香、木香、白檀香、沉香、薰陆香（乳香）辛散温通，行气解郁，散寒止痛，活血化瘀，使气机宣通，气畅血行，浊降而闭开。佐以辛热之荜茇，配合诸香温中散寒止痛；白术补气健脾，燥湿化浊；犀角（水牛角）清心解毒；朱砂镇心安神；诃子温涩敛气，防辛散太过，耗气伤正，均为佐药。本方芳香辛温相须，补敛寒镇相佐，温散开窍则无耗气伤正之虞。为温开法之代表方，又是治疗寒闭证及心腹疼痛属于寒凝气滞证之常用方。

本方原载《外台秘要》引《广济方》，名吃力伽丸，《苏沈良方》更名为苏合香丸。原方以白术命名，提示开窍行气之方，勿忘补气扶正之意。

【使用注意】方中药物辛香走窜，有损胎气，孕妇忌用。

【临床运用】常用于脑血管疾病、癫痫、肝昏迷、流行性乙型脑炎、冠心病心绞痛、急性胆绞痛、胆道蛔虫症、心肌梗死等证属寒凝气滞者。

【方歌】苏合香丸麝息香，木丁薰陆荜檀芳，犀冰术诃沉香附，衣用朱砂中恶尝。

紫金锭（紫金丹、太乙神丹、追毒丹、玉枢丹）

《丹溪心法附余》

【组成】雄黄—两（30g）　文蛤—名五倍子，捶碎，洗净，焙，三两（90g）　山慈菇去皮，洗净，焙，二两（60g）　红芽大戟去皮，洗净，焙干燥，一两半（45g）　千金子—名续随子，去壳，研，去油取霜，一两（30g）　朱砂五钱（15g）　麝香三钱（9g）

【用法】上除雄黄、朱砂、千金子、麝香另研外，其余三味为细末，却入前四味再研匀，以糯米糊和剂，杵千余下，作饼子四十个，如钱大，阴干。体实者，一饼作二服；体虚者，一饼作三服。凡服此丹，但得通利一二行，其效尤速。如若不行，以米粥补之。若用涂疮，立消（现代用法：上为细末，糯米糊作锭。外用，磨水外搽，涂于患处，每日3～4次；内服，每次0.6～1.5g，每日2次，温开水送服）。

【功用】辟秽解毒，化痰开窍，消肿止痛。

【主治】秽恶痰浊闭阻之证。脘腹胀闷疼痛，恶心呕吐，泄泻，痢疾，舌苔厚腻或浊腻，以及痰厥。外敷疔疮疖肿毒，虫咬损伤，无名肿毒及痄腮、丹毒、喉风等。

【证治机理】本方主治范围较广，病机主要为秽恶痰浊之邪郁阻，气机闭塞，升降失常。秽恶痰浊或疫毒之邪干于肠胃，运化失司，升降失常，则见脘腹胀闷疼痛、恶心呕吐、泄泻下痢；若秽恶痰浊闭阻气机，蒙蔽清窍，则头昏胸闷，甚则昏仆而为痰厥；秽恶痰浊疫毒凝聚肌肤或咽喉，则发为肿毒、痄腮、喉风等。治当辟秽解毒，化痰开窍，消肿止痛。

【方解】山慈菇化痰解毒，消肿散结；麝香芳香开窍，辟秽解毒，行气止痛，二者解毒辟秽透窍。千金子霜辛温，泻下逐水，杀虫攻毒；大戟苦辛，泻下逐水，消肿散结。二药皆能以毒攻毒，荡涤肠胃，攻逐痰浊，使邪毒速从下去。入五倍子化痰解毒，涩肠止泻，使泻下而无滑脱之虞，涩肠而无留邪之弊；雄黄辟秽解毒，化痰消肿；朱砂重镇安神。本方芳香攻下合法，意在以毒辟秽；攻下佐以涩肠，旨在下不滑脱。为治疗秽恶痰浊闭阻气机、蒙蔽清窍证及外用治疗疔疮肿毒之常用方。

【使用注意】《丹溪心法附余》记载，本方可用生姜、薄荷汁入井华水磨服，以辟秽解毒；大人中风、诸痫用酒磨服，以助行散之力；小儿急慢惊风、五疳八痢，入薄荷一叶，同井华水磨服，以辟秽解毒；痈疽、发背、疔肿、一切恶疮，用井华水磨服及涂患处，未溃者觉痒即消；头痛，用酒入薄荷同研烂，外敷太阳穴上，以疏风通络。

【临床运用】常用于癫痫、慢性肝炎、痢疾、急性胃肠炎、慢性溃疡性结肠炎、扁桃体炎、咽喉炎、恶性肿瘤如食道癌、贲门癌、白血病等证属秽恶痰浊为患者。外用治疗皮肤及软组织急性化脓性感染、带状疱疹、流行性腮腺炎、静脉炎、接触性皮炎、阴道炎等证属邪实毒盛者。

【鉴别】苏合香丸与紫金锭均属温开方剂。但苏合香丸以辛温香散药为主组成，温通开窍力强，并能行气止痛，是治疗寒邪秽浊，蒙蔽清窍所致寒闭证的代表方，并可用于寒凝气滞之痛证；紫金锭开窍之力不及苏合香丸，但有解毒辟秽化痰之功，秽恶痰浊郁阻、气机闭塞及毒邪凝聚者以本方为宜。

　　紫金锭与行军散均用麝香、雄黄，用治秽浊之气蒙蔽清窍之证。但行军散中有牛黄、硝石、硼砂、冰片，药性偏寒，清热开窍之力较强，宜于暑热与秽浊之气上扰清窍所致窍闭神昏；紫金锭则集山慈菇、千金子、红芽大戟等以毒攻毒之品，解毒辟秽化痰力强，而开窍力弱，适用于秽恶痰浊，邪毒较盛者。

　　【实验研究】紫金锭对致病大肠杆菌、金黄色葡萄球菌、沙门菌、白色念珠菌、铜绿假单胞菌等有不同的抑制和杀灭作用。[魏雪芳，林丽英.外用紫金锭抑菌试验的研究.中药材，2004，27（10）：761-762.]

　　【方歌】紫金锭用麝朱雄，慈戟千金五倍同，太乙玉枢名又别，祛痰逐秽及惊风。

复习思考题

　　1.安宫牛黄丸、紫雪、至宝丹均为凉开剂，如何区别选用？

　　2.至宝丹与抱龙丸均可用于痰热内闭之证，何方化痰力强？为什么？

　　3.苏合香丸为温开的代表方，为何也常用于心腹疼痛等证？

　　4.行军散与紫金锭均可用于秽浊之气蒙蔽清窍之证，两方组成与功用的主要区别何在？

第十八章
理气剂

扫一扫，查阅本章数字资源，含PPT、视频等

一、概念

以行气或降气作用为主，治疗气滞或气逆证的方剂，统称为理气剂，属"八法"中"消法"范畴。《素问·至真要大论》"逸者行之""高者抑之"为理气剂之立法依据。

二、适应证及分类

气为人之根本，贵在流通畅达，升降出入有序，则百病不生。若寒温不适，或情志失调，或劳倦过度，均可导致气机升降失常，脏腑功能失调而变生诸证。可概括为气虚、气陷、气滞、气逆四类。其中治疗气虚证和气陷证的方剂已于补益剂中述及，本章方剂主要适用于气滞证和气逆证。气滞即气机阻滞，多见于肝气郁滞或脾胃气滞；气逆即气机上逆，多见于肺气上逆或胃气上逆。气滞当行，气逆当降，故理气剂可分为行气剂和降气剂两类。

三、使用注意事项

使用本类方剂时，首先，当辨清气病之虚实，勿犯虚虚实实之戒。气滞实证，治当行气，若误用补法，则气滞愈甚。其次，当辨明兼证，气滞证与气逆证常相兼为病，应分清主次，行气与降气结合应用。此外，理气剂所用之药大多辛温香燥，易伤津耗气，助热生火，使用时应中病即止，慎勿过剂。对年老体弱、阴虚火旺、孕妇及正值经期或有出血倾向者应慎用。

第一节　行气剂

行气剂，适用于气滞证。方如越鞠丸、半夏厚朴汤、枳实消痞丸等。

越鞠丸（芎术丸）
《丹溪心法》

【组成】苍术　香附　抚芎　神曲　栀子各等分（各6～10g）

【用法】上为末，水泛为丸如绿豆大（现代用法：水丸，每服6～9g，温开水送下；亦可作汤剂，水煎服）。

【功用】行气解郁。

【主治】郁证。胸膈痞闷，脘腹胀痛，或胸胁刺痛，嗳腐吞酸，恶心呕吐，饮食不消。

【证治机理】证系肝脾气机郁滞，以致气、血、痰、火、食、湿等相因而成，故又有"六郁"之称。若情志不遂则致肝气不舒，形成气郁，气不行血则致血郁，气血郁久又可生热化火而形成火郁；肝病及脾，或寒温不适，饮食不节，致脾胃纳运失常，不能运化水谷精微则致食郁，甚而成湿郁和痰郁。因此，气、血、火三郁多责之于肝，食、湿、痰三郁多责之于脾。气郁则见胸膈痞闷；血郁则见胸胁刺痛，痛有定处；火郁则见口苦泛酸；湿郁、痰郁、食郁，则见脘腹胀痛、嗳腐吞酸、恶心呕吐、饮食不消等症。本证虽言六郁，但以气郁为先，治疗当以行气解郁为主，气行则血行，气畅则痰、火、湿、食诸郁亦随之而解。

【方解】本方为治"六郁"证之基础方。方以香附辛散苦泄，行气解郁以治气郁，《本草求真》称其"专属开郁散气"。川芎为血中之气药，行气活血，以解血郁，与香附同用，可气血并调。苍术燥湿运脾，以解湿郁；栀子清热泻火，以解火郁；神曲消食和胃，以解食郁。因气行则湿化痰消，湿祛不聚痰，火消不炼痰，故五郁得解则不治痰而痰郁自消。本方以五药治六郁，诸法并举，重在调理气机，俾气行血活，湿祛热清，食化痰消，六郁自解。

【使用注意】本方配伍示人以治郁之大法，临证组方当随诸郁之主次加减化裁，并变更其君药。

【临床运用】常用于胃肠神经症、慢性胃炎、胃及十二指肠溃疡、反流性食管炎、胆道系统感染、高脂血症、肋间神经痛、神经症、偏头痛、抑郁症、慢性咽炎、盆腔炎、痛经等证属六郁为患者。

【实验研究】越鞠丸具有降血脂，调节肠道菌群的作用。[李玉波，郝改梅，贾海骅，等．从肠道菌群多样性探讨越鞠丸对 ApoE$^{-/-}$ 小鼠血脂的影响．中国中医基础医学杂志，2017，23（11）：1559-1563.]

【方歌】越鞠丸治六般郁，气血痰火湿食因，芎苍香附兼栀曲，气畅郁舒痛闷伸。

柴胡疏肝散
《证治准绳》

【组成】柴胡　陈皮醋炒，各二钱（各6g）　川芎　芍药　枳壳麸炒，各一钱半（各4.5g）　甘草炙，五分（1.5g）　香附一钱半（4.5g）

【用法】水二盅，煎八分，食前服（现代用法：水煎服）。

【功用】疏肝解郁，行气止痛。

【主治】肝气郁滞证。胁肋疼痛，胸闷善太息，情志抑郁或易怒，或脘腹胀痛，或嗳气，或往来寒热，或月经不调，苔薄，脉弦。

【证治机理】肝喜条达而恶抑郁，其经布胁肋，循少腹。情志不遂，木失条达，肝失疏泄则致肝气郁滞，经气不利，症见胁肋疼痛或胸脘腹部胀闷疼痛；疏泄失职，则情志抑郁，善太息；久郁不解，肝失其柔顺之性，则急躁易怒；肝气不舒，横逆犯胃，胃气失和，则见嗳气频作；气滞而血郁，气血不和，营卫因之不能和谐于外，则往来寒热；肝失疏泄，气血失和，冲任失调，故月经不调。脉弦，为肝气不舒之征，治当遵《素问·六元正纪大论》"木郁达之"之法，疏肝解郁，行气止痛。

【方解】本方为治肝气郁滞证的代表方。柴胡疏肝解郁为君。香附理气疏肝止痛，川芎行气活血止痛，二药相合，助柴胡一解肝经之郁，二增行气止痛之功，共为臣药。醋炒陈皮理气行滞并和胃气；枳壳行气止痛；白芍与炙甘草酸甘化阴，养血柔肝，缓急止痛，合柴胡养肝体，助肝用，且防诸辛香之品耗伤气血，共为佐药。炙甘草调诸药，兼为使药。全方辛疏酸敛合法，肝脾气血兼顾，主以辛散疏肝，辅以敛阴柔肝。

【临床运用】常用于肝炎、慢性胃炎、慢性胆囊炎、肠易激综合征、肋间神经痛、乳腺增生、功能性消化不良、抑郁症等证属肝气郁滞者。

【附方】

木香顺气散（《证治准绳·类方》引《医学统旨》）木香　香附　槟榔　青皮醋炒　陈皮　厚朴姜汁炒　苍术米泔浸一宿，炒　枳壳麸炒　砂仁各一钱（3g）甘草炙，五分（1.5g）水二盅，姜三片，煎八分，食前服。功用：行气解郁，和胃化湿。主治：气郁夹湿证。脘腹胀痛，胸膈胀闷，恶心呕吐，饮食不消，或大便不畅。

【鉴别】柴胡疏肝散与木香顺气散均有香附、陈皮、枳壳、炙甘草，具行肝脾之气的作用。但柴胡疏肝散中又用柴胡配伍川芎、芍药，在行气之中兼以理血，治疗肝气郁结兼血行不畅之证；而木香顺气散行气力量大于柴胡疏肝散，又有厚朴、苍术、砂仁，既行气又祛湿，治疗气机郁滞兼有脾胃湿阻之证。

柴胡疏肝散为四逆散的变方，二方均有疏肝理气作用。但四逆散中柴胡、芍药、枳实、甘草四药等量配伍，侧重于调理肝脾气机；而柴胡疏肝散重用柴胡，轻用甘草，加入调气活血之香附、陈皮、川芎，行气疏肝，活血止痛之力较强。

【实验研究】柴胡疏肝散具有改善胃组织线粒体功能、抑制线粒体自噬，防治功能性消化不良的作用。[李莉，贾庆玲，王煜姣，等.柴胡疏肝散对功能性消化不良大鼠胃组织线粒体功能及线粒体自噬的影响.中国实验方剂学杂志，2021，27（23）：26-34.]

【方歌】柴胡疏肝芍川芎，枳壳陈皮草香附，疏肝行气兼活血，胁肋疼痛皆能除。

金铃子散

《太平圣惠方》，录自《袖珍方》

【组成】金铃子　玄胡各一两（各15g）

【用法】上为末，每服二三钱（6～9g），酒调下，温汤亦可（现代用法：为末，每服6～9g，酒或开水冲服；亦可作汤剂，水煎服）。

【功用】疏肝泄热，活血止痛。

【主治】肝郁化火证。心胸胁肋脘腹诸痛，或痛经，或疝气痛，时发时止，口苦，舌红苔黄，脉弦数。

【证治机理】肝气郁滞，血行不畅，不通则痛，可见心胸脘腹胁肋诸痛，或痛经，或疝气痛。其痛发作与情志相关，时发时止。肝郁化火，则口苦、舌红苔黄、脉弦或数。治宜疏肝泄热，活血止痛。

【方解】本方为治疗肝郁化火证之常用方。方中川楝子苦寒，既疏肝行气，又清泻肝火，《脏腑药式补正》载其"清肝、最为柔驯刚木之良将"，为君药。延胡索（玄胡）辛苦性温，"能行血中气滞，气中血滞"（《本草纲目》），擅长止痛，为臣佐药。服时用酒调下，以行药势，用为使药。合而成方，气血并调，疏清并行，药简效专。

【临床运用】常用于胃及十二指肠溃疡、慢性胃炎、胆囊炎、胆石症、慢性肝炎、带状疱疹等证属肝郁化火者。

【实验研究】金铃子散具有抗炎作用。［沈淑洁，水素芳，肖炳坤，等．基于¹H-NMR及LC-MS技术研究金铃子散对炎症大鼠模型调节机制的影响．中国中药杂志，2017，42（2）：363-369.］

【方歌】金铃子散止痛方，延胡酒调效更强，疏肝泄热行气血，心腹胸肋痛经良。

瓜蒌薤白白酒汤

《金匮要略》

【组成】瓜蒌实捣,一枚（24g）　薤白半升（12g）　白酒七升（适量）

【用法】三味同煮，取二升，分温再服（现代用法：加酒适量，水煎服）。

【功用】通阳散结，行气祛痰。

【主治】胸痹，胸阳不振，痰气互结证。胸满而痛，甚至胸痛彻背，喘息咳唾，短气，舌苔白腻，脉沉弦或紧。

【证治机理】本方主治胸痹由胸阳不振，痰阻气滞所致。诸阳受气于胸中而转行于背，胸阳不振，津液失于气化输布，聚为痰浊，阻于胸中，影响气机运行，不通则痛，故见胸满而痛，甚则胸痛彻背；痰阻气滞，肺气不利，可见喘息咳唾、短气；舌苔白腻，脉沉弦或紧，皆为胸阳不振，痰阻气滞之象。治宜通阳散结，行气祛痰。

【方解】方中瓜蒌甘寒，理气宽胸，涤痰散结，《本草思辨录》云"瓜蒌实之长，在导痰浊下行，故结胸胸痹非此不治"，为君药。薤白辛温，通阳散结，行气导滞，为臣药。二药相合，散阴寒，化痰浊，宽胸散结止痛，为治胸痹之要药。白酒辛热助阳，活血宣痹，助行药势，为佐使药。本方行气祛痰与温通胸阳并用，药简力专，为治疗胸阳不振，痰阻气滞之胸痹的基础方。

【临床运用】常用于冠心病、慢性支气管炎、胸膜炎、非化脓性肋软骨炎等证属胸阳不振，痰阻气滞者。

【附方】

瓜蒌薤白半夏汤（《金匮要略》）　瓜蒌实捣,一枚（24g）　薤白三两（9g）　半夏半升（12g）　白酒一斗（适量）　上同煮，取四升，温服一升，日三服。功用：通阳散结，祛痰宽胸。主治：胸痹。胸中满痛彻背，背痛彻胸，不能安卧者。

枳实薤白桂枝汤（《金匮要略》）　枳实四枚（12g）　厚朴四两（12g）　薤白半升（9g）　桂枝一两（3g）　瓜蒌实捣,一枚（24g）　上以水五升，先煮枳实、厚朴，取二升，去滓，内诸药，煮数沸，分温三服。功用：行气通阳，祛痰散结。主治：胸痹。胸满而痛，气从胁下上逆抢心，或胸痛彻背，舌苔白腻，脉沉弦或紧。

【鉴别】瓜蒌薤白白酒汤、瓜蒌薤白半夏汤与枳实薤白桂枝汤皆以瓜蒌与薤白相配，均有通阳散结，行气祛痰作用，同治胸阳不振，痰阻气滞之胸痹，但三方主治气结及痰浊之程度有别。其中瓜蒌薤白白酒汤是通阳散结、行气祛痰之基础方，适用于胸痹而痰浊较轻者；瓜蒌薤白半夏汤又增半夏，祛痰散结之力较大，适用于胸痹而痰浊较甚者；枳实薤白桂枝汤去白酒，加枳实、厚朴及桂枝，通阳散结之力较强，善下气散寒、消痞除满，适用于胸痹而气结较甚者。

【实验研究】瓜蒌薤白滴丸能有效对抗异丙肾上腺素所致大鼠急性心肌缺血，效果优于瓜蒌、薤白单用。［鄢海燕，邹纯才，魏美玲，等．瓜蒌薤白滴丸及其组方药味的药效学研究．中药材，2015，38（3）：567-571.］

【方歌】瓜蒌薤白治胸痹，益以白酒温肺气，加夏加朴枳桂枝，治法稍殊名亦异。

半夏厚朴汤

《金匮要略》

【组成】半夏一升（12g）　厚朴三两（9g）　茯苓四两（12g）　生姜五两（15g）　苏叶二两（6g）

【用法】上五味，以水七升，煮取四升，分温四服，日三夜一服（现代用法：水煎服）。

【功用】行气散结，降逆化痰。

【主治】梅核气。咽中如有物阻，咯吐不出，吞咽不下，胸膈满闷，或咳或呕，苔白润或滑腻，脉弦缓或弦滑。

【证治机理】梅核气常因七情郁结，肺胃宣降失常，痰气交阻所致。肝主疏泄而喜条达，肺司通调水道，脾胃主转输津液，若情志不遂，则肝气郁结。肺胃宣降失常，津液不布，聚而成痰，与气相搏，逆于咽喉，则咽中如有物阻，吐之不出，吞之不下。气机郁滞于胸中，故胸胁满闷；肺失宣降，则见咳嗽，胃失和降，则见呕吐；苔白润或滑腻，脉弦滑或弦缓为气滞痰阻之征。治当行气散结，降逆化痰。

【方解】本方为治疗痰气互结之梅核气的代表方。方中半夏辛温，化痰散结，降逆止呕，为君药。厚朴苦辛温，燥湿消痰，下气除满，为臣药。二药相配祛痰降气。脾为生痰之源，脾运湿去，则痰无由生，故以茯苓健脾渗湿；生姜辛散温通，助半夏化痰散结，和胃止呕，并解半夏之毒，共为佐药。紫苏叶芳香行气，宽中开郁，其质轻上行，引药直达病所，为佐使药。诸药相合，辛苦行降，痰气并治，行中有宣，降中有散，共奏行气散结，降逆化痰之功。

【临床运用】常用于胃肠神经症、慢性咽喉炎、咽异感症、慢性支气管炎、反流性食管炎、慢性胃炎、妊娠呕吐、围绝经期综合征、焦虑症、抑郁症、失眠等证属气滞痰阻者。

【实验研究】半夏厚朴汤具有镇惊催眠作用。[沈淑洁，郭春华，刘少磊，等. 基于 ^{1}H-NMR 技术的半夏厚朴汤镇静催眠代谢组学研究. 中国中药杂志，2016，41（8）：1511-1515.]

【方歌】半夏厚朴与紫苏，茯苓生姜共煎服，痰凝气聚成梅核，降逆开郁气自舒。

枳实消痞丸（失笑丸）

《兰室秘藏》

【组成】干生姜一钱（3g）　炙甘草　麦蘖面　白茯苓　白术各二钱（各6g）　半夏曲　人参各三钱（各9g）　厚朴炙，四钱（12g）　枳实　黄连各五钱（各15g）

【用法】上为细末，汤浸蒸饼为丸，梧桐子大，每服五七十丸，白汤下，食远服（现代用法：共为细末，水泛小丸或糊丸，每服6～9g，饭后温开水送下，日2次；亦可作汤剂，水煎服）。

【功用】行气消痞，健脾和胃。

【主治】脾虚气滞，寒热互结证。心下痞满，不欲饮食，倦怠乏力，大便失调，舌苔腻而微黄，脉弦。

【证治机理】证为脾胃虚弱，升降失司，气滞湿聚，寒热互结所致。气机阻滞，寒热互结于心下，则见痞满脉弦；脾虚失运，胃纳不振，则不欲饮食，食亦难消；食积内停，传导失司，故大便失调；脾胃虚弱，气血生化不足，则倦怠乏力；食积气郁化热，则苔腻微黄。本证以脾虚为本，痞满为标，实多虚少，热重寒轻。治当行气消痞，健脾和胃。

【方解】枳实辛苦微寒，化痰消积，破气除痞，《药品化义》谓其"专泄胃实……开导坚结……疗脐腹间实满，消痰癖，祛停水，逐宿食，破结胸"，为君药。厚朴辛苦温，下气除满，加强枳实消痞除满之功；黄连苦寒降泄，清热燥湿，共为臣药。半夏曲辛温，开结消痞，降逆止呕；干姜辛热，温中散寒。二药与黄连相配伍，辛开苦降，寒热并投，以助消痞除满。脾胃虚弱，运化失司，用人参、白术、茯苓益气扶正，健脾助运；麦芽（麦蘖面）消食和胃，俱为佐药。炙甘草益气调药和中，为佐使药。本方为治脾虚气滞，寒热互结证之常用方，诸药相合，消补同施，消大于补；寒热并用，辛开苦降，共奏行气消痞，健脾和胃之功。

【临床运用】常用于慢性胃炎、胃肠神经症、功能性消化不良、功能性便秘、非酒精性脂肪肝等证属脾虚气滞，寒热互结者。

【附方】

枳术汤（《金匮要略》）　枳实七枚（12g）　白术二两（6g）　上二味，以水五升，煮取三升，分温三服，腹中软即当散也。功用：行气消痞。主治：气滞水停证。心下坚，大如盘，边如旋盘。

枳术丸（《脾胃论》）　枳实麸炒黄色，去瓤，一两（30g）　白术二两（60g）　上同为极细末，荷叶裹烧饭为丸，如梧桐子大，每服五十丸，多用白汤下，无时。功用：益气健脾，消痞散结。主治：脾虚气滞，饮食停滞证。脘腹痞满，饮食不消，舌淡苔白，脉弱。

【鉴别】枳实消痞丸、枳术汤与枳术丸均为消补兼施之剂，同具行气健脾之功。但枳实消痞丸消补兼施，辛开苦降，寒热共投，消重于补，主治脾虚气滞，寒热互结之痞证。枳术汤中枳实用量大于白术，消重于补，主治气滞水停之心下坚满，意在破结行水。而枳术丸方中白术用量大于枳实，并用荷叶裹烧饭为丸剂，故补大于消，主治脾虚气滞，饮食停滞证。

枳实消痞丸与半夏泻心汤均可治疗心下痞，具消痞散结之功，且皆属辛开苦降，寒热并调、补泻兼施之剂。但枳实消痞丸中枳实、厚朴用量较大，重在行气消痞，辅以健脾和中，辛苦、寒热并用而以清热、苦降为主，主治中虚气滞，热重寒轻之证。而半夏泻心汤无行气之功，寒热平调，主治中虚失运，寒热并重之痞证。

【实验研究】枳实消痞丸具有抑制细胞增殖、诱导细胞凋亡作用。［吴耀松，彭贵军．枳实消痞丸诱导胃癌 SGC-7901 细胞凋亡的研究．中国实验方剂学杂志，2013，19（16）：278-281.］

【方歌】枳实消痞四君全，麦芽夏曲朴姜连，蒸饼糊丸消积满，清热破结补虚痊。

厚朴温中汤
《内外伤辨惑论》

【组成】厚朴姜制　橘皮去白, 各一两（各15g）　甘草炙　草豆蔻仁　茯苓去皮　木香各五钱（各6g）干姜七分（2g）

【用法】上为粗散，每服五钱（15g），水二盏，生姜三片，煎至一盏，去渣，温服，食前。忌一切冷物（现代用法：加生姜 3 片，水煎服）。

【功用】行气除满，温中燥湿。

【主治】脾胃气滞寒湿证。脘腹胀满或疼痛，不思饮食，四肢倦怠，舌苔白腻，脉沉弦。

【证治机理】证为脾胃伤于寒湿所致。寒性凝滞，湿性黏腻，二者困于脾胃，致脾胃升降失常，气机阻滞，则脘腹胀满或疼痛、不思饮食；脾胃主肌肉四肢，寒湿困阻，则四肢倦怠；舌苔白腻、脉沉弦，亦为脾胃寒湿气滞之征。治当行气除满，温中燥湿。

【方解】本方为治脾胃气滞寒湿证之常用方。方中重用厚朴行气消胀，燥湿除满，为君药。臣以草豆蔻温中散寒，燥湿运脾。陈皮、木香行气宽中，加强厚朴消胀除满之功；干姜、生姜并用以温中散寒，助草豆蔻散寒止痛；茯苓健脾渗湿和中，共为佐药。炙甘草益气和中，调和诸药，为使药。本方辛苦温合法，辛行苦燥为主，佐以温散，共奏行气除满，温中燥湿之功。

【临床运用】常用于急慢性胃炎、胃潴留、急性胃扩张、胃肠道功能紊乱、功能性消化不良、泄泻等证属脾胃气滞，寒湿中阻者。

【附方】

良附丸（《良方集腋》）高良姜_{酒洗七次，焙，研}　香附子_{醋洗七次，焙，研（各9g）}　上二味顺要各焙，各研，各贮。用时以米饮汤加入生姜汁一匙，盐一撮，为丸，服之立止。功用：行气疏肝，散寒止痛。主治：气滞寒凝证。脘腹疼痛，喜温喜按，胸胁胀闷，苔白，脉弦，或痛经等。

【鉴别】厚朴温中汤与良附丸均有温中行气的作用。但厚朴温中汤还具燥湿除满之功，且行气之力较强，适用于脾胃寒湿气滞证，病在脾胃，见有脘腹胀满疼痛、舌苔白腻者。而良附丸温中祛寒，理气疏肝，无燥湿之功，适用于气滞寒凝证，病在肝胃，见胸脘胁痛、畏寒喜热者。

厚朴温中汤与理中丸均用干姜、甘草温中散寒，主治中焦有寒之证。但厚朴温中汤以厚朴、陈皮行气为主，兼可燥湿除满，主治脾胃气滞，寒湿中阻之证。理中丸则以干姜温中散寒为主，辅以人参、白术益气健脾，主治中焦虚寒之证。前者寒为邪实，治宜温散；后者寒为正虚，治宜温补。

【实验研究】加味厚朴温中汤（合平胃散加减）具有抗腹泻和体外抗菌作用。[贺卫和，陈晓阳，邹志，等.加味厚朴温中汤抗腹泻与体外抗菌效应研究.医药导报，2010，29（2）：152–154.]

良附丸具有镇痛、促进胃排空及小肠推进作用。[付江波，桂蓓，李坤平，等.良附丸治疗胃寒型功能性消化不良的药效学研究.医药导报，2022，41（9）：1324–1330.]

【方歌】厚朴温中陈草苓，干姜草蔻木香停，煎服加姜治腹痛，虚寒胀满用皆灵。

暖肝煎

《景岳全书》

【组成】当归_{二三钱（6～9g）}　枸杞子_{三钱（9g）}　茯苓_{二钱（6g）}　小茴香_{二钱（6g）}　肉桂_{一二钱（3～6g）}　乌药_{二钱（6g）}　沉香_{或木香亦可，一钱（3g）}

【用法】水一盅半，加生姜三五片，煎七分，食远温服（现代用法：加生姜3片，水煎服）。

【功用】暖肝温肾，行气止痛。

【主治】肝肾不足，寒滞肝脉证。睾丸冷痛，或小腹疼痛，疝气痛，或痛经，畏寒喜暖，舌淡苔白，脉沉迟。

【证治机理】肝肾不足，寒侵肝经，肝脉失和，气滞不畅，不通则痛，故见睾丸冷痛、小腹疼痛、疝气痛或痛经诸症。畏寒喜暖、舌淡苔白、脉沉迟皆为肝肾不足，寒凝气滞之征，治宜暖肝温肾，行气止痛。

【方解】本方为治肝肾不足，寒滞肝脉证之常用方。方中肉桂辛甘热，补火助阳，温经通脉，散寒止痛；小茴香辛温，暖肝散寒，理气止痛。二药同用，温暖肝肾，散寒止痛，共为君药。当归、枸杞子养血补肝益肾以治本，乌药、沉香行气散寒止痛以治标，共为臣药。茯苓渗湿健脾，生姜散寒和胃，为佐药。诸药相合，温补肝肾以治本，行气散寒以治标，肝肾兼顾，标本并治，使下元得温，寒凝得散，气滞得行，则诸痛可痊。

【临床运用】常用于精索静脉曲张、腹股沟疝气、鞘膜积液、慢性前列腺炎、痛经、肋间神经痛等证属肝肾不足，寒滞肝脉者。

【方歌】暖肝煎中杞茯归，茴沉乌药姜肉桂，下焦虚寒疝气痛，温补肝肾此方推。

天台乌药散（乌药散）
《圣济总录》

【组成】乌药　木香　茴香子微炒　青橘皮汤浸，去白，焙　高良姜炒，各半两（各15g）　槟榔锉，二枚（9g）　楝实十枚（15g）　巴豆微炒，敲破，同楝实二味用麸一升炒，候麸黑色，拣去巴豆并麸不用，七十枚（10g）

【用法】上八味，除炒巴豆不用外，捣罗为散，每服一钱匕（3g），空心，食前温酒调下。痛甚，炒生姜、热酒调下（现代用法：为散，每服3～5g，食前温服；亦可作汤剂，水煎服）。

【功用】行气疏肝，散寒止痛。

【主治】肝经寒凝气滞之小肠疝气。少腹痛引睾丸，偏坠肿胀，舌淡苔白，脉沉弦；亦治痛经、瘕聚。

【证治机理】证因寒侵肝脉，肝经气滞所致。"诸疝皆归肝经"（《儒门事亲》），肝经循少腹，络阴器，寒邪收引，侵及肝经，致肝脉失和，气滞不行，发为小肠疝气，可见少腹控引睾丸而痛，睾丸偏坠肿胀。肝经气滞寒凝，亦可致痛经、瘕聚等。舌淡苔白、脉沉弦迟为阴寒内盛之征。"治疝必先治气"（《景岳全书》），治当行气疏肝、散寒止痛。

【方解】本方为治疗气滞寒凝之疝气的常用方。方中乌药辛温，疏肝理气，散寒止痛，《药品化义》认为其"快气宣通，疏散凝滞，甚于香附"，为君药。小茴香疏肝理气，散寒止痛；青皮疏肝破气；木香行气止痛；高良姜散寒止痛。四药皆辛温芳香之品，以增行气散寒止痛之功，共为臣药。佐以槟榔质重下坠，行气化滞而破坚；川楝子苦寒降泄，行气止痛，与辛热走窜之巴豆打破后同炒，去巴豆而用川楝子，巴豆既可制其苦寒之性，又增其行气散结之力，且可免巴豆峻下之弊。温酒送服，以行药势，旨在增强散寒之力。本方辛香温行合法，重在行气疏肝，且寓去性存用之法，使寒凝得散，气滞得行，肝经得调，则诸症自愈。

【临床运用】常用于腹股沟疝、睾丸炎、附睾炎、胃肠功能紊乱、慢性阑尾炎、盆腔炎和痛经等证属肝经寒凝气滞者。

【附方】

橘核丸（《严氏济生方》）橘核炒　海藻洗　昆布洗　海带洗　川楝子去肉，炒　桃仁麸炒，各一两（各30g）　厚朴去皮，姜汁炒　木通　枳实麸炒　延胡索炒，去皮　桂心不见火　木香不见火，各半两（各15g）　上为细末，酒糊为丸，如桐子大，每服七十丸，空心盐酒、盐汤任下。功用：行气止痛，软坚散结。主治：㿉疝。睾丸肿胀偏坠，或坚硬如石，或痛引脐腹，甚则阴囊肿大，或成疮毒，轻则出黄水，甚则成痈溃烂，舌淡苔薄，脉沉迟。

【鉴别】天台乌药散与橘核丸均能行气止痛，治疗疝气疼痛。但天台乌药散功专行气散寒，行气止痛之力较强，适用于气滞寒凝之小肠疝气；橘核丸以调和肝经气血为主，兼能消肿破滞、软坚散结，适用于寒湿侵犯肝经，致气血不和之㿉疝。

【实验研究】天台乌药散具有改善输卵管肌张力作用。[李林潞，陈悦，赵维哲，等.天台乌药散对输卵管的影响.中医药信息，2016，33（6）：31-35.]

【方歌】天台乌药木茴香，川楝槟榔巴豆姜，再用青皮为细末，一钱酒下痛疝尝。

加味乌药汤（加味乌沉汤）

《奇效良方》

【组成】乌药　缩砂　木香　延胡索各一两（各6g）　香附炒，去毛，二两（9g）　甘草一两半（9g）

【用法】上细锉，每服七钱（20g），水一盏半，生姜三片，煎至七分，不拘时温服（现代用法：水煎服）。

【功用】行气活血，调经止痛。

【主治】肝郁气滞之痛经。经前或经期少腹胀痛，胀甚于痛，或连胸胁乳房胀痛，或经行不畅，舌淡苔白，脉弦。

【证治机理】证由肝郁气滞，血行不利所致。肝气郁滞，气不行血，血行不畅，血滞胞中而痛，见经前或经期少腹疼痛、胀甚于痛，或连胸胁乳房胀痛，或经行不畅。舌淡苔白，脉弦，为肝郁气滞之征。治当行气活血，调经止痛。

【方解】本方为治疗肝郁气滞之痛经的常用方。方中重用香附，主入肝经气分，芳香辛行，善于疏理肝气、调经止痛，《本草纲目》谓其"气病之总司，女科之主帅"，为君药。乌药辛散温通，行气疏郁，开结止痛；延胡索辛散温通，为活血行气止痛之良药。二药加强香附疏肝理气、调经止痛之功，共为臣药。佐以木香、砂仁行气宽中，消胀止痛；生姜温胃和中。甘草缓急止痛，兼调诸药，为佐使药。诸药相合，寓行血于疏肝调经之中，气血兼顾，使气血畅而经调痛止。

【临床运用】常用于溃疡性结肠炎、坐骨神经痛、痛经、盆腔炎等证属肝郁气滞者。

【附方】

乌药汤（《兰室秘藏》）　当归　木香　甘草各五钱（各1.5g）　乌药一两（3g）　香附子炒，二两（6g）上咬咀，每服五钱（15g），水二大盏，去渣，温服，食前。功用：行气疏肝，调经止痛。主治：瘀血夹逆气内阻，经前及经行腹痛。

【鉴别】加味乌药汤与乌药汤均有行气止痛之功。但加味乌药汤较乌药汤去当归，加砂仁、延胡索、生姜，养血之功逊而行气活血之力强，用于治疗肝郁气滞之痛经；而乌药汤行气止痛，且养血活血，用于治疗肝郁气血不和之痛经。

【方歌】加味乌药汤砂仁，香附木香姜草伦，配入延胡共七味，经前胀痛效堪珍。

第二节　降气剂

降气剂，适用于肺胃气机上逆之证。代表方如苏子降气汤、定喘汤、四磨汤、旋覆代赭汤、橘皮竹茹汤、丁香柿蒂汤等。

苏子降气汤

《太平惠民和剂局方》

【组成】紫苏子　半夏汤洗七次，各二两半（各9g）　川当归去芦，两半（6g）　甘草炙，二两（6g）　前胡去芦　厚朴去粗皮，姜汁拌炒，各一两（各6g）　肉桂去皮，一两半（3g）

【用法】上为细末，每服二大钱（6g），水一盏半，入生姜二片，枣子一个，紫苏五叶，同煎至八分，去滓热服，不拘时候（现代用法：加生姜 3g，大枣 1 枚，紫苏叶 2g，水煎服）。

【功用】降气平喘，祛痰止咳。

【主治】上实下虚喘咳证。痰涎壅盛，胸膈满闷，咳喘短气，或腰疼脚软，或肢体浮肿，舌苔白滑或白腻，脉弦滑。

【证治机理】证属痰涎壅肺，肾阳不足之上实下虚之喘咳。上实，即痰涎壅肺，肺失宣降，故见胸膈满闷、咳喘短气、痰多稀白、苔白滑或白腻；下虚，即肾阳不足，不能纳气化饮，故见腰疼脚软、动则气急喘甚，水不化气，则外溢为肿，见肢体浮肿。本证虽属上实下虚之喘咳，但以痰涎壅肺的上实为主。治当降气平喘，化痰止咳为主，兼顾下元。

【方解】本方为治上实下虚之喘咳的常用方。紫苏子质润而下降，善于降上逆之肺气，消壅滞之痰涎，为君药。半夏化痰降逆散结；厚朴降逆平喘，宽胸除满；前胡降气祛痰止咳。三药相合，共助紫苏子降气消痰止咳，是为臣药。君臣相配，以治上实。肉桂温补肾阳，纳气平喘；当归既能治"咳逆上气"（《神农本草经》），又能养血润燥，与肉桂共增温补下元之效；略加生姜、紫苏叶以宣肺散寒，共为佐药。大枣、甘草和中益气，调和药性，为佐使药。全方降以平上实，温以助下虚，肺肾兼顾，主以治上，使气降痰消，则咳喘自平。

本方始载于唐《备急千金要方》，原名"紫苏子汤"。宋代宝庆年间，此方加入紫苏叶，更名为"苏子降气汤"而辑入《太平惠民和剂局方》。

本方原书注"一方有陈皮去白一两半"，理气燥湿祛痰之力得增。《医方集解》载本方"一方无桂，有沉香"，温肾力减，纳气力增。

【临床运用】常用于慢性支气管炎、肺气肿、支气管哮喘等证属上实下虚，痰涎壅盛者。

【实验研究】苏子降气汤可调控哮喘模型大鼠肺组织 NF-κB 蛋白表达水平。［旺建伟，李冀，徐国亭．苏子降气汤对哮喘大鼠核因子 -κB 表达及嗜酸性粒细胞数量的影响．中国实验方剂学杂志，2006（6）：38-40.］

【方歌】苏子降气橘半归，前胡桂朴草姜依，下虚上盛痰嗽喘，亦有加参贵合机。

定喘汤

《摄生众妙方》

【组成】白果去壳, 砸碎, 炒黄色, 二十一个（9g）　麻黄三钱（9g）　苏子二钱（6g）　甘草一钱（3g）　款冬花三钱（9g）　杏仁去皮尖, 一钱五分（4.5g）　桑皮蜜炙, 三钱（9g）　黄芩微炒, 一钱五分（4.5g）　法制半夏如无, 用甘草汤泡七次, 去脐用, 三钱（9g）

【用法】上用水三盅，煎二盅，作二服。每服一盅，不用姜，不拘时候，徐徐服（现代用法：水煎服）。

【功用】宣降肺气，清热化痰。

【主治】风寒外束，痰热内蕴之哮喘。喘咳痰多气急，痰稠色黄，或微恶风寒，舌苔黄腻，脉滑数。

【证治机理】证为痰热内蕴，复感风寒外邪所致。痰热内蕴日久，肺失清肃，复感风寒，肺气壅闭，不得宣降，气逆于上，发为哮喘，喘咳痰多气急、痰稠色黄；风寒束表，卫阳被郁，故见微恶风寒；舌苔黄腻，脉滑数均为痰热内蕴之征。治宜宣降肺气，清热化痰。

【方解】本方为治外寒内热哮喘之常用方。方中麻黄疏散风寒，宣肺平喘；白果敛肺定喘，二药配伍，一散一收，既能增强平喘之功，又使宣肺而不耗气，敛肺而不留邪，共为君药。桑白皮泻肺平喘，黄芩清热化痰，二者合用以清内蕴之痰热，为臣药。杏仁、紫苏子、半夏、款冬花降气平喘，化痰止咳，俱为佐药。甘草调药和中，且能止咳，为佐使。全方宣降清敛相伍，以适肺性，主以肃降肺气，内清痰热，外散风寒，宣降肺气而平哮喘。

【临床运用】常用于支气管哮喘、慢性支气管炎等证属痰热蕴肺，风寒外束者。

【鉴别】定喘汤与苏子降气汤均为降气平喘之剂。定喘汤用宣肺气之麻黄与敛肺定喘之白果，配伍清热化痰之黄芩、桑白皮；具有宣肺散寒，降气平喘，清热化痰之功；主治素有痰热，外感风寒，肺失宣降之哮喘。而苏子降气汤以降气消痰之紫苏子为主，配伍下气祛痰，温肾纳气之品，主治上实下虚而以上实为主之喘咳。

定喘汤与小青龙汤均可治外感风寒，内有痰浊之喘咳。但小青龙汤用麻黄、桂枝配伍干姜、半夏、细辛，解表散寒，温肺化饮，适用于外寒内饮并重之喘咳；而定喘汤是以麻黄、白果、杏仁与黄芩、桑白皮配伍，宣降肺气，清热化痰，适用于痰热内蕴而风寒束表之喘咳。

定喘汤与麻黄杏仁甘草石膏汤均可治疗肺热兼外感之咳喘。麻黄杏仁甘草石膏汤以石膏和麻黄共为君药，其清宣之力颇强，但无清热化痰之力；而定喘汤则以麻黄与白果为君药，并配以桑白皮、黄芩、半夏、紫苏子等，其敛降之功较著且具清化痰热之能。

【实验研究】定喘汤对支气管哮喘具有治疗作用。[李三，朱黎明，曾丹，等.定喘汤对中性粒细胞性哮喘小鼠的影响及机制研究.中药新药与临床药理，2020，31（12）：1428-1434.]

【方歌】定喘白果与麻黄，款冬半夏白皮桑，苏杏黄芩兼甘草，外寒膈热哮喘尝。

四磨汤
《严氏济生方》

【组成】人参（6g）　槟榔（9g）　沉香（6g）　天台乌药（6g）（原著本方无用量）

【用法】上四味，各浓磨水，和作七分盏，煎三五沸，放温服，或下养正丹尤佳（现代用法：水煎服）。

【功用】行气降逆，宽胸散结。

【主治】肝气郁结证。胸膈胀闷，上气喘急，心下痞满，不思饮食，苔白，脉弦。

【证治机理】证为七情所伤，肝气郁结所致。情志不遂，或恼怒伤肝等均可致肝失疏泄，气机不畅，甚而累及他脏。肝气郁结，横逆胸膈之间，则胸膈胀闷；若上犯于肺，肺气上逆，则上气喘急；若横逆犯胃，胃失和降，则心下痞满、不思饮食；苔白、脉弦均为肝郁之征。此病标虽在肺胃，而病本则在肝。证属七情所伤，肝肺胃同病，理肝胃以降肺逆，气滞与气逆相兼，降气与补气相伍。治当行气降逆，宽胸散结。

【方解】乌药辛温香窜，行气疏肝解郁为君药。沉香下气降逆平喘，气机上逆证最宜；槟榔辛温降泄，破积下气除满，共为臣药。三药合用，行气疏肝而消痞满，下气降逆而平喘急。然破气之品易戕耗正气，故方中又佐以人参益气扶正，合沉香能温肾纳气，以增强其平喘之力，使郁滞开而不伤气。四药相伍，辛降之中寓补气之法，邪正兼顾，以降为主，使逆上之气平复，郁滞之气畅行，共奏降逆行气、宽胸散结之效。原方各药磨汁再煎的服药方法亦有深意，《古今名医方论》卷2引王友原曰"四品气味俱厚，磨则取其味之全，煎则取其气之达，气味齐到，效如桴鼓矣"，故以"四磨"命名。本方为治肝气郁结重证之常用方。

【临床运用】常用于支气管哮喘、慢性阻塞性肺疾病、慢性胃炎等证属气滞兼有气逆之证者。

【附方】

五磨饮子（《医便》）　木香　乌角沉香　槟榔　枳实　台乌药各等分（各6g）　上各等分，以白酒磨服。功用：行气降逆，宽胸散结。主治：七情郁结，脘腹胀满，或走注攻冲，以及暴怒暴死之气厥证。

六磨汤（《世医得效方》）　大槟榔　沉香　木香　乌药　枳壳　大黄各等分（各6g）　上药于擂盆内各磨半盏，和匀温服。功用：行气降逆，通便导滞。主治：气滞腹胀，胁腹痞满或腹中胀痛，大便秘结，纳食减少，舌苔薄腻，脉弦。

【鉴别】五磨饮子、六磨汤与四磨汤皆能行气降逆，同治气郁气逆之证。四磨汤降逆散结，佐以益气扶正，邪正兼顾；而五磨饮子乃四磨汤去人参，加木香、枳实而成，全用行气破结之品，较之四磨汤行气散结之功更著，药专力猛，宜于体壮气实，气结较甚之证；六磨汤乃五磨饮子枳实易为枳壳，再加大黄而成，行气降逆，通便导滞，适用于气滞腹胀兼有便秘腹痛者。

【实验研究】四磨汤可以改善肠道蠕动功能。［黄业保，肖倩，李红梅，等．基于网络药理学探讨四磨汤治疗慢传输型便秘的作用机制研究．湖南中医杂志，2022（3）38：139-146.］

【方歌】四磨饮治七情侵，人参乌药及槟沉，浓磨煎服调逆气，实者枳壳易人参。

旋覆代赭汤

《伤寒论》

【组成】旋覆花三两（9g）　人参二两（6g）　生姜五两（15g）　代赭石一两（3g）　甘草炙，三两（9g）　半夏洗，半升（9g）　大枣擘，十二枚（4枚）

【用法】以水一斗，煮取六升，去滓再煎，取三升，温服一升，日三服（现代用法：水煎服）。

【功用】降逆化痰，益气和胃。

【主治】胃气虚弱，痰浊内阻证。心下痞鞕，噫气不除，或反胃呕逆，吐涎沫，舌苔白腻，脉缓或滑。

【证治机理】本方原治伤寒经汗、吐、下后，邪虽去而胃气已伤，伏饮内动，胃失和降，阻于中焦，气机不畅，而心下痞鞕；胃气不得和降反而上逆，故噫气频作、或反胃呕吐、吐涎沫；舌淡、苔白滑、脉弦而虚为中气虚弱，痰浊内阻之证。胃虚宜补，痰浊宜化，气逆宜降。治当降逆化痰，益气和胃。

【方解】本方为治胃虚痰阻气逆证之常用方。旋覆花下气消痰，降逆止噫，为君药。代赭石降逆下气，长于镇摄肺胃之逆气，助旋覆花降逆化痰而止呕噫，为臣药。生姜用量独重，一为和胃降逆增其止呕之效，二为宣散水气以助祛痰之功；半夏辛温祛痰散结，与生姜合为小半夏汤，增强降逆和胃之力；人参、大枣、炙甘草甘温益气，健脾养胃，补中以疗胃虚，且可防金石之品伤胃，俱为佐药。炙甘草调和药性，兼作使药。诸药相合，沉降相须，消补相伍，下气而无伤正之虞。共奏降逆化痰、益气和胃之功。

【使用注意】原方代赭石用量较轻，恐其苦寒质重伐胃；生姜用量宜重，取其和胃降逆、止呕止噫之功。若胃气不虚者，可去人参、大枣，且加重代赭石用量，增其重镇降逆之功。

【临床运用】常用于胃神经症、慢性胃炎、胃扩张、胃及十二指肠球部溃疡、幽门不全梗阻、神经性呃逆、恶性肿瘤化疗所致呕吐等证属胃虚痰阻气逆者。

【鉴别】本方与半夏泻心汤均用半夏、人参、甘草、大枣，治疗虚实错杂之痞证。但半夏泻心汤以黄芩、黄连之苦寒泄热配伍干姜、半夏之辛温开结为主，寒热并用，辛开苦降，适用于寒热错杂之痞证；本方以旋覆花、代赭石之降逆下气药配伍半夏、生姜之和胃散结药为主，降逆和胃，适用于胃虚痰阻气逆之证。

【实验研究】旋覆代赭汤具有抑制食管癌细胞干性的作用，可能是治疗食管癌的潜在有效药物。[马媛，荀敬，王波涛，等．旋覆代赭汤对食管癌细胞干性的影响．中国应用生理学杂志，2022，38（1）：62-67.]

【方歌】旋覆代赭用人参，半夏姜甘大枣临，重以镇逆咸软痞，痞鞭噫气力能禁。

橘皮竹茹汤
《金匮要略》

【组成】橘皮二升（12g）　竹茹二升（12g）　大枣三十枚（5枚）　生姜半斤（9g）　甘草五两（6g）　人参一两（3g）

【用法】上六味，以水一斗，煮取三升，温服一升，日三服（现代用法：水煎服）。

【功用】降逆止呃，益气清热。

【主治】胃虚有热之呃逆。呃逆或干呕，虚烦少气，口干，舌红嫩，脉虚数。

【证治机理】证由胃气上逆而致。久病虚羸，或吐利中伤，耗气劫液，虚热内生，胃失和降，气机上逆，则见呃逆或干呕。虚烦少气、口干、舌质红、脉虚数等，均为胃虚有热之象。胃虚宜补，热则宜清，气逆宜降。治当降逆和胃，益气清热。

【方解】本方为治胃虚有热之呃逆的常用方。方中陈皮行气和胃止呃逆，竹茹清热和胃止吐，二药相合，既能降逆止呕，又能清热安胃，用量俱重，共为君药。生姜和胃止呕，为呕家圣药，与竹茹合用，清而不寒；人参益气补中，与陈皮相合，行中有补，同为臣药。甘草、大枣益气和胃，助人参补中以治胃虚，为佐使。诸药合用，降清补三法相伍，主以清降，清而不寒，补而不滞，共奏降逆止呕、益气清热之功。

【临床运用】常用于妊娠呕吐、幽门不全梗阻呕吐、腹部手术后呃逆不止、膈肌痉挛等证属胃虚有热，气机上逆者。

【附方】

新制橘皮竹茹汤（《温病条辨》）　橘皮三钱（9g）　竹茹三钱（9g）　柿蒂七枚（9g）　姜汁冲，三茶匙　水五杯，煮取二杯，分二次温服；不知，再作服。功用：和胃降逆。主治：阳明湿温，气壅为哕者。

竹茹汤（《普济本事方》引《孙兆方》）　干葛三两（15g）　甘草炙，三分（9g）　半夏姜汁半盏、浆水一升煮耗半，三分（9g）　上粗末，每服五钱（15g），水二盏，生姜三片，竹茹一弹子大，枣一个，同煎至一盏，去滓温服。功用：清热解酒，和胃止呕。主治：胃热呕吐，饮酒过多而呕。

【鉴别】橘皮竹茹汤与新制橘皮竹茹汤、竹茹汤均能清热降逆，止呃止呕；用治胃中有热，胃气上逆之呕呃诸证。但橘皮竹茹汤宜治胃热呃逆而胃气虚弱者；新制橘皮竹茹汤用治胃热呃逆而胃气不虚者；竹茹汤用治饮酒过多之胃热呕吐者。

【实验研究】橘皮竹茹汤对模型大鼠胃黏膜有显著保护作用。[姚春，姚凡，赵晓芳，等．橘皮竹茹汤对胆汁返流胃炎大鼠模型的防治作用及对胃泌素、PGE2含量的影响．时珍国医国药，2014，25（1）：44-46.]

【方歌】橘皮竹茹治呕逆，人参甘草枣姜益，胃虚有热失和降，久病之后更相宜。

丁香柿蒂汤

《症因脉治》

【组成】丁香（6g）　柿蒂（9g）　人参（3g）　生姜（6g）（原著本方无用量）

【用法】水煎服。

【功用】温中益气，降逆止呃。

【主治】胃气虚寒之呃逆。呃逆不已，胸脘痞闷，舌淡苔白，脉沉迟。

【证治机理】证为胃气虚寒，胃失和降所致。胃气上逆，故见呃逆不已；气逆不顺，则见胸脘痞闷。舌淡苔白、脉沉迟为胃气虚寒之征。治当温中益气，降逆止呃。

【方解】本方为治虚寒呃逆之常用方。丁香温中散寒，降逆止呃，为治疗胃寒呃逆之要药；柿蒂降逆止呃，专治呃逆。两药相配，温胃散寒，降逆止呃，共为君药。生姜为呕家圣药，与丁香、柿蒂合用，增强温胃降逆之功；因其胃虚，配人参甘温益气，补其虚，皆为臣佐药。全方降温补三法并用，温而不热，补而不滞，共奏降逆止呃、温中益气之功。

【临床运用】常用于神经性呃逆、膈肌痉挛等证属胃气虚寒者。

【附方】

丁香散（《中藏经》）　丁香　柿蒂各一钱（各3g）　甘草　良姜各半钱（各1.5g）　上为末，用热汤猛点，乘热一服。功用：降逆止呃，温中散寒。主治：伤寒咳逆、噎、汗，或久病呃逆因于寒者。

【鉴别】丁香柿蒂汤与旋覆代赭汤、橘皮竹茹汤均有降胃止呕，益气养胃之功；同治胃虚气逆之证；故方中皆用补中益气之人参，和胃止呕之生姜。但旋覆代赭汤重在降逆化痰，主治胃虚痰阻，气逆不降之心下痞鞕、反胃呕吐、噫气不除者；橘皮竹茹汤以清热降逆为主，主治胃虚有热之呃逆；丁香柿蒂汤则以温胃降逆为主，主治胃虚呃逆偏于寒者。

【实验研究】丁香柿蒂汤具有调节胃肠运动，降逆止呃作用。[丁芳芳，彭修娟，唐文强，等. 基于整合药理学分析丁香柿蒂汤降逆止呃的分子机制. 中国实验方剂学杂志，2019（25）3：100-106.]

【方歌】丁香柿蒂人参姜，呃逆因寒中气戕，济生香蒂仅二味，或加竹橘用皆良。

复习思考题

1. 行气剂的组方配伍及其所针对的证候有哪些特点？

2. 临床运用越鞠丸时，如何据"得古人之意而不泥古人之方"之境，随诸郁的主次轻重而变更君药，随证加减？

3. 柴胡疏肝散组方配伍是如何体现适合肝"体阴用阳"之性的？

4. 四逆散、逍遥散、一贯煎、柴胡疏肝散、金铃子散均可治疗胁肋疼痛，临床应如何区别运用？

5. 分析枳实消痞丸"消重于补、以清为主"之配伍特点。

6. 从苏子降气汤的病机，分析其组方用药特点，为何用当归、肉桂？

7. 厚朴在枳实薤白桂枝汤、半夏厚朴汤、枳实消痞丸、厚朴温中汤、苏子降气汤中各有何配伍意义？

8. 定喘汤中麻黄与白果的配伍意义是什么？

9. 小青龙汤、麻黄杏仁甘草石膏汤、苏子降气汤、定喘汤均可治疗哮喘，临床如何区别应用？

10. 旋覆代赭汤、橘皮竹茹汤、丁香柿蒂汤均可治胃虚气逆之证，临床如何鉴别？

11. 人参在枳实消痞丸、四磨汤、旋覆代赭汤、橘皮竹茹汤、丁香柿蒂汤中的配伍意义是什么？

第十九章

理血剂

扫一扫，查阅本章数字资源，含PPT、视频等

一、概念

凡以活血化瘀或止血为主要作用，主治血瘀证或出血病证的方剂，统称理血剂。

二、适应证及分类

理血剂适用于血分病证。血分病证主要为血热、血寒、血虚、血瘀及出血等。血热当清热凉血，血寒当温经散寒，血虚当补血调血，其相关方剂已分别在清热剂、温里剂、补益剂中论述。本章重点论述治疗血瘀证和出血证的方剂。若血行不畅，瘀蓄内阻，或血不循经，离经妄行，则形成瘀血或出血等证。血瘀证治宜活血祛瘀，出血证宜以止血为主。故本章方剂分为活血祛瘀剂与止血剂两类。

三、使用注意事项

使用理血剂时，首先须辨清瘀血或出血之因，并分清标本缓急以相应治之。逐瘀之品药力多峻猛，或久用逐瘀每易耗血伤正，故本类方中常配伍养血益气之品，使祛瘀而不伤正；峻猛逐瘀之剂只能暂用，不可久服，当中病即止。使用止血剂时，应防其止血留瘀之弊，遂可在止血剂中少佐活血祛瘀之品，或选用兼有活血祛瘀作用的止血药，使血止而不留瘀；如出血因瘀血内阻，血不循经者，法当祛瘀为先。此外，活血祛瘀剂虽能促进血行，但其性破泄，易于动血、伤胎，故凡妇女经期、月经过多及孕妇，均当慎用或忌用。

第一节 活血祛瘀剂

活血祛瘀剂，适用于蓄血及各种瘀血阻滞病证。方如桃核承气汤、血府逐瘀汤、补阳还五汤、复元活血汤、温经汤、生化汤等。

桃核承气汤

《伤寒论》

【组成】桃仁去皮尖，五十个（12g） 大黄四两（12g） 桂枝去皮，二两（6g） 甘草炙，二两（6g） 芒硝二两（6g）

【用法】上四味，以水七升，煮取二升半，去滓，内芒硝，更上火，微沸，下火，先食，温

服五合，日三服，当微利（现代用法：水煎服，芒硝冲服）。

【功用】破瘀泻热。

【主治】下焦蓄血证。少腹急结，小便自利，至夜发热，或其人如狂，甚则谵语烦躁，以及血瘀经闭，痛经，脉沉实而涩者。

【证治机理】证由瘀热互结下焦所致。《伤寒论》中原由邪在太阳不解，随经入腑化热，与血相搏结于下焦之蓄血证。瘀热互结于下焦，故少腹急结；病在血分，与气分无涉，膀胱气化未受影响，故小便自利；热在血分，故至夜发热；心主血脉而藏神，瘀热上扰，心神不宁，故烦躁谵语，甚则其人如狂。瘀热内结，可见故脉沉实而涩。若妇女瘀结少腹，血行不畅，则为痛经，甚或经闭不行。证属瘀热互结，治当因势利导、破血下瘀泻热以祛除下焦之蓄血。

【方解】本方为逐瘀泻热法之基础方。桃仁活血破瘀，大黄下瘀泻热，二者合用，瘀热并治，共为君药。芒硝泻热软坚，助大黄下瘀泻热；桂枝通行血脉，既助桃仁活血祛瘀，又防硝、黄寒凉凝血之弊，共为臣药。桂枝与硝、黄同用，相反相成，桂枝得硝、黄则温通而不助热，硝、黄得桂枝则寒下而不凉遏。炙甘草护胃安中，并缓诸药之峻烈，为佐使药。诸药合用，活血攻下，相辅相承，寒中寓温，以防凉遏，共奏破血下瘀之功。原方"先食温服"，使药力下行，奏效尤速。服后"当微利"，使蓄血除，瘀热清。

【临床运用】常用于急性盆腔炎、胎盘滞留、附件炎、肠梗阻、子宫内膜异位症、急性脑出血等证属瘀热互结下焦者。

【附方】

抵当汤（《伤寒论》）　水蛭熬　虻虫去翅足，熬，各三十个（各6g）　桃仁去皮尖，二十个（5g）　大黄酒洗，三两（9g）　上四味，以水五升，煮取三升，去滓，温服一升，不下，更服。功用：破瘀下血。主治：下焦蓄血证。少腹鞭满，小便自利，喜忘，如狂或发狂，大便色黑易解，脉沉实；及妇女经闭，少腹鞭满拒按者。

抵当丸（《伤寒论》）　水蛭熬，二十个（4g）　虻虫去翅足，熬，二十个（4g）　桃仁去皮尖，二十五个（6g）　大黄三两（9g）　上四味，捣分四丸。以水一升，煮一丸，取七合服之，晬时当下血，若不下者更服。功用：破血逐瘀。主治：下焦蓄血证。少腹满，小便自利，其人如狂者。

下瘀血汤（《金匮要略》）　大黄二两（6g）　桃仁二十枚（12g）　䗪虫熬，去足，二十枚（9g）　上三味，末之，炼蜜和为四丸，以酒一升，煎一丸，取八合，顿服之，新血下如豚肝。功用：泻热逐瘀。主治：瘀血化热，瘀热内结证。产后少腹刺痛拒按，按之有硬块，或见恶露不下，口燥舌干，大便燥结，甚则肌肤甲错，舌质紫红而有瘀斑瘀点，苔黄燥，脉沉涩有力。亦治血瘀而致经水不利之证。

【鉴别】抵当汤、抵当丸、下瘀血汤及桃核承气汤均以大黄、桃仁为主药，具有破血下瘀之功，治瘀热互结于下焦的蓄血证。桃核承气汤适用于瘀血初结之时，血结不甚之少腹急结，至夜发热及经闭等证；配伍桂枝温通血脉，使全方凉而不郁。抵当汤配伍水蛭、虻虫，其破血下瘀之力更强；主治瘀结日久，蓄血较重之少腹硬满，其人发狂者。抵当丸证瘀结深，但病势缓，少腹满而不鞭，故改抵当汤为丸。下瘀血汤配伍䗪虫，专以攻下血瘀为用；主治产妇因"干血著于脐下"致腹痛拒按，按之有块，以及血瘀所致经水不利者。

【实验研究】桃核承气汤具有抑制炎症反应，保护血管内皮细胞作用。[卢增珍，刘国涛，郭燕玲，等.桃核承气汤对LPS诱导血管内皮细胞炎症因子及TLR4、TRIB3表达的影响.中国中西医结合外科杂志，2020，26（6）：1037-1041.]

【方歌】桃仁承气五般奇，甘草硝黄并桂枝，瘀热互结少腹胀，如狂蓄血最相宜。

血府逐瘀汤

《医林改错》

【组成】桃仁四钱（12g）　红花三钱（9g）　当归三钱（9g）　生地黄三钱（9g）　川芎一钱半（4.5g）　赤芍二钱（6g）　牛膝三钱（9g）　桔梗一钱半（4.5g）　柴胡一钱（3g）　枳壳二钱（6g）　甘草二钱（6g）

【用法】水煎服。

【功用】活血化瘀，行气止痛。

【主治】胸中血瘀证。胸痛、头痛，痛如针刺而有定处；或呃逆，或饮水即呛，干呕；或内热瞀闷，或心悸怔忡，失眠多梦，急躁易怒，入暮潮热；唇暗或两目暗黑，舌质暗红，或舌有瘀斑、瘀点，脉涩或弦紧。

【证治机理】证为瘀血内阻胸部，气机郁滞所致。即王清任所称"胸中血府血瘀"之证。血瘀胸中，气机阻滞，则胸痛，痛如针刺，且有定处；血瘀上焦，郁遏清阳，清空失养，故头痛；胸中血瘀，影响及胃，胃气上逆，故呃逆、干呕，甚则水入即呛；瘀久化热，则内热瞀闷、入暮潮热；瘀热扰心，则心悸、怔忡、失眠、多梦；瘀滞日久，肝失条达之性，故急躁易怒；至于唇、目、舌、脉所见，皆为瘀血征象。治宜活血化瘀，兼以行气止痛。

【方解】本方为治胸中血瘀证之代表方。本方为桃红四物汤与四逆散之主要配伍，加下行之牛膝和上行之桔梗而成。桃仁破血行滞而润燥，红花活血祛瘀以止痛，共为君药。赤芍、川芎助君药活血祛瘀；牛膝入血分，性善下行，能祛瘀血，通血脉，并引瘀血下行，共为臣药。生地黄，清热凉血，滋阴养血；合当归养血，使瘀祛不伤正；合赤芍清热凉血，以清瘀热。生地黄、当归养血益阴，清热活血；桔梗、枳壳，一升一降，宽胸行气，桔梗并能载药上行；柴胡疏肝解郁，升达清阳，与桔梗、枳壳同用，尤善理气行滞，使气行则血行，均为佐药。甘草调和诸药，为使药。全方活血与行气相伍，祛瘀与养血同施，升降兼顾，气血并调。

【临床运用】常用于冠心病心绞痛、风湿性心脏病、胸部挫伤及肋软骨炎之胸痛，以及脑栓塞、高血压病、高脂血症、血栓闭塞性脉管炎、神经症、脑震荡后遗症之头痛及头晕等证属瘀阻气滞者。

【附方】

通窍活血汤（《医林改错》）　赤芍　川芎各一钱（各3g）　桃仁研泥　红花各三钱（各9g）　老葱切碎，三根（6g）　鲜姜切碎，三钱（9g）　红枣去核，七个（2枚）　麝香绢包，五厘（0.15g）　黄酒半斤（250g）　将前七味煎一盅，去滓，将麝香入酒内，再煎二沸，临卧服。功用：活血通窍。主治：瘀阻头面的头痛、昏晕，或耳聋年久，或头发脱落，面色青紫，或酒渣鼻，或白癜风；以及妇女干血痨，小儿疳积见肌肉消瘦，腹大青筋，潮热，舌暗红，或有瘀斑、瘀点。

会厌逐瘀汤（《医林改错》）　桃仁炒，五钱（15g）　红花五钱（15g）　甘草三钱（9g）　桔梗三钱（9g）　生地四钱（12g）　当归二钱（6g）　玄参一钱（3g）　柴胡一钱（3g）　枳壳二钱（6g）　赤芍二钱（6g）　水煎服。功用：活血祛瘀，利咽止呛。主治：会厌瘀血证。治痘五、六天后，饮水即呛。

膈下逐瘀汤（《医林改错》）　五灵脂炒，二钱（6g）　当归三钱（9g）　川芎三钱（9g）　桃仁研泥，三钱（9g）　丹皮　赤芍　乌药各二钱（各6g）　元胡一钱（3g）　甘草三钱（9g）　香附钱半（4.5g）　红花三钱（9g）　枳壳钱半（4.5g）　水煎服。功用：活血祛瘀，行气止痛。主治：膈下瘀血证。膈下瘀血，形成结块；或小儿痞块；或肚腹疼痛，痛处不移；或卧则腹坠似有物者。

少腹逐瘀汤（《医林改错》）小茴香炒，七粒（1.5g）干姜炒，二分（3g）元胡一钱（3g）没药研，二钱（6g）当归三钱（9g）川芎二钱（6g）官桂一钱（3g）赤芍二钱（6g）蒲黄生，三钱（9g）五灵脂炒，二钱（6g）水煎服。功用：活血祛瘀，温经止痛。主治：少腹寒凝血瘀证。少腹瘀血积块疼痛或不痛，或痛而无积块，或少腹胀满，或经期腰酸，少腹作胀，或月经一月见三五次，接连不断，断而又来，其色或紫或黑，或有瘀块，或崩漏兼少腹疼痛，或瘀血阻滞，久不受孕，舌暗苔白，脉沉弦而涩。

身痛逐瘀汤（《医林改错》）秦艽一钱（3g）川芎二钱（6g）桃仁 红花各三钱（各9g）甘草二钱（6g）羌活一钱（3g）没药二钱（6g）当归三钱（9g）灵脂炒，二钱（6g）香附一钱（3g）牛膝三钱（9g）地龙去土，二钱（6g）水煎服。功用：活血行气，祛瘀通络，通痹止痛。主治：瘀血痹阻经络证。肩痛、臂痛、腰痛、腿痛，或周身疼痛，痛如针刺，经久不愈。

癫狂梦醒汤（《医林改错》）桃仁八钱（24g）柴胡三钱（9g）香附二钱（6g）木通三钱（9g）赤芍三钱（9g）半夏二钱（6g）腹皮三钱（9g）青皮二钱（6g）陈皮三钱（9g）桑皮三钱（9g）苏子研，四钱（12g）甘草五钱（15g）水煎服。功用：活血理气，解郁化痰。主治：癫狂。哭笑不休，詈骂歌唱，不避亲疏，舌质紫暗，舌下脉络瘀阻，脉沉涩者。

【鉴别】以上各方皆为王清任创制的活血化瘀之方。七方或配以桃仁、红花，或伍以赤芍、当归为基础加减组成，同具活血祛瘀止痛之功，主治瘀血所致之证。然血府逐瘀汤中配伍行气宽胸的枳壳、桔梗、柴胡，以及引血下行的牛膝，故宣通胸胁气滞、引血下行之力较好，主治胸中瘀阻之证；通窍活血汤中配伍通阳开窍的麝香、老葱、生姜，辛香温通作用较佳，重在活血通窍，主治瘀阻头面之证；会厌逐瘀汤中配伍玄参、桔梗，散结利咽作用较好，主治瘀阻会厌之证；膈下逐瘀汤配伍香附、乌药、枳壳，行气止痛作用较大，善治隔下瘀血证；少腹逐瘀汤配伍辛热温通之干姜、官桂、小茴香，偏于温经散寒止痛，以治疗寒凝血瘀之少腹疼痛、月经不调、痛经为最宜；身痛逐瘀汤配伍秦艽、羌活、地龙，长于活血通络，宣痹止痛，当用于瘀阻脉络之肢体痹痛或关节疼痛等证；癫狂梦醒汤配伍香附、陈皮、紫苏子，长于理气解郁化痰，主治气郁痰结、瘀血内阻之癫狂。

【实验研究】血府逐瘀汤可促进心肌缺血大鼠心肌细胞线粒体融合，减轻心肌缺血损伤。[杨漾，李蕾，苏畅，等.基于线粒体融合探讨血府逐瘀汤抗心肌缺血损伤的作用及机制.时珍国医国药，2022，33（7）：1564-1568.]

【方歌】血府逐瘀归地桃，红花枳壳膝芎饶，柴胡赤芍甘桔梗，血化下行不作痨。
通窍全凭好麝香，桃红大枣老葱姜，川芎黄酒赤芍药，表里通经第一方。
膈下逐瘀桃牡丹，赤芍乌药元胡甘，归芎灵脂红花壳，香附开郁血亦安。
少腹逐瘀芎炮姜，元胡灵脂芍茴香，蒲黄肉桂当没药，调经止痛是良方。
身痛逐瘀膝地龙，香附羌秦草归芎，黄芪苍柏量加减，要紧五灵桃没红。

补阳还五汤

《医林改错》

【组成】黄芪生，四两（120g）归尾二钱（6g）赤芍钱半（4.5g）地龙去土，一钱（3g）川芎一钱（3g）红花一钱（3g）桃仁一钱（3g）

【用法】水煎服。

【功用】补气活血通络。

【主治】气虚血瘀之中风。半身不遂，口眼㖞斜，语言謇涩，口角流涎，小便频数或遗尿、失禁，舌暗淡，苔白，脉缓无力。

【证治机理】中风之证由正气亏虚，气虚血滞，脉络瘀阻所致。正气亏虚，不能行血，以致脉络瘀阻，筋脉肌肉失养，故见半身不遂、口眼㖞斜，正如《灵枢·刺节真邪》所言："虚邪偏客于身半，其入深，内居荣卫，荣卫稍衰则真气去，邪气独留，发为偏枯。"气虚血瘀，舌本失养，故语言謇涩；气虚失于固摄，则口角流涎、小便频数、遗尿失禁；而舌暗淡、苔白、脉缓无力，为气虚血瘀之征。本证以气虚为本，血瘀为标，即王清任所谓"因虚致瘀"，非单纯活血化瘀或益气补虚之所宜，治当以补气为主，活血通络为辅。

【方解】本方为体现益气活血法之代表方。方中重用生黄芪，甘温大补元气，使气旺以促血行，瘀去络通，为君药。脉络瘀阻，又需活血化瘀通络，配伍当归尾活血通络而不伤血，为臣药。赤芍、川芎、桃仁、红花以助归尾活血祛瘀，为佐药。地龙通经活络，力专善走，周行全身，并引诸药力直达络中，为佐使药。合而用之，重在补气，佐以活血，气旺血行，补而不滞，则诸症自愈。

【使用注意】使用本方需久服才能有效，愈后还应继续服用，以巩固疗效，防止复发；中风后遗半身不遂属阴虚阳亢，痰阻血瘀，若舌红苔黄、脉洪大有力者，则非本方所宜。

【临床运用】常用于脑血管疾病后遗症、小儿麻痹后遗症、偏瘫、截瘫、上肢或下肢痿软、血管神经性头痛、坐骨神经痛、脉管炎、冠心病等证属气虚血瘀者。

【实验研究】补阳还五汤具有治疗脑缺血损伤的作用。[徐雅倩，陈博威，田丰铭，等.补阳还五汤对 Cav-1$^{-/-}$ 小鼠脑缺血后 m^{6}A 修饰和血管新生的影响.中国中医药信息杂志，2023，30(7)：68-73.]

【方歌】补阳还五赤芍芎，归尾通经佐地龙，四两黄芪为主药，血中瘀滞用桃红。

复元活血汤

《医学发明》

【组成】柴胡半两（15g）　栝楼根　当归各三钱（各9g）　红花　甘草　穿山甲炮（现已禁用），各二钱（各6g）　大黄酒浸，一两（18g）　桃仁酒浸，去皮尖，研如泥，五十个（15g）

【用法】除桃仁外，锉如麻豆大，每服一两，水一盏半，酒半盏，同煎至七分，去滓，大温服之，食前，以利为度，得利痛减不尽服（现代用法：共为粗末，每服 30g，加黄酒 30mL，水煎服）。

【功用】活血祛瘀，疏肝通络。

【主治】跌打损伤，瘀血阻滞证。瘀阻胁下，痛不可忍。

【证治机理】证因跌打损伤，瘀血滞留于胁下，气机阻滞所致。胁下为肝经循行之处，跌打损伤，瘀阻胁下，气机阻滞，故胁下疼痛，甚至痛不可忍。治当活血祛瘀，兼疏肝行气通络。

【方解】本方为治疗损伤，瘀血阻滞证之常用方。方中重用酒制大黄，荡涤凝瘀败血，导瘀下行，推陈致新；柴胡疏肝行气，并可引诸药入肝经。两药合用，一升一降，攻散胁下之瘀滞，共为君药。桃仁、红花活血祛瘀，消肿止痛；穿山甲破瘀通络，消肿散结，共为臣药。当归补血活血；栝楼根"续绝伤"（《神农本草经》），"消扑损瘀血"（《日华子本草》），既能入血分助诸药而消瘀散结，又可清热消肿，共为佐药。甘草缓急止痛，调和诸药，为佐使药。大黄、桃仁酒制，及原方加酒煎服，乃增强活血通络之意。正如《成方便读》所言"去者去，生者生，痛自舒而元自复矣"，故名"复元活血汤"。诸药合用，活血祛瘀，疏肝通络，升降相合，气血并调。

【使用注意】服药后应"以利为度"，不必尽剂，因瘀血已下，免伤正气；若虽"得利痛减"，而病未痊愈，需继续服药者，必须更换方剂或调整原方剂量。

【临床运用】常用于各种外伤、软组织损伤、肋间神经痛、肋软骨炎等证属血瘀气滞者。

【附方】

七厘散（《同寿录》）　上朱砂水飞净，一钱二分（3.6g）　真麝香一分二厘（0.36g）　梅花冰片一分二厘（0.36g）　净乳香一钱五分（4.5g）　红花一钱五分（4.5g）　明没药一钱五分（4.5g）　瓜儿血竭一两（30g）　粉口儿茶二钱四分（7.2g）　上为极细末，瓷瓶收贮，黄蜡封口，贮久更妙。治外伤，先以药七厘（0.5～1g）烧酒冲服，复用药以烧酒调敷伤处。如金刃伤重，急用此药干掺。功用：散瘀消肿，定痛止血。主治：跌打损伤，筋断骨折，瘀血肿痛，或刀伤出血。并治无名肿毒，烧伤烫伤等。伤轻者不必服，只用敷。

【鉴别】七厘散与复元活血汤均有活血行气，消肿止痛之功；治疗跌打损伤，血瘀气滞之肿痛。但复元活血汤长于活血祛瘀，疏肝通络；主治瘀血留于胁下，痛不可忍者。而七厘散长于活血散瘀，止血生肌；善治外伤瘀血肿痛，或刀伤出血，为既可外敷，又可内服之剂。

复元活血汤与血府逐瘀汤均为气血同治之方，活血化瘀配疏肝理气，以祛瘀为主，理气为辅，均为治疗胸胁瘀积疼痛之要方。但复元活血汤祛瘀止痛之力较大；以治跌打损伤，瘀留胁下之证。血府逐瘀汤则以活血化瘀为主；主治血瘀气滞，留结胸中之胸中血瘀证。

【实验研究】复元活血汤可改善非酒精性脂肪肝病，其机制可能与复元活血汤激活 AMPK 信号通路有关。［张希成．复元活血汤对非酒精性脂肪肝病小鼠的保护作用．临床消化病杂志，2021，33（5）：338-342．］

【方歌】复元活血汤柴胡，花粉当归山甲入，桃仁红花大黄草，损伤瘀血酒煎祛。

温经汤

《金匮要略》

【组成】吴茱萸三两（9g）　当归二两（6g）　芍药二两（6g）　川芎二两（6g）　人参二两（6g）　桂枝二两（6g）　阿胶二两（6g）　牡丹皮去心，二两（6g）　生姜二两（6g）　甘草二两（6g）　半夏半升（6g）　麦冬去心，一升（9g）

【用法】上十二味，以水一斗，煮取三升，分温三服（现代用法：水煎服，阿胶烊化）。

【功用】温经散寒，祛瘀养血。

【主治】冲任虚寒，瘀血阻滞证。漏下不止，淋漓不畅，血色暗而有块，或月经超前，或延后，或逾期不止，或一月再行，或经停不至；少腹里急，腹满，傍晚发热，手心烦热，唇口干燥，舌质暗红，脉细而涩。亦治妇人宫冷，久不受孕。

【证治机理】证因冲任虚寒，瘀血阻滞所致。冲任虚寒，阴血不足，寒凝血滞，经脉不利，则见月经后期，经来不畅，或血色紫暗，或夹有瘀块，或量少，甚或经停不至，或久不成孕；冲任虚寒，血凝气滞，故少腹里急、腹满；冲任虚损，阴血失守，或瘀血阻滞，血不归经，又可表现为月经先期，或月经延长，或一月再行，甚或崩中漏下；如因失血过多，耗伤阴血，或因瘀血不去，新血不生，以致阴血亏虚，内生虚热，则见傍晚发热、手心烦热、唇口干燥。本证属虚、寒、瘀、热兼夹，即阴血亏虚、寒凝、血瘀、虚热致寒热错杂，虚实兼夹，但以寒凝、血瘀为主。治当温经散寒，祛瘀养血，兼清虚热。

【方解】本方为妇科调经之常用方。方中吴茱萸辛热，入肝肾而走冲任，散寒行气止痛；桂枝辛甘温入血分，温通血脉，二者温经散寒，行血通脉，共为君药。当归、川芎、芍药活血祛瘀，养血调经，补血之虚，祛血之瘀，共为臣药。牡丹皮之辛苦微寒，活血祛瘀，并能清退虚热；阿胶甘平，养血止血，滋阴润燥；麦冬甘寒清润，滋阴润燥，合阿胶以滋阴养血，配牡丹皮以清虚热，并制桂、萸之温燥；阳明气血充足，则冲任得以盈满，配伍人参、甘草，益气健脾，以资生化之源，阳生阴长，气旺血充；半夏辛温行散，入胃经通降胃气，以助通冲任，散瘀结；生姜既温胃气以助生化，又助吴茱萸、桂枝以温经散寒，以上均为佐药。甘草调和诸药，兼为使药。方名温经，且重用吴茱萸，使本方功效重在温散寒邪，温中寓消，温中寓补，温中寓清，温清补消并用，以温经化瘀为主，可谓主次分明，全面兼顾。

【临床运用】常用于功能性子宫出血、慢性盆腔炎、痛经、不孕症等证属冲任虚寒，瘀血阻滞者。

【附方】

温经汤（《妇人大全良方》） 当归　川芎　芍药　桂心　牡丹皮　莪术各半两（各15g） 人参　甘草　牛膝各一两（各30g） 上咬咀，每服五钱（15g），水一盏，煎至八分，去滓温服。功用：温经补虚，化瘀止痛。主治：血海虚寒之月经不调，脐腹作痛，其脉沉紧。

艾附暖宫丸（《仁斋直指方论》） 艾叶大叶者，去枝梗，三两（15g） 香附去毛，俱要合时采者，用醋五升，以瓦罐煮一昼夜，捣烂为饼，慢火焙干，六两（30g） 吴茱萸去枝梗，二两（10g） 大川芎雀脑者，二两（10g） 白芍药用酒炒，二两（10g） 黄芪取黄色、白色软者，二两（10g） 川椒酒洗，三两（15g） 续断去芦，一两五钱（8g） 生地黄酒洗，焙干，生用，一两（5g） 官桂五钱（3g） 上为细末，上好米醋打糊为丸，如梧桐子大，每服五七十丸，食前淡醋汤送下。戒恼怒、生冷。功用：暖宫温经，养血活血。主治：妇人子宫虚冷，带下白淫，面色萎黄，四肢疼痛，倦怠无力，饮食减少，经脉不调，肚腹时痛，久无子息。

【鉴别】《金匮要略》温经汤、《妇人大全良方》温经汤与艾附暖宫丸皆有温经散寒、祛瘀养血之功，治疗血海虚寒，瘀血阻滞之证。然《金匮要略》温经汤配伍吴茱萸、生姜、阿胶、麦冬、白芍等，以温经散寒、养血之功见长；而《妇人大全良方》温经汤，则配以莪术、牛膝，故以活血祛瘀止痛之效为强；艾附暖宫丸配伍艾叶、香附、吴茱萸、川椒等，重在温经暖宫。

【实验研究】温经汤可有效改善卵巢功能。[王韫琪，李兆萍，向丽娟.温经汤对寒凝血瘀型卵巢储备功能减退中医证候及卵巢功能的影响.中华中医药学刊，2023，41（6）：217-220.]

【方歌】温经汤用桂萸芎，归芍丹皮姜夏冬，参草阿胶调气血，暖宫祛瘀在温通。

生化汤

《傅青主女科》

【组成】全当归八钱（24g） 川芎三钱（9g） 桃仁去皮尖，研，十四枚（6g） 干姜炮黑，五分（2g） 甘草炙，五分（2g）

【用法】黄酒、童便各半煎服（现代用法：水煎服，或酌加黄酒同煎）。

【功用】养血活血，温经止痛。

【主治】血虚寒凝，瘀血阻滞证。产后恶露不行，小腹冷痛，脉弦或迟细。

【证治机理】证由产后血虚寒凝，瘀血内阻所致。妇人产后体虚，极易感受寒邪，而致寒凝血瘀，则恶露不行；瘀阻胞宫，不通则痛，故小腹冷痛。产后体虚，本当培补，然瘀血不去，新血难生，则又当活血。治宜活血养血，化瘀生新，温经止痛。

【方解】本方为产后瘀血腹痛之常用方。方中重用全当归补血活血，化瘀生新，为君药。川芎辛散温通，活血行气；桃仁活血祛瘀，均为臣药。炮姜入血散寒，温经止血；黄酒温通血脉以助药力，共为佐药。炙甘草和中缓急，调和诸药，用为佐使。原方用童便同煎，乃取其益阴化瘀，引败血下行之意。全方补消温相伍，养血活血之中寓祛瘀生新之法。方名生化，乃生新血，化瘀血之意，即唐容川所谓"血瘀能化之，即所以生之"（《血证论》）。

【临床运用】常用于胎盘残留、产后子宫复旧不良、产后宫缩疼痛、人工流产及引产所致阴道不规则出血等证属血虚寒凝，瘀血内阻者。

【实验研究】生化汤可降低模型大鼠的血液黏稠度，对模型动物的血栓形成可降低形成率，对大鼠子宫微循环具有一定的促进作用。[钱晓丹，虞和永.生化汤对血液流变学、血栓形成及微循环作用的实验研究.中国中药杂志，2011，36（4）：514-518.]

【方歌】生化汤宜产后尝，归芎桃草酒炮姜，恶露不行少腹痛，温养活血最见长。

失笑散
《太平惠民和剂局方》

【组成】蒲黄炒香　五灵脂酒研，淘去沙土，各等分（各6g）

【用法】上先用酽醋调二钱（6g），熬成膏，入水一盏，煎七分，食前，热服（现代用法：共为细末，每服6g，用黄酒或醋冲服；亦可作汤剂，用纱布包，水煎服）。

【功用】活血祛瘀，散结止痛。

【主治】瘀血疼痛证。心胸刺痛，脘腹疼痛，或产后恶露不行，或月经不调，少腹急痛等。

【证治机理】诸痛皆由瘀血内停所致。瘀阻胸中，故心胸刺痛；瘀滞中焦，则脘腹疼痛；瘀留下焦，则少腹急痛；瘀阻胞宫，冲任失调，则月经不调或产后恶露不行。治宜活血祛瘀止痛。

【方解】本方为治瘀血疼痛之基础方。方中五灵脂苦咸甘温，入肝经血分；功擅通利血脉，散瘀止痛。蒲黄甘平，行血消瘀止痛，炒用能止血。二者相须为用，祛瘀止痛，药简力宏，为化瘀散结止痛的常用组合。调以米醋，或用黄酒冲服，乃取其活血脉，行药力，化瘀血，以增活血止痛之功，且制五灵脂气味之腥臊。前人运用本方，病者每于不觉中诸证悉除，不禁欣然而笑，故以"失笑"名之。

【临床运用】常用于痛经、心绞痛、宫外孕、慢性胃炎等证属瘀血停滞者。

【附方】

丹参饮（《时方歌括》）丹参一两（30g）　檀香　砂仁各一钱半（各4.5g）　以水一杯半，煎七分服。功用：活血祛瘀，行气止痛。主治：血瘀气滞证。心胸刺痛，胃脘疼痛，痛有定处，拒按。

活络效灵丹（《医学衷中参西录》）当归　丹参　生明乳香　生明没药各五钱（各15g）　上药四味作汤服。若为散，一剂分作四次服，温酒送下。功用：活血祛瘀，通络止痛。主治：气血凝滞证。心腹疼痛，或腿臂疼痛，或跌打瘀肿，或内外疮疡及癥瘕积聚等。

【鉴别】活络效灵丹与丹参饮均有丹参，主治证以血瘀气滞为病机。但活络效灵丹配乳香、没药、当归，故活血祛瘀止痛之功强，且祛瘀不伤血；丹参饮则佐檀香、砂仁，行气止痛之力优。故前者为治疗血瘀所致心腹诸痛，癥瘕积聚，以及跌打损伤，瘀血肿痛之有效方剂；后者系治疗血瘀气滞所致之心胃诸痛之常用方。

【实验研究】失笑散抑制炎症信号通路从而治疗原发性痛经和慢性萎缩性胃炎。[毛金花，耿楠，路遥，等.失笑散"异病同治"原发性痛经和慢性萎缩性胃炎的作用机制预测及动物试验验证.山东医药，2023，63（3）：26-32.]

【方歌】失笑灵脂蒲黄共，等量为散酽醋冲，瘀滞心腹时作痛，祛瘀止痛有奇功。

大黄䗪虫丸
《金匮要略》

【组成】大黄蒸，十分（7.5g）　黄芩二两（6g）　甘草三两（9g）　桃仁一升（6g）　杏仁一升（6g）　芍药四两（12g）　干地黄十两（30g）　干漆一两（3g）　虻虫一升（6g）　水蛭百枚（6g）　蛴螬一升（6g）　䗪虫半升（3g）

【用法】上十二味，末之，炼蜜和丸小豆大，酒饮服五丸，日三服（现代用法：共为细末，炼蜜为丸，重3g，每服1丸，温开水送服；亦可作汤剂，水煎服）。

【功用】活血消癥，祛瘀生新。

【主治】五劳虚极。形体虚羸，腹满不能饮食，肌肤甲错，两目暗黑。

【证治机理】证由五劳虚极，经络营卫俱虚，血脉凝涩，日久结成"干血"（血瘀）所致。干血久郁，新血难生，化热伤阴，肌肤失养，则肌肤甲错；阴血不能上荣于目，则两目暗黑；脾胃虚弱，纳运无力，则腹满不能饮食；水谷精微化生不足，无以充养机体，故形体羸瘦；舌质紫暗或边有瘀斑，脉涩皆为瘀血之征。是证乃五劳虚极为本，干血久瘀为标，若瘀血不去，则新血难生，正气也无由以复。故治当活血消癥，祛瘀生新。正如《血证论》所言："旧血不去，则新血断不能生。干血痨人皆知其极虚，而不知其补虚正易助病，非治病也，先去其干血，而后新血得生，乃望回春。"

【方解】本方为治疗"干血痨"之代表方。方中大黄苦寒，泻下攻积，活血祛瘀；䗪虫咸寒，破血祛瘀，共为君药。桃仁、干漆、蛴螬、水蛭、虻虫助君药以破血通络，攻逐血瘀，均为臣药。杏仁开宣肺气，润肠通便，以通利气机；生地黄、芍药滋养阴血，使破血而不伤血；黄芩清瘀久所化之热，共为佐药。甘草、白蜜益气缓中，调和诸药；以酒饮服，助活血以行药力，用为佐使。诸药合用，主以虫类，破瘀消癥，寓补于攻，祛瘀生新，以丸剂缓治，俾干血得化。

【使用注意】方中破血祛瘀之品较多，补虚扶正不足，虽有"去病补虚"之意，但在干血去后，还应施以补益之剂以收全功。

【临床运用】常用于肝硬化、慢性活动性肝炎、周围血管性疾病、脑血栓、慢性白血病、再生障碍性贫血、肺癌、肝癌等，证属正气亏虚，瘀血内停者。

【实验研究】大黄䗪虫丸可调节肝癌的异常糖脂代谢，减少肝脏的糖酵解、脂肪酸合成与氧化。[杨芙蓉，杜沙莉，付传奎，等.大黄䗪虫丸对肝癌大鼠糖脂代谢及免疫功能的影响.中华中医药杂志，2022，37（8）：4378-4382.]

【方歌】大黄䗪虫芩芍桃，地黄杏草漆蛴螬，水蛭虻虫和丸服，去瘀生新干血疗。

第二节　止血剂

止血剂，适用于血溢脉外，离经妄行而见吐血、衄血、咳血、便血、尿血、崩漏等各种出血证。方如十灰散、咳血方、小蓟饮子、槐花散、黄土汤等。

十灰散

《十药神书》

【组成】大蓟　小蓟　荷叶　侧柏叶　茅根　茜根　山栀　大黄　牡丹皮　棕榈皮各等分（各9g）

【用法】上药各烧灰存性，研极细，用纸包，碗盖于地上一夕，出火毒。用时先将白藕捣碎绞汁，或萝卜汁磨真京墨半碗，调灰五钱（15g），食后服下（现代用法：各药烧炭存性，为末，藕汁或萝卜汁磨京墨适量，调服9～15g；亦可作汤剂，水煎服）。

【功用】凉血止血。

【主治】血热妄行之上部出血证。呕血、吐血、咯血、嗽血、衄血等血色鲜红，来势急暴，舌红，脉数。

【证治机理】上部出血诸证皆由火热炽盛，气火上冲，络伤血溢所致。火热炽盛，则血色鲜红；热迫血妄行，则来势急暴；舌红脉数为火热炽盛之征。治以凉血止血为主，佐以清降、化瘀、收涩。

【方解】本方为治热证上部出血之常用方。方中大蓟、小蓟凉血止血，既能增强澄本清源之力，又有塞流止血之功。荷叶、侧柏叶、白茅根、茜根凉血止血；棕榈皮收涩止血。然本方证属气盛火旺，血热妄行所致，故以栀子清热泻火，大黄导热下行，以折血热上逆之势，使气火降而助血止；牡丹皮助诸药凉血清热，又合茜根、大黄活血化瘀，使血止而无留瘀之弊。诸药炒炭存性，纳清降以助凉血，佐祛瘀以防留瘀。又以藕汁或萝卜汁磨京墨调服，意在增强清热凉血止血之功。

【临床运用】常用于上消化道出血、支气管扩张及肺结核咯血等证属血热妄行者。

【附方】

四生丸（《妇人大全良方》）　生荷叶　生艾叶　生柏叶　生地黄各等分（各9g）　共研，丸如鸡子大，每服一丸，水三盏，煎至一盏，去滓温服，无时候。功用：凉血止血。主治：血热妄行所致之吐血、衄血，血色鲜红，口干咽燥，舌红或绛，脉弦数。

茜根散（《太平圣惠方》）　茜根一两（30g）　黄芩三分（22g）　栀子仁一分（8g）　阿胶捣碎，炒令黄燥，半两（15g）　上药捣筛为散，每服四钱（12g），以水一中盏，煎至六分，去滓，不计时候，温服。功用：凉血止血。主治：热病，下痢脓血不止。

【鉴别】四生丸、茜根散与十灰散均为凉血止血之剂，治疗血热妄行所致的出血证。但十灰散配有苦寒折降之品，且诸药炒炭，意在治标，主治气火上冲之上部出血的重证；四生丸四药生用，凉血止血中佐以艾叶之温，使清凉止血而无寒凝之弊，临床使用当以血热之吐血、衄血病势缓者为依据；茜根散凉血止血，且清热燥湿，为治热痢之常用方。

【实验研究】十灰散生品、炭药均可缩短凝血酶原、凝血酶时间和血浆复钙时间，加强血小板凝血作用。[崔箭.十灰散止血、凝血作用机制研究.山东中医药大学学报，2004，（6）：463-466.]

【方歌】十灰散用十般灰，柏荷茅茜丹棕煨，二蓟栀黄各炒黑，上部出血势能摧。

咳血方

《丹溪心法》

【组成】青黛（6g）　瓜蒌仁（9g）　诃子（6g）　海粉（9g）　山栀子（9g）（原著本方无用量）

【用法】上为末，以蜜同姜汁为丸，噙化（现代用法：共研末为丸，每服9g；亦可为汤剂，水煎服）。

【功用】清肝宁肺，凉血止血。

【主治】肝火犯肺之咳血证。咳嗽痰稠带血，咯吐不爽，心烦易怒，或胸胁作痛，咽干口苦，颊赤便秘，舌红苔黄，脉弦数。

【证治机理】证为肝火犯肺，灼伤肺络所致。木火刑金，肺金受灼，炼液为痰，则咳嗽痰稠，咯之不利。肝火灼肺，损伤肺络，故见痰中带血。心烦易怒、胸胁作痛、咽干口苦、颊赤便秘、舌红苔黄、脉弦数，均为肝火炽盛之征。是证病位在肺，病本在肝。治宜清肝宁肺，凉血止血。

【方解】本方为治肝火犯肺之咳血证的常用方。方中青黛咸寒，入肝、肺经，清肝泻火，凉血止血；栀子苦寒，入心、肝、肺经，清热凉血，泻火除烦，炒黑且具止血之力。两药合用，澄本清源，共为君药。痰不除则咳不止，咳不止则血难宁，故用瓜蒌仁清热化痰，润肺止咳，滑肠通便；海粉清肺降火，软坚化痰，共为臣药。佐以诃子，清降敛肺，化痰止咳。诸药相伍，肝肺同治，主以清肝，于清泻之中求止血之功。又以蜜同姜汁为丸，蜜可润肺，姜汁辛温可反佐，使诸寒凉药无凉遏之弊。含化者，清润咽喉，且令药力缓留上焦，以利清肺止咳止血。

【临床运用】常用于支气管扩张、肺结核等病之咳血，证属肝火犯肺者。

【附方】

黛蛤散（《医说》引《类编》，名见《医略六书》）青黛　蚌粉（各6g）用新瓦将蚌粉炒令通红，拌青黛少许。每服三钱（9g），米饮下。功用：清肝化痰。主治：肝火犯肺，灼津为痰。症见咳嗽，痰多黄稠，或黄白相间，胸胁作痛等。

【鉴别】咳血方与黛蛤散均有清肝化痰之功，治肝火犯肺所致的咳嗽痰多之证。但黛蛤散以咳嗽痰多黄稠为主，而咳血方则专治咳嗽痰中带血证。

咳血方与左金丸均治肝火之证，然有兼伤肺和伤胃之不同。两方同用苦寒之品清泻肝火，前方以青黛、栀子清肝凉血以宁血，辅以瓜蒌仁、海浮石、诃子清热化痰、敛肺止咳；后方以黄连清肝泻火、和胃降逆，佐以吴茱萸疏肝解郁、下气止呕。故前方为清肝泻火、敛肺化痰、凉血止血之剂；后方为清肝泻火、和胃降逆之方。

【方歌】咳血方中诃子收，瓜蒌海粉山栀投，青黛蜜丸口嚼化，咳嗽痰血服之瘳。

小蓟饮子

《济生方》，录自《玉机微义》

【组成】生地黄　小蓟　滑石　木通　蒲黄　藕节　淡竹叶　当归　山栀子　甘草各等分（各9g）

【用法】上㕮咀，每服半两（15g），水煎，空心服（现代用法：水煎服）。

【功用】凉血止血，利水通淋。

【主治】热结下焦之血淋、尿血。尿中带血，小便频数，赤涩热痛，舌红苔黄，脉数。

【证治机理】证因下焦瘀热，损伤膀胱血络，气化失司所致。热蕴膀胱，损伤血络，血随溲出，故尿中带血，其痛者为血淋，不痛者为尿血。瘀热蕴结下焦，膀胱气化失司，故见小便频数、赤涩热痛。舌红，脉数亦为热蕴之象。治宜凉血止血为主，兼以清热祛瘀、利水通淋。

【方解】本方为治下焦瘀热所致血淋、尿血之常用方。方中小蓟凉血止血，清热利尿，善治尿血、血淋，用为君药。藕节、蒲黄助君药凉血止血，兼能化瘀，使血止而不留瘀；生地黄凉血止血，养阴清热，均为臣药。热在下焦，宜因势利导，故以滑石、木通、竹叶清热利尿通淋；栀子清泻三焦之火，导热下行；当归养血和血，防诸药寒凉滞血，同时与生地黄相伍，滋阴养血，以使利水而不伤阴，共为佐药。甘草调药和中，用为佐使。全方凉血清利合法，止血之中寓以化瘀，清利之中寓以养阴。

【临床运用】常用于急性泌尿系感染、急性肾小球肾炎、肾盂肾炎、泌尿系结石等证属热结下焦者。

【方歌】小蓟饮子藕蒲黄，木通滑石生地襄，归草黑栀淡竹叶，血淋热结服之良。

槐花散
《普济本事方》

【组成】槐花炒　柏叶杵，焙　荆芥穗　枳壳麸炒，各等分（各9g）

【用法】上为细末，用清米饮调下二钱（6g），空心食前服（现代用法：为细末，每服6g，开水或米汤调下；亦可作汤剂，水煎服）。

【功用】清肠止血，疏风理气。

【主治】风热湿毒，壅遏肠道，损伤血络便血证。便前出血，或便后出血，或粪中带血，血色鲜红或晦暗，舌红苔黄，脉数。

【证治机理】本方为肠风、脏毒下血而设。肠风、脏毒由风热或湿热之邪蕴结大肠血分，血络受损，血渗肠道而致。正如《医宗金鉴》所言："便血二证，肠风、脏毒。其本皆热伤阴络，热与风合为肠风，下血多清；热与湿合为脏毒，下血多浊。"舌红苔黄，脉数，乃血分有热之象。治宜清肠凉血止血为主，兼以疏风行气。

【方解】本方为治肠风脏毒下血之常用方。方中槐花苦寒，主入大肠，善清大肠湿热，凉血止血，为君药。侧柏叶既能收涩止血，又助君药清热凉血，为臣药。荆芥穗辛散疏风，炒用入血分而止血；因大肠气机被风热湿毒所壅遏，故用枳壳宽肠行气，使腑气顺达，以利于祛邪止血，共为佐药。诸药相伍，寓理气于止血之中，寄疏风于清肠之内，相反相成，共奏清肠止血、疏风行气之功。

【临床运用】常用于痔疮出血或其他肛肠病、胃肠病、阿米巴痢疾等大便下血证属风热邪毒或湿热之邪壅遏肠道血分，损伤血络者。

【附方】
槐角丸（《太平惠民和剂局方》）　槐角去枝梗，炒，一斤（20g）　地榆　当归酒浸一宿，焙　防风去芦　黄芩　枳壳去瓤，麸炒，各半斤（各10g）　上为末，酒糊丸，如梧桐子大，每服三十丸，米饮下，不拘时候。功用：清肠疏风，和血止血。主治：肠风下血、痔疮、脱肛等，属风邪热毒或湿热者。

【鉴别】槐角丸与槐花散均有清肠止血、疏风行气之功，用治风热湿毒壅遏大肠之便血证。但前方槐角配伍地榆、黄芩和当归，其清肠止血力强，且能养血和血，故适用于肠热较重之便血。

【实验研究】槐花散具有抗炎作用。[张海潮，周融融，谢谊，等．基于HPLC指纹图谱及网络药理学技术探究槐花散抗溃疡性结肠炎的作用机制．中药药理与临床，2023，39（3）：7-14.]

【方歌】槐花散用治肠风，侧柏黑荆枳壳充，为末等分米饮下，宽肠凉血逐风动。

黄土汤
《金匮要略》

【组成】甘草　干地黄　白术　附子炮　阿胶　黄芩各三两（各9g）　灶心黄土半斤（30g）

【用法】上七味，以水八升，煮取三升，分温二服（现代用法：先煎灶心黄土，取其澄清水，煎煮余药，阿胶烊化服）。

【功用】温阳健脾，养血止血。

【主治】脾阳不足，脾不统血证。大便下血，先便后血，或吐血、衄血，及妇人崩漏，血色暗淡，四肢不温，面色萎黄，舌淡苔白，脉沉细无力。

【证治机理】证因脾阳不足，统摄无权所致。脾阳不足，失去统摄之权，血溢于上则见吐血、衄血；血从下走而为便血、崩漏。血色暗淡、四肢不温、面色萎黄、舌淡苔白、脉沉无力，皆为中焦虚寒，阴血不足之象。本证以阳虚为本，出血为标。治当温阳健脾，养血止血。

【方解】灶心黄土辛温而涩，温脾阳且收涩止血，是为君药。附子、白术温阳健脾，助君药以复脾土统血之权，共为臣药。然辛温之术、附易耗血动血，且出血者，阴血每多亏耗，故以生地黄、阿胶滋阴养血止血；黄芩苦寒止血。上药合用，既可增强止血之功，又能补阴血之不足，且可监制白术、附子温燥之性，均为佐药。甘草调和诸药，且益气和中，用为佐使。诸药相合，寓止血于温阳滋阴之中，寒热并用，刚柔相济。本方为治虚寒性便血或妇女崩漏下血之常用方。

【临床运用】常用于慢性胃肠道出血、功能性子宫出血等证属脾阳不足者。

【附方】

柏叶汤（《金匮要略》）　柏叶　干姜各三两（各9g）　艾三把（9g）　上三味，以水五升，取马通汁一升，合煮，取一升，分温再服。功用：温中止血。主治：脾阳不足，脾不统血证。吐血不止，面色萎黄，舌淡，脉虚无力。

【鉴别】黄土汤与柏叶汤均使用凉血止血之品，为温中止血之剂，治疗脾阳不足，脾不统血证。黄土汤配伍生地黄、阿胶、黄芩凉血止血，既增止血之功，又监制术、附之温燥，偏于治疗大便下血，先便后血；而柏叶汤则伍以凉血止血之侧柏叶，与姜、艾同用，善于治疗中焦虚寒性吐血。

【实验研究】黄土汤具有抑制细胞分化，抑制炎性因子分泌作用。[胡丽霞，张磊昌，刘巧. 黄土汤灌肠对脾肾阳虚型溃疡性结肠炎大鼠的影响. 时珍国医国药，2021，32（8）：1829-1832.]

【方歌】黄土汤将远血医，胶芩地术附甘随，温阳健脾能摄血，便血崩漏服之宜。

复习思考题

1. 举例说明活血祛瘀剂为何常配伍行气药？止血剂为何常配伍化瘀药？

2. 桃核承气汤是如何体现"逐瘀泻热"之法的？方中桂枝的配伍意义是什么？

3. 分析血府逐瘀汤主治病证之机理，阐述本方的配伍组方原理。

4. 从药物组成、配伍特点、主治病证等方面比较"五逐瘀汤"，加深理解"方之用，变也"之义。

5. 补阳还五汤为何重用黄芪为君？

6. 柴胡与大黄在大柴胡汤和复元活血汤中的配伍意义有何异同？

7. 结合温经汤证治机理，论述其组方配伍原理。你认为温经汤应以何药为君？为什么？

8. 生化汤的组方原理及其重用当归的配伍意义是什么？

9. 试述止血剂中配伍祛瘀药的意义。

10. 比较小蓟饮子与导赤散在主治、功用、配伍等方面的异同。

11. 黄土汤、归脾汤、理中丸均可用治脾不统血的出血证，临床如何区别使用？

第二十章

治风剂

扫一扫，查阅本章数字资源，含PPT、视频等

一、概念

凡具有疏散外风或平息内风等作用，治疗风病的方剂，统称治风剂。

二、适应证及分类

风病范围广，病情复杂且变化多端。据其成因，可分为外风与内风两大类。外风是指外来风邪侵袭人体致病，多在肌表、肌肉、经络、筋骨、关节等。外感六淫多相兼为病，故外风之证又有风寒、风湿、风热等区别。其他如风毒之邪从皮肤破损之处侵袭人体而致破伤风等，亦属外风范畴。外风主要表现有头痛恶风、肌肤瘙痒、肢体麻木、筋骨挛痛、关节屈伸不利或口眼㖞斜，甚则角弓反张等。内风是指脏腑功能失调所致的风病，其病变主要在肝，病机有肝阳化风、热极生风、阴虚动风及血虚生风等。临床常表现为眩晕、震颤、四肢抽搐、语言謇涩、足废不用，甚或突然昏倒、不省人事、口角㖞斜、半身不遂等。外风宜疏散，内风宜平息。因此，本章方剂分为疏散外风剂和平息内风剂两类。

三、使用注意事项

使用治风剂，首先需要辨清风病的内、外属性，外风治宜疏散，内风治宜平息。其次，应鉴别病邪的兼夹及病情的虚实以进行针对性配伍，如风邪兼寒、兼湿、兼热，或夹痰、夹瘀者，则配以祛寒、祛湿、清热、祛痰、化瘀之法。此外，外风与内风之间亦可相互影响，外风可引动内风，而内风又可兼夹外风，对此应分清主次、轻重、缓急，兼而治之。

第一节　疏散外风剂

疏散外风剂，适用于外风证。外感风邪，侵袭肌表，以表证为主者，参见解表剂。本节所述外风诸病，是指风邪外袭，侵入肌肉、经络、筋骨、关节等处所致。方如川芎茶调散、大秦艽汤、消风散、牵正散、小活络丹、玉真散等。

川芎茶调散

《太平惠民和剂局方》

【组成】薄荷叶不见火，八两（12g）　川芎　荆芥去梗，各四两（各12g）　细辛去芦，一两（3g）　防风去

芦，一两半（4.5g） 白芷 羌活 甘草爁，各二两（各6g）

【用法】上为细末，每服二钱（6g），食后，茶清调下（现代用法：共为细末，每服6g，每日2次，清茶调服；亦可作汤剂，水煎服）。

【功用】疏风止痛。

【主治】外感风邪头痛。偏正头痛或颠顶头痛，目眩鼻塞，或恶风发热，舌苔薄白，脉浮。

【证治机理】本方所治之头痛，为外感风邪所致。外感风邪，循经上犯头目，阻遏清阳之气，故头痛、目眩。风邪袭表，邪正相争，故见恶寒发热、鼻塞、苔薄白、脉浮。若风邪久稽不解，头痛久而不愈者，其痛或偏或正，休作无时，即为头风。外风宜疏散，治当散风邪以止头痛。

【方解】本方集众多辛散疏风药于一方，且升散中寓有清降，为治风邪头痛之常用方。川芎为"诸经头痛之要药"，善于祛风活血而止头痛，长于治少阳、厥阴经头痛（头顶或两侧痛），为君药。薄荷、荆芥辛而上行，疏风止痛，并能清利头目，共为臣药。羌活、白芷均能疏风止痛，其中羌活长于治太阳经头痛（后脑牵连项痛）；白芷长于治阳明经头痛（前额及眉心痛），李杲谓"头痛须用川芎，如不愈，加各引经药，太阳羌活，阳明白芷"。细辛散寒止痛，并长于治少阴经头痛；防风辛散上部风邪。以上各药协助君、臣以增强疏风止痛之效，均为佐药。炙甘草益气和中，调和诸药，为佐使药。服时以茶清调下，取其苦凉而降，既可上清头目，又能制约风药的过于温燥与升散，寓降于升，亦为佐药之用。

【使用注意】本方用药以辛温疏散之品较多，使用时用量宜轻，不宜久煎。

【临床运用】常用于偏头痛、血管神经性头痛，以及慢性鼻炎、鼻窦炎所引起的头痛等证属外感风邪者。

【附方】

菊花茶调散（《丹溪心法附余》） 菊花 川芎 荆芥穗 羌活 甘草 白芷各二两（各60g） 细辛洗净，一两（30g） 防风一两半（45g） 蝉蜕 僵蚕 薄荷各五钱（各15g） 上为末，每服二钱（6g），食后茶清调下。功用：疏风止痛，清利头目。主治：风热上犯头目之偏正头痛，或颠顶作痛，头晕目眩。

【鉴别】菊花茶调散与川芎茶调散均治外感风邪头痛。但前者在后者基础上加菊花、僵蚕、蝉蜕以疏散风热，清利头目，故对头痛及眩晕而偏于风热者较为适宜。

【实验研究】川芎茶调散可以缓解变应性鼻炎小鼠鼻炎症状，减轻炎症反应。[任孟月，肖颖，唐铭蔚，等.川芎茶调散对变应性鼻炎小鼠的作用及机制研究.中成药，2022，44（12）：4014-4018.]

【方歌】川芎茶调散荆防，辛芷薄荷甘草羌，目昏鼻塞风攻上，偏正头痛悉能康。

大秦艽汤

《素问病机气宜保命集》

【组成】秦艽三两（9g） 甘草 川芎 川独活 当归 白芍 石膏各二两（各6g） 羌活 防风 白芷 黄芩 白术 茯苓 生地黄 熟地黄各一两（各3g） 细辛半两（1.5g）

【用法】上十六味，锉。每服一两（30g），水煎，去滓，温服，无时（现代用法：水煎服）。

【功用】祛风清热，养血活血。

【主治】风邪初中经络证。口眼㖞斜，舌强不能言语，手足不能运动，风邪散见，不拘一经者。

【证治机理】证由正气亏虚，风邪中于经络所致。风邪乘虚入中经络，气血痹阻，络脉不通，因而口眼㖞斜，加之"血弱不能养筋，故手足不能运动，舌强不能言语"（《素问病机气宜保命集》)。风邪散见，不拘一经者，谓风性善行而数变；风邪初中经络，往往数经并发，病情变化多端，而不拘泥于某一经。治宜祛风通络，兼以活血宣痹，益气养血。

【方解】本方为治风邪初中经络之常用方。方中重用秦艽为君，"祛一身之风"（《医方集解》）。羌活、防风散太阳之风；白芷散阳明之风；独活、细辛搜少阴之风，合以祛风散邪，俱为臣药。因风药多燥，易伤阴血，且口喝舌强者，多与血虚不能养筋有关，故配伍熟地黄、当归、白芍、川芎以养血活血，使血充而筋自养，络通则风易散，寓有"治风先治血，血行风自灭"之意，并制诸风药之温燥；脾为气血生化之源，故用白术、茯苓、甘草益气健脾，以化生气血；生地黄、石膏、黄芩清热，是为风邪郁而化热所设，以上均为佐药。甘草和药兼为使。诸药共成"六经中风轻者之通剂也"（《医方集解》）。全方辛散甘寒，外散内补，气血兼顾，清养并行。

【临床运用】常用于颜面神经麻痹及脑血管痉挛、脑血栓形成所致的口眼喝斜、语言謇涩、半身不遂等证属风邪初中经络者。

【附方】

小续命汤（《备急千金要方》） 麻黄 防己 人参 桂心 黄芩 芍药 甘草 川芎 杏仁各一两（各9g） 防风一两半（12g） 附子一枚（9g） 生姜五两（6g） 上十二味，㕮咀，以水一斗二升，先煮麻黄三沸去沫，内诸药，煮取三升，分三服甚良。不瘥，更合三四剂必佳，取汗随人风轻重虚实也。功用：祛风散寒，益气温阳。主治：阳气不足，风中经络。口眼喝斜，语言不利，筋脉拘急，半身不遂，或神志闷乱等。亦治风湿痹痛。

【鉴别】小续命汤与大秦艽汤同治风邪初中经络证，均以辛散祛风药为主组方。大秦艽汤证因营血不足，风邪兼有郁热，故方中配伍归、芎、芍、地以养血活血，柔养筋脉，配生地黄、石膏、黄芩清解郁热，功善疏风清热，养血活血。而小续命汤证因阳气虚弱，风寒外中，故方中配伍麻黄、生姜发散风寒，人参、附子、肉桂以温阳益气，功善祛风散寒，益气温阳。

【实验研究】大秦艽汤具有抗炎作用。[赵勤，胡锐，葛明娟，等．大秦艽汤抗炎作用研究．中药药理与临床，2012，28（3）：21-22.]

【方歌】大秦艽汤羌独防，芎芷辛芩二地黄，石膏归芍苓甘术，风邪散见可通尝。

消风散

《外科正宗》

【组成】当归 生地 防风 蝉蜕 知母 苦参 胡麻 荆芥 苍术 牛蒡子 石膏各一钱（各6g） 甘草 木通各五分（各3g）

【用法】水二盅，煎至八分，食远服（现代用法：水煎服）。

【功用】疏风养血，清热除湿。

【主治】风疹、湿疹。皮肤瘙痒，疹出色红，或遍身云片斑点，抓破后渗出津水，苔白或黄，脉浮数。

【证治机理】证由风湿或风热之邪侵袭人体，浸淫血脉，内不得疏泄，外不得透达，郁于肌肤腠理之间所致，故见皮肤瘙痒、疹出色红，或抓破后渗溢津水。风胜则痒，痒自风来，治宜疏风止痒为主，伍以除湿、清热、养血。

【方解】本方为治疗风疹、湿疹之常用方。方中荆芥、防风、蝉蜕、牛蒡子辛散以达邪，疏风以止痒，为君药。风湿相搏而致津水流溢，苍术祛风燥湿，苦参清热燥湿，木通渗利湿热，俱为臣药。风邪易于化热，故用石膏、知母清热泻火；风热或风湿浸淫血脉则伤阴血，苦寒渗利之品亦可伤及阴血，故用当归、生地黄、胡麻仁以养血活血，滋阴润燥，既补已伤之阴血，又制约诸药之温燥，且寓"治风先治血，血行风自灭"之意，皆为佐药。生甘草清热解毒，调和诸药，为使药。全方辛散苦燥甘润相伍，外疏清利之中寓润养之法。

【使用注意】服药期间，不宜饮食辛辣、鱼腥、浓茶等。

【临床运用】常用于荨麻疹、玫瑰糠疹、过敏性皮炎、神经性皮炎、银屑病等证属风湿或风热为患者。

【附方】

当归饮子（《济生方》） 当归去芦 白芍药 川芎 生地黄洗 白蒺藜炒，去尖 防风去芦 荆芥穗各一两（各9g） 何首乌 黄芪去芦，各半两（各6g） 甘草炙，半两（3g） 上咬咀，每服四钱（12g），用水一盏半，加生姜五片，煎至八分，去滓温服，不拘时候。功用：养血活血，祛风止痒。主治：血虚有热，风邪外袭。皮肤疮疥，或肿或痒，或发赤疹瘙痒。

【鉴别】当归饮子和消风散均为治疗外科皮肤病良方，有祛风止痒之功，用治风疹、湿疹、皮肤瘙痒等。但消风散中有石膏、知母、生地黄，故清热之功较著，又配以苦参、苍术燥湿，宜于湿热较重者；而当归饮子于辛散之中又配以当归、白芍、何首乌、生地黄及黄芪之类，重在养血益气而祛风，故更适于风疹瘙痒日久，气血不足者。

【实验研究】消风散具有抑制炎症、调节免疫、改善表皮通透屏障功能作用。[武亦阁，贺乙，范丽娜，等.消风散及其拆方对急性湿疹模型豚鼠表皮通透屏障功能障碍的影响.中医杂志，2022，63（14）：1374-1380.]

【方歌】消风散内用荆防，蝉蜕胡麻苦参苍，石知蒡通归地草，风疹湿疹服之康。

牵正散

《杨氏家藏方》

【组成】白附子 白僵蚕 全蝎去毒，并生用，各等分（各3g）

【用法】上为细末，每服一钱（3g），热酒调下，不拘时候（现代用法：共为细末，每次3g，温酒送服，日服2～3次；亦可作汤剂，水煎服）。

【功用】祛风化痰，通络止痉。

【主治】风中头面经络。口眼㖞斜，或面肌抽动，舌淡苔白。

【证治机理】证由风痰阻于头面经络所致。太阳外中于风，阳明内蓄痰浊，风痰循经阻于头面经络，则经隧不利，筋肉失养，故而弛缓不用；无邪之处，气血运行通畅，筋肉相对而急，缓为急所牵引，故见口眼㖞斜、面肌抽动。治宜祛风化痰，通络止痉。

【方解】本方为治风痰阻于头面经络之常用方。方中白附子为君药，辛温燥烈，入阳明走头面，祛风化痰，尤善治头面之风。僵蚕、全蝎共为臣药，均能祛风止痉，其中全蝎长于通络，僵蚕并能化痰。热酒调服，可宣通血脉，并能引药入络，直达病所，可为佐使。诸药合用，辛温上行，使风散痰消，经络通畅，口眼㖞斜得以复正，是名同"牵正"。

【使用注意】方中白附子和全蝎有一定毒性，应慎酌用量，不宜久服。

【临床运用】常用于颜面神经麻痹、三叉神经痛、偏头痛等证属风痰阻于头面经络者。

【附方】

止痉散（《流行性乙型脑炎中医治疗法》） 全蝎 蜈蚣各等分 上研细末，每服1～1.5g，温开水送服，每日2～4次。功用：祛风止痉，通络止痛。主治：痉厥，四肢抽搐。亦治顽固性头痛、偏头痛、关节痛等。

【鉴别】止痉散与牵正散比较，减白附子、僵蚕而增蜈蚣，则止痉之力强，宜于肝风内动之抽搐痉厥；牵正散兼有化痰之功，宜于风痰阻络之口眼㖞斜。

【实验研究】牵正散可以抑制帕金森病模型小鼠震颤、改善运动障碍。[李晓秀，王俊平，汲坤，等.牵正散提取物对帕金森病模型小鼠震颤、运动障碍、黑质神经元超微结构的影响.中国实验方剂学杂志，2015，21（21）：130-133.]

【方歌】牵正散是杨家方，全蝎僵蚕白附裹，服用少量热酒下，口眼㖞斜疗效彰。

小活络丹（原名活络丹）
《太平惠民和剂局方》

【组成】川乌炮，去皮、脐　草乌炮，去皮、脐　地龙去土　天南星炮，各六两（各6g）　乳香研　没药研，各二两二钱（各5g）

【用法】上为细末，入研药和匀，酒面糊为丸，如梧桐子大，每服二十丸，空心，日午冷酒送下，荆芥茶下亦得（现代用法：炼蜜为丸，每丸重3g，每服1丸，每日2次，用陈酒或温开水送服；亦可作汤剂，川乌、草乌先煎30分钟）。

【功用】祛风除湿，化痰通络，活血止痛。

【主治】风寒湿痹。肢体筋脉疼痛，麻木拘挛，关节屈伸不利，疼痛游走不定。亦治中风，手足不仁，日久不愈，经络中有湿痰瘀血而见腰腿沉重或腿臂间作痛。

【证治机理】证由风寒痰湿瘀血，痹阻经络所致。风寒湿邪留滞经络，病久不愈，气血不得宣通，营卫失其流畅，津液凝聚为痰，血行痹阻为瘀。风寒湿邪与痰瘀交阻，经络不通，故见肢体筋脉疼痛、麻木拘挛、关节屈伸不利。中风手足不仁，迁延时久，而见腰腿沉重或腿臂间作痛者，其理亦同。治宜祛风散寒除湿与化痰活血通络兼顾。

【方解】川乌、草乌大辛大热，祛风除湿，长于温通经络，且止痛作用强，共为君药。天南星辛温燥烈，善能祛风燥湿化痰，以除经络中之风痰湿浊，是为臣药。佐以乳香、没药行气活血，化瘀通络，使气血流畅，则风寒湿邪不得留滞，且两药亦善止痛；地龙性善走窜，入络佳品，功能通经活络。以酒送服，取其辛散温通之性以助药势，并可引诸药直达病所，为使药。本方辛热温通，峻药缓用，功善止痛，为治风寒痰湿瘀血痹阻经络之常用方。

【使用注意】本方药性温燥，药力较峻猛，以体实气壮者为宜，孕妇慎服，且川乌、草乌为有毒之品，不宜过量。

【临床运用】常用于慢性风湿性关节炎、类风湿关节炎、坐骨神经痛、骨质增生等证属风寒湿痰瘀血留滞经络者。

【附方】

大活络丹（《兰台轨范》）白花蛇　乌梢蛇　威灵仙　两头尖俱酒浸　草乌　天麻煨　全蝎去毒　首乌黑豆水浸　龟板炙　麻黄　贯众　甘草炙　羌活　官桂　藿香　乌药　黄连　熟地　大黄蒸　木香　沉香各二两（各60g）　细辛　赤芍　没药去油，另研　丁香　乳香去油，另研　僵蚕　天南星姜制　青皮　骨碎补　白蔻　安息香酒蒸　黑附子制　黄芩蒸　茯苓　香附酒浸，焙　玄参　白术各一两（各30g）　防风二两半（75g）　葛根　虎胫骨（人工制品代）炙　当归各一两半（各45g）　血竭另研，七钱（21g）　地龙炙　犀角（水牛角代）　麝香另研　松脂各五钱（各15g）　牛黄另研　冰片另研，各一钱半（各4.5g）　人参三两（90g）　上共五十味为末，蜜丸如桂圆核大，金箔为衣，每服一丸（5g），陈酒送下，一日两次。功用：祛风扶正，活络止痛。主治：风湿痰瘀阻于经络而正气不足之中风瘫痪、痿痹、阴疽、流注或跌打损伤等。

【鉴别】大活络丹与小活络丹的功用、主治相近，但前者以祛风、温里、除湿、活血药配伍补气、养血、滋阴、助阳等扶正之品组方，适宜于邪实正虚之证，属标本兼顾之治。后者以祛风、散寒、除湿药配伍化痰、活血药组方，纯为祛邪所设，适宜于邪实而正气不衰者。

【实验研究】小活络丹具有促进成骨细胞分化、抑制炎症因子分泌、治疗类风湿关节炎作用。［田照，庞宇舟，袁德培，等．小活络丹治疗类风湿关节炎的网络药理学及实验机制研究．时珍国医国药，2020，31（4）：800-805.］

【方歌】小活络丹天南星，二乌乳没加地龙，寒湿瘀血成痹痛，搜风活血经络通。

玉真散
《外科正宗》

【组成】天南星　防风　白芷　天麻　羌活　白附子各等分（各6g）

【用法】上为细末，每服二钱（6g），热酒一盅调服，更敷伤处。若牙关紧急、腰背反张者，每服三钱（9g），用热童便调服（现代用法：共为细末，每次3～6g，每日3次，用热酒或童便调服；外用适量，敷患处；亦可作汤剂，水煎服。服药后须盖被取汗，并宜避风）。

【功用】祛风化痰，定搐止痉。

【主治】破伤风。牙关紧急，口撮唇紧，身体强直，角弓反张，甚则咬牙缩舌，脉弦紧。

【证治机理】本方所治破伤风系因皮肉破损，风毒之邪侵入肌腠、经脉所致。风毒之邪从破损之处侵入经脉，以致营卫不畅，津液不行，凝聚成痰；风气通于肝，风性劲急，风盛则动，以致筋脉拘急，故见牙关紧急、口撮唇紧、身体强直、角弓反张。治宜祛风化痰止痉。

【方解】本方为治破伤风之代表方。方中白附子、天南星功善祛风化痰，定搐解痉，共为君药。羌活、防风、白芷辛温而散，疏散经络之风，导风毒之邪外出，共为臣药。天麻化痰息风，长于解痉，为佐药。热酒或童便调服，有通经络、行气血之功，为佐使。全方辛温疏散以祛风，化痰通络以止痉。

【使用注意】方中药物以生用为宜，服药后须盖被取汗，使风邪随汗而解，并避风以防复感。白附子、天南星等均为有毒之品，用量宜慎。

【临床运用】常用于破伤风、面神经麻痹、三叉神经痛等证属风邪袭于经络者。

【实验研究】玉真散具有祛风、解痉、止痛之功效。［胡太德，陈绍成．玉真散质量标准研究．中成药，2010，32（3）：519-522.］

【方歌】玉真散治破伤风，牙关紧急反张弓，星麻白附羌防芷，外敷内服一方通。

第二节　平息内风剂

平息内风剂，适用于内风病证。方如羚角钩藤汤、镇肝熄风汤、天麻钩藤饮、大定风珠、阿胶鸡子黄汤等。

羚角钩藤汤
《通俗伤寒论》

【组成】羚角片先煎，一钱半（4.5g）　霜桑叶二钱（6g）　京川贝去心，四钱（12g）　鲜生地五钱（15g）

双钩藤后入，三钱（9g） 滁菊花三钱（9g） 茯神木三钱（9g） 生白芍三钱（9g） 生甘草八分（3g） 淡竹茹鲜刮，与羚角先煎代水，五钱（15g）

【用法】水煎服。

【功用】凉肝息风，增液舒筋。

【主治】肝热生风证。高热不退，烦闷躁扰，手足抽搐，发为痉厥，甚则神昏，舌绛而干，或舌焦起刺，脉弦而数。

【证治机理】证因温热病邪传入厥阴，肝经热盛，热极动风所致。邪热炽盛，故高热不退；热扰心神，则烦闷躁扰，甚则神昏；热极动风，风火相扇，灼伤阴津，筋脉失养，以致手足抽搐，发为痉厥。治宜清热凉肝息风，配以养阴增液舒筋。

【方解】本方为治疗肝热生风证之常用方。方中羚羊角咸寒入肝，清热凉肝息风；钩藤甘寒入肝，清热平肝，息风解痉。两者合用，相得益彰，清热凉肝、息风止痉之功益著，共为君药。桑叶、菊花辛凉疏泄，清热平肝，助君药凉肝息风之功，用为臣药。热极动风，风火相扇，最易耗阴劫液，故配鲜生地凉血滋阴，生白芍养阴柔肝，两者合甘草酸甘化阴，养阴增液，舒筋缓急，与君药相配，标本兼顾，可增强息风解痉之效；邪热亢盛，每易灼津成痰，故用川贝母、鲜竹茹以清热化痰；热扰心神，以茯神木平肝宁心安神，以上俱为佐药。甘草兼和诸药，为使。诸药相伍，咸寒而甘与辛凉合方，清息之中寓辛疏酸甘之意，共成"凉肝息风"之法。

【临床运用】常用于流行性乙型脑炎、流行性脑脊髓膜炎、感染性中毒性脑病以及妊娠子痫、高血压脑病等所致的抽搐、痉厥证属热盛动风者。

【附方】

钩藤饮（《医宗金鉴》） 人参（3g） 全蝎去毒（0.9g） 羚羊角（0.3g） 天麻（6g） 甘草炙（1.5g） 钩藤钩（9g）（原著本方无用量） 水煎服。功用：清热息风，益气解痉。主治：小儿天钓。惊悸壮热，眼目上翻，手足瘈疭。

【鉴别】钩藤饮与羚角钩藤汤均属凉肝息风之剂，皆治高热抽搐之证，均以羚羊角、钩藤为君药。但前者配伍全蝎、天麻等息风止痉之品，重在止痉，且配人参有扶正祛邪之意，适于肝热生风，抽搐较甚而正气受损的小儿天钓；后者配伍滋阴增液、清热化痰之品，适于热盛动风而兼有津伤痰阻的高热抽搐。

【实验研究】羚角钩藤汤可以抑制热性惊厥所致大鼠脑损伤，修复兴奋性神经递质与抑制性神经递质的失衡。[帅云飞，李鑫，熊乐琴，等.基于NLRP3炎症小体活化探讨羚角钩藤汤治疗热性惊厥的作用机制.中药药理与临床，2022，38（4）：45–50.]

【方歌】俞氏羚角钩藤汤，桑叶菊花鲜地黄，芍草茯神川贝茹，凉肝增液定风方。

镇肝熄风汤
《医学衷中参西录》

【组成】怀牛膝一两（30g） 生赭石轧细，一两（30g） 生龙骨捣碎，五钱（15g） 生牡蛎捣碎，五钱（15g） 生龟板捣碎，五钱（15g） 生杭芍五钱（15g） 玄参五钱（15g） 天冬五钱（15g） 川楝子捣碎，二钱（6g） 生麦芽二钱（6g） 茵陈二钱（6g） 甘草钱半（4.5g）

【用法】水煎服。

【功用】镇肝息风，滋阴潜阳。

【**主治**】类中风。头目眩晕，目胀耳鸣，脑部热痛，心中烦热，面色如醉，或时常噫气，或肢体渐觉不利，口眼渐形㖞斜；甚或眩晕颠仆，昏不知人，移时始醒；或醒后不能复原，脉弦长有力。

【**证治机理**】证为肝肾阴虚，肝阳偏亢，阳亢化风，气血逆乱之类中风。张锡纯称之为内中风。风阳上扰，故见头目眩晕、目胀耳鸣、脑部热痛、面红如醉。肝肾阴亏，水不上济，故见心中烦热。肝阳上亢，气血逆乱，并走于上，遂致卒中。轻则风中经络，见肢体渐觉不利、口眼渐形㖞斜；重则风中脏腑，见眩晕颠仆、昏不知人。本方证以肝肾阴虚为本，阳亢化风、气血逆乱为标，本虚标实，本缓标急，应急则治标，法当镇肝息风为主，配以滋养肝肾。

【**方解**】本方为治疗内中风之常用方。方中怀牛膝重用以引血下行，折其阳亢，并能补益肝肾，为君药。代赭石质重沉降，镇肝降逆，合牛膝引气血下行以治标；龙骨、牡蛎、龟甲、白芍益阴潜阳，镇肝息风，均为臣药。玄参、天冬滋阴清热，壮水涵木；肝为刚脏，喜条达而恶抑郁，过用重镇之品以强制，势必影响其疏泄条达之性，故又以茵陈、川楝子、生麦芽清泄肝热，疏理肝气，以顺肝性，利于肝阳的平降镇潜，皆为佐药。甘草调和诸药为使，又合生麦芽和胃安中，以防金石、介壳类药物质重碍胃之弊。诸药合用，镇降下行，重在治标，滋潜清疏，以适肝性。

关于方中茵陈，张锡纯谓"茵陈为青蒿之嫩者"，故后世医家有改用青蒿者，有仍用茵陈者。

【**临床运用**】常用于高血压病、高血压脑病、血管性头痛等证属肝肾阴虚，阳亢化风者。

【**附方**】

建瓴汤（《医学衷中参西录》） 生怀山药一两（30g） 怀牛膝一两（30g） 生赭石轧细，八钱（24g） 生龙骨捣碎，六钱（18g） 生牡蛎捣碎，六钱（18g） 生怀地黄六钱（18g） 生杭芍四钱（12g） 柏子仁四钱（12g） 磨取铁锈浓水，以之煎药。功用：镇肝息风，滋阴安神。主治：肝阳上亢证。头目眩晕，耳鸣目胀，心悸健忘，烦躁不宁，失眠多梦，脉弦长而硬。

【**鉴别**】建瓴汤与镇肝熄风汤均能镇肝息风，滋阴潜阳，用于肝肾阴亏，肝阳上亢之证。但后者镇潜清降之力较前方为强，用于阳亢化风，气血逆乱而见脑部热痛、面色如醉，甚或中风昏仆者；而前者有柏子仁、生山药、生地黄，故宁心安神之力略优，适用于肝阳上亢而见失眠多梦、心神不宁等未致气血逆乱者。

【**实验研究**】镇肝熄风汤具有降血压、维持肠道微生态平衡稳定作用。［徐兴华，俞晓英，金华，等.镇肝熄风汤对自发性高血压大鼠血压及盲肠结肠肠道菌群的影响.中药药理与临床，2022，38（4）：9-14.］

【**方歌**】张氏镇肝熄风汤，龙牡龟牛治亢阳，代赭天冬元芍草，茵陈川楝麦芽襄。

天麻钩藤饮
《中医内科杂病证治新义》

【**组成**】天麻（9g） 钩藤后下（12g） 生决明先煎（18g） 山栀 黄芩（各9g） 川牛膝（12g） 杜仲 益母草 桑寄生 夜交藤 朱茯神（各9g）（原著本方无用量）

【**用法**】水煎服。

【**功用**】平肝息风，清热活血，补益肝肾。

【**主治**】肝阳偏亢，肝风上扰证。头痛，眩晕，失眠，舌红苔黄，脉弦或数。

【证治机理】证由肝肾不足，肝阳偏亢，生风化热所致。肝阳偏亢，风阳上扰，故见头痛、眩晕；肝阳有余，化热扰心，故见心神不安、失眠多梦。证属本虚标实，以标实为主，法当平肝息风，配以清热安神、补益肝肾。

【方解】本方为治疗肝阳偏亢，肝风上扰证之常用方。方中天麻、钩藤平肝息风，为君药。石决明咸寒质重，平肝潜阳，除热明目，助君平肝息风之力；川牛膝引血下行，并能活血利水，共为臣药。杜仲、桑寄生补益肝肾以治本；栀子、黄芩清肝降火，以折亢阳；益母草合川牛膝活血利水，有利于平降肝阳；首乌藤、朱茯神宁心安神，均为佐药。全方清平养并用，主以平肝；心肝肾同治，重在治肝，共奏平肝息风、清热活血、补益肝肾之功。

【临床运用】常用于高血压病、神经血管性头痛、顽固性失眠、围绝经期综合征等证属肝阳偏亢，肝风上扰者。

【实验研究】天麻钩藤饮可以减轻脑出血大鼠神经功能缺损。[高小恒，陈达艳，刘效栓，等．天麻钩藤饮含药血清对脑出血大鼠血清炎症因子和血肿周围脑组织细胞凋亡相关因子表达的影响．中华中医药学刊，2022，40（3）：232-235，259.]

【方歌】天麻钩藤益母桑，栀芩清热决潜阳，杜仲牛膝益肾损，茯神夜交安眠良。

大定风珠

《温病条辨》

【组成】生白芍六钱（18g） 阿胶三钱（9g） 生龟板四钱（12g） 干地黄六钱（18g） 麻仁二钱（6g） 五味子二钱（6g） 生牡蛎四钱（12g） 麦冬连心，六钱（18g） 炙甘草四钱（12g） 鸡子黄生，二枚（2个） 鳖甲生，四钱（12g）

【用法】水八杯，煮取三杯，去滓，入阿胶烊化，再入鸡子黄，搅令相得，分三次服（现代用法：水煎去渣，入阿胶烊化，再入鸡子黄搅匀，分3次温服）。

【功用】滋阴息风。

【主治】阴虚风动证。温病后期，神倦瘛疭，舌绛苔少，脉气虚弱，时时欲脱者。

【证治机理】证由温病迁延日久，邪热灼伤真阴，或因误汗、妄攻，重伤阴液所致。肝为风木之脏，阴液大亏，水不涵木，虚风内动，而见手足瘛疭；真阴欲竭，故见神倦乏力、舌绛少苔、脉气虚弱，有时时欲脱之势。本证邪热已去八九，真阴仅存一二，故治宜味厚滋补之品，滋阴养液，填补欲竭之真阴，平息内动之虚风。

【方解】本方为治疗温病后期，真阴大亏，虚风内动证之常用方。方中鸡子黄、阿胶均为血肉有情之品，滋阴养血为君药。重用生白芍、干地黄、麦冬滋水涵木，柔肝濡筋，为臣药。阴虚则阳浮，故以龟甲、鳖甲、牡蛎等介类潜镇之品，滋阴潜阳，重镇息风；麻仁养阴润燥；五味子味酸善收，与滋阴药相伍则收敛真阴，配白芍、甘草能酸甘化阴。以上诸药协助君臣以加强滋阴息风之功，均为佐药。炙甘草调和诸药，兼为使药。诸药相伍，血肉有情之品与滋养潜镇合方，寓息风于滋养之中，共成"酸甘咸法"。

本方系由《温病条辨》加减复脉汤（炙甘草、干地黄、生白芍、阿胶、麦冬、麻仁）加味而成。由于温病时久，邪热灼伤真阴，虚风内动，故加鸡子黄、五味子、龟甲、鳖甲、牡蛎等滋阴潜阳之品，从而由滋阴润燥之方衍化为滋阴息风之剂。

【使用注意】若阴液虽亏而邪热犹盛者，则非本方所宜。《温病条辨》有言："壮火尚盛者，不得用定风珠、复脉。"

【临床运用】常用于流行性乙型脑炎后期、中风后遗症、甲状腺功能亢进、帕金森病等证属阴虚风动者。

【附方】

小定风珠（《温病条辨》） 鸡子黄生用，一枚（1个） 真阿胶二钱（6g） 生龟板六钱（18g） 童便一杯（15mL） 淡菜三钱（9g） 水五杯，先煮龟板、淡菜得二杯，去滓，入阿胶，上火烊化，内鸡子黄，搅令相得，再冲童便，顿服之。功用：滋阴息风止哕。主治：温邪久踞下焦，烁肝液为厥，扰冲脉为哕，脉细而劲。

三甲复脉汤（《温病条辨》） 炙甘草六钱（18g） 干地黄六钱（18g） 生白芍六钱（18g） 麦冬不去心，五钱（15g） 阿胶三钱（9g） 麻仁三钱（9g） 生牡蛎五钱（15g） 生鳖甲八钱（24g） 生龟板一两（30g） 水八杯，煮取三杯，分三次服。功用：滋阴复脉，潜阳息风。主治：温病热邪久稽下焦，热深厥甚，脉细促，心中憺憺大动，甚者心中痛，或手足蠕动者。

【鉴别】大定风珠、三甲复脉汤、小定风珠均有滋阴息风之功，治阴虚风动之证。大定风珠属酸甘咸法，在三甲复脉汤基础上加鸡子黄、五味子，滋阴息风之力较强，且有收敛之功；适用于阴虚风动重证，脉气虚弱，有时时欲脱之势者。三甲复脉汤属咸寒甘法，滋阴息风之力稍逊，而长于复脉；适用于阴虚风动而兼心脉失养，心中大动，甚则心痛，脉细促者。小定风珠属甘寒咸法，滋阴息风之力较弱，但能降火安神；主治阴虚风动轻证，伴有呃逆者。

【实验研究】大定风珠具有抑制小胶质细胞活化、减轻中枢神经炎症作用。［崔拓拓，曹俊岭，欧阳竞锋，等. 大定风珠对帕金森病模型小鼠脑黑质小胶质细胞活化及 TLR4/MyD88/NF-κB 信号通路的影响. 中医杂志，2023，64（9）：930-938.］

【方歌】大定风珠鸡子黄，胶芍三甲五味襄，麦冬生地麻仁草，滋阴息风是妙方。

阿胶鸡子黄汤

《通俗伤寒论》

【组成】陈阿胶烊冲，二钱（6g） 生白芍三钱（9g） 石决明杵，五钱（15g） 双钩藤二钱（6g） 大生地四钱（12g） 清炙草六分（2g） 生牡蛎杵，四钱（12g） 络石藤三钱（9g） 茯神木四钱（12g） 鸡子黄先煎代水，二枚（2个）

【用法】水煎服。

【功用】滋阴养血，柔肝息风。

【主治】热伤阴血，虚风内动证。筋脉拘急，手足瘛疭，或头目眩晕，舌绛苔少，脉细数。

【证治机理】证由邪热久羁，耗伤阴血，虚风内动所致。温热病后，津血已伤，筋脉失养，则筋脉拘急、手足瘛疭。头目眩晕，为水不涵木，肝阳上浮，肝风上扰所致；舌绛苔少，脉细数，亦为阴虚津灼之征。法当滋阴养血，柔肝息风为主，辅以潜阳通络。

【方解】本方为治疗邪热久羁，阴血不足，虚风内动证之常用方。阿胶、鸡子黄乃血肉有情之品，滋阴养血，濡养筋脉，共为君药。生地黄、白芍滋阴养血，柔肝息风，为臣药。阴血虚则无以制阳，肝阳浮亢而生风，故以钩藤、石决明、牡蛎平肝潜阳而息风；茯神木平肝安神，兼能通络；络石藤舒筋活络，均为佐药。炙甘草调和诸药，合白芍酸甘化阴，舒筋缓急，兼顾佐使。血肉有情之品与滋养平潜合方，以成"滋阴息风法"。

【**临床运用**】常用于流行性乙型脑炎后期、脑血栓形成、高血压病、甲状腺功能亢进等证属热伤阴血，虚风内动者。

【**实验研究**】阿胶鸡子黄汤可以改善青光眼阴虚火旺证患者的视力和眼压，调节血清 MMP-2、TIMP-2 水平。[魏玮，汪德瑾.阿胶鸡子黄汤加减治疗青光眼阴虚火旺证的临床疗效以及对血清 MMP-2、TIMP-2 水平的影响.中华中医药学刊，2021，39（7）：205-207.]

【**方歌**】阿胶鸡子黄汤好，地芍钩藤牡蛎草，决明茯神络石藤，阴虚动风此方保。

复习思考题

1. 如何理解川芎茶调散重用薄荷的配伍意义？
2. 结合大秦艽汤、消风散组方配伍，论述"治风先治血，血行风自灭"之理。
3. 羚角钩藤汤中配伍贝母、竹茹的意义是什么？
4. 镇肝熄风汤中配伍茵陈、川楝子、生麦芽的意义是什么？
5. 比较大定风珠与阿胶鸡子黄汤的配伍特点有何异同。如何阐述其机理？

第二十一章
治燥剂

扫一扫，查阅本
章数字资源，含
PPT、视频等

一、概念

凡具有轻宣外燥或滋阴润燥等作用，主治燥证的方剂，统称治燥剂。本类方剂可归属于"八法"中"汗法"或"补法"范畴。《素问·至真要大论》有"燥者濡之"，为治燥剂之立论依据。

二、适应证及分类

燥证，系指感受秋令燥邪或脏腑津液枯耗所致病证，以咽干口渴、肌肤干燥、舌燥、脉细等为主症。外燥起病始于肺卫，可用辛散轻宣的药物轻宣外燥，但由于秋令气候有偏凉或偏热之异，正如《通俗伤寒论》云，"秋深初凉，西风肃杀，感之者多病风燥，此属燥凉，较严冬为轻。若久晴无雨，秋阳以曝，感之者病多温燥，此属燥热，较暮春风温为重"，故凉燥治宜辛苦温润，温燥治宜辛凉甘润。内燥是由于津液亏耗、脏腑失润所致，常累及肺、胃、肾、大肠等脏腑，上燥多病在肺，中燥多涉及胃，下燥多病在肾与大肠，内燥宜用甘凉濡润的药物滋阴润燥。由于燥证有外燥、内燥之分，故本章方剂分为轻宣外燥剂和滋润内燥剂两类。

三、使用注意事项

治燥剂多用甘凉滋润之品，易于助湿碍气而影响脾胃运化，故素体多湿、脾虚便溏、气滞痰盛者均当慎用。燥邪最易化热，伤津耗气，故其组方在轻宣或滋润之中常需配伍清热泻火或益气生津之品，不宜配伍辛香耗津或苦寒化燥之品，以免重伤津液。

第一节　轻宣外燥剂

轻宣外燥剂，适用于外感凉燥证或温燥证。方如杏苏散、桑杏汤、清燥救肺汤等。

杏苏散
《温病条辨》

【组成】苏叶（9g）　半夏（9g）　茯苓（9g）　甘草（3g）　前胡（9g）　苦桔梗（6g）　枳壳（6g）　生姜（3片）　橘皮（6g）　大枣去核（3枚）　杏仁（9g）（原著本方无用量）

【用法】水煎温服。

【功用】轻宣凉燥，理肺化痰。

【主治】外感凉燥证。恶寒无汗，头微痛，咳嗽痰稀，鼻塞咽干，苔白，脉弦。

【证治机理】凉燥伤表，则恶寒无汗、头微痛；凉燥伤肺，宣肃失常，津液内结，则咳嗽痰稀；鼻为肺之门户，肺气为燥邪郁遏，燥伤肺津，则鼻塞咽干；苔白、脉弦，为外感病邪属寒凉之象。其病机为外感凉燥之邪，肺失宣肃，痰湿内阻。"燥淫于内，治以苦温，佐以甘辛"（《素问·至真要大论》），故当轻宣凉燥、理肺化痰。

【方解】本方是治疗外感凉燥证之代表方。方中紫苏叶辛温不燥，发汗解表，宣畅肺气，使凉燥之邪从表而解；杏仁苦温而润，肃降肺气，润燥止咳。二药配伍，苦辛温润，合用为君。前胡疏风解表以助紫苏叶，降气化痰以助杏仁；桔梗、枳壳宣降肺气，既疏理胸膈气机，又化痰止咳祛邪。三药合用，有宣有肃有祛邪，使气顺津布，达理肺化痰之效，共用为臣。陈皮、半夏行气燥湿化痰，茯苓渗湿健脾以杜生痰之源；生姜、大枣调和营卫，滋脾行津以助润燥，共为佐药。甘草调和药性，且合桔梗宣肺利咽，为佐使之用。诸药配伍，外可轻宣凉燥，内可理肺健脾化痰，使表解痰消，肺气和降，诸症可除。

【临床运用】常用于感冒、流行性感冒、慢性支气管炎、支气管扩张症、慢性阻塞性肺疾病等证属外感凉燥者。

【实验研究】杏苏散可以抑制肺损伤组织中的炎症反应，对肺脏具有显著的保护作用。［姜瑞雪，牛志尊，黄密，等．杏苏散、桑杏汤对 PM2.5 染毒大鼠肺组织中 HMGB1、TNF-α、IL-6 表达的影响．环境卫生学杂志，2015，（4）：317-320.］

【方歌】杏苏散内夏陈前，枳桔苓草姜枣添，轻宣温润治凉燥，嗽止痰化病自痊。

桑杏汤

《温病条辨》

【组成】桑叶一钱（3g）　杏仁一钱五分（4.5g）　沙参二钱（6g）　象贝一钱（3g）　香豉一钱（3g）　栀皮一钱（3g）　梨皮一钱（3g）

【用法】水二杯，煎取一杯，顿服之，重者再作服。轻药不得重用，重用必过病所（现代用法：水煎顿服）。

【功用】清宣温燥，润肺止咳。

【主治】外感温燥证。头痛，身热不甚，微恶风寒，口渴，咽干鼻燥，干咳无痰，或痰少而黏，舌红，苔薄白而干，脉浮数而右脉大。

【证治机理】温燥乃初秋之气，邪犯肺卫，其病轻浅，故头痛、身热不甚、微恶风寒；燥邪为患，肺先受之，燥性干涩，易伤津液，故见咳嗽无痰或痰少而黏、口渴、咽干鼻燥；舌红、苔薄白而干为温燥邪气在肺卫之征；右脉候肺，温燥伤肺卫，故脉浮数而右脉大。其病机为温燥伤于肺卫，肺失清肃，津液受损。治宜辛凉清宣以解表，润肺化痰以止咳。

【方解】本方是治疗温燥初起轻证之常用方。方中桑叶轻清宣散，甘寒清润，长于疏散风热，宣肺清热，解温燥之邪，《本草纲目》谓其"疏散风热，清肺润燥，清肝明目"，《得配本草》云桑叶"清西方之燥，泻东方之实"；杏仁苦温润降，功善肃降肺气而止咳，《药性论》载其"疗肺气咳嗽，上气喘促"，《滇南本草》言其"止咳嗽，消痰润肺"，共为君药。淡豆豉辛凉透散，以助桑叶轻宣发表；象贝母润肺化痰止咳，合而为臣。沙参养阴生津，润肺止咳；梨皮甘凉，益阴降火，生津润肺；栀皮质轻而寒，入上焦清泄肺热，共为佐药。诸药合用，辛凉甘润，透散温燥而不伤津，凉润肺金而不滋腻。

【使用注意】本方意在轻宣，故药量不宜过重，煎煮时间也不宜过长，体现"治上焦如羽，非轻不举"的用药特点。

【临床运用】常用于上呼吸道感染、急性支气管炎、支气管扩张、百日咳等证属外感温燥者。

【鉴别】本方与杏苏散均可轻宣外燥，用治外燥咳嗽。杏苏散治疗外感凉燥证，系燥邪束肺、肺失宣肃、痰湿内阻所致，故以辛温解表的紫苏叶、杏仁为君，配以宣肺化痰止咳之品，构成苦温甘辛法，意在轻宣凉燥、理肺化痰；桑杏汤治疗外感温燥证，系燥袭肺卫、肺失清肃、津液受损所致，故以辛凉解表的桑叶、杏仁为君，配清热润肺止咳之品，共成辛凉甘润法，意在清宣温燥，凉润肺金。

本方与桑菊饮均用桑叶、杏仁，可治感受外邪、肺气失宣所致咳嗽口渴、身热不甚、脉浮数等症。桑菊饮中配伍薄荷、菊花、连翘以疏散风热，体现辛凉解表法，适用于风温初期，津伤不甚之身不甚热、口微渴等风热袭肺之证候；而本方配伍养阴润肺生津之沙参、梨皮，体现辛凉甘润法，适用于外感温热燥邪较轻之证候。

【实验研究】桑杏汤可以增加气道液和肺泡表面活性物质分泌，抑制炎性细胞因子"级联反应"，改善气道病理损伤。［丁建中，倪圣，张六通，等.桑杏汤对温燥模型小鼠肺呼吸膜超微结构、表面活性物质及炎性细胞因子的影响.中医杂志，2016，57（12）：1057–1060.］

【方歌】桑杏汤中象贝宜，沙参栀豉与梨皮，身热咽干咳痰少，辛凉甘润燥能医。

清燥救肺汤
《医门法律》

【组成】桑叶_{经霜者，去枝、梗，净叶，三钱}（9g）　石膏_{煅，二钱五分}（7.5g）　甘草_{一钱}（3g）　人参_{七分}（2g）　胡麻仁_{炒，研，一钱}（3g）　真阿胶_{八分}（2.5g）　麦门冬_{去心，一钱二分}（3.5g）　杏仁_{炮，去皮尖，炒黄，七分}（2g）　枇杷叶_{刷去毛，蜜涂炙黄，一片}（3g）

【用法】水一碗，煎六分，频频二三次，滚热服（现代用法：水煎，频频热服）。

【功用】清燥润肺，益气养阴。

【主治】温燥伤肺证。身热头痛，干咳无痰，气逆而喘，咽喉干燥，鼻燥，胸满胁痛，心烦口渴，舌干少苔，脉虚大而数。

【证治机理】证由秋令久晴无雨，感受温燥所致。肺合皮毛而主表，燥热伤肺，故身热头痛；温燥伤肺，肺失肃降，故见干咳无痰、气逆而喘、胸满胁痛、咽喉干燥、鼻燥；燥热偏重，灼伤气阴，则心烦口渴、舌干少苔、脉虚大而数。其病机为温燥伤肺，气阴两伤，肺失清肃，治当清燥润肺、益气养阴。

【方解】本方是治疗温燥伤肺重证之代表方。重用霜桑叶为君药，取其质轻寒润入肺，清透宣泄燥热，清肺止咳。《本草经疏》云桑叶"下气而益阴，是以能主阴虚寒热及因内热出汗。经霜则兼清肃，故又能明目而止咳"。石膏辛甘大寒，善清肺热而兼能生津止渴，与甘寒养阴生津之麦冬相伍，可助桑叶清除温燥，并兼顾损伤之津液，共为臣药。肺为娇脏，清肺不可过于寒凉，故石膏煅用。《素问·脏气法时论》曰"肺苦气上逆，急食苦以泄之"，故用少量杏仁、枇杷叶苦降肺气，止咳平喘；阿胶、胡麻仁以助麦冬养阴润燥；《难经·十四难》云"损其肺者益其气"，而土为金之母，故用人参、甘草益气补中，培土生金，均为佐药。甘草调和药性，兼为使药。诸药合用，宣清合法，宣中有降，清中有润，气阴双补，培土生金。

【使用注意】本方治证虽属外燥，但温燥伤肺较重，故临证可依肺热及阴伤之程度，调整桑叶、石膏、麦冬等君臣药之用量，不可拘泥，当圆机活法。

【临床运用】常用于肺炎、急慢性支气管炎、慢性阻塞性肺疾病、肺癌等证属温燥伤肺、气阴两伤者。

【附方】

沙参麦冬汤（《温病条辨》） 沙参三钱（9g） 玉竹二钱（6g） 生甘草一钱（3g） 冬桑叶一钱五分（4.5g） 麦冬三钱（9g） 生扁豆一钱五分（4.5g） 花粉一钱五分（4.5g） 水五杯，煮取二杯，日再服。久热久咳者，加地骨皮三钱（9g）。功用：清养肺胃，生津润燥。主治：燥伤肺胃阴分证。咽干口燥，或身热，或干咳，舌红少苔，脉细数。

【鉴别】清燥救肺汤与桑杏汤均用桑叶、杏仁轻宣温燥，苦降肺气，养阴润肺，同治温燥伤肺之证。然二方治证轻重有别：桑杏汤由辛凉解表合甘凉濡润药物组成，清燥润肺作用均弱；治疗燥伤肺卫，津液受灼之温燥轻证；症见头痛微热、咳嗽不甚、鼻燥咽干。清燥救肺汤由辛寒清热及益气养阴药物组成，清燥益肺作用均强；治疗燥热偏重，气阴两伤之温燥重证；症见身热咳喘、心烦口渴、脉虚大而数者。

【实验研究】清燥救肺汤可以降低肿瘤细胞氧化磷酸化能量代谢水平，发挥抗肿瘤细胞增殖的功效。[李佳萍，余功，谢斌.清燥救肺汤对 Lewis 肺癌荷瘤小鼠肺癌组织氧化磷酸化能量代谢的影响.中医杂志，2021，62（5）：439-444.]

【方歌】清燥救肺参草杷，石膏胶杏麦芝麻，经霜收下干桑叶，解郁滋干效堪夸。

第二节　滋润内燥剂

滋润内燥剂，适用于脏腑津液不足之内燥证。方如麦门冬汤、养阴清肺汤、琼玉膏、玉液汤等。

麦门冬汤

《金匮要略》

【组成】麦门冬七升（42g） 半夏一升（6g） 人参三两（9g） 甘草二两（6g） 粳米三合（6g） 大枣十二枚（4枚）

【用法】上六味，以水一斗二升，煮取六升，温服一升，日三夜一服（现代用法：水煎服）。

【功用】滋养肺胃，降逆下气。

【主治】

1.虚热肺痿。咳唾涎沫，短气喘促，咽干口燥，舌红少苔，脉虚数。

2.胃阴不足证。气逆呕吐，口渴咽干，舌红少苔，脉虚数。

【证治机理】肺痿乃因肺胃阴津耗损，虚火上炎所致。肺胃阴伤，肺胃失养，肺叶枯萎，肃降失职，故短气喘促；肺不布津，聚液为痰，故咳唾涎沫；胃阴不足，气不降而升，故气逆呕吐；胃阴不足，津不上承，故口渴咽干；舌红少苔，脉虚数乃阴津亏虚之象。以上二证均属肺胃阴虚，气逆不降，治宜滋养肺胃，降逆下气。

【方解】本方为治疗肺胃阴伤，气机上逆所致肺痿咳嗽或呕吐之常用方。方中麦门冬重用为君，甘寒清润，养阴生津，滋液润燥，兼清虚热，两擅其功。臣以半夏辛温降逆下气、化痰和胃，一则降逆以止咳呕，二则开胃行津以润肺，三则防大剂量麦冬之滋腻壅滞，二药相伍滋而不腻，温而不燥。人参健脾补气，俾脾胃气旺，自能于水谷之中生化津液，上润于肺，亦即"阳生阴长"之意。甘草、粳米、大枣甘润性平，合人参和中滋液，培土生金，以上俱为佐药。甘草调和药性，兼作使药。诸药相合，重用甘寒清润，少佐辛温降逆，滋而不腻，温而不燥，培土生金，肺胃并治。

【临床运用】常用于慢性支气管炎、支气管扩张、慢性咽喉炎、硅肺、肺结核、胃溃疡、十二指肠溃疡、慢性萎缩性胃炎等证属肺胃阴虚，虚火上炎者。

【实验研究】麦门冬汤能明显改善肺功能，减少肺间质胶原沉积，缓解内质网应激。[申萌萌，南亚楠，唐磊，等.麦门冬汤对肺纤维化大鼠肺功能及内质网应激作用的影响.北京中医药大学学报.2019，42（1）：37-43.]

【方歌】麦门冬汤用人参，枣草粳米半夏存，肺痿咳逆因虚火，清养肺胃此方珍。

养阴清肺汤
《重楼玉钥》

【组成】大生地二钱（6g）　麦门冬一钱二分（4g）　生甘草五分（2g）　元参钱半（5g）　贝母去心，八分（3g）　丹皮八分（3g）　薄荷五分（2g）　炒白芍八分（3g）

【用法】水煎服。

【功用】养阴清肺，解毒利咽。

【主治】阴虚肺燥之白喉。喉间起白如腐，不易拭去，咽喉肿痛，初起或发热或不发热，鼻干唇燥，或咳或不咳，呼吸有声，似喘非喘，脉数无力或细数。

【证治机理】白喉多因素体阴虚蕴热，复感燥气疫毒所致。《重楼玉钥》云："缘此症发于肺肾，凡本质不足者，或遇燥气流行，或多食辛热之物，感触而发。"喉属肺系，少阴肾经循喉咙系舌本，肺肾阴虚，虚火上炎，复感燥热疫毒之热上熏，炼液灼津，以致咽喉肿痛，布生假膜，起白如腐，不易拭去，且发展迅速；热达于外，则初起即有发热，若热闭于里，则可不发热；疫毒深重，气道受阻，肺阴耗伤，宣肃失令，故鼻干唇燥、呼吸有声、似喘非喘、或咳或不咳；脉数无力或细数，乃阴虚有热之征。治宜养阴清肺为主，兼解毒利咽。

【方解】本方是治疗阴虚白喉之常用方。生地黄既能滋肾水而救肺燥，又能清热凉血而解疫毒，标本兼顾，故重用为君药。麦冬养阴润肺清热，益胃生津润喉，两药相伍，滋肾润肺，金水相生；玄参清热解毒散结，启肾水上达于咽喉，二药共助生地黄养阴清热解毒为臣药。白芍敛阴和营泄热，牡丹皮凉血活血消肿，贝母润肺化痰散结，薄荷辛凉宣散利咽，使药力升浮，共为佐药。生甘草清热解毒，调和药性，为佐使药。全方甘寒辛凉，滋肾润肺，金水相生，清解寓散。

【使用注意】白喉忌解表，尤忌辛温发汗。原书方后记载："如有内热及发热，不必投表药，照方服去，其热自除。"

【临床运用】常用于急性扁桃体炎、急性咽喉炎、白喉、鼻咽癌等证属阴虚燥热者。

【实验研究】养阴清肺汤对病毒性肺炎模型小鼠具有一定保护作用，可抑制肺组织内病毒增殖。[李灵芝，常国良.养阴清肺汤对巨细胞病毒性肺炎模型小鼠的保护作用.中国药房.2015，26（16）：2196-2198.]

【方歌】养阴清肺是妙方，玄参草芍冬地黄，薄荷贝母丹皮入，时疫白喉急煎尝。

琼玉膏

申铁瓮方，录自《洪氏集验方》

【组成】新罗人参春一千下，为末，二十四两（750g） 生地黄九月采、捣，十六斤（8000g） 雪白茯苓木春千下，为末，四十九两（1500g） 白沙蜜十斤（5000g）

【用法】人参、茯苓为细末，蜜用生绢滤过，地黄取自然汁，捣时不得用铁器，取汁尽去滓，用药一处，拌和匀，入银、石器或好瓷器内封用。每晨服二匙，以温酒化服，不饮者，白汤化之（现代用法：前三味加水煎 3 次，合并药液，浓缩至稠膏。另取白蜜加入搅匀，加热微炼，瓶装密封备用。每服 9～15g，早晚各服 1 次，温开水冲服或酒化服；亦可为汤剂，水煎服）。

【功用】滋阴润肺，益气补脾。

【主治】肺肾阴亏之肺痨。干咳少痰，咽燥咯血，气短乏力，肌肉消瘦，舌红少苔，脉细数。

【证治机理】肺痨系由肺肾阴亏，脾气虚弱，虚火灼津，阴虚肺燥所致。虚火上灼，消烁津液，损伤肺络，肺失清肃，故见干咳、咽燥、咯血；阴虚失养，肺气虚弱，故肌肉消瘦，气短乏力；舌红少苔、脉细数乃阴虚内热之象。治宜滋阴润肺，益气补脾。

【方解】本方是治疗肺痨纯虚无邪证之常用方。重用生地黄滋阴壮水以制虚火，生津养液并能凉血，为君药。白蜜补中润肺，为治疗肺燥咳嗽之佳品，为臣药。君臣相伍，甘凉濡润，金水相生，能滋肾阴，润肺燥，肺肾同补。人参、茯苓益气健脾，培土生金，且茯苓能渗湿化痰，使全方补而不滞，滋而不腻，为佐药。每晨用温酒化服，以助药力，并可去腻膈之弊。采用膏剂，缓治图本，便于久服。全方药精方简，甘凉濡润；肺肾同补，金水相生；肺脾兼治，培土生金。因本方善起沉瘵，珍赛琼玉，故名琼玉膏。

【临床运用】常用于肺结核后期干咳咯血、消瘦乏力，以及免疫功能减退、糖尿病等证属肺肾阴虚，脾胃气虚者。

【实验研究】琼玉膏具有调节 T 细胞亚群平衡、缓解肿瘤增长作用。[刘丽，刘大晟，李震东，等 . 琼玉膏对胰腺癌小鼠化疗增效减毒作用研究 . 中国病理生理杂志，2019，35（12）：2181-2186.]

【方歌】琼玉膏用生地黄，参苓白蜜炼膏尝，肺枯干咳虚劳症，金水相滋效倍彰。

玉液汤

《医学衷中参西录》

【组成】生山药一两（30g） 生黄芪五钱（15g） 知母六钱（18g） 生鸡内金捣细，二钱（6g） 葛根钱半（5g） 五味子三钱（9g） 天花粉三钱（9g）

【用法】水煎服。

【功用】益气滋阴，固肾止渴。

【主治】气阴两虚之消渴。口常干渴，饮水不解，小便频数量多，或小便混浊，困倦气短，舌嫩红而干，脉虚细无力。

【证治机理】证由元气不升，真阴不足，脾肾两虚所致。元气不升，真阴不足，津液不能敷布濡养咽喉，则口常干渴、饮水不解；脾肾亏虚，气化失常，故小便频数量多、困倦气短、脉虚细无力。治宜益气滋阴，固肾止渴。

【方解】本方是治疗消渴日久，气阴两虚之常用方。生山药、生黄芪益气滋阴，补脾固肾，为君药。阴虚而内热生，遂以知母、天花粉为臣药，滋阴清热，润燥止渴；合君药则元气升而真阴复，气旺自能生水。原书云："黄芪能大补肺气，以益肾水之上源，使气旺自能生水，而知母又大能滋肺中津液，俾阴阳不至偏胜，即肺脏调和而生水之功益著也。"佐以葛根升阳生津，助脾气上升，散精达肺；鸡内金助脾健运，化水谷为津液；五味子酸收而固肾生津，不使津液下流。诸药配伍，甘温寒涩合法，脾肾同治，寓固肾于补脾之中，纳清降于生津之内。

【临床运用】常用于糖尿病、尿崩症等见口渴尿多，证属气阴两虚者。

【实验研究】玉液汤能降低血糖，减少糖尿病炎性细胞因子的产生，具有抑制炎症反应、调节免疫的作用，原方作用优于拆方。[戴红，李娜，陈欣怡，等.玉液汤及其拆方对糖尿病大鼠炎性因子 IL-1β、IL-6、TNF-α 影响的实验研究.时珍国医国药，2015，26（1）：59-62.]

【方歌】玉液山药芪葛根，花粉知味鸡内金，消渴口干溲多数，补脾固肾益气阴。

复习思考题

1. 外燥证与内燥证之治法、组方有何差异？

2. 杏苏散与桑杏汤在主治病证及配伍等方面有何不同？

3. 清燥救肺汤的组方配伍及用药有何特点？临证用于外燥或内燥时，应如何变化其主要药物之用量？

4. 麦冬与半夏配伍在麦门冬汤、竹叶石膏汤中有何异同？

5. 养阴清肺汤主治何种白喉？如何理解使用注意中的"白喉忌解表"？

6. 玉液汤主治何种消渴病证？如何理解其组方配伍特点？

7. 琼玉膏功用特点是什么？如何理解方中生地黄的作用？

扫一扫，查阅本章数字资源，含PPT、视频等

第二十二章
祛湿剂

一、概念

凡具有化湿利水、通淋泄浊等作用，治疗水湿病证的方剂，统称祛湿剂。本类方剂属于"八法"中的"消法"。《素问·汤液醪醴论》所云"洁净府"和《素问·至真要大论》记载的"湿淫于内，治以苦热，佐以酸淡，以苦燥之，以淡泄之"等，皆为祛湿剂的立法依据。

二、适应证及分类

本类方剂主治水湿病证，湿与水异名而同类，湿为水之渐，水为湿之积。湿邪为患，有外湿与内湿之分，且二者常相兼为病。大抵湿邪在外在上者，可微汗疏解以散之；在内在下者，可芳香苦燥而化之，或甘淡渗利以除之；水湿壅盛，形气俱实者，又可攻下以逐之；湿从寒化者，宜温阳化湿；湿从热化者，宜清热祛湿；湿浊下注，淋浊带下者，则宜分清化浊以治之。其中，外湿之证，治以汗法为主者，已于解表剂中论述；水湿壅盛，治以攻逐水饮者，已于泻下剂中论述。故本章分为燥湿和胃剂、清热祛湿剂、利水渗湿剂、温化寒湿剂、祛湿化浊剂、祛风胜湿剂六类。

三、使用注意事项

祛湿剂多由芳香温燥或甘淡渗利之品组成，易耗伤阴津，且辛香之品亦易耗气，淡渗之剂有滑胎之弊，故凡素体阴虚津亏，或病后体弱者及孕妇等均应慎用。

第一节　燥湿和胃剂

燥湿和胃剂适用于湿浊中阻，脾胃失和证。方如平胃散、藿香正气散等。

平胃散

《简要济众方》

【组成】苍术去黑皮，捣为粗末，炒黄色，四两（12g）　厚朴去粗皮，涂生姜汁，炙令香熟，三两（9g）　陈橘皮洗令净，焙干，二两（6g）　甘草炙黄，一两（3g）

【用法】上为散，每服二钱（6g），水一中盏，加生姜二片，大枣二枚，同煎至六分，去滓，食前温服（现代用法：共研细末，每服4～6g，姜枣煎汤送下；亦可作汤剂，加生姜2片，大

枣2枚，水煎服）。

【功用】燥湿运脾，行气和胃。

【主治】湿滞脾胃证。脘腹胀满，不思饮食，口淡无味，恶心呕吐，嗳气吞酸，肢体沉重，怠惰嗜卧，常多自利，舌苔白腻而厚，脉缓。

【证治机理】证因湿阻气滞，脾胃失和所致。脾为太阴湿土，居中州而主运化，其性喜燥恶湿。湿困脾胃，阻滞气机，则脘腹胀满；脾失健运，胃失和降，则不思饮食、口淡无味、恶心呕吐、嗳气吞酸、泄泻；湿浊内盛，清阳被困，则怠惰嗜卧、肢体沉重；苔白腻而厚，脉缓均为湿滞中焦之征。"太阴湿土，得阳始运"（《临证指南医案》），治宜燥湿运脾，行气和胃。

【方解】本方为治疗湿滞脾胃证之基础方。方中苍术辛香苦温，乃燥湿运脾要药，《本草正义》云"凡湿困脾阳……非茅术芳香猛烈不能开泄"，故重用为君，使湿去则脾运有权，脾健则湿邪得化。厚朴芳化苦燥，行气除满，俾气化则湿化，且能燥湿，《本草汇言》谓其"宽中化滞，平胃气"，与苍术有相须之妙，用作臣药。陈皮为佐，理气和胃，燥湿醒脾，以助苍术、厚朴之力。甘草既可益气补中，又能调和诸药，故为佐使药。煎加生姜、大枣亦为佐，更增调养脾胃之功。诸药合用，苦辛芳香温燥，主以燥湿，辅以行气，主以运脾，兼以和胃，使湿去脾健，气机调畅，胃气平和，升降有序，则脘腹胀满吐泻诸症可除。

【临床运用】常用于慢性胃炎、消化不良、慢性肠炎、胃肠神经症、慢性胆囊炎、胆石症等证属湿滞脾胃者。

【附方】

不换金正气散（原名"不换金散"，《易简方》） 藿香 厚朴 苍术 陈皮 半夏 甘草各等分（各10g） 上咬咀，每服四钱（12g），水一盏，加生姜三片，煎至六分，去滓热服。功用：解表化湿，和胃止呕。主治：湿困脾胃，兼有表寒证。呕吐腹胀，恶寒发热，或霍乱吐泻，或水土不服，舌苔白腻等。

柴平汤（《景岳全书》） 柴胡 人参 半夏 黄芩 甘草 陈皮 厚朴 苍术（各6g）（原著本方无用量） 水二盅，加姜、枣煎服。功用：和解少阳，祛湿和胃。主治：湿疟。一身尽痛，手足沉重，寒多热少，脉濡。

【鉴别】不换金正气散与柴平汤均系平胃散化裁而成，皆有燥湿和胃、行气止呕之功。不换金正气散为平胃散加藿香、半夏，则化湿和胃、降逆止呕之功尤著，且兼解表散寒之功；适用于湿困脾胃，兼有表寒之证。柴平汤则系小柴胡汤与平胃散的合方，可和解少阳、燥湿和胃；适用于湿热阻于少阳，湿重于热之湿疟。

【实验研究】平胃散可以促进胃排空。[张亚杰.平胃散及其组方药材对大鼠胃排空影响的实验研究.中国中医基础医学杂志，2014，20（9）：1213-1214.]

【方歌】平胃散是苍术朴，陈皮甘草四般药，除湿散满驱瘴岚，调胃诸方从此扩。

　　　　若合小柴名柴平，煎加姜枣能除疟；又不换金正气散，即是此方加夏藿。

藿香正气散

《太平惠民和剂局方》

【组成】大腹皮 白芷 紫苏 茯苓去皮，各一两（各3g） 半夏曲 白术 陈皮去白 厚朴去粗皮，姜汁炙 苦桔梗各二两（各6g） 藿香去土，三两（9g） 甘草炙，二两半（7.5g）

【用法】上为细末，每服二钱（6g），水一盏，姜三片，枣一枚，同煎至七分，热服。如欲出汗，衣被盖，再煎并服（现代用法：散剂，每服6g，生姜3片，大枣1枚，煎汤送服；亦可作汤剂，加生姜3片，大枣1枚，水煎服）。

【功用】解表化湿，理气和中。

【主治】外感风寒，内伤湿滞证。霍乱吐泻，恶寒发热，头痛，胸膈满闷，脘腹疼痛，舌苔白腻，脉浮或濡缓；以及山岚瘴疟，水土不服等。

【证治机理】证因外感风寒，内伤湿滞而成。风寒外束，卫阳郁遏，正邪交争则恶寒发热、头痛；内伤湿滞，湿浊中阻，气机不畅，则胸膈满闷、脘腹疼痛；湿困脾胃，清浊相混，升降失常，则霍乱吐泻；舌苔白腻、脉浮或濡缓乃外感风寒，内伤湿滞之征。治宜外散风寒，内化湿浊，理气和中，升清降浊。

【方解】本方为治疗感寒伤湿，脾胃失和证之常用方。方中藿香辛温芳香，既辛散风寒，又芳香化湿，且可辟秽和中、升清降浊，为治霍乱吐泻之要药，《本经逢原》谓其能"止呕逆，开胃进食，温中快气，去瘴气，止霍乱，治心腹痛"，故重用为君。臣以白术、茯苓健脾运湿以止泻；半夏曲、陈皮理气燥湿，和胃降逆以止呕。佐以紫苏、白芷辛温发散，助藿香外散风寒；紫苏尚可醒脾宽中，行气止呕；白芷兼能燥湿化浊。大腹皮、厚朴行气化湿，畅中行滞，且寓气化则湿亦化之义；桔梗上行宣肺利膈，以助解表化湿；煎加生姜、大枣，内调脾胃，外和营卫，均为佐药。甘草调和药性，并协姜、枣以和中，用为佐使。表里同治而以除湿治里为主，脾胃同调而以升清降浊为要，使风寒得散，湿浊得化，气机调畅，脾胃调和，清升浊降，则寒热、吐泻、腹痛诸症可除。感受山岚瘴气及水土不服，症见呕吐腹泻、舌苔白腻者，亦可以本方芳香辟秽、散寒祛湿、表里双解、和中悦脾而治之。

【临床运用】常用于急性胃炎、急性肠炎、胃肠型感冒、消化不良等证属外感风寒，内伤湿滞者。

【附方】

六和汤（《太平惠民和剂局方》）缩砂仁　半夏汤泡七次　杏仁去皮尖　人参　甘草炙，各一两（各3g）赤茯苓去皮　藿香叶拂去尘　白扁豆姜汁略炒　木瓜各二两（各6g）香薷　厚朴姜汁制，各四两（各12g）上锉，每服四钱（12g），水一盏半，生姜三片，枣子一枚，煎至八分，去滓，不拘时服。功用：解表散寒，化湿和中。主治：暑湿外袭，脾胃失和证。霍乱转筋，呕吐泄泻，寒热交作，胸膈痞满，嗜卧倦怠，舌苔白滑。

【鉴别】藿香正气散与六和汤组成中均有藿香、茯苓、半夏、厚朴、甘草，皆能化湿和中，治疗夏月霍乱吐泻。藿香正气散以藿香配伍紫苏、白芷、白术、陈皮、大腹皮、桔梗等，功兼解表散寒，且理气化湿之功较著。六和汤以藿香与香薷并用，配伍人参、白扁豆、杏仁、砂仁、木瓜等，长于祛暑化湿，舒筋缓急，兼能益气健脾，用于素体脾虚，复于夏月感寒伤湿之证。

【实验研究】藿香正气液可以改善腹泻。[薛晓倩，黄学宽，高宁，等.藿香正气液对湿阻证大鼠结肠黏膜水通道蛋白4表达的影响.中国实验方剂学杂志，2012，18（19）：165-169.]

【方歌】藿香正气大腹苏，甘桔陈苓术朴俱，夏曲白芷加姜枣，感伤岚瘴并能驱。

第二节　清热祛湿剂

清热祛湿剂，适用于湿热外感、湿热内蕴、湿热下注诸病证。方如茵陈蒿汤、八正散、三仁汤、甘露消毒丹、连朴饮、当归拈痛汤、二妙散等。

茵陈蒿汤

《伤寒论》

【组成】茵陈六两（18g） 栀子擘，十四枚（12g） 大黄去皮，二两（6g）

【用法】上三味，以水一斗二升，先煮茵陈，减六升，内二味，煮取三升，去滓，分三服（现代用法：水煎服）。

【功用】清热利湿退黄。

【主治】湿热黄疸。一身面目俱黄，黄色鲜明，身热，无汗或但头汗出，口渴欲饮，腹微满，小便短赤，舌红苔黄腻，脉沉数或滑数有力。

【证治机理】《金匮要略》云："黄家所得，从湿得之。"本方主治为湿热黄疸，亦谓阳黄。湿热壅滞于中，疏泄不利，胆汁外溢，浸渍肌肤，故见一身面目俱黄、黄色鲜明；湿热内蕴，气机壅塞，故腹微满；湿热郁蒸，不得下泄，故见无汗或但头汗出、小便不利；湿热内郁，津液不化，则口渴欲饮；发热，舌红苔黄腻，脉沉数或滑数等皆为湿热内蕴之征。其病机为湿热瘀滞，故当清热利湿、化瘀通滞以退黄为法。

【方解】茵陈蒿汤为治疗湿热黄疸的代表方，又是体现清热利湿退黄之法的基础方。重用茵陈蒿为君，本品苦寒降泄，擅能清利肝胆脾胃湿热，乃治黄疸第一要药。栀子泻热降火，清利三焦湿热，合茵陈可使湿热从小便而去，用为臣药。大黄泻热逐瘀，通利大便，伍茵陈则令湿热瘀滞由大便而去，以为佐药。三药配伍，主以苦寒清利，佐以通腑泻热，分消退黄，药简效宏。

【使用注意】本方服后，以小便增多且尿色黄赤为效。即《伤寒论》所云"小便当利，尿如皂荚汁状"之意。

【临床运用】常用于急性病毒性或药物性肝炎、急性胆囊炎、胆石症、溶血症、钩端螺旋体病等所致黄疸，证属湿热者。

【附方】

栀子柏皮汤（《伤寒论》） 栀子十五枚（10g） 甘草炙，一两（3g） 黄柏二两（6g） 上三味，以水四升，煮取一升半，去滓，分温再服。功用：清热利湿。主治：黄疸，热重于湿证。身热，发黄，心烦懊恼，口渴，苔黄。

茵陈四逆汤（《伤寒微旨论》） 甘草 茵陈各二两（各6g） 干姜一两半（4.5g） 附子破八片，一个（6g） 水煎服。功用：温里助阳，利湿退黄。主治：阴黄。黄色晦暗，皮肤冷，背恶寒，手足不温，身体沉重，神倦食少，口不渴或渴喜热饮，大便稀溏，舌淡苔白，脉紧细或沉细无力。

麻黄连轺赤小豆汤（《伤寒论》） 麻黄去节，二两（6g） 连轺（即连翘根）二两（6g） 杏仁去皮尖，四十个（6g） 赤小豆一升（15g） 大枣擘，12枚（4枚） 生梓白皮切，一升（9g） 生姜切，二两（6g） 甘草炙，二两（6g） 上八味，以潦水一斗，先煮麻黄，再沸，去上沫，内诸药，煮取三升，去滓，分温三服，半日服尽。功用：解表发汗，清热利湿。主治：阳黄兼表证。发热恶寒，无汗身痒，周身黄染如橘色，脉浮滑。

【鉴别】茵陈蒿汤、栀子柏皮汤、麻黄连轺赤小豆汤均主治湿热阳黄。茵陈蒿汤主治湿热俱盛之黄疸，故以茵陈配栀子、大黄，清热利湿并重；栀子柏皮汤主治热重于湿之黄疸，故以栀子伍黄柏，而以清热为主；麻黄连轺赤小豆汤则主治阳黄兼表证者，故用辛散解表的麻黄、生姜、杏仁配伍清泄湿热的连轺、赤小豆和生梓白皮为主组方，解表散邪与清热利湿并行。茵陈四逆汤则主治阴黄，与前述三方所治之阳黄迥异，故以茵陈与附子、干姜配伍，温阳利湿以退黄。

【实验研究】茵陈蒿汤可以减轻酒精性肝病肝脏组织损伤。[杨焘，宋厚盼，陈哲，等．基于 SIRT1/AMPK 信号通路探讨茵陈蒿汤治疗急性酒精性肝损伤的效应及机制．中药药理与临床，2022，38（1）：36-40．]

【方歌】茵陈蒿汤治疸黄，阴阳寒热细推详，阳黄大黄栀子入，阴黄附子与干姜。

　　　　亦有不用茵陈者，加草柏皮栀子汤。

八正散

《太平惠民和剂局方》

【组成】车前子　瞿麦　萹蓄　滑石　山栀子仁　甘草炙　木通　大黄面裹煨，去面，切，焙，各一斤（各9g）

【用法】上为散，每服二钱（6g），水一盏，入灯心，煎至七分，去滓，温服，食后临卧。小儿量力少少与之（现代用法：散剂，每服 6～10g，灯心煎汤送服；亦可作汤剂，加灯心，水煎服）。

【功用】清热泻火，利水通淋。

【主治】湿热淋证。尿频尿急，溺时涩痛，淋沥不畅，尿色浑赤，甚则癃闭不通，小腹急满，口燥咽干，舌苔黄腻，脉滑数。

【证治机理】湿热下注，蕴于膀胱，水道不利，故尿频尿急、溺时涩痛、淋沥不畅、尿色浑赤，甚则癃闭不通；湿热内蕴，气机不畅，则小腹急满；津液不布，加之热邪伤津，则口燥咽干；舌苔黄腻，脉滑数是湿热之征。其病机为湿热下注膀胱，故治宜清热利水通淋之法。

【方解】本方为治热淋之代表方。滑石甘淡而寒，善能滑利窍道，清热渗湿、利水通淋，《本草备要》谓之"滑利窍，淡渗湿……上开腠理而发表，下走膀胱而行水，通六腑九窍津液，为足太阳经（膀胱）本药"；木通苦寒，《医学衷中参西录》云其"能泻上焦之热，曲曲引之下行自水道达出，为利小便清淋浊之要药"，上清心火，下利湿热，使湿热之邪从小便而去。两药相合，清利湿热，利水通淋之功益彰，共为君药。萹蓄、瞿麦、车前子均为清热利水通淋要药，以助君药清利通淋，故为臣药。山栀子仁清热泻火，清利三焦湿热；大黄荡涤邪热，通利肠腑，合诸药可令湿热由二便分消，俱为佐药。甘草调和诸药，并能缓解淋痛，为佐使药。煎加灯心，则更助利水通淋之力。全方配伍，寒凉降泄，纳通腑于清利以通淋。

【临床运用】常用于急性泌尿系感染、泌尿系结石、前列腺炎等证属湿热下注膀胱者。

【附方】

五淋散（《太平惠民和剂局方》）赤茯苓六两（18g）　当归去芦　甘草生用，各五两（各15g）　赤芍药去芦，锉　山栀子仁各二十两（各15g）　上为细末，每服二钱（6g），水一盏，煎至八分，空心，食前服。功用：清热凉血，利水通淋。主治：湿热血淋，尿如豆汁，溺时涩痛，或溲如砂石，脐腹急痛。

石韦散（《外台秘要》二十七卷引《集验方》）通草二两（6g）　石韦二两去毛（6g）　王不留行一两（6g）　滑石二两（6g）　甘草炙　当归各二两（6g）　白术　瞿麦　芍药　葵子各三两（6g）　上十味捣筛为散，先食以麦粥清服方寸匕（3g），日三服。功用：清热利湿，通淋排石。主治：热淋、石淋，小便淋沥涩痛，少腹拘急，尿中或见砂石，或排尿突然中断。

【鉴别】八正散、小蓟饮子、五淋散、石韦散同具清热通淋之效，均可治疗淋证。八正散集大队利水通淋之品于一方，专于清热利尿通淋，主治热淋；小蓟饮子则以生地黄、小蓟、藕节、蒲黄等凉血止血药与利水通淋之品为伍，擅长清热凉血、止血通淋，故主治血淋；五淋散重用栀子、赤芍，故具清热凉血之功，虽亦可治疗血淋，然无止血之功，故宜用于湿热所致血淋病证较轻者；石韦散以石韦、瞿麦、滑石、通草、葵子等利水通淋药配王不留行、当归、芍药等活血养血药，再加白术益气健脾，在清热通淋的基础下，能活血与补虚，故除用于治疗热淋之外，对石淋与劳淋患者尤为合适。

【实验研究】八正散加减可有效恢复湿热下注型痔瘘术后尿潴留患者自主排尿功能。［陈爱霞，王欣，吴春晓，等．八正散加减对湿热下注型痔瘘术后尿潴留疗效及对恢复排尿时间的影响．中国实验方剂学杂志，2018，24（2）：170-174.］

【方歌】八正木通与车前，萹蓄大黄滑石研，草梢瞿麦兼栀子，煎加灯草痛淋蠲。

三仁汤
《温病条辨》

【组成】杏仁五钱（15g）　飞滑石六钱（18g）　白通草二钱（6g）　白蔻仁二钱（6g）　竹叶二钱（6g）　厚朴二钱（6g）　生薏苡仁六钱（18g）　半夏五钱（15g）

【用法】甘澜水八碗，煮取三碗，每服一碗，日三服（现代用法：水煎服）。

【功用】清利湿热，宣畅气机。

【主治】湿温初起或暑温夹湿之湿重于热证。头痛恶寒，身重疼痛，面色淡黄，胸闷不饥，午后身热，苔白不渴，脉弦细而濡。

【证治机理】湿温多因外感湿热之邪，或因素有脾湿，复感外邪所致。证为湿温初起，气机郁滞，湿重于热。湿热遏阻卫阳，则头痛、恶寒；阻滞肌肉，则身重疼痛；湿困脾胃，运化失司，气机不畅，则胸闷不饥；湿为阴邪，湿遏热伏，则午后身热；面色淡黄、苔白不渴、脉弦细而濡，其病机为湿阻气机，湿重于热。故治宜清热利湿、宣畅气机之法。

【方解】本方为治疗湿温初起，湿重于热之常用方。重用滑石为君，清热利湿而解暑。以薏苡仁、杏仁、白蔻仁（白豆蔻）"三仁"为臣，其中薏苡仁淡渗利湿以健脾，使湿热从下焦而去；白豆蔻芳香化湿，利气宽胸，畅中焦之脾气以助祛湿；杏仁宣利上焦肺气，"盖肺主一身之气，气化则湿亦化"（《温病条辨》）。佐以通草、竹叶甘寒淡渗，助君药利湿清热之效；半夏、厚朴行气除满，化湿和胃，以助君臣理气除湿之功。原方甘澜水又名"劳水"，以此煎药，意在取其下走之性以助利湿之效。全方配伍，芳化苦燥寒清同用，宣上畅中渗下并行，则诸症皆除。

【使用注意】湿温初起，投三仁汤之际，证多疑似，需防汗、下、润之误治。《温病条辨》指出："见其头痛恶寒身重疼痛也，以为伤寒而汗之，汗伤心阳，湿随辛温发表之药蒸腾上逆，内蒙心窍而神昏，上蒙清窍则耳聋目瞑不言。见其中满不饥，以为停滞而大下之，误下伤阴，而重抑脾阳之升，脾气转陷，湿邪乘势内渍，故洞泄。见其午后身热，以为阴虚而用柔药润之，湿为胶滞阴邪，再加柔润阴药，二阴相合，同气相求，遂有锢结而不可解之势。"

【临床运用】常用于伤寒、副伤寒、夏秋季节感染性疾病等证属感受湿热，邪在气分，湿重于热者。

【附方】

藿朴夏苓汤（《感证辑要》引《医原》）　藿香二钱（6g）　川朴一钱（3g）　姜半夏一钱半（4.5g）　赤

苓三钱（9g）　杏仁三钱（9g）　生苡仁四钱（12g）　白蔻仁六分（2g）　猪苓钱半（4.5g）　淡香豉三钱（9g）
泽泻一钱半（4.5g）　水煎服。功用：解表化湿。主治：湿温初起夹表证。身热恶寒，肢体困倦，胸闷口腻，舌苔白，脉濡缓。

黄芩滑石汤（《温病条辨》）　黄芩三钱（9g）　滑石三钱（9g）　茯苓皮三钱（9g）　大腹皮二钱（6g）
白蔻仁一钱（3g）　通草一钱（3g）　猪苓三钱（9g）　水六杯，煮取二杯，渣再煮一杯，分温三服。功用：清热利湿。主治：湿热蕴结中焦之湿温病。发热身痛，汗出热解，继而复热，渴不多饮，或竟不渴，舌苔淡黄而滑，脉缓。

【鉴别】三仁汤、藿朴夏苓汤、黄芩滑石汤均是治疗湿温病的常用方。三仁汤长于宣畅三焦，化湿之力优于黄芩滑石汤而不及藿朴夏苓汤，清热之力优于藿朴夏苓汤而不及黄芩滑石汤；适用于湿温初起，湿重于热之证。藿朴夏苓汤偏重于芳香化湿和透泄解表；适用于湿温初起，湿重热微，表证明显者。黄芩滑石汤清热之力较强；适用于湿温邪在中焦，热重于湿者。

【实验研究】三仁汤可治疗湿热型病毒性肺炎。[季旭明，庄凌云，崔有利，等.三仁汤对湿热证型病毒性肺炎小鼠模型的多靶点干预作用.中华中医药学刊，2019，37（6）：1287-1289，1537-1538.]

【方歌】三仁杏蔻薏苡仁，朴夏白通滑竹伦，水用甘澜扬百遍，湿温初起法堪遵。

甘露消毒丹
《医效秘传》

【组成】飞滑石十五两（15g）　淡黄芩十两（10g）　绵茵陈十一两（11g）　石菖蒲六两（6g）　川贝母　木通各五两（各5g）　藿香　连翘　白蔻仁　薄荷　射干各四两（各4g）

【用法】生晒研末，每服三钱（9g），开水调下，或神曲糊丸，如弹子大，开水化服亦可（现代用法：散剂，每服6～9g；丸剂，每服9～12g；亦可作汤剂，水煎服）。

【功用】利湿化浊，清热解毒。

【主治】湿温时疫，邪在气分，湿热并重证。发热倦怠，胸闷腹胀，肢酸咽痛，身目发黄，颐肿口渴，小便短赤，泄泻淋浊，舌苔白腻或黄腻或干黄，脉濡数或滑数。

【证治机理】湿热壅阻上焦，则发热、咽颐肿痛；湿热滞于肌肉，则肢酸倦怠；湿阻气滞，则胸闷腹胀；湿邪下注大肠，则为泄泻；湿热熏蒸肝胆，则身目发黄；湿热下注膀胱，则小便短赤、淋浊。口渴，舌苔白腻或黄腻或干黄，脉濡数或滑数，均为湿热稽留气分，湿热并重之征。其病机为湿温时疫邪留气分，湿热并重，故治以利湿化浊，清热解毒之法。

【方解】本方为治疗湿温时疫的代表方。方中重用滑石、茵陈、黄芩为君，《本草便读》谓滑石"质重，沉降下行，祛湿热，从小肠膀胱而去"，利水渗湿，又清热解暑，两擅其功；茵陈清利湿热而尤能退黄；黄芩清热燥湿，泻火解毒。三药相伍，针对湿热并重之病机而施治。白豆蔻、石菖蒲、藿香芳香悦脾，行气宽中，芳化湿浊，务求气化而湿化，共为臣药。连翘、薄荷、射干、贝母清热解毒，透邪散结，消肿利咽；木通清热通淋，助滑石使湿热从小便而去，俱为佐药。诸药配伍，苦寒芳化渗利同用，上解中化下利并行，则诸症皆除。

【临床运用】常用于伤寒、副伤寒、急性病毒性肝炎、急性胆囊炎、胆石症、急性肠炎、急性泌尿系感染、手足口病等证属湿热并重者。

【鉴别】甘露消毒丹与三仁汤均有清热利湿之功，治疗湿温邪留气分证。三仁汤以滑石为君，配伍"三仁"、通草、竹叶清利湿热，重在化湿理气，适宜于湿重于热之湿温初起病证；甘露消毒丹重用滑石、茵陈、黄芩为君，配伍连翘、射干、贝母散结消肿，为利湿化浊与清热解毒并举，适宜于湿热并重之湿温时疫病证。

【实验研究】甘露消毒丹可抑制并杀死体内 CoxA16 病毒。[邹俊驹，吴佳敏，韩云，等．甘露消毒丹对 CoxA16 小鼠模型的影响．中药药理与临床，2017，33（2）：13-18.]

【方歌】甘露消毒蔻藿香，茵陈滑石木通菖，芩翘贝母射干薄，暑疫湿温为末尝。

连朴饮
《霍乱论》

【组成】制厚朴二钱（6g）　川连姜汁炒　石菖蒲　制半夏各一钱（各3g）　香豉炒　焦栀各三钱（各9g）　芦根二两（60g）

【用法】水煎服。

【功用】清热化湿，理气和中。

【主治】湿热霍乱。上吐下泻，胸脘痞闷，心烦躁扰，小便短赤，舌苔黄腻，脉濡数。

【证治机理】感受湿热病邪，蕴伏中焦，清浊相混，升降失常，胃不降浊反上逆为吐，脾不升清反下陷为泻，遂成上吐下泻。因吐泻一时急剧并作，常有亡阴亡阳之变，病情变化有挥霍缭乱之势，故名"霍乱"。湿热中阻，气机不畅则胸脘烦闷；热扰心神则心烦躁扰；湿热下注则小便短赤。舌苔黄腻，脉滑数为湿热内蕴之征。其病机为湿热蕴阻中焦，故治以清热化湿，理气和中。

【方解】本方为治疗湿热霍乱之常用方。黄连苦寒，清热燥湿，且为治利要药，方中黄连苦寒，清热燥湿，《本草便读》言其"专入心脾，清有余之实火，而化湿邪……治中焦由姜汁炒"，其用姜制又增和胃止呕之功；厚朴苦辛而温，宣畅气机，化湿行滞，为消胀除满要药。黄连配厚朴，苦辛寒温并进，清热不凉遏；厚朴行气化湿，《名医别录》云"治霍乱及腹痛胀满"，燥湿不碍热，共为君药。石菖蒲芳香化湿醒脾，半夏降逆和胃止呕，增强君药化湿和胃止呕之功，是为臣药。栀子清泻三焦，导湿热之邪从小溲而出；淡豆豉宣郁止烦，合栀子以清宣郁热而除烦；芦根甘淡而寒，清热和胃，除烦止呕，生津行水，俱为佐药。诸药合用，苦辛，寒温并进，清化降利和中。

【临床运用】常用于霍乱、急性胃肠炎、细菌性痢疾、伤寒、副伤寒等证属感受湿热者。

【附方】

蚕矢汤（《霍乱论》）　晚蚕砂五钱（15g）　生苡仁　大豆黄卷各四钱（各12g）　陈木瓜三钱（9g）　川连姜汁炒，三钱（9g）　制半夏　黄芩酒炒　通草各一钱（各3g）　焦栀一钱五分（4.5g）　陈吴萸泡淡，三分（1g）　地浆或阴阳水煎，稍凉徐服。功用：清热利湿，升清降浊。主治：湿热霍乱。吐泻，腹痛转筋，口渴烦躁，舌苔黄厚而干，脉濡数。

【鉴别】连朴饮与蚕矢汤均出自《霍乱论》，可清热祛湿而治疗湿热霍乱。然连朴饮以清热化湿、理气和中为主，其降逆止呕之功较著，宜于霍乱吐泻而呕吐较明显者；蚕矢汤以清热利湿、升清降浊为主，其化浊舒筋之功较强，宜于霍乱吐泻而转筋者。

【实验研究】连朴饮可调节功能性消化不良的胃肠动力。[徐婧，张磊，侯晓华，等．连朴饮对功能性消化不良大鼠胃动力的影响．中华中医药杂志，2022，37（2）：1018-1021.]

【方歌】连朴饮用香豆豉，菖蒲半夏焦山栀，芦根厚朴黄连入，湿热霍乱此方施。

当归拈痛汤
《医学启源》

【组成】羌活半两（15g）　防风三钱（9g）　升麻一钱（3g）　葛根二钱（6g）　白术一钱（3g）　苍术三钱（9g）　当归身三钱（9g）　人参二钱（6g）　甘草五钱（15g）　苦参酒浸，二钱（6g）　黄芩炒，一钱（3g）　知母酒洗，三钱（9g）　茵陈酒炒，五钱（15g）　猪苓三钱（9g）　泽泻三钱（9g）

【用法】上锉如麻豆大，每服一两（30g），水二盏半，先以水拌湿，候少时，煎至一盏，去滓温服。待少时，美膳压之（现代用法：水煎服）。

【功用】利湿清热，疏风止痛。

【主治】湿热相搏，外受风邪证。遍身肢节烦痛，或肩背沉重，或脚气肿痛，脚膝生疮，舌苔白腻或微黄，脉濡数。

【证治机理】风湿热邪阻滞经脉，气血运行痹阻，故遍身肢节烦痛；湿邪偏盛，而湿性重浊，故肩背沉重；湿热下注腿足，则脚气肿痛，脚膝生疮；舌苔白腻或微黄，脉濡数为湿热内蕴之征。其病机为外感风湿热邪，留滞经脉关节。故治当祛湿为主，辅以清热疏风止痛。

【方解】本方为治疗风湿热痹之常用方。方中羌活祛风燥湿，通痹止痛，尤擅治上肢肩背之痛；茵陈清热利湿，《本草拾遗》言其能"通关节，去滞热"。两药重用相配，祛风散邪，除湿清热，通痹止痛，使风湿热邪由内外分消，故为君药。臣以猪苓、泽泻淡渗湿热于下；黄芩、苦参苦寒清热燥湿于内；防风、升麻、葛根辛散祛风湿于外，除湿、清热、祛风以增君药之力。苍术苦温，擅除内外之湿；白术甘温，专以健脾燥湿；知母苦寒质润，既可助诸药清热之力，又可防诸药苦燥渗利伤阴；当归养血活血；人参、甘草"补脾养正气，使苦药不能伤胃"（《医学启源》），参、草配当归又能补养气血，俾方中辛散温燥诸品无耗气伤阴之虞，俱为佐药。甘草清热解毒，调和诸药，兼作使药。全方配伍，辛散清利之中寓补气养血之法，表里同治，上下分消，正邪兼顾，则诸症皆除。

【临床运用】常用于风湿性关节炎、类风湿关节炎、痛风、急性湿疹等证属湿热相搏，外受风邪者。

【附方】

宣痹汤（《温病条辨》）　防己五钱（15g）　杏仁五钱（15g）　滑石五钱（15g）　连翘三钱（9g）　山栀三钱（9g）　薏苡仁五钱（15g）　半夏醋炒，三钱（9g）　晚蚕砂三钱（9g）　赤小豆皮三钱（9g）　水八杯，煮取三杯，分温三服。痛甚者加片子姜黄二钱（6g），海桐皮三钱（9g）。功用：清热祛湿，通络止痛。主治：风湿热痹证。寒战热炽，骨节烦疼，面目萎黄，舌色灰滞。

【鉴别】当归拈痛汤与宣痹汤均有清热利湿、通痹止痛之功，治疗风湿热痹。当归拈痛汤在清热利湿药中伍以羌活、防风、升麻、葛根、苍术等大队辛散祛风胜湿之品，故适宜于痹证之风湿热邪俱甚者；宣痹汤用药重在清利湿热，方中具祛风之效者仅防己一味，故适宜于痹证之湿热偏甚者。

【实验研究】当归拈痛汤可防治风湿热痹型佐剂性关节炎。[陆麒谨，李佳钰，蔡义思，等.当归拈痛汤对风湿热痹型佐剂性关节炎大鼠自噬蛋白 LC3，Beclin1，p62 表达的影响.中国实验方剂学杂志，2022，28（1）：41-49.]

【方歌】当归拈痛羌防升，猪泽茵陈芩葛朋，二术苦参知母草，疮疡湿热服皆应。

二妙散

《丹溪心法》

【组成】黄柏炒　苍术米泔水浸，炒（各15g）（原著本方无用量）

【用法】上二味为末，沸汤，入姜汁调服（现代用法：为散，每次3～6g；丸剂，每次6g；亦可作汤剂，水煎服）。

【功用】清热燥湿。

【主治】湿热下注证。筋骨疼痛，或两足痿软，或足膝红肿疼痛，或湿热带下，或下部湿疮、湿疹，小便短赤，舌苔黄腻。

【证治机理】湿热下注，浸淫经脉关节，则筋骨疼痛、足膝红肿；湿热不攘，筋脉弛缓，则两足痿软无力而成痿证；湿热下注于带脉，则带下臭秽；湿热浸淫下焦，郁滞肌肤，则患下部湿疮、湿疹；小便短赤，舌苔黄腻均为湿热之征。其病机为湿热流注下焦，故治以清热燥湿之法。

【方解】本方为治疗湿热下注之痹痛、痿软、带下和痒疮等诸病证之基础方。方中黄柏苦寒，清热燥湿，其性沉降，尤擅清泄下焦湿热，"除湿热而安下部"（《本草便读》），用作君药。苍术辛苦而温，其性燥烈，一则健脾助运以治生湿之本，一则芳化苦燥以除湿阻之标，为臣药。两药相配，"苍术妙于燥湿，黄柏妙于去热"（《医方考》），共除下焦湿热。再入姜汁少许调药，既可借其辛散以助祛湿，亦可防黄柏苦寒伤中。三药配伍，苦燥辛芳，寒温相制，长于下焦，药简效专。

【临床运用】常用于风湿性关节炎、痛风、急性腰骶神经根炎、急性湿疹、阴道炎等证属湿热下注者。

【附方】

三妙丸（《医学正传》）　黄柏切片，酒拌，略炒，四两（12g）　苍术米泔浸一二宿，细切，焙干，六两（18g）　川牛膝去芦，二两（6g）　上为细末，面糊为丸，如梧桐子大，每服五七十丸，空腹，姜、盐汤下。忌鱼腥、荞麦、热面、煎炒等物。功用：清热燥湿，活血通经。主治：湿热下注之痿痹。两足麻木或肿痛，或如火烙之热，痿软无力。

四妙丸（《成方便读》）　黄柏　苍术　牛膝　薏苡仁各八两（各24g）　水泛为丸，每服6～9g，温开水送下。功用：清热利湿，舒筋壮骨。主治：湿热痿证。两足麻木，痿软，肿痛。

【鉴别】三妙丸和四妙丸均系二妙散加味而来，皆有清热燥湿之功，以治湿热下注证。三妙丸系二妙散加川牛膝而成，川牛膝可活血通经，引药下行，故用于治疗下焦湿热之两足麻木、痿软无力；四妙丸系三妙丸再加薏苡仁而成，薏苡仁渗湿健脾且可舒筋缓急，故主治湿热下注之两足麻木、痿软、肿痛。

【实验研究】二妙散可抑制 CIA 小鼠中 Th17 细胞的表达，促进 Treg 细胞的表达。[何莲花，栾慧杰，何娟，等.二妙散对 DBA/1 小鼠胶原诱导型关节炎中 Th17/Treg 细胞分化的影响.中国实验方剂学杂志，2023，29（2）：66-72.]

【方歌】二妙散中苍柏煎，若云三妙膝须添，痿痹足疾堪多服，湿热得消病自痊；
　　　　再加苡仁名四妙，渗湿健脾功更全。

第三节 利水渗湿剂

利水渗湿剂，适用于水湿壅盛所致的水肿、泄泻等证。方如五苓散、猪苓汤、防己黄芪汤、五皮散等。

五苓散
《伤寒论》

【组成】猪苓去皮，十八铢（9g） 泽泻一两六铢（15g） 白术十八铢（9g） 茯苓十八铢（9g） 桂枝去皮，半两（6g）

【用法】上五味，捣为散，以白饮和服方寸匕，日三服，多饮暖水，汗出愈，如法将息（现代用法：散剂，每服 6～10g，多饮热水取微汗；亦可作汤剂，温服取微汗）。

【功用】利水渗湿，温阳化气。

【主治】

1. 蓄水证。小便不利，头痛微热，烦渴欲饮，甚则水入即吐，舌苔白，脉浮。

2. 水湿内停证。水肿，泄泻，小便不利，以及霍乱吐泻等。

3. 痰饮。脐下动悸，吐涎沫而头眩，或短气而咳者。

【证治机理】本方原治伤寒太阳病之"蓄水证"，后世扩大用于多种水湿内停证候。《伤寒论》之蓄水证乃由太阳表邪未解，循经内传太阳之腑，致膀胱气化不利，水湿内停，而成太阳经腑同病之证。太阳表邪未解，则头痛发热、脉浮；膀胱气化失司，水湿内蓄，则小便不利；水蓄不化，津不上承，则渴欲饮水；饮入之水不得输布，则水入即吐，即所谓"水逆证"。水湿内盛，溢于肌肤，则为水肿；下注大肠，则为泄泻；湿邪困脾，升降失常，清浊相干，则霍乱吐泻；水停下焦，水气内动，则脐下动悸；水饮上犯，阻遏清阳，则吐涎沫而头眩；水饮射肺，肺气不利，则短气而咳。变证虽多，然其病机不外水湿内盛，膀胱气化不利。治宜利水渗湿为主，兼以温阳化气。

【方解】本方为利水化气之代表方。重用泽泻为君，以其甘淡直达肾与膀胱，利水渗湿。臣以茯苓、猪苓之淡渗，助君药利水渗湿之力。佐以白术补气健脾以运化水湿，合茯苓既可彰崇土制水之效，又可奏输津四布之功。再佐以辛温之桂枝，其用有三：一者解肌发表，表证未解者，合方后"多饮暖水"取汗之法，散太阳在表之邪；一者温阳化气，助膀胱气化以利水渗湿；一者平冲降逆，主痰饮上冲之短气头眩。本方表里同治，邪正兼顾，使气化水行，表解脾健，而蓄水停饮可除。

【使用注意】本方后嘱"多饮暖水，汗出愈"。其多饮暖水者，温助阳气，以发汗解表，汗出而肺气宣，若提壶揭盖，通水道而利水湿。《伤寒六经辨证治法》云："盖多服暖水，犹桂枝汤啜热粥之法……溺汗俱出，经腑同解，至妙之法，可不用乎！"

【临床运用】常用于急慢性肾炎之水肿、肝硬化腹水、心源性水肿、急性肠炎、尿潴留、脑积水等证属水湿内停者。

【附方】

四苓散（《丹溪心法》） 白术 茯苓 猪苓各一两半（各5g） 泽泻二两半（8g） 四味共为末，每次 12g，水煎服。功用：利水渗湿。主治：脾失健运，水湿内停证。水泻，小便不利。

　　春泽汤（《世医得效方》）　人参　白术　茯苓　泽泻　猪苓（各10g）（原著本方无用量）　水煎服。功用：益气健脾，利水渗湿。主治：脾虚失运，水湿内停证。水肿，泄泻，神疲乏力，口渴，小便不利。

　　胃苓汤（《世医得效方》）　五苓散　平胃散（各3～6g）（原著本方无用量）　上二钱合和，紫苏、乌梅煎汤下；未效，加木香、缩砂、白术、丁香煎服。功用：祛湿和胃，行气利水。主治：夏秋之间，脾胃伤冷，水谷不分，泄泻如水，以及水肿、腹泻、小便不利者。

　　茵陈五苓散（《金匮要略》）　茵陈蒿末十分（4g）　五苓散五分（2g）　上二物合，先食，饮方寸匕，日三服。功用：利湿退黄。主治：湿热黄疸，湿重于热，小便不利者。

　　【鉴别】以上四方皆由五苓散加减而成，均可健脾利水渗湿，治疗脾失健运，水湿内停，小便不利之证。四苓散因减去桂枝，故重在健脾渗湿，适宜于脾失健运，湿胜泄泻。春泽汤乃五苓散减桂枝，加人参而成，故益气补脾之功较胜，适宜于水湿停蓄而兼神疲乏力、口渴、泄泻等见脾虚征象者。胃苓汤系五苓散与平胃散合方，故有燥湿和中、行气利水之效，适宜于水湿内盛，气机阻滞之水肿、泄泻、腹胀、舌苔厚腻者。茵陈五苓散为五苓散加倍茵陈而成，故有利湿清热退黄之功，适宜于湿重热轻之黄疸。

　　【实验研究】五苓散通过调控肾素－血管紧张素－醛固酮系统发挥降压作用。[江宏，钱林超，奚胜艳，等.五苓散对自发性高血压大鼠血压及肾素－血管紧张素－醛固酮系统的影响.中国中医基础医学杂志，2016，22（10）：1319-1322.]

　　【方歌】五苓散治太阳腑，白术泽泻猪茯苓，膀胱化气添桂枝，利便消暑烦渴清。

猪苓汤

《伤寒论》

　　【组成】猪苓去皮　茯苓　泽泻　阿胶　滑石碎，各一两（各10g）

　　【用法】以水四升，先煮四味，取二升，去滓，内阿胶烊消，温服七合，日三服（现代用法：水煎服，阿胶烊化）。

　　【功用】利水渗湿，清热养阴。

　　【主治】水热互结伤阴证。小便不利，发热，口渴欲饮，或心烦不寐，或咳嗽，或呕恶，或下利，舌红苔白或微黄，脉细数。亦治热淋、血淋等。

　　【证治机理】伤寒之邪传里化热，与水相搏，遂成水热互结，热伤阴津之证。水热互结，气化失司，则小便不利；热灼阴津，津不上承，则发热、口渴欲饮；阴虚内热，上扰心神，则心烦不寐；水气犯肺则为咳嗽，流于胃脘则为呕恶，注于大肠则为下利；水热结于膀胱，灼伤血络，则见热淋、血淋诸症；舌红苔白或微黄，脉细数为里热阴伤之征。诸症皆由水热互结而起，治以利水清热为主，兼以养阴止血。

　　【方解】本方为治疗水热互结而兼阴虚证候之常用方。猪苓归肾与膀胱经，专以淡渗利水，及方中诸利水药中"性之最利者"（《绛雪园古方选注》），为君药。泽泻、茯苓助君药利水渗湿，且泽泻兼可泄热，茯苓长于健脾，同为臣药。滑石清热利水；阿胶滋阴润燥，既益已伤之阴，又防诸药渗利重伤阴血，俱为佐药。阿胶亦有止血之功，故本方又可治疗水热内结膀胱，灼伤血络之血淋证。本方以利水渗湿为主，养阴清热为辅，利水而不伤阴，滋阴而不敛邪，水湿去，邪热清，阴津复，诸症自除。

　　【临床运用】常用于泌尿系感染、肾炎、产后尿潴留等证属水热互结伤阴者。

【鉴别】五苓散与猪苓汤均含泽泻、猪苓、茯苓，为利水渗湿的常用方剂，治疗小便不利、身热口渴之证。然五苓散证由膀胱气化不利而致水湿内盛，故配伍桂枝温阳化气兼解太阳未尽之邪，白术健脾燥湿，共成温阳化气利水之剂；猪苓汤证乃因邪气入里化热，水热互结，灼伤阴津而成里热阴虚，水湿停蓄之证，故配伍滑石清热利湿，阿胶滋阴润燥，共成利水清热养阴之方。

【实验研究】猪苓汤具有利尿作用。[徐文峰，何泽云，唐群，等.猪苓汤对阿霉素肾病大鼠血清 AVP 及肾脏 γ-ENaC 的影响.中国实验方剂学杂志，2013，19（15）：280-284.]

【方歌】猪苓汤用猪茯苓，泽泻滑石阿胶并，小便不利兼烦渴，滋阴利水热亦平。

防己黄芪汤
《金匮要略》

【组成】防己一两（12g）　甘草炒，半两（6g）　白术七钱半（9g）　黄芪去芦，一两一分（15g）

【用法】上锉麻豆大，每抄五钱匕，生姜四片，大枣一枚，水盏半，煎八分，去滓温服，良久再服。服后当如虫行皮中，从腰下如冰，后坐被上，又以一被绕腰以下，温令微汗，瘥（现代用法：加生姜 4 片，大枣 1 枚，水煎服）。

【功用】益气祛风，健脾利水。

【主治】表虚之风水或风湿。汗出恶风，身重或肿，或肢节疼痛，小便不利，舌淡苔白，脉浮。

【证治机理】证属肺脾气虚，风湿外袭，或脾虚湿停，复感风邪而致。气虚卫表失固，故汗出恶风；湿性重浊，客于肌腠骨节之间，则身重或肿，或肢节疼痛；脾肺气虚加之湿邪留蓄，水道不通，故见小便不利；舌淡苔白，脉浮，为风邪在表之象。风湿在表，法当疏解以散之；气虚表疏，又当益气以固之；脾虚生湿，则当健脾以化之，故宜祛风胜湿与益气固表、健脾利水合法。

【方解】本方为治疗风水、风湿属表虚证之常用方。防己祛风胜湿以止痛，利水渗湿以消肿；黄芪益气固表，兼可利水。二药合用，祛风除湿而不伤正，益气固表而不恋邪，共为君药。白术补气健脾祛湿，既助防己祛湿行水之力，又增黄芪益气固表之功，为臣药。煎时加生姜以助防己祛风湿，加大枣以助芪、术补脾气，姜、枣相伍又可和营卫、调脾胃，俱为佐药。甘草益气和中，调和诸药，兼司佐使之职。本方祛风除湿与益气固表并用，祛邪而不伤正，固表不留邪。

【使用注意】服本方后，患者可能出现"如虫行皮中"及"腰以下如冰"之感，此乃卫阳振奋，风湿欲解，湿邪下行之兆。"以被绕腰"，意在保暖以助汗出。

【临床运用】常用于风湿性关节炎、慢性肾小球肾炎、心源性水肿等证属素体气虚，风湿客表或水湿内停者。

【附方】

防己茯苓汤（《金匮要略》）　防己三两（9g）　黄芪三两（9g）　桂枝三两（9g）　茯苓六两（18g）　甘草二两（6g）　上五味，以水六升，煮取二升，分温三服。功用：利水消肿，益气通阳。主治：卫阳不足之皮水。四肢肿，水气在皮肤中，四肢聂聂动者。

【鉴别】防己黄芪汤与防己茯苓汤均含防己、黄芪、甘草，有益气利水消肿之功，为治疗气虚水肿之常用方。防己黄芪汤以防己配黄芪为君，伍以白术健脾利水、益气补虚固表之效佳；适宜于风水表虚，脉浮身重，汗出恶风者。防己茯苓汤以防己配茯苓为君，配入桂枝温阳化气，重在健脾利水消肿；适宜于阳气不足，水溢肌肤之皮水，症见水肿较甚、按之没指者。

【实验研究】防己黄芪汤可有效改善气虚水负荷模型大鼠一般状态及胃肠道功能。[李茹超，魏楠楠，路荣荣，等．基于 PI3K/AKT 通路探讨防己黄芪汤对气虚水负荷模型大鼠胃肠道水通道蛋白的影响．时珍国医国药，2023，34（4）：810-813.]

【方歌】防己黄芪《金匮》方，术甘姜枣共煎尝。此治风水与诸湿，身重汗出服之良。

五皮散

《华氏中藏经》

【组成】生姜皮　桑白皮　陈橘皮　大腹皮　茯苓皮各等分（各9g）

【用法】上为粗末，每服三钱（9g），水一盏半，煎至八分，去滓，不拘时候温服（现代用法：水煎服）。

【功用】利水消肿，理气健脾。

【主治】水停气滞之皮水。一身悉肿，肢体沉重，心腹胀满，上气喘急，小便不利，以及妊娠水肿，苔白腻，脉沉缓。

【证治机理】证因脾虚不运，水湿停滞，外溢肌肤而致。水湿内停，泛溢肌肤，则一身悉肿；水湿内阻，壅滞气机，则心腹胀满；肺失肃降，水道不通，则上气喘急，小便不利；肢体沉重，苔白腻，脉沉缓，皆为水湿停聚之象。治宜健脾渗湿，利水消肿，理气除满。

【方解】本方为治疗皮水之常用方，因其药性平和，亦可用于妊娠水肿。茯苓皮甘淡性平，专行皮肤水湿，以奏健脾渗湿、利水消肿之功，为君药。大腹皮行气消胀，利水消肿；陈皮理气和胃，醒脾化湿，同为臣药。生姜皮散皮间水气以消肿，桑白皮肃降肺气以通调水道，令"肺气清肃，则水自下趋"（《成方便读》），俱为佐药。本方纳行气于利水之中，佐肃降于健运之内，藉"以皮行皮"而除肌腠皮间之水。

《麻科活人全书》所载之五皮饮，以五加皮易桑白皮，主治相近，惟稍兼通经络、祛风湿之力。《太平惠民和剂局方》所载之五皮散较本方多五加皮、地骨皮，少桑白皮、陈皮，其行气之力不及本方。

【临床运用】常用于慢性肾小球肾炎水肿、心源性水肿、肝硬化水肿、经行浮肿、妊娠水肿等证属脾湿壅盛，气滞不畅者。

【方歌】五皮散用五般皮，陈茯姜桑大腹奇，或用五加易桑白，脾虚肤胀此方司。

第四节　温化寒湿剂

温化寒湿剂，适用于阳虚不能化水或湿从寒化所致的痰饮、水肿等。方如苓桂术甘汤、甘草干姜茯苓白术汤、真武汤、实脾散等。

苓桂术甘汤

《金匮要略》

【组成】茯苓四两（12g）　桂枝三两（9g）　白术三两（9g）　甘草炙，二两（6g）

【用法】上四味，以水六升，煮取三升，分温三服（现代用法：水煎服）。

【功用】温阳化饮，健脾利水。

【主治】痰饮病中阳不足证。胸胁支满，目眩心悸，短气而咳，舌苔白滑，脉弦滑或沉紧。

【证治机理】脾居中州，司运化，若脾阳不足，健运失常，则水湿内停，成痰成饮。饮动不居，随气升降，无处不到。饮停心下，气机不畅，则胸胁支满；痰阻中焦，清阳不升，则头晕目眩；水饮凌心，阻遏心阳，则心中动悸；水气犯肺，宣降失常，则短气而咳。舌苔白滑，脉弦滑或沉紧，亦为痰饮内停之征。遵仲景"病痰饮者，当以温药和之"之旨，治以温阳化饮，健脾利水。

【方解】本方为温阳化饮法之代表方。重用茯苓为君，既淡渗利水，消已成之饮；又渗湿健脾，杜生痰之源。臣以桂枝温阳化气，苓、桂相伍，温阳行水之功著，为治阳虚水停之常用配伍。佐以白术健脾燥湿，苓、术相须，健脾祛湿之力强，是治病求本之意。辅以炙甘草补中益气，其合白术益气健脾，崇土制水；配桂枝辛甘养阳，温补中焦，并可调和诸药，而兼佐使之用。本方淡渗甘温合法，温而不热，利而不峻，为治痰饮之和剂。

服此方后，小便增多，乃饮从小便而去之征，故原书用法之后注云"小便则利"，颇合仲景"夫短气有微饮者，当从小便去之"之旨。

【临床运用】常用于慢性支气管炎、支气管哮喘、心源性水肿、慢性肾小球肾炎水肿、梅尼埃病、神经症等证属中阳不足，痰饮内停者。

【实验研究】苓桂术甘汤具有减轻氧化应激、抑制细胞凋亡作用。[汤同娟，王翔，左梦雨，等.苓桂术甘汤含药血清通过 PI3K/Akt 信号通路保护 H2O2 诱导的 H9c2 细胞损伤.中国实验方剂学杂志，2022，28（13）：1-9.]

【方歌】苓桂术甘化饮剂，温阳化饮又健脾，饮邪上逆胸胁满，水饮下行悸眩去。

甘草干姜茯苓白术汤（又名肾著汤）

《金匮要略》

【组成】甘草二两（6g）　干姜四两（12g）　茯苓四两（12g）　白术二两（6g）

【用法】上四味，以水五升，煮取三升，分温三服（现代用法：水煎服）。

【功用】祛寒除湿。

【主治】肾著。身重，腰下冷痛，腰重如带五千钱，饮食如故，口不渴，小便自利，舌淡苔白，脉沉迟或沉缓。

【证治机理】"肾著"者，乃为寒湿外袭，痹阻腰部，着而不去，以致腰重冷痛。此证每于劳作汗出之后，腠理开泄，衣里冷湿，寒湿入侵，或久居卑湿之处，或淋雨涉水，寒湿侵于腰间，痹阻筋脉，气血失畅，不通则痛，以致身体困重，腰以下冷痛，如坐水中；邪着于肌里，未伤及脏腑，故其人饮食如故、小便自利；口不渴，舌淡苔白，脉沉迟或沉缓等均为寒湿痹阻之征。其病位虽在腰，其病源却在脾，故其治法不在温肾以散寒，而在燠土以胜水，法当散寒祛湿。

【方解】重用干姜为君，散寒通痹，温中燠土。臣以茯苓淡渗利湿，与干姜配伍，寒湿并除。佐以白术健脾燥湿，合茯苓更助除湿之力。甘草调和药性，伍苓、术益增补脾助运之功，为佐使药。诸药相伍，辛热温散以祛寒，甘淡健脾以渗湿，虽治在中州，却为治肾著腰痛之方。

【临床运用】常用于腰肌劳损、风湿性关节炎、类风湿关节炎、坐骨神经痛等证属寒湿者。

【鉴别】苓桂术甘汤与甘草干姜茯苓白术汤组成仅一药之差。但前者重用茯苓为君，配伍桂、术、草，重在利水渗湿，兼以温阳健脾，是治疗痰饮病之代表方；后者重用干姜为君，配伍苓、术、草，意在温中祛寒，兼以渗湿健脾，是治疗寒湿肾著病之常用方。

【实验研究】甘草干姜茯苓白术汤可治疗膝关节软骨损伤。[白荣闯，安帅，朱龙，等.甘姜苓术汤对兔膝骨关节炎模型关节液中 TGF-β1 和 MMP-3 表达水平的影响.辽宁中医药大学学

报，2022，24（6）：18-22.]

【方歌】肾著汤内用干姜，茯苓甘草白术襄，伤湿身痛与腰冷，亦名甘姜苓术汤。

真武汤

《伤寒论》

【组成】茯苓三两（9g）　芍药三两（9g）　白术二两（6g）　生姜切，三两（9g）　附子炮，去皮，一枚，破八片（9g）

【用法】上五味，以水八升，煮取三升，去滓，温服七合，日三服（现代用法：水煎服）。

【功用】温阳利水。

【主治】

1.阳虚水泛证。肢体浮肿，腰以下为甚，畏寒肢冷，腹痛，小便不利，四肢沉重疼痛，下利，或咳，或呕，舌淡胖，苔白滑，脉沉细。

2.太阳病发汗太过，阳虚水泛证。汗出不解，其人仍发热，心下悸，头眩，身瞤动，振振欲擗地。

【证治机理】肾阳虚衰，气化失司，脾阳亏损，运化无权，则水无所主，湿无所制，泛溢妄行。溢于肌肤，则肢体浮肿沉重；流于肠间，则腹痛泄泻；上逆肺胃，则或咳或呕；水气凌心，则心悸；阻遏清阳，则头眩。《素问·生气通天论》云："阳气者，精则养神，柔则养筋。"若发汗太过，则伤阳耗阴，阳气不足致经脉失温，阴液虚损致筋脉不濡，则见身体瞤动、站立不稳；小便不利，畏寒肢冷，舌质淡胖，苔白滑，脉沉细，亦为阳虚水停之征。诸症皆由阳不化水，水湿泛溢而成。治宜温肾助阳，健脾利水。

【方解】本方为治疗阳虚水泛证之基础方。君以大辛大热之附子，温肾助阳以化气行水，暖脾抑阴以温运水湿。茯苓、白术补气健脾，利水渗湿，合附子可温脾阳而助运化，同为臣药。佐以生姜辛温，配附子温阳散寒，伍苓、术辛散水气，并可和胃而止呕。白芍为佐，其用有四：一者柔肝缓急以止腹痛；二者敛阴舒筋以解筋肉瞤动；三者利小便以行水气，《本经》言其能"利小便"，《名医别录》亦谓之"去水气，利膀胱"；四者可监制附子燥热伤阴之弊。诸药合用，主以辛热渗利，复纳酸柔于温利之中，脾肾兼顾，重在温肾。

【临床运用】常用于慢性肾小球肾炎、心源性水肿、慢性支气管炎、慢性肠炎、肠结核、甲状腺功能低下等证属脾肾阳虚，水湿内停者。

【附方】

附子汤（《伤寒论》）　附子炮，去皮，破八片，二枚（15g）　茯苓三两（9g）　人参二两（6g）　白术四两（12g）　芍药三两（9g）　上五味，以水八升，煮取三升，去滓，温服一升，日三服。功用：温经助阳，祛寒化湿。主治：寒湿内侵，身体骨节疼痛，恶寒肢冷，苔白滑，脉沉微。

【鉴别】附子汤与真武汤组成药物仅一味之差，均主治阳虚而兼湿滞之证。附子汤重用附、术，并伍人参，重在补脾阳而祛寒湿，主治寒湿所致的痹证。真武汤附、术量减半，更佐生姜，重在温肾阳而散水气；主治脾肾阳虚，水湿泛溢之证。

【实验研究】真武汤具有抑制心室重构，改善慢性心力衰竭大鼠心功能。[叶嘉豪，李琳钟，森杰，等.真武汤对慢性心力衰竭大鼠心室重构的影响.中国中医基础医学杂志，2022，28（9）：1419-1422.]

【方歌】真武汤壮肾中阳，茯苓术芍附生姜，少阴腹痛有水气，悸眩瞤惕保安康。

实脾散

《严氏济生方》

【组成】厚朴_{去皮，姜制，炒} 白术 木瓜_{去瓤} 木香_{不见火} 草果仁 大腹子 附子_{炮，去皮脐} 白茯苓_{去皮} 干姜_{炮，各一两（各30g）} 甘草_{炙，半两（15g）}

【用法】上㕮咀，每服四钱（12g），水一盏半，生姜五片，大枣一枚，煎至七分，去滓温服，不拘时服（现代用法：加生姜5片，大枣1枚，水煎服）。

【功用】温阳健脾，行气利水。

【主治】脾肾阳虚，水湿内停之阴水。身半以下肿甚，手足不温，口中不渴，胸腹胀满，大便溏薄，舌苔白腻，脉沉弦而迟者。

【证治机理】本方所治之水肿，是谓阴水。乃由脾肾阳虚，阳不化水，水湿内停所致。水湿内停，泛溢肌肤，故肢体浮肿；水邪下趋，故身半以下肿甚；脾肾阳虚，失于温煦，则手足不温；水湿内阻，气机不畅，则胸腹胀满；水湿下走肠间，则大便溏薄；口不渴，舌苔白腻，脉沉弦而迟等亦为阳虚水停之征。治宜温阳健脾，行气利水。

【方解】本方为治疗阴水证之常用方。方中附子温肾阳，助气化以祛湿；干姜暖脾阳，助运化以制水。二药相合，温肾暖脾，扶阳抑阴，共为君药。茯苓、白术健脾渗湿，利水消肿，同为臣药。君臣相协，补火助阳，崇土实脾，利水渗湿。厚朴、木香、大腹子（槟榔）行气利水，气化则湿化，气顺则胀消；木瓜除湿和中；草果温中燥湿，俱为佐药。甘草、生姜、大枣益脾和中，生姜兼能温散水气，甘草亦可调和药性，同司佐使之职。诸药相合，辛热与淡渗合法，纳行气于温利之中，脾肾兼顾，主以实脾。

【临床运用】常用于慢性肾小球肾炎、心源性水肿、肝硬化腹水等证属脾肾阳虚，水停气滞者。

【鉴别】真武汤与实脾散皆用附子、茯苓、白术，具温补脾肾、利水渗湿之功，主治脾肾阳虚之水肿证。真武汤以附子为君，辅以芍药、生姜，故偏于温肾，兼可敛阴缓急、柔肝止痛；用于阳虚水肿，伴有腹痛或身瞤动者。实脾散以附子、干姜共为君药，故偏于暖脾，且佐入草果、木香、厚朴、槟榔等行气除满之品，用于阳虚水肿兼有胸腹胀满者。

【实验研究】实脾饮可防止肾小球硬化，延缓糖尿病肾病的发生、发展。[孙红旭，马鸿斌，薛国忠，等.实脾饮对糖尿病肾病大鼠的保护作用.中医研究，2013，26（2）：69-72.]

【方歌】实脾苓术与木瓜，甘草木香大腹加，草果附姜兼厚朴，虚寒阴水效堪夸。

第五节 祛湿化浊剂

祛湿化浊剂，适用于湿浊下注所致的白浊、妇女带下等证。方如萆薢分清饮、完带汤等。

萆薢分清饮（原名萆薢分清散）

《杨氏家藏方》

【组成】益智仁 川萆薢 石菖蒲 乌药各等分（各9g）

【用法】上为细末，每服三钱（9g），水一盏半，入盐一捻，同煎至七分，食前温服（现代用法：水煎服，加入食盐少许）。

【功用】温肾利湿，分清化浊。

【主治】下焦虚寒之膏淋、白浊。小便频数，浑浊不清，白如米泔，凝如膏糊，舌淡苔白，脉沉。

【证治机理】证由下焦虚寒，湿浊不化所致。年老体弱，久病虚损，或劳累过度，房室不节，皆可损伤肾阳而致气化失司，膀胱失约，封藏失职，湿浊下注，则小便频数；肾失封藏，清浊不分，脂液下泄，而见小便浑浊不清、白如米泔，甚则凝如膏糊；舌淡苔白，脉沉为下元虚寒之象。治宜温暖下元，利湿化浊。

【方解】本方为治疗下焦虚寒淋浊之常用方。方中萆薢味苦性平，长于利湿而分清别浊，为治白浊、膏淋之要药，故为君药。益智仁温肾助阳，固精缩尿，用以为臣。石菖蒲芳化湿浊，兼祛膀胱之寒，以助萆薢分清化浊之力；乌药温肾散寒，除膀胱冷气，治小便频数，与益智仁相配，则温肾之力尤著，均为佐药。入盐煎服，取其咸以入肾，引药直达下焦，为使药。诸药相伍，利温相合，通中寓涩，分清别浊，药简效专。

原书方后云"一方加茯苓、甘草"，则其利湿分清之力益佳。

本方出自南宋医家杨倓的《杨氏家藏方》，原名"萆薢分清散"，及至元代《丹溪心法》收载本方时更名为"萆薢分清饮"。

【临床运用】常用于乳糜尿、慢性前列腺炎、慢性肾盂肾炎、慢性肾炎、慢性盆腔炎等证属下焦虚寒，湿浊不化者。

【附方】

萆薢分清饮（《医学心悟》） 川萆薢二钱（6g） 黄柏炒褐色 石菖蒲各五分（各2g） 茯苓 白术各一钱（各3g） 莲子心七分（2g） 丹参 车前子各一钱五分（各4.5g） 水煎服。功用：清热利湿，分清化浊。主治：湿热白浊，小便浑浊，尿有余沥，舌苔黄腻。

膏淋汤（《医学衷中参西录》） 生山药一两（30g） 生芡实六钱（18g） 生龙骨捣细，六钱（18g） 生牡蛎捣细，六钱（18g） 大生地切片，六钱（18g） 潞党参三钱（9g） 生杭芍三钱（9g） 水煎服。功用：补肾固摄，滋阴清热。主治：肾虚不固，阴虚内热之膏淋。小溲浑浊，或兼稠黏，溲时淋涩作痛。

【鉴别】杨氏萆薢分清饮、程氏萆薢分清饮、膏淋汤皆可治疗膏淋、白浊。萆薢分清饮两方皆用萆薢、石菖蒲利湿分清，但《杨氏家藏方》萆薢分清饮配以益智仁、乌药，功可温暖下元，主治下焦虚寒之白浊；《医学心悟》萆薢分清饮则伍黄柏、车前子以清热祛湿，功可清热利湿，主治下焦湿热之白浊。膏淋汤则用山药、芡实补肾，兼有收摄之功，龙骨、牡蛎固涩其脱，地黄、芍药清热滋阴，党参补益元气。膏淋汤与程氏萆薢分清饮皆因有热，但程氏萆薢分清饮以清热祛湿为主，而膏淋汤则滋阴清热，且具收敛固涩之功。

【实验研究】萆薢分清饮具有抗炎作用，可降低前列腺液中炎症因子水平。[郑胜，黄蓉.萆薢分清饮加减治疗慢性非细菌性前列腺炎的疗效及对前列腺液中细胞因子的影响.中医临床研究，2020，12（26）：72-75.]

【方歌】萆薢分清石菖蒲，草梢乌药益智俱，或益茯苓盐煎服，通心固肾浊精驱。

完带汤

《傅青主女科》

【组成】白术土炒，一两（30g） 山药炒，一两（30g） 人参二钱（6g） 白芍酒炒，五钱（15g） 车前子酒炒，三钱（9g） 苍术制，三钱（9g） 甘草一钱（3g） 陈皮五分（2g） 黑芥穗五分（2g） 柴胡六分（2g）

【用法】水煎服。

【功用】补脾疏肝，化湿止带。

【主治】脾虚肝郁，湿浊下注之带下证。带下色白，清稀无臭，肢体倦怠，大便溏薄，舌淡苔白，脉缓或濡弱。

【证治机理】证由脾虚肝郁，带脉失约，湿浊下注所致。《傅青主女科》云："带下俱是湿证……脾气之虚，肝气之郁，湿气之侵，热气之逼，安得不成带下之病哉！"脾虚则水湿内停，肝郁则疏泄无权，带脉不固，湿浊下注，故见带下色白量多、清稀无臭；脾虚化源不足，气血不荣，肌肉失养，则肢体倦怠；脾虚湿停，清阳不升，则大便溏薄；舌淡苔白，脉缓濡弱，亦为脾虚湿盛之象。是证傅氏主张当"大补脾胃之气，稍佐以疏肝之品，使风木不闭塞于地中，则地气自升腾于天上，脾气健而湿气消，自无白带之患矣"（《傅青主女科》卷上），治宜补脾益气，疏肝解郁，化湿止带。

【方解】本方为治脾虚肝郁，湿浊下注带下证之常用方。方中重用白术、山药益气补脾，白术尤善健脾燥湿，山药并能补肾以固带脉，使带脉有约，带下得止，共为君药。人参补中益气，资君药补脾之力；苍术燥湿运脾，助白术祛湿之功；白芍柔肝抑木，使木达而脾土自强，同为臣药。佐以陈皮理气和中，使君药补而不滞，又可令气行而湿化；车前子利湿清热，配苍术、白术使湿浊之邪由小便而去；柴胡、荆芥穗辛温升散，得白术可升发脾胃清阳，配白芍可疏达肝气之郁，俱为佐药。甘草益气补中，调和药性，为佐使药。诸药合用，补中寓散，升清除湿，肝脾同治，重在治脾。

【临床运用】常用于慢性阴道炎、慢性宫颈炎、慢性盆腔炎等证属脾虚肝郁，湿浊下注者。

【实验研究】完带汤可改善阴道环境，减轻慢性宫颈炎炎性病变程度。[袁亚美，朱文莉，施慧.完带汤对肝郁脾虚型慢性宫颈炎模型大鼠病理形态及阴道微生态的影响.陕西中医药大学学报，2018，41（3）：85–88.]

【方歌】完带汤中用白术，山药人参白芍辅，苍术车前黑芥穗，陈皮甘草与柴胡。

第六节　祛风胜湿剂

祛风胜湿剂，适用于风湿之邪侵犯肌表、经络、关节所致的头痛身重、肢节不利、腰膝顽麻痹痛等证。方如羌活胜湿汤、独活寄生汤、桂枝芍药知母汤等。

羌活胜湿汤

《脾胃论》

【组成】羌活　独活各一钱（各6g）　藁本　防风　甘草炙，各五分（各3g）　蔓荆子三分（2g）　川芎二分（1.5g）

【用法】上件㕮咀，都作一服，水二盏，煎至一盏，去滓，食后温服（现代用法：水煎服）。

【功用】祛风胜湿止痛。

【主治】风湿犯表之痹证。肩背痛不可回顾，头痛身重，或腰脊疼痛，难以转侧，苔白，脉浮。

【证治机理】本证由汗出当风，或久居湿地，风湿之邪侵袭肌表所致。风湿郁于肌腠，阻碍气血，经脉不通，不通则痛，故见头痛身重、肩背痛或腰脊痛而难以转侧；苔白，脉浮皆为风湿郁于肌表之象。风湿在表，宜从汗解，故法当祛风胜湿、宣痹止痛。

【方解】本方为治风湿犯表之痹证的常用方。方中羌活、独活辛苦温燥，皆可祛风除湿，通利关节。其中羌活善祛上部风湿，独活善祛下部风湿，合而用之，则发散一身上下风湿之邪，通利关节而止痹痛，共为君药。防风散风胜湿而治一身之痛；川芎上行头目，旁通络脉，既可疏散周身风邪，又能活血行气而止头身之痛，共助君药散邪通痹止痛之力，用为臣药。藁本疏散太阳经之风寒湿邪，且善达颠顶而止头痛；蔓荆子亦轻浮上行，主散头面之邪，并可清利头目，俱为佐药。甘草缓诸药辛散之性，并调和诸药，为佐使药。诸药相伍，可祛风胜湿，宣痹止通。

【临床运用】常用于风湿性关节炎、类风湿关节炎、骨质增生症、强直性脊柱炎等证属风湿在表者。

【附方】

蠲痹汤（《杨氏家藏方》）当归去土，酒浸一宿 羌活去芦头 姜黄 黄芪蜜炙 白芍药 防风去芦头，各一两半（各45g） 甘草炙，半两（15g）上㕮咀，每服半两（15g），水二盏，加生姜五片，同煎至一盏，去滓温服，不拘时候。功用：益气和营，祛风胜湿。主治：风寒湿邪痹阻经络之证。肩项臂痛，举动艰难，手足麻木等。

【鉴别】九味羌活汤与羌活胜湿汤均用羌活、防风、川芎、甘草；皆能祛风胜湿，止头身之痛。但九味羌活汤中配伍苍术、细辛、白芷与生地黄、黄芩，解表发汗之功较著，兼清里热；适宜于风寒湿邪在表且内有蕴热之证，临床表现以恶寒发热、无汗、口苦微渴为特征。羌活胜湿汤配伍独活、藁本、蔓荆子，善祛一身上下之风湿，而发汗散寒之力稍逊；适宜于风湿客于肌表经络之证，临床表现以头项、肩背、腰脊重痛为主症。

【实验研究】羌活胜湿汤可治疗颈型颈椎病，改善颈椎关节活动度。[李新伟，谭克平，杜嘉，等.羌活胜湿汤配合针刺治疗颈型颈椎病（风寒湿型）的疗效观察.中国现代应用药学，2017，34（6）：894-897.]

【方歌】羌活胜湿羌独芎，甘蔓藁本与防风，湿气在表头腰重，发汗升阳有奇功。

独活寄生汤

《备急千金要方》

【组成】独活三两（9g） 桑寄生 杜仲 牛膝 细辛 秦艽 茯苓 肉桂心 防风 川芎 人参 甘草 当归 芍药 干地黄各二两（各6g）

【用法】上十五味，㕮咀，以水一斗，煮取三升，分三服，温身勿冷也（现代用法：水煎服）。

【功用】祛风湿，止痹痛，益肝肾，补气血。

【主治】痹证日久，肝肾两虚，气血不足证。腰膝疼痛，肢节屈伸不利，或麻木不仁，畏寒喜温，心悸气短，舌淡苔白，脉细弱。

【证治机理】本证由风寒湿痹日久不愈，累及肝肾，耗伤气血而成。风寒湿邪客于肢体关节，气血运行失畅，又兼肝肾不足，气血方虚，筋骨失养，故见腰膝疼痛、肢节屈伸不利或麻木不仁；寒湿伤阳，则畏寒喜暖；气血不足，则心悸气短，舌淡苔白，脉细弱等均为气血不足之象。对此正虚邪实之证，治宜祛邪与扶正兼顾，法当祛风散寒胜湿、补益肝肾气血。

【方解】本方为治痹证日久，肝肾两虚，气血不足证之常用方。方中重用独活，辛苦微温，性善下行，长于祛深伏腰膝腿足之风寒湿邪以除痹痛，用以为君药。细辛长于搜剔阴经之风寒湿邪，又除经络之留湿；秦艽祛风湿，舒筋络而利关节；桂心温里祛寒，通利血脉；防风祛一身之风湿。四药助君药祛风胜湿，散寒止痛之效，同为臣药。桑寄生、杜仲、牛膝补益肝肾，祛风湿而强筋骨，其中牛膝尚能活血以通利肢节筋脉；地黄、当归、芍药、川芎养血和血寓治风先治血，血行风自灭之意；人参、茯苓、甘草益气健脾，使气血充而筋骨经脉得以濡养，俱为佐药。甘草与芍药相合，能缓急以舒筋，又兼调诸药，为佐使药。诸药合用，辛温行散与甘温滋柔合法，辛温行散则风寒湿邪俱除，甘温滋柔则肝肾强健，气血充盛，纳益肝肾、补气血于祛邪蠲痹之中，邪正兼顾，诸症自缓。

【临床运用】常用于风湿性关节炎、类风湿关节炎、慢性肌筋膜炎、骨质增生症、小儿麻痹等证属风寒湿痹日久，正气不足者。

【附方】

三痹汤（《校注妇人良方》）川续断　杜仲去皮，切，姜汁炒　防风　桂心　细辛　人参　白茯苓　当归　白芍药　甘草各一两（各30g）　秦艽　生地黄　川芎　川独活各半两（各15g）　黄芪　川牛膝各一两（各30g）上为末，每服五钱（15g），水二盏，加姜三片，大枣一枚，煎至一盏，去滓热服，不拘时候，但腹稍空服之。功用：益气活血，祛风除湿。主治：痹证日久，耗伤气血证。手足拘挛，或肢节屈伸不利，或麻木不仁，舌淡苔白，脉细或涩。

乌头汤（《金匮要略》）麻黄　芍药　黄芪各三两（各9g）　甘草炙，三两（9g）　川乌咬咀，以蜜二升，煎取一升，即出乌头，五枚（9g）上五味，咬咀四味，以水三升，煮取一升，去滓，内蜜煎中，更煎之，服七合。不知，尽服之。功用：温经散寒，祛湿止痛。主治：寒湿痹证。关节剧痛，不可屈伸，畏寒喜热，舌淡苔薄白，脉沉弦。

【鉴别】三痹汤与独活寄生汤皆以防风、桂心、细辛、独活、秦艽祛风散寒，胜湿止痛；以八珍汤（去白术）益气血，杜仲、牛膝补肝肾、强筋骨。但三痹汤又用黄芪增益气之力，再合续断补肝肾、强筋骨；独活寄生汤则用桑寄生祛风湿，强筋骨。

乌头汤为风寒湿痹证而设，与独活寄生汤相比，组成药物虽少，但方中川乌与麻黄相配，祛痹止痛之力较著；黄芪与芍药、甘草合用，益气养血，和营缓急，并能制约乌、麻之峻烈。乌头汤温经止痛作用优于独活寄生汤，但补虚之力较弱。

【实验研究】独活寄生汤可通过调节氧化酶活性，抑制炎症细胞因子及基质金属蛋白酶的表达对类风湿关节炎发挥治疗作用。[彭程，高明利，于静，等.独活寄生汤对大鼠类风湿关节炎的治疗效果及对血清 IL-1β、TNF-α 和 MMPs 的影响.中华中医药学刊，2021，39（8）：82-85，270.]

【方歌】独活寄生艽防辛，芎归地芍桂苓均，杜仲牛膝人参草，冷风顽痹屈能伸。

桂枝芍药知母汤

《金匮要略》

【组成】桂枝四两（12g）　芍药三两（9g）　麻黄二两（6g）　生姜五两（15g）　白术五两（15g）　知母四两（12g）　防风四两（12g）　附子炮，二枚（15g）　甘草二两（6g）

【用法】上九味，以水七升，煮取二升，温服七合，日三服（现代用法：水煎服）。

【功用】祛风除湿，散寒除痹，滋阴清热。

【主治】历节。肢体关节肿大疼痛，身体瘦弱，脚肿如脱，头眩短气，时时欲吐，舌淡苔白，脉沉细。

【证治机理】本证因风湿流注于筋脉关节，气血通行不畅，正气日衰，邪气日盛，渐次化热伤阴所致。风湿流注于筋脉关节，气血通行不畅，故肢体关节肿大疼痛；病久不解，邪气日盛，正气日衰，清窍失荣，故见身体瘦弱，头眩短气；湿阻中焦，胃气上逆，故时时欲吐；湿浊下注，邪无出路，则脚肿如脱；舌淡苔白，脉沉细皆为寒湿痹阻之象。对此风寒湿痹日久，入里化热伤阴之证，治当祛风除湿、散寒除痹、滋阴清热。

【方解】本方为治疗风寒湿痹，化热伤阴之常用方。方中桂枝辛甘温，温通经脉，善利关节而祛风邪；附子辛甘大热，为通十二经纯阳之要药。二药合用，祛风除湿以通脉，温经散寒以助阳，共为君药。麻黄、防风、生姜解表散寒，配伍桂枝祛在表之风湿，防风尚能胜湿止痛，生姜兼可温胃止呕，为臣药。白术燥湿健脾，与麻黄、桂枝、附子相伍以祛风寒湿而止痹痛；芍药、知母滋阴清热，既防大队温热辛散之品伤阴，又可治风湿入里化热伤阴之证，俱为佐药。甘草与芍药相配，可缓急止痛；甘草兼可解附子之毒，亦有调和诸药之功，用为佐使。诸药相伍，寒温并用，以温为主，温经散寒以助阳；攻补兼施，以攻为主，祛风除湿止痹痛；刚柔相济，温燥不伤阴，凉柔不恋邪。

【临床运用】常用于风湿性关节炎、类风湿关节炎、肩关节周围炎、急性痛风、慢性肌筋膜炎、骨质增生症等证属风寒湿痹，化热伤阴者。

【实验研究】桂枝芍药知母汤能使骨小梁的数量减少、厚度变薄，改善骨小梁的连接度，还可降低破骨细胞数量以达到骨保护的作用，改善骨质疏松症。［彭伟，张青，黄勤挽，等．基于 RANKL/OPG 探讨桂枝芍药知母汤对骨质疏松症模型大鼠的治疗作用．中国实验方剂学杂志，2021，27（23）：11-18.］

【方歌】桂枝芍药知母汤，附子麻黄以通阳，术草防风鲜生姜，调荣养卫总如常。

复习思考题

1. 为什么说平胃散为治疗湿滞脾胃证之基础方？

2. 平胃散与藿香正气散皆有化湿和中之功，二者的适应证候有何不同，为什么？

3. 查阅《温病条辨》"五加减正气散"，并与藿香正气散进行用药配伍比较，深刻理解"方之用，变也"之义。

4. 茵陈蒿汤为治湿热黄疸之代表方，如何理解其配伍特点？

5. 结合八正散、小蓟饮子、导赤散三方中生地黄与木通的配伍，谈谈你对古人遣药组方的理解。三方临证应如何鉴别应用？

6. 联系三仁汤，分析《温病条辨》中提出湿温初起"三禁"的临床意义。

7. 甘露消毒丹应以何药为君？为什么？

8. 当归拈痛汤治证属湿热，何以辛温之羌活为君？方名取"当归"之意为何？

9. 服五苓散为何宜"多饮暖水"？方中配伍桂枝有何意义？为何重用泽泻为君？

10. 五苓散、连朴饮、藿香正气散、理中丸等均可用治霍乱，如何区别应用？

11. 简述五苓散与猪苓汤在组成、配伍、功用、主治等方面的异同点。

12. 防己黄芪汤与玉屏风散在功用、主治与配伍方面有何异同？

13. 简析黄芪在补中益气汤、玉屏风散、当归补血汤、补阳还五汤、防己黄芪汤等方中的配伍意义。

14. 苓桂术甘汤组方配伍是如何体现"病痰饮者，当以温药和之"的？

15. 鉴别苓桂术甘汤与肾著汤组方配伍之异同。

16. 如何理解真武汤中芍药的配伍意义？

17. 五苓散、五皮散、真武汤、实脾散等均可治疗水肿，临证应如何区别使用？

18. 完带汤以何药为君？方中柴胡、荆芥穗与白芍的配伍意义是什么？

19. 完带汤与易黄汤均可治疗带下证，临证如何区别运用？

20. 从组成、功用、主治等方面比较羌活胜湿汤与九味羌活汤的异同。

21. 独活寄生汤何药用量独重？为什么？如何理解本方的组方原理？

22. 在独活寄生汤与桂枝芍药知母汤中配伍滋阴药的目的是什么？

23. 从组成、功用、主治、病机等方面比较独活寄生汤与桂枝芍药知母汤的异同。

扫一扫，查阅本章数字资源，含PPT、视频等

一、概念

凡具有消除痰饮之功，主治痰饮病证的方剂，称为祛痰剂。属于"八法"中的"消法"范畴。

二、适应证及分类

痰和饮均为人体水液代谢障碍所形成的病理产物，二者异名同类，故多痰饮并称。痰饮为病，内而脏腑，外至筋骨皮肉，胸膈肠胃、经络四肢无处不到。由于所在部位不同，且痰饮为病又多兼邪致病，故其临床症情十分复杂，常以咳嗽、喘促、头痛、眩晕、胸痹、呕吐、中风、痰厥、癫狂、惊痫、痰核及瘰疬等为主症。清代汪昂《医方集解》曰"在肺则咳，在胃则呕，在头则眩，在心则悸，在背则冷，在胁则胀，其变不可胜穷也"，故前贤有"百病皆为痰作祟"之说。

痰饮病的成因很多，治法也各不相同。依据其成因、性质和邪气兼夹，本章方剂分为燥湿化痰剂、清热化痰剂、润燥化痰剂、温化寒痰剂、治风化痰剂五类。

三、使用注意事项

治痰求本在脾肾。《景岳全书》云："五脏之病，虽俱能生痰，然无不由乎脾肾。"因此，祛痰剂中每多配伍健脾祛湿药，有时酌配益肾之品，以图标本同治。治痰之要在理气。因痰随气而升降，气滞则痰聚，气顺则痰消，诚如《丹溪心法》所云"善治痰者，不治痰而治气，气顺则一身之津液亦随气而顺矣"，故祛痰剂中又常配伍理气之品。至于痰流经络、肌腠而为瘰疬、痰核者，又常结合软坚散结之法，随其虚实寒热而调之。

应用祛痰剂时，应辨清痰饮病寒热燥湿之不同性质，以及病情之标本缓急，分别遣药组方。对痰证有咳血倾向者，不宜使用燥烈之剂；表邪未解或痰多者，应慎用滋润之品，以防壅滞留邪，病久不愈。

第一节 燥湿化痰剂

燥湿化痰剂，适用于湿痰证。方如二陈汤、茯苓丸、温胆汤等。

二陈汤

《太平惠民和剂局方》

【组成】半夏汤洗七次 橘红各五两（各15g） 白茯苓三两（9g） 甘草炙，一两半（4.5g）

【用法】上药㕮咀，每服四钱（12g），用水一盏，生姜七片，乌梅一个，同煎六分，去滓热服，不拘时候（现代用法：加生姜7片，乌梅1个，水煎服）。

【功用】燥湿化痰，理气和中。

【主治】湿痰证。咳嗽痰多，色白易咳，恶心呕吐，胸膈痞闷，肢体困重，或头眩心悸，舌苔白滑或腻，脉滑。

【证治机理】本证系脾失健运，湿聚成痰所致。湿痰之生，责之于脾，脾失健运，停湿成痰；湿痰上犯于肺，肺失宣降，则见咳嗽痰多；痰阻气机，胃失和降，肺失宣发，则恶心呕吐，胸膈痞闷；湿性重滞，则肢体困倦；湿痰凝聚，阻碍清阳，则头眩；痰浊凌心，则心悸；舌苔白滑或腻，脉滑，亦为湿痰之象。治宜燥湿化痰，理气和中。

【方解】本方为治湿痰证之基础方。方中半夏辛温而性燥，尤善燥湿化痰，又可降逆和胃止呕，兼以散结消痞，《本草从新》谓其"为治湿痰之主药"，故以之为君药。湿痰既成，阻滞气机，橘红辛温苦燥，理气行滞，燥湿化痰，乃"治痰先治气，气顺则痰消"之意，为臣药。君臣相伍，燥化行气，共祛湿痰。茯苓甘淡，渗湿健脾，以治其生痰之源，与半夏相伍，体现了朱丹溪所谓"燥湿渗湿则不生痰"之理；生姜既助半夏降逆，又制半夏之毒；少许乌梅收敛肺气，与半夏相伍，散中有收，祛痰而不伤正，且有"欲劫之而先聚之"之意，均为佐药。炙甘草和中调药，为使药。"陈皮、半夏贵其陈久，则无燥散之患，故名二陈"（《医方集解·除痰之剂》）。

【临床运用】常用于慢性支气管炎、慢性阻塞性肺疾病、慢性胃炎、梅尼埃病、神经性呕吐、癫痫等证属湿痰者。

【附方】

导痰汤（《传信适用方》引皇甫坦方）　半夏汤洗七次，四两（12g）　天南星细切，姜汁浸，一两（3g）枳实去瓤，一两（3g）　橘红一两（3g）　赤茯苓一两（3g）　上为粗末，每服三大钱（9g），水二盏，生姜十片，煎至一盏，去滓，食后温服。功用：燥湿祛痰，行气开郁。主治：痰厥证。头目眩晕，痰涎壅盛，胸膈痞塞，胁肋胀满，头痛吐逆，喘急痰嗽，涕唾稠黏，舌苔厚腻，脉滑。

涤痰汤（《奇效良方》）　南星姜制　半夏汤洗七次，各二钱半（各7.5g）　枳实麸炒，二钱（6g）　茯苓去皮，二钱（6g）　橘红一钱半（4.5g）　石菖蒲　人参各一钱（各3g）　竹茹七分（2g）　甘草半钱（1.5g）　上作一服，水二盅，生姜五片，煎至一盅，食后服。功用：涤痰开窍。主治：中风痰迷心窍证。舌强不能言，喉中痰鸣，辘辘有声，舌苔白腻，脉沉滑或沉缓。

金水六君煎（《景岳全书》）　当归　半夏　茯苓各二钱（各6g）　熟地三至五钱（9～15g）　陈皮一钱半（4.5g）　炙甘草一钱（3g）　生姜三五七片　水煎服。功用：滋补肺肾，祛湿化痰。主治：肺肾不足，或年迈阴血不足，湿痰内阻，咳嗽喘逆，呕恶多痰，舌苔花剥者。

清中汤（《证治准绳》）　黄连　山栀炒，各二钱（各6g）　陈皮　茯苓各一钱半（各4.5g）　半夏姜汤泡七次，一钱（3g）　草豆蔻仁槌碎　甘草炙，各七分（各2g）　姜三片　水煎服。功用：清火化痰，理气和中。主治：痰火郁滞，胸脘疼痛，呕吐恶逆，口苦，舌苔黄腻者。

【鉴别】上四首附方皆由二陈汤化裁而成，均有燥湿化痰的功用。导痰汤是二陈汤去乌梅、甘草，加天南星、枳实而成；燥湿行气化痰之力较二陈汤为著；适用于痰浊内阻，气机不畅之痰厥证。涤痰汤在导痰汤中又加石菖蒲、竹茹、人参、甘草，较之导痰汤又多涤痰开窍、益气扶正之功，是治中风痰迷心窍的常用方。金水六君煎是二陈汤去乌梅，加熟地黄、当归而成，熟地黄、当归滋阴养血，补肺肾之不足；适用于年迈阴虚，或血气不足所致之咳嗽痰多之证。清中汤是二陈汤去乌梅，加栀子、黄连、草豆蔻组成；栀子、黄连苦寒清热泻火，草豆蔻燥湿行气和中，功兼清火和中；适用于痰火郁滞之胸脘疼痛，呕吐恶逆者。

【实验研究】二陈汤加味能有效减轻慢性阻塞性肺疾病所致肺部炎症反应。[尚立芝，季书，李耀洋，等．二陈汤加味通过 Jagged1/Notch1/Hes1 信号通路对慢性阻塞性肺疾病的抗炎机制．中国实验方剂学杂志，2023，29（9）：109-118.]

【方歌】二陈汤用半夏陈，益以茯苓甘草成，利气调中兼去湿，一切痰饮此为珍；

导痰汤内加星枳，顽痰胶固力能驯；若加竹茹与枳实，汤名温胆可宁神。

茯苓丸（治痰茯苓丸）

《全生指迷方》，录自《是斋百一选方》

【组成】茯苓一两（6g）　枳壳麸炒，去瓤，半两（3g）　半夏二两（12g）　风化朴硝一分（1g）

【用法】上四味为末，生姜自然汁煮糊为丸，如梧桐子大，每服三十丸，生姜汤下（现代用法：姜汁糊丸，每服 6g，生姜汤或温开水送下；亦可作汤剂，加生姜 3 片，朴硝溶服）。

【功用】燥湿行气，软坚化痰。

【主治】痰伏中脘，流注经络证。两臂疼痛或抽掣，不得上举，或左右时复转移，或两手麻木，或四肢浮肿，舌苔白腻，脉沉细或弦滑。

【证治机理】本证因痰停中脘所致，"滞于肠胃，流于经络"（《徐大椿医书全集·杂病证治》卷 2）。盖四肢皆禀气于脾，脾湿生痰，痰饮流于四肢，故见两臂或四肢疼痛，甚则浮肿，《是斋百一选方》云："伏痰在内，中脘停滞，脾气不流行，上与气搏，四肢属脾，滞而气不下，故上行攻臂。"舌苔白腻，脉沉细或弦滑，乃湿痰内阻之象。此痰停中脘，流于四肢之证，不可以风湿论治，法当燥湿行气化痰行之。

【方解】本方为治疗痰伏中脘，流注经络臂痛证之代表方。方中半夏燥湿化痰，为君药。茯苓健脾渗湿，为臣药。君臣相配，可消既成之痰，又杜生痰之源。枳壳理气宽中，使气顺则痰消；然痰伏中脘，流注肢节，非一般化痰药所能及，故而加咸苦之风化硝，软坚润下，荡涤中脘之伏痰。用姜汁糊丸，既可制半夏之毒，又助半夏化痰散结，共为佐药。诸药相伍，辛燥行化之中兼以咸润软坚，消下并用，共奏燥湿行气，软坚化痰之功。以丸剂渐消缓化中脘伏痰，俾脾运复健，自然流于四肢之痰亦潜消默运，实属"治病求本"之方。

【临床运用】常用于上肢血管性水肿、慢性支气管炎等证属顽痰停伏者。

【实验研究】茯苓丸对关节软骨有保护作用。[安帅，白荣闯，李格格，等．茯苓丸加减方对兔膝骨关节炎模型 MMP-3、MMP-13 及 TIMP-1 表达水平的影响．上海中医药杂志，2021，55（7）：64-67.]

【方歌】指迷茯苓丸最精，风化芒硝枳半并，臂痛难移脾气阻，停痰伏饮有嘉名。

温胆汤

《三因极一病证方论》

【组成】半夏汤洗七次　竹茹　枳实麸炒，去瓤，各二两（各6g）　陈皮三两（9g）　甘草炙，一两（3g）茯苓一两半（4.5g）

【用法】上为锉散，每服四大钱（12g），水一盏半，姜五片，枣一枚，煎七分，去滓，食前服（现代用法：加生姜 5 片，大枣 1 枚，水煎服）。

【功用】理气化痰，清胆和胃。

【主治】胆胃不和，痰热内扰证。胆怯易惊，虚烦不宁，失眠多梦，或呕吐呃逆，或癫痫，苔腻微黄，脉弦滑。

【证治机理】证因胆胃不和，痰热内扰所致。胆为中正之官，清净之腑，喜宁谧恶烦扰，失其常则木郁不达，疏泄不利，胃气因之不和而生痰涎，痰气互阻，郁而化热。胆受痰热所扰，则见胆怯易惊、虚烦不宁、失眠多梦；痰浊内阻，胃失和降，浊阴上逆，则见呕吐呃逆；痰浊蒙蔽清窍，则可发为癫痫；舌苔腻微黄，脉弦滑均为痰热内扰之象。治宜理气化痰，清胆和胃。

【方解】本方为治胆胃不和，痰热内扰证之常用方。方中半夏燥湿化痰，降逆和胃，为君药。竹茹清胆和胃，除烦止呕，为臣药。君臣相配，清胆和胃，令胆气清肃，胃气顺降，胆胃得和，烦呕自止。枳实、陈皮理气化痰，使气顺则痰消；茯苓健脾渗湿，以治生痰之源；生姜、大枣和中培土，且制半夏之毒，共为佐药。炙甘草益气和中，调和诸药，为使药。综合全方，温凉兼进，全方不寒不燥，理气化痰以和胃，胃气和降则胆郁得舒，痰浊得去则胆无邪扰，如是则复其宁谧，诸症自愈。

温胆汤最早见于《外台秘要》引《集验方》，方中生姜四两，半夏（洗）二两，橘皮三两，竹茹二两，枳实（炙）二枚，甘草（炙）一两，治"大病后，虚烦不得眠，此胆寒故也"。是方药性以温为主，后世多以此方化裁，亦用治"虚烦"诸症。其中，尤以《三因极一病证方论》之温胆汤为后世所喜用，其减生姜四两为五片，另入茯苓一两半，大枣一枚，遂使方之温性有减而凉性得增，后世仍沿用"温胆"之名。罗东逸云："和即温也，温之者，实凉之也。"

【临床运用】常用于神经症、急慢性胃炎、消化性溃疡、慢性支气管炎、梅尼埃病、更年期综合征、癫痫等证属痰热内扰者。

【附方】

黄连温胆汤（《六因条辨》） 半夏汤洗七次 竹茹 枳实麸炒，去瓤，各二两（各6g） 陈皮三两（9g）甘草炙，一两（3g） 茯苓一两半（4.5g） 黄连三两（9g） 水煎服。功用：清热除烦，燥湿化痰。主治：痰热内扰所致失眠，眩晕虚烦，欲呕，口苦，舌苔黄腻。

十味温胆汤（《世医得效方》） 半夏汤洗七次 枳实去瓤切，麸炒 陈皮去白，各三两（各9g） 白茯苓去皮，一两半（4.5g） 酸枣仁微炒 大远志去心，甘草水煮，姜汁炒 北五味子 熟地黄切，酒炒 条参各一两（各3g） 粉草五钱（1.5g） 上锉散，每服四钱（12g），水盏半，姜五片，枣一枚，煎，不以时服。功用：化痰宁心，益气养血。主治：痰浊内扰，心胆虚怯证。触事易惊，心悸不宁，不眠多梦，心胸烦闷，坐卧不安，短气乏力，或癫狂，舌淡苔腻，脉弦而虚。

【鉴别】黄连温胆汤以二陈汤燥湿化痰、理气和中，加入黄连、枳实、竹茹清热除烦，合而用之，具清热化痰、和胃除烦之功；其泻火清热之力较温胆汤为优，用治痰热内扰之证而热邪较甚者。十味温胆汤即温胆汤去清热化痰之竹茹，加益气养血、补心安神之人参、熟地黄、五味子、酸枣仁、远志而成；适用于痰浊内扰，气血不足之心胆虚怯、神志不宁之证。

温胆汤与酸枣仁汤均可治虚烦不眠等症。但酸枣仁汤证为心肝血虚，兼阴虚内热所致；其组方重在养血安神，清热除烦，使心肝得养，虚热得清则虚烦可止。温胆汤证为胆胃不和，痰热内扰所致；用药重在理气化痰，清胆和胃，使痰热得清，胆胃得和则虚烦自除。

【实验研究】温胆汤可有效干预肥胖痰湿证大鼠慢性炎症状态。[喻松仁，刘彩玲，周丽，等 . 温胆汤通过调控 PI3K/Akt/mTOR 通路介导的脂肪细胞自噬对肥胖痰湿证炎症状态的影响 . 中国实验方剂学杂志，2023，29（14）：1-10.]

【方歌】温胆汤中苓夏草，枳竹陈皮加姜枣，虚烦不眠证多端，此系胆虚痰热扰。

第二节 清热化痰剂

清热化痰剂，适用于热痰证。方如清气化痰丸、小陷胸汤、滚痰丸等。

清气化痰丸
《医方考》

【组成】陈皮去白　杏仁去皮尖　枳实麸炒　黄芩酒炒　瓜蒌仁去油　茯苓各一两（各6g）　胆南星　制半夏各一两半（各9g）

【用法】姜汁为丸，每服二至三钱（6～9g），温开水送下（现代用法：姜汁为丸，每服6～9g，每日2次，温开水送下；亦可作汤剂，加生姜3片，水煎服）。

【功用】清热化痰，理气止咳。

【主治】痰热咳嗽。咳嗽，痰稠色黄，咯之不爽，胸膈痞闷，甚则气急呕恶，舌质红，苔黄腻，脉滑数。

【证治机理】证因痰阻气滞，气郁化火，痰热互结所致。痰热壅肺，肺失宣降，故见咳嗽、痰稠色黄、咯之不爽；痰热内结，气机阻滞，则胸膈痞闷，甚则气逆于上，发为气急呕恶；舌质红，苔黄腻，脉滑数，皆为痰热之象。痰热之治，汪昂云："气有余则为火，液有余则为痰，故治痰者必降其火，治火者必顺其气也。"治当清热化痰，理气止咳。

【方解】本方为治痰热咳嗽之常用方。方中胆南星味苦性凉，功善清热豁痰，为君药。瓜蒌仁甘寒质润而性滑，长于清热化痰；黄芩苦寒，功善清泻肺火。二者合用，助君药以增强清肺热，化痰结之力。制半夏虽属辛温之品，但与苦寒之黄芩相配，则避其性温助热之弊，而独取化痰散结，降逆止呕之功，体现苦寒与辛燥合法，共为臣药。佐以杏仁降利肺气以宣上，陈皮理气化痰以畅中，枳实破气化痰以宽胸，并佐茯苓健脾渗湿以杜生痰之源。佐使以姜汁为丸，既可制半夏之毒，又增强祛痰降逆之力。诸药相合，苦寒与辛燥合法，清化佐以行降，气顺火清痰消。

【临床运用】常用于肺炎、急性支气管炎、慢性支气管炎急性发作等证属痰热内结者。

【附方】

清金降火汤（《古今医鉴》）　陈皮一钱五分（8g）　半夏泡　茯苓　桔梗　枳壳麸炒　贝母去心　前胡各一钱（各5g）　杏仁去皮尖，一钱半（8g）　黄芩炒　石膏　瓜蒌仁各一钱（各5g）　甘草炙，三分（2g）上锉一剂，加生姜三片，水煎，食远，临卧服。功用：清金降火，化痰止嗽。主治：热痰咳嗽。

清金化痰汤（《杂病广要》引《统旨》）　黄芩　山栀各一钱半（各8g）　桔梗二钱（10g）　麦门冬去心　桑皮　贝母　知母　瓜蒌仁炒　橘红　茯苓各一钱（各5g）　甘草四分（3g）　用水二盏，煎八分，食后服。功用：清金化痰。主治：咳嗽。因火者，咽喉干痛，面赤，鼻出热气，其痰嗽而难出，色黄且浓，或带血丝，或出腥臭。

【鉴别】清气化痰丸、清金降火汤、清金化痰汤均以清肺化痰立法，用治痰热证。但清气化痰丸以胆南星、瓜蒌仁、半夏等祛痰药配伍黄芩清泄肺热，且以胆南星为君，清热化痰之功独胜，多用于痰热互结之咳痰黄稠难咯者；清金降火汤在半夏、桔梗、贝母、前胡、瓜蒌等祛痰药中伍用黄芩、石膏，清肺止咳之力较强，故宜于痰热咳嗽者；清金化痰汤于黄芩、栀子、知母等清泄肺热之中配伍瓜蒌仁、贝母、麦冬、桑白皮、桔梗等清润化痰之品，清肺降火中并能润燥化痰，故宜于痰火蕴肺，燥火炎上而见咳痰黄稠难咯，并伴咽痛、面赤、咳痰带血者。

【实验研究】清气化痰汤可抗哮喘气道炎症反应，减轻气道黏液高分泌。[陈竹，彭玉，陶琼，等.清气化痰汤对哮喘小鼠肺组织 TLR4 和 MUC5AC 表达影响.安徽医科大学学报，2018，53（8）：1209-1209.]

【方歌】清气化痰星夏橘，杏仁枳实瓜蒌实，芩苓姜汁为糊丸，气顺火消痰自失。

小陷胸汤
《伤寒论》

【组成】黄连一两（6g）　半夏洗，半升（12g）　瓜蒌实大者，一枚（20g）

【用法】上三味，以水六升，先煮瓜蒌，取三升，去滓，内诸药，煮取二升，去滓，分温三服（现代用法：水煎服）。

【功用】清热化痰，宽胸散结。

【主治】痰热互结之小结胸证。心下痞闷，按之则痛，或心胸闷痛，或咳痰黄稠，舌红苔黄腻，脉滑数。

【证治机理】原治伤寒表证误下，邪热内陷胸中，灼液为痰，痰热互结之小结胸证。痰热互结心下或胸膈，气郁不通，故胃脘或心胸痞闷、按之则痛、或心胸闷痛；痰热壅肺，故咳痰黄稠；舌红苔黄腻、脉滑数，均为痰热内蕴之象。治宜清热涤痰，宽胸散结。

【方解】本方为治痰热互结，胸中痞痛证之常用方。君以性寒之瓜蒌实，既可清热涤痰，以除胸中之痰热邪气，又能利气散结而宽胸，以治气郁不畅之胸满痞痛，正如《本草思辨录》卷2所云："瓜蒌实之长在导痰浊下行，故结胸胸痹非此不治。"臣以黄连苦寒泄热除痞，与瓜蒌实相合，则清热化痰之力倍增。半夏祛痰降逆，开结消痞，为佐药。半夏与黄连同用，一苦一辛，辛开苦降。三药合用，药简效专，润燥相得，清痰除痞。程扶生云："以半夏之辛散之，黄连之苦泻之，瓜蒌之苦润涤之，所以除热散结于胸中也。"（《古今名医方论》卷3引）。

【临床运用】常用于急性胃炎、胆囊炎、肝炎、冠心病、肺心病、急性支气管炎、胸膜炎、胸膜粘连等证属痰热互结者。

【附方】

柴胡陷胸汤（《重订通俗伤寒论》）　柴胡一钱（3g）　姜半夏三钱（9g）　小川连八分（2.5g）　苦桔梗一钱（3g）　黄芩一钱半（4.5g）　栝楼仁杵，五钱（15g）　小枳实一钱半（4.5g）　生姜汁分冲，四滴　水煎服。功用：和解清热，涤痰宽胸。主治：邪陷少阳，痰热结胸证。少阳证具，胸膈痞满，按之痛，口苦，苔黄，脉弦而数。

【鉴别】小陷胸汤与大陷胸汤皆主治热实结胸。小陷胸汤证为痰热互结心下，病位局限，病情相对较轻，病势较缓；临证仅见胸脘痞闷，按之则痛，脉象滑数；治宜清热化痰，宽胸散结；方用瓜蒌与黄连、半夏相伍，重在清热涤痰散结。但大陷胸证则为水热互结心下，涉及胸腹，其病情较重，病热较急；临证以心下痛，按之石硬，甚则从心下至少腹硬满而痛不可近，脉象沉紧为特征；治宜泻热逐水，破结通便；方用大黄、芒硝与甘遂配伍，以泻热逐水破结。

【实验研究】小陷胸汤可改善动脉粥样硬化，逆转血液流变学指标异常，抑制炎性介质的产生。[曾江琴，徐鸿婕，丁晓明.小陷胸汤对动脉粥样硬化大鼠血脂、血液流变学及炎性标志物的影响.中药药理与临床，2016，32（1）：10-14.]

【方歌】小陷胸汤连夏蒌，宽胸开结涤痰周，邪深大陷胸汤治，甘遂硝黄一泻柔。

滚痰丸（礞石滚痰丸）

《玉机微义》

【组成】大黄酒蒸　片黄芩酒洗净，各八两（各24g）　礞石捶碎，同焰硝一两，入小砂罐内盖之，铁线缚定，盐泥固济，晒干，火煅红，候冷取出，一两（3g）　沉香半两（2g）

【用法】上为细末，水丸梧桐子大，每服四五十丸，量虚实加减服，茶清、温水送下，临卧食后服（现代用法：水泛小丸，每服6～9g，日1～2次，温开水送服）。

【功用】泻火逐痰。

【主治】实热老痰证。癫狂昏迷，或惊悸怔忡，或咳喘痰稠，或胸膈痞闷，或眩晕耳鸣，或绕颈结核，或口眼蠕动，或不寐，或梦寐奇怪之状，或骨节卒痛难以名状，或噎息烦闷，大便秘结，舌苔黄厚而腻，脉滑数有力。

【证治机理】证由实热老痰久积不去而成。若实热老痰，上蒙清窍，则发为癫狂，或为昏迷；扰乱心神，则发为惊悸，甚则怔忡，梦寐奇怪之状；壅郁于肺，则咳喘痰稠，甚则噎塞烦闷；阻滞气机，则胸膈痞闷；痰火上扰清空，则发为眩晕、耳鸣；痰热留于经络、关节，则口眼蠕动、绕颈结核，或骨节卒痛；痰火内积，腑气不通，则大便秘结；舌苔黄厚而腻，脉滑数有力，均为实热顽痰之征。治当泻火逐痰。

【方解】本方为治实热老痰证之常用方。方中礞石味甘咸而性平质重，咸能软坚，质重沉坠，下气坠痰以攻逐陈积伏匿之顽痰，并平肝镇惊而治痰火上攻之惊痫，且制以火硝。《本草问答》谓："礞石，必用火硝煅过，性始能发，乃能坠痰，不煅则石质不化，药性不发。又毒不散，故必煅用。"煅后攻逐下行之力尤强，为治顽痰之要药，故以之为君。臣以大黄苦寒降泄，荡涤实热，开痰火下行之路。大黄与礞石相伍，攻坚涤痰泻热之力尤胜。黄芩清肺及上焦之实热；沉香行气开郁，降逆平喘，令气顺痰消，共为佐药。诸药相合，攻下重坠之中，纳苦寒清降之法，药简效宏。

【使用注意】因本方药力峻猛，体虚之人及孕妇均不可轻用，以免损伤正气。可根据病情之轻重、病势之缓急，以及药后反应而增减药量：急重病，每服9～12g；慢性病，每服6～9g，均临卧服。服药后多见腹泻，此乃顽痰浊垢自肠道而下之象。

【临床运用】常用于中风、精神分裂症、癫痫、偏头痛、神经症等证属实火顽痰者。

【实验研究】礞石滚痰丸有利于消除陈积伏匿之痰。［钱梦，王玲玲，谢鸣．礞石滚痰丸的临床运用．天津中医药大学学报，2018，37（4）：348-352.］

【方歌】滚痰丸用青礞石，大黄黄芩沉水香，百病多因痰作祟，顽痰怪症力能匡。

第三节　润燥化痰剂

润燥化痰剂，适用于燥痰证。方如贝母瓜蒌散。

贝母瓜蒌散

《医学心悟》

【组成】贝母一钱五分（4.5g）　瓜蒌一钱（3g）　花粉　茯苓　橘红　桔梗各八分（各2.5g）

【用法】水煎服。

【功用】润肺清热，理气化痰。

【主治】燥痰咳嗽。咳嗽呛急，咯痰不爽，涩而难出，咽喉干燥，苔白而干。

【证治机理】证由燥热伤肺，灼津成痰所致。燥热伤肺，灼津成痰，痰阻气道，肺失清肃，以致肺气上逆，故咳嗽呛急、咯痰不爽、涩而难出、咽喉干燥。苔白而干为燥痰之佐证。治宜润肺清热，理气化痰。

【方解】本方为治燥痰之常用方。方中贝母苦甘微寒，润肺清热，化痰止咳；瓜蒌甘寒微苦，清肺润燥，开结涤痰，与贝母相须为用，共为君药。臣以天花粉，既清降肺热，又生津润燥，以助君药之力。佐以橘红理气化痰、茯苓健脾渗湿。桔梗宣肺化痰，且引诸药入肺经，为佐使药。诸药合用，甘寒佐少量辛温，清润化痰而不伤津。

《医学心悟》卷3另有一贝母瓜蒌散，较本方少天花粉、茯苓、桔梗，多胆南星、黄芩、黄连、黑山栀、甘草，主治痰火壅肺之类中风证。其证虽卒然昏倒，喉中痰鸣，但无歪斜偏废之候。

【临床运用】常用于肺炎、肺结核等证属燥痰者。

【鉴别】贝母瓜蒌散、桑杏汤、清燥救肺汤皆能清润肺燥而止咳，用治肺有燥热之咳嗽证。贝母瓜蒌散重在润肺祛痰，润燥与化痰两相兼顾，主治燥痰咳嗽证；其病位在肺，故以咳嗽痰少而黏、涩而难出、咽干口燥、舌苔干为主。桑杏汤用药轻清宣透，偏于轻宣肺经温燥之邪而化痰止咳，其宣散之力大于清润化痰之力；适用于温燥外袭，肺燥津伤之轻证，症见身热不甚、干咳或痰少而黏、脉浮数者。清燥救肺汤则重在清燥润肺，止咳平喘，兼以养阴益气；适用于温燥伤肺之重证，症见身热、心烦口渴、干咳无痰、气逆而喘、舌红少苔、脉虚数者。

【实验研究】贝母瓜蒌散具有减轻肺组织黏液高分泌，发挥化痰作用。[陈久林，吴鉴超，郁志华，等.贝母瓜蒌散抑制MUC5AC表达改善脂多糖诱导的小鼠气道黏液高分泌.时珍国医国药，2022，33（9）：2125-2127.]

【方歌】贝母瓜蒌天花粉，橘红茯苓加桔梗，肺燥有痰咳难出，润肺化痰此方珍。

第四节 温化寒痰剂

温化寒痰剂，适用于寒痰证。方如苓甘五味姜辛汤、三子养亲汤等。

苓甘五味姜辛汤

《金匮要略》

【组成】茯苓四两（12g） 甘草三两（9g） 干姜三两（9g） 细辛三两（3g） 五味子半升（5g）

【用法】上五味，以水八升，煮取三升，去滓，温服半升，日三服（现代用法：水煎温服）。

【功用】温肺化饮。

【主治】寒饮咳嗽证。咳痰量多，清稀色白，或喜唾涎沫，胸膈痞满，舌苔白滑，脉弦滑。

【证治机理】证因肺气虚寒，宣降失调，津失敷布，湿聚而为痰饮；或因脾阳不足，寒从内生，运化失司，停湿成饮，上渍于肺。盖寒饮停滞于肺，肺失宣降，故见咳嗽痰多、清稀色白易唾；痰饮内停，阻滞气机，故见胸膈痞满；舌苔白滑、脉弦滑，亦为寒饮内停之象。寒饮非温不化，故治宜温肺化饮止咳。

【方解】本方为治寒饮或寒痰咳嗽之常用方。方中干姜味辛性热，入肺脾经，既可温肺散寒、蠲化痰饮，又能温运脾阳以化湿，标本兼顾，为君药。细辛温肺散寒，增强干姜温化痰饮之力；茯苓健脾渗湿，使脾复健运，痰湿无由而生，以杜生痰之源，同为臣药。五味子温敛肺气而止咳，其与干姜、细辛配伍，散收结合，可防干姜、细辛耗散伤肺，使散寒化饮而不伤正，敛肺止咳而不留邪，相反相成，是为佐药。甘草和中调药，为佐使药。诸药合用，温散之中佐以酸收，开阖相济，温肺散饮。

【临床运用】常用于慢性支气管炎、支气管哮喘、肺气肿、肺源性心脏病、慢性心功能不全等证属肺寒留饮者。

【附方】

冷哮丸（《张氏医通》）麻黄泡　川乌生　细辛　蜀椒　白矾生　牙皂去皮弦子，酥炙　半夏曲　陈胆星　杏仁去双仁者，连皮共用　甘草生，各一两（各3g）　紫菀茸　款冬花各二两（各6g）上共为细末，姜汁调神曲末，打糊为丸，每遇发时，临卧生姜汤服二钱（6g），羸者一钱（3g），更以三建膏贴肺俞穴中。服后时吐顽痰，胸膈自宽。服此数日后，以补脾肺药调之，候发如前，再服。功用：散寒涤痰。主治：寒痰哮喘。背受寒邪，遇冷即发，咳嗽痰多，胸膈痞满，倚息不得卧。

【鉴别】苓甘五味姜辛汤与小青龙汤均用干姜、细辛、五味子，皆有温肺化饮之功，治寒饮内停所致的咳嗽痰稀色白之症，均属治标之剂。但苓甘五味姜辛汤功专温肺化饮，无解表之功；而小青龙汤除温肺化饮外，尚可发散风寒，适用于外感风寒、内有水饮，表里同病者。

冷哮丸与苓甘五味姜辛汤均有温化祛痰之功。但冷哮丸所治寒痰哮喘为内外俱寒之实证。方中以麻黄、细辛散外寒；川乌、蜀椒温里寒；皂荚、白矾、胆南星化顽痰；半夏燥湿化痰；紫菀、款冬花、杏仁降利肺气，止咳化痰。方中用药较燥烈，虚人慎用。而苓甘五味姜辛汤长于温肺散寒化饮，故多用于寒饮内停所致之咳喘痰多、清稀色白者。

【方歌】苓甘五味姜辛汤，温肺化饮常用方，半夏杏仁皆可入，寒痰水饮咳嗽康。

三子养亲汤

《韩氏医通》

【组成】白芥子（9g）　紫苏子（9g）　莱菔子（9g）（原著本方无用量）

【用法】上三味，各洗净，微炒，击碎。看何证多，则以所主者为君，余次之。每剂不过三钱（9g），用生绢小袋盛之，煮作汤饮，随甘草代茶水啜用，不宜煎熬太过（现代用法：三药微炒，捣碎，布包微煮，频服）。

【功用】温肺化痰，降气消食。

【主治】痰壅气逆食滞证。咳嗽喘逆，痰多胸痞，食少难消，舌苔白腻，脉滑。

【证治机理】证因年老中虚，纳运无权所致。脾阳不振，食滞不化，寒痰内生，痰盛壅肺，肺失宣降，故见咳嗽喘逆、痰多色白；痰阻胸膈气机不畅，则见胸痞闷如塞；中虚纳运无权，故见食少难消。舌苔白腻，脉滑乃痰食停滞之征。法当温肺化痰，降气消食。

【方解】本方为治疗痰壅气逆食滞证之常用方。方中白芥子温肺化痰，利气散结；紫苏子降气化痰，止咳平喘；莱菔子消食导滞，下气祛痰。三药相伍，各有所长，白芥子长于豁痰，紫苏子长于降气，莱菔子长于消食。临证当视痰壅、气逆、食滞三者之轻重，酌定何药为君，余则为臣佐。本方用三种果实组方，以治老人喘嗽之疾，并寓"子以养亲"之意，原书云："三士人求治其亲，高年咳嗽，气逆痰痞，甚切。予不欲以病例，精思一汤，以为甘旨，名三子养亲汤，传梓四方。"

【临床运用】常用于慢性阻塞性肺疾病、支气管哮喘、肺心病等证属寒痰壅盛，肺气不利者，兼食积者尤为适宜。

【鉴别】苓甘五味姜辛汤与三子养亲汤均具祛痰平喘之功，用治咳吐白痰、喘息气促之证。苓甘五味姜辛汤中干姜、细辛温肺暖脾之力较强，治疗阳虚寒饮内停证，症见咳嗽痰稀、胸满呕逆、舌苔白滑；而三子养亲汤用紫苏子、莱菔子、白芥子豁痰下气，其化痰降气平喘之力较强，兼有消食之功，主治中虚不运，痰壅气滞之咳嗽痰多、食欲不振者。

苏子降气汤与三子养亲汤均有降气祛痰平喘作用。但苏子降气汤降气之力较强，同时兼顾下元，适用于肺气壅实，上实下虚之喘证；而三子养亲汤重在降气祛痰消食，适用于痰食气阻之喘咳。

【实验研究】三子养亲汤可影响呼吸道平滑肌和上皮细胞的增殖与凋亡及炎症调节和氧化应激反应，进而治疗慢性阻塞性肺疾病。[王英，陈秋.基于网络药理学探究三子养亲汤治疗慢性阻塞性肺疾病的作用机制.中成药，2022，44（7）：2386-2390.]

【方歌】三子养亲痰火方，芥苏莱菔共煎汤，大便实硬加熟蜜，冬寒更可加生姜。

第五节　治风化痰剂

治风化痰剂，适用于风痰证。方如半夏白术天麻汤、定痫丸等。

半夏白术天麻汤
《医学心悟》

【组成】半夏一钱五分（9g）　天麻　茯苓　橘红各一钱（各6g）　白术三钱（18g）　甘草五分（3g）

【用法】生姜一片，大枣二枚，水煎服（现代用法：加生姜1片，大枣2枚，水煎服）。

【功用】化痰息风，健脾祛湿。

【主治】风痰上扰证。眩晕，头痛，胸膈痞满，呕恶，舌苔白腻，脉弦滑。

【证治机理】证因脾虚痰湿内生，与内生之风相挟，风痰上扰清空而致。痰湿壅遏，阻碍清阳，致头目昏眩；痰湿引动肝风，故见眩晕加重，甚至头痛；痰湿内阻，气机郁滞，故见胸膈痞闷；痰湿中阻，胃失和降，故见恶心呕吐；舌苔白腻，脉弦滑，亦为痰湿夹风之征。治宜化痰息风以治其标，健脾祛湿以治其本。

【方解】本方为治风痰眩晕、头痛之常用方。本方由二陈汤去乌梅，加天麻、白术、大枣而成。方中半夏功善燥湿化痰，且能降逆止呕；天麻入肝经，平肝息风而止眩晕，两药相配，化痰息风而止眩之力尤强，共为君药。白术健脾燥湿，茯苓健脾渗湿，与白术相须为用，以治生痰之源，使脾健运则湿痰去，湿痰去则眩晕可除，共为臣药。橘红理气化痰，气顺痰消，为佐药。生姜、大枣调和脾胃，甘草和中调药，共为使药。诸药合用，"二陈"治痰之法伍息风之品，肝脾同调而成治风痰之剂。

《医学心悟·头痛》中另有一半夏白术天麻汤，较本方多蔓荆子三钱，白术减为一钱，清利头目止痛之力更强，健脾祛湿之功稍减，治痰厥头痛、胸膈多痰、动则眩晕之证更佳。

【临床运用】常用于神经衰弱、耳源性眩晕、原发性高血压病、脑动脉硬化症等证属风痰上扰者。

【附方】

半夏白术天麻汤（《脾胃论》） 黄柏二分（1g） 干姜三分（1g） 天麻 苍术 白茯苓 黄芪 泽泻 人参各五分（各2.5g） 白术 炒曲各一钱（各5g） 半夏汤洗七次 大麦芽 橘皮各一钱五分（各7.5g） 上件㕮咀，每服半两（15g），水二盏，煎至一盏，去渣，食前带热服。功用：燥湿化痰，益气和胃。主治：吐逆食不能停，痰唾稠黏，涌吐不止，头苦痛如裂，眼黑头眩，目不敢开，如在风云中，恶心烦闷，气短促上喘，无力，不欲言，心神颠倒，兀兀不止，身重如山，四肢厥冷，不得安卧。

泽泻汤（《金匮要略》） 泽泻五两（15g） 白术二两（6g） 上二味，以水二升，煮取一升，分温再服。功用：利水除饮，健脾制水。主治：饮停心下，头目眩晕，胸中痞满，咳逆倚息，舌质淡胖，苔白滑，脉沉弦。

【鉴别】《医学心悟》半夏白术天麻汤与《脾胃论》半夏白术天麻汤均可健脾祛痰。但前者重在化痰息风，兼健脾祛湿，为治风痰上扰之眩晕、头痛之剂；后者以参、芪、苓、术补气健脾，夏、橘、苍、泽祛湿，天麻化痰息风，为治气虚痰厥头痛之方。泽泻汤重在利水，兼健脾以制水，治疗饮停心下之头目眩晕等症。

【实验研究】半夏白术天麻汤可改善血脂与血压水平。[王琪格，隋国媛，丁思元，等.半夏白术天麻汤通过FOXO1通路对血脂异常合并高血压大鼠DsbA-L/脂联素的影响.中华中医药杂志，2022，37（5）：2898-2902.]

【方歌】半夏白术天麻汤，苓草橘红枣生姜，眩晕头痛风痰盛，痰化风息复正常。

定痫丸

《医学心悟》

【组成】明天麻 川贝母 半夏姜汁炒 茯苓蒸 茯神去木，蒸，各一两（各30g） 胆南星九制者 石菖蒲石杵碎，取粉 全蝎去尾，甘草水洗 僵蚕甘草水洗，去咀，炒 真琥珀腐煮，灯草研，各五钱（各15g） 陈皮洗，去白 远志去心，甘草水泡，各七钱（各20g） 丹参酒蒸 麦冬去心，各二两（各60g） 辰砂细研，水飞，三钱（9g）

【用法】用竹沥一小碗，姜汁一杯，再用甘草四两熬膏，和药为丸如弹子大，辰砂为衣，每服一丸（现代用法：共为细末，用甘草120g煮膏。加竹沥汁100mL，生姜汁50mL，调药为小丸，每服6g，早晚各一次，温开水送下）。

【功用】涤痰息风，清热定痫。

【主治】痰热痫证。忽然发作，眩仆倒地，目斜口歪，甚则抽搐，痰涎直流，叫喊作声，舌苔白腻微黄，脉弦滑略数。亦可用于癫狂。

【证治机理】证因风痰上扰，蒙闭清窍所致。痫证发作每以痰涎内结为基础，情志失调为诱因，猝然气机逆乱，内风扰动，痰气上逆，蒙蔽清窍而致眩仆倒地、不省人事，甚则抽搐、目斜口歪、痰涎直流、叫喊作声；舌苔腻而微黄，脉弦滑为风痰蕴热之象。治宜涤痰息风，清热开窍。

【方解】本方为治风痰蕴热之痫证的常用方。方中竹沥清热化痰，定惊利窍；胆南星清热化痰，镇惊定痫。合用则豁痰利窍之功倍增，共为君药。天麻平肝息风；半夏燥湿化痰，与天麻相配，共成化痰息风之效，两药助君药以治风痰；石菖蒲芳香化浊，除痰开窍；远志开心窍，安心神，祛痰浊，两药助君药增强祛痰通窍醒神之力，四药均为臣药。佐以半夏、陈皮、茯苓、贝母祛痰降逆而开痰气之结；全蝎、僵蚕、贝母化痰散结而清热；全蝎、僵蚕息风止痉，化痰散结，以定肝风之内动；丹参、麦冬清心除烦；辰砂、琥珀、茯神安神定惊；又以姜汁化痰涎，且助竹沥化痰而行经络。佐使以甘草调和诸药，补虚缓急。诸药合用，清化与息风共施，醒神与镇惊并行。

【使用注意】本方重在涤痰息风，以治其标，待病情缓解，则须化痰与培本兼顾；并调摄精神，合理饮食，避免过劳，以收全功。病久频发者，应扶正防脱。原书在定痫丸之后，附有河车丸一方，并曰："既愈之后，则用河车丸以断其根。"

河车丸方：紫河车一具，茯苓、茯神、远志各一两（各30g），人参五钱（15g），丹参七钱（21g）。炼蜜为丸，每早开水下三钱（9g）。

【临床运用】常用于癫痫病、精神分裂症、脑囊虫病发作期等证属风痰蕴热者。

【附方】

五生丸（《杨氏家藏方》） 天南星生姜汁浸一宿，焙干 半夏汤洗七次 附子炮，去皮、脐 白附子 天麻 白矾枯，各一两（各30g） 朱砂别研为衣，二钱（6g） 上药为细末，生姜自然汁煮面糊为丸，如梧桐子大，朱砂为衣。每服三十丸，食后用生姜汤送下。功用：涤痰息风。主治：风痰上扰，头目眩晕，呕吐痰涎。

神仙解语丹（《妇人大全良方》） 白附子炮 石菖蒲去毛 远志去心，甘草水煮，十沸 天麻 全蝎酒炒 羌活 白僵蚕炒 南星牛胆酿，如无，只炮，各一两（各30g） 木香半两（15g） 上为细末，煮面糊为丸，如梧桐子大。量入辰砂为衣，每服二十丸至三十丸，薄荷汤吞下，无时候。功用：息风止痉，化痰开窍。主治：中风不语。心脾经受风，言语謇涩，舌强不转，涎唾溢盛。

【鉴别】定痫丸、五生丸、神仙解语丹均具化痰息风之功。定痫丸重在清热涤痰、息风止痉，适用于风痰夹热之痫证；五生丸息风化痰并重，可治疗风痰上扰之头目眩晕、呕吐涎沫等症；神仙解语丹长于开窍化痰，为治疗风痰阻络之中风失语的专方。

【实验研究】定痫丸对难治性癫痫具有一定的抗痫作用。[程记伟，陶杰，张淑芬，等.定痫丸对难治性癫痫大鼠抗癫痫作用及机制.中国实验方剂学杂志，2018，24（24）：108-115.]

【方歌】定痫二茯贝天麻，丹麦陈蒲远半夏，胆星全蝎蚕琥珀，竹沥姜汁草朱砂。

复习思考题

1.二陈汤为治湿痰之剂，如何理解《医方集解》"治痰通用二陈"之意？

2.温胆汤治胆胃不和，痰热内扰证，为何取名"温胆"？

3.清气化痰丸主治痰热证，为何配伍温燥之半夏？

4.小陷胸汤与大陷胸汤在组成、功用、主治、配伍上有何异同？

5.滚痰丸中用礞石与大黄的配伍意义是什么？

6.贝母瓜蒌散与清燥救肺汤均治肺燥咳嗽，二者在病机、证候、配伍方面有何异同？

7.苓甘五味姜辛汤与小青龙汤均能治疗咳喘，二者在组方配伍、功用、主治上有何异同？

8.依据"方之精，变也"之理，分析三子养亲汤临证应如何酌定君药？

9.半夏白术天麻汤与苓桂术甘汤均可治疗眩晕，临证如何鉴别应用？

第二十四章
消导化积剂

扫一扫，查阅本章数字资源，含PPT、视频等

一、概念

凡具有消食导滞、消癥化积之功，主治食积、癥积等病证的方剂，统称消导化积剂。本类方剂属于"八法"中的"消法"。

二、适应证及分类

消法适应证较为广泛，凡由气、血、痰、湿、食、虫等壅滞而成的积滞痞块，均可用之。所谓"消者，去其壅也。脏腑、经络、肌肉之间，本无此物，而忽有之，必为消散，乃得其平。"（《医学心悟》卷一）食积之证，常因暴饮暴食，或脾虚食积所致，症见胸脘痞闷、恶食呕逆、嗳腐吞酸、腹痛泄泻或食少难消、脘腹胀满、不思饮食、大便溏薄等。癥瘕积聚多因寒热痰湿与气血相搏，日久成积，壅滞不散而成，症见两胁癖积、腹中癥结、攻撑作痛、饮食少进、肌肉消瘦等。本章方剂分为消食化滞剂、健脾消食剂、消癥化积剂三类。

三、使用注意事项

食积内停，每致气机阻滞，而气机失畅亦使积滞不化，故消食剂中常配伍理气之品，使气行则积消。对于脾胃素虚，或积滞日久，气血不足者，则当健脾固本与消积导滞并用，以冀消补兼施。此外，食积之兼证尚有化热或兼寒之别，故配伍用药亦应温清有别。

消导化积剂与泻下剂均为消除体内有形实邪之剂。本类方剂多为丸剂，取其渐消缓散，作用较泻下剂缓和，但究为克伐之剂，应中病即止，不宜长期或过量服用。纯虚无实者则当禁用。

第一节　消食化滞剂

消食化滞剂，适用于食积内停之证。方如保和丸、枳实导滞丸、木香槟榔丸等。

保和丸
《丹溪心法》

【组成】山楂六两（18g）　神曲二两（6g）　半夏　茯苓各三两（各9g）　陈皮　连翘　莱菔子各一两（各3g）

【用法】上为末，炊饼为丸，如梧桐子大。每服七八十丸，食远白汤送下。（现代用法：共为末，水泛为丸，每服6～9g，食后温开水送下；亦可做汤剂，水煎服。）

【功用】消食化滞，理气和胃。

【主治】食积证。脘腹痞满，腹胀时痛，嗳腐吞酸，恶食呕逆，或大便泄泻，舌苔厚腻脉滑。

【证治机理】本方证因饮食不节，暴饮暴食所致。饮食不节，过食酒肉油腻之物，致脾运不及，纳运失调，则停滞而为食积。即所谓"饮食自倍，肠胃乃伤"（《素问·痹论》）。食积内停，气机受阻，故见脘腹胀满，甚则疼痛；食滞中脘，升降失司，则嗳腐吞酸、恶食吐泻；舌苔厚腻，脉滑皆为食积之征。治宜消食化滞，理气和胃。

【方解】本方为治"一切食积"轻证之常用方。方中重用山楂为君，善消肉食油腻之积，《本草纲目》谓其"化饮食，消肉积"。臣以神曲消食健脾，更化酒食陈腐之积，《本草逢源》言其"功专于消化谷麦酒积，陈久者良"；莱菔子下气消食，长于消谷面痰气之积。三药合用，消食之功更著，可消一切饮食积滞。食积易于气滞、蕴湿、化热，故佐以半夏、陈皮理气化滞，和胃止呕；茯苓渗湿健脾，和中止泻；连翘清热散结。诸药合用消食之中兼以行气理脾，以消为主，但作用平和。诚如《成方便读》所云："此方虽纯用消导，毕竟是平和之剂，故特谓之保和耳。"

【临床运用】常用于消化不良、急慢性胃肠炎等证属食滞中脘者。

【附方】

大安丸（《丹溪心法》）　山楂二两（12g）　神曲炒　半夏　茯苓各一两（各6g）　陈皮　萝卜子　连翘各半两（各3g）　白术二两（12g）　上为末，粥糊丸服。功用：消食健脾。主治：食积兼脾虚证。饮食不消，脘腹胀满，大便泄泻，以及小儿食积。

【鉴别】大安丸以保和丸为基础，加入甘温健脾之白术二两，余药用量减轻，消中兼补，标本同治，消食之中兼有健脾之功，适用于食积兼脾虚者，对于小儿食积证尤宜；而保和丸纯用消导，重在治标，主治一切食积轻证。

【实验研究】保和丸能上调血清胃泌素和胆囊收缩素水平，调节消化酶活性，改善消化机能。［邵好青，何云山，肖嫩群，等．泄泻食滞胃肠证小鼠模型的建立及保和丸的疗效．时珍国医国药，2022，33（1）：10-15.］

【方歌】保和神曲与山楂，苓夏陈翘菔子加；曲糊为丸麦汤下，亦可方中用麦芽；

　　　　大安丸内加白术，消中兼补效堪夸。

枳实导滞丸
《内外伤辨惑论》

【组成】大黄一两（30g）　枳实麸炒，去瓤　神曲炒，各五钱（各15g）　茯苓去皮　黄连拣净　黄芩去腐　白术各三钱（各9g）　泽泻二钱（6g）

【用法】上为细末，汤浸蒸饼为丸，如梧桐子大。每服五十至七十丸，温水送下，食远，量虚实加减服之（现代用法：共为细末，水泛小丸，每服6～9g，温开水送下，每日2次，亦可作汤剂，水煎服）。

【功用】消食导滞，清热祛湿。

【主治】湿热食积证。脘腹胀痛，大便秘结，或下痢泄泻，小便短赤，舌苔黄腻，脉沉有力。

【证治机理】本方证由湿热食滞，内阻胃肠而致。食积内停，阻遏气机，则脘腹胀痛；湿热积滞内壅，腑气不通，故大便秘结；湿热积滞下迫，则见下痢或腹泻；而小便黄赤，舌苔黄腻，脉沉有力，皆为湿热之象。本证食积与湿热并存，治宜消食导滞，清热祛湿。

【方解】本方为治湿热食积证之常用方。方中以大黄为君，攻积泻热，使积热从大便而下。枳实为臣，行气消痞，《药品化义》言其能"逐宿食，破结胸，通便闭"，与大黄合用，既除脘腹之胀满，又助大黄之攻积。佐以黄连、黄芩清热燥湿，且可厚肠止痢；泽泻、茯苓甘淡渗湿，使湿热从小便分消：白术健脾燥湿，且防寒下之品败胃伤正；神曲消食运脾，俾食消而脾胃得和。湿热食滞之下痢、泄泻亦属本方之治，乃"通因通用"之法。诸药合用，消下并行，消中寓补，共奏食消积去、热清湿化之功。

【临床运用】常用于胃肠功能紊乱、消化不良、急性肠炎、细菌性痢疾等证属湿热食积者。

【附方】

木香导滞丸（《医学正传》）枳实炒 厚朴姜汁炒 槟榔各五钱（各15g） 黄连 黄芩 黄柏 大黄各七钱半（各22g） 木香二钱五分（7.5g） 黑牵牛半生半炒，取头末二钱半（7.5g） 上为末，酒糊为丸，如小豆大，白汤送下。功用：行气导滞，清热祛湿。主治：痢不问赤白，有湿热食积，可下者。

【鉴别】枳实导滞丸与木香导滞丸均能消积导滞，清热祛湿。枳实导滞丸消下与清利并用，以攻下湿热积滞为主，并兼顾正气，主治湿热食积证。木香导滞丸纯以攻下湿热积滞为主，作用强于枳实导滞丸，但无扶正作用，主治湿热痢疾和湿热食积。

【实验研究】枳实导滞丸加减可有效缓解便秘，调节胃肠激素和肠道内菌群，提高结肠传输功能。[刘芳，魏先鹏，唐学贵．枳实导滞丸加减治疗慢传输型便秘热积秘证的临床观察．中国实验方剂学杂志，2020，26（2）：92-97.]

【方歌】枳实导滞首大黄，芩连曲术茯苓襄；泽泻蒸饼糊丸服，湿热积滞力能攘。

木香槟榔丸

《儒门事亲》

【组成】木香 槟榔 青皮 陈皮 莪术烧 黄连麸炒，各一两（各3g） 黄柏 大黄各三两（各9g）香附子炒 牵牛各四两（各12g）

【用法】以上细末，水为丸如小豆大。每服三十丸，食后生姜汤送下（现代用法：共为细末，水泛小丸，每服3～6g，食后生姜汤或温开水送下，每日2次；亦可作汤剂，水煎服）。

【功效】行气导滞，攻积泻热。

【主治】痢疾，食积。脘腹痞满胀痛，赤白痢疾，里急后重，或大便秘结，舌苔黄腻，脉沉实。

【证治机理】本方证由湿热积滞，内蕴中焦所致。积滞内停，气机壅遏，遂见脘腹痞满胀痛；积热下迫，则下痢赤白、里急后重；湿热内蕴，腑气不通，故大便秘结。苔黄腻，脉沉实，皆为湿热积滞之征。法当以行气导滞为主，攻积泄热为辅。

【方解】本方为治湿热积滞重证之常用方。方中以木香、槟榔行气导滞，消痞满胀痛，除里急后重，共为君药。臣以牵牛、大黄泻热通便，推荡积滞，引邪下行。佐以香附、莪术疏肝行气，长于破血中气滞；青皮、陈皮理气宽中，共助君药破结行滞；黄连、黄柏清热燥湿，厚肠止痢。诸药合用，行气与攻下、清热并用，以行气攻积为主。

【临床运用】常用于细菌性痢疾、急慢性胃肠炎等证属湿热积滞者。

【鉴别】木香槟榔丸与枳实导滞丸皆治湿热积滞之便秘或痢疾，为消下兼清，"通因通用"之剂。但木香槟榔丸集木香、槟榔、牵牛、莪术等破气攻逐之品于一方，行气攻积之力较强，用于积滞较重，脘腹胀痛甚者；枳实导滞丸行气攻下之力较缓，宜于湿热食积，症较木香槟榔丸为轻者。

【方歌】木香槟榔青陈皮，枳柏茱连棱术随，大黄黑丑兼香附，芒硝水丸量服之，
　　　　一切实积能推荡，泻痢时疟用咸宜。

第二节　健脾消食剂

健脾消食剂适用于脾胃虚弱，食积内停之证。方如健脾丸、葛花解醒汤等。

健脾丸
《证治准绳》

【组成】白术白者，炒，二两半（15g）　木香另研　黄连酒炒　甘草各七钱半（各6g）　白茯苓去皮，二两（10g）　人参一两五钱（9g）　神曲炒　陈皮　砂仁　麦芽炒　山楂取肉　山药　肉豆蔻面裹，纸包捶去油，各一两（各6g）

【用法】上为细末，蒸饼为丸，如绿豆大。每服五十丸，空心服，一日二次，陈米汤下。（现代用法：共为细末，糊丸或水泛小丸，每服6～9g，温开水送下，日2次；亦可作汤剂，水煎服）。

【功用】健脾和胃，消食止泻。

【主治】脾虚食积证。食少难消，脘腹痞闷，大便溏薄，倦怠乏力，苔腻微黄，脉虚弱。

【证治机理】本方证乃脾虚食停，生湿化热所致。脾虚胃弱，纳运失司，故食少难消；食积不化，气机阻滞，则痞满不畅；脾虚生湿，湿浊下注，见大便溏薄；气血生化乏源，则倦怠乏力、脉象虚弱；苔腻微黄为食积蕴湿化热之象。脾虚当补，食积宜消，正如汪昂所云："夫脾胃受伤，则须补益；饮食难化，则宜消导。合斯二者，所以健脾。"治宜健脾和胃、消食止泻。

【方解】本方为治脾虚食积证之常用方。本方人参、白术、茯苓用量居多，法取"四君"之义，重在补气健脾运湿以止泻。配以山楂、神曲、麦芽消食和胃，除已停之积。再佐肉豆蔻、山药健脾止泻；木香、砂仁、陈皮理气开胃，醒脾化湿，且使全方补而不滞；黄连清热燥湿，与木香相配，取义"香连丸"以除食积所生之热。诸药共用，消补兼施，补重于消，补而不滞，消中寓清，使脾健、食消、气畅、热清、湿化。因方中四君子汤及山药等补气健脾之品居多，使脾健运而食积消，食积消则脾自健，故取名"健脾丸"。

【临床运用】常用于慢性胃肠炎、胃肠功能紊乱、消化不良等证属脾虚食积者。

【实验研究】健脾丸可减少脾虚证大鼠模型中枢单胺类神经递质含量。［郭德玉，吴犀翎，田欣，等．健脾丸对脾虚大鼠大脑5羟色胺、多巴胺的影响．山东中医杂志，2012，31（12）：893-895．］

【方歌】健脾参术苓草陈，肉蔻香连合砂仁，楂肉山药曲麦炒，消补兼施此方寻。

葛花解醒汤
《内外伤辨惑论》

【组成】白豆蔻仁　缩砂仁　葛花各五钱（各15g）　干生姜　神曲炒黄　泽泻　白术各二钱（各6g）　橘皮去白　猪苓去皮　人参去芦　白茯苓各一钱五分（各4.5g）　木香五分（1.5g）　莲花青皮去瓤，三分（1.2g）

【用法】上为极细末，秤和匀，每服三钱匕，白汤调下。但得微汗，酒病去矣（现代用法：

共为极细末，和匀，每服 9g，温开水调下；亦可作汤剂，水煎服）。

【功用】消酒化湿，理气健脾。

【主治】酒积伤脾证。眩晕呕吐，头痛烦渴，胸膈痞闷，食少体倦，小便不利，大便泄泻，舌苔腻，脉滑。

【证治机理】本方证因嗜酒伤中，湿困脾胃而致。酒本水谷之精液酝酿而成，体湿性热，其性剽悍。若恣饮无度，酒毒熏蒸，则眩晕、头痛、心烦；脾虚湿盛，升降失常，故呕吐泄泻、食少体倦；湿阻气机，则见胸膈痞闷、小便不利、苔腻、脉滑。正如《内外伤辨惑论》所云："夫酒者，大热有毒，气味俱阳，乃无形之物也。若伤之，止当发散，汗出则愈矣，此最妙法也；其次莫如利小便。二者乃上下分消其湿，何酒病之有。"治宜分消酒湿，理气健脾。

【方解】本方为治疗酒积之常用方。方中以葛花为君，甘寒芳香，独入阳明，解酒醒脾。《滇南本草》言其"治头晕，憎寒，壮热，解酒醒脾，酒痢，饮食不思，胸膈饱胀，发呃，呕吐酸痰，酒毒伤胃"。臣以神曲消食和胃，尤善消酒食之积。砂仁、白豆蔻理气开胃醒脾，辛散解酒，合葛花之芳香以散酒毒。二苓、泽泻淡渗利湿，引酒湿从小便而出；青皮、陈皮、木香行气和胃；干姜、人参、白术温中健脾，以上共为佐药。诸药合用，芳化渗利，分消酒湿；消中寓补，行中兼温。

【临床运用】常用于饮酒过量致醉，或嗜酒成性者。

【实验研究】葛花解醒汤可调控细胞增殖与凋亡，延缓炎－癌转化进程，修复受损的结肠黏膜组织，预防溃疡性结肠炎相关癌变发生。[李晓玲，吴玉泓，李海龙，等.葛花解醒汤对脾虚湿热型溃疡性结肠炎"炎－癌转化"中相关原抑癌基因表达的影响.天然产物研究与开发，2023，35（5）：858-866，887.]

【方歌】葛花解醒泽二苓，砂蔻青陈木香并，姜曲参术温健脾，分消清化酒湿灵。

第三节　消瘿化积剂

消瘿化积剂，适用于胁肋痞块、癥瘕积聚等病证。方如海藻玉壶汤、消瘰丸、鳖甲煎丸、桂枝茯苓丸等。

海藻玉壶汤

《外科正宗》

【组成】海藻　贝母　陈皮　昆布　青皮　川芎　当归　半夏　连翘　甘草节　独活各一钱（各 3g）　海带五分（1.5g）

【用法】水二盅，煎八分，量病上下，食后服之（现代用法：水煎温服）。

【功用】化痰软坚，消散瘿瘤。

【主治】气滞痰凝之瘿瘤初起。瘿瘤初起，或肿或硬，或赤或不赤，但未破者服。亦治石瘿，坚硬如石，推之不移，皮色不变。

【证治机理】瘿瘤多因情志内伤，肝脾不调，气滞痰凝，发于结喉两旁，聚而成块，随吞咽而上下移动。《外科正宗》云："夫人生瘿瘤之证，乃五脏瘀血、浊气、痰滞而成。"本证病机为肝脾不调，治宜化痰软坚，行气活血。正如《外科正宗》所言："初起自无表里之症相兼，但结成形者，宜行散气血。以成无痛无痒，或软或硬色白者，痰聚也，行痰顺气。"

【方解】本方为治瘿瘤之常用方。方中海藻"软坚痰，消瘿瘤"（《本草备要》）；昆布"瘿坚如石者，非此不能除"（《本经逢原》）；海带化痰软坚，散结消瘿，共为君药。青皮、陈皮疏肝理气，使气顺则痰消；当归、川芎活血调营，四味相合，理气活血，调畅气血以助散结消瘿，共为臣药。佐以独活宣通经络；连翘清热解毒、消肿散结，俱为佐药。甘草调和诸药，为方中使药。诸药合用，主以治瘿瘤之专药软坚散结，又伍行气活血之品，使气顺痰消，血行结散。

【使用注意】方中海藻、甘草同用，属于中药配伍禁忌"十八反"之列，然亦有谓二者"相反相成，以激发药力"之效，临证应用当慎重。

【临床运用】常用于单纯性甲状腺肿、甲状腺功能亢进症、乳腺增生症、声带小结等证属气滞痰凝者。

【实验研究】海藻玉壶汤可抑制胸腺淋巴瘤生长。［王业生，杜钢军，孙玲，等.海藻玉壶汤对小鼠胸腺淋巴瘤生长抑制的机制研究.中国实验方剂学杂志，2013，19（2）：191-195.］

【方歌】海藻玉壶带昆布，青陈归芎夏贝母，连翘独活甘草人，化痰散结瘿瘤除。

消瘰丸
《医学心悟》

【组成】元参蒸　牡蛎煅，醋研　贝母去心，蒸，各四两（各12g）

【用法】共为末，炼蜜为丸，每服三钱（9g），开水下，日二服（现代用法：蜜丸，每次9g，每日2次；亦可作汤剂，水煎服）。

【功用】清热化痰，软坚散结。

【主治】痰热凝结之瘰疬，痰核，瘿瘤。咽干，舌红，脉弦滑略数。

【证治机理】瘰疬之证，多因肝火郁结，灼津成痰，痰火凝聚而成。正如《医学心悟》所谓："瘰疬，颈上痰核瘰疬串也，此为肝火郁结而成。"痰火凝聚于颈项、肌肤、腠理，则可滋生瘰疬、痰核、瘿瘤诸症。火灼阴伤，故咽干、舌红；脉弦滑略数，弦主肝经为病，滑主痰，略数主热。证属痰火郁结，治当清热化痰、软坚散结，兼顾肝肾之阴、清降虚火。

【方解】本方为治痰热凝结之瘰疬的常用方。方中贝母苦甘微寒，清热化痰，消瘰散结，用之为君。牡蛎咸微寒，软坚散结；玄参苦咸而寒，软坚散结，清热养阴，既能助贝母、牡蛎软坚散结以消瘰，又可滋水涵木，共为臣药。三药合用，可使阴复热除，痰化结散，则瘰疬、痰核自消。

【临床运用】常用于慢性咽炎、乳腺增生症、肝硬化、慢性淋巴结炎、急性乳腺炎、阴茎硬结症等证属痰热凝聚者。

【附方】

内消瘰疬丸（《医学启蒙》）夏枯草八两（24g）　玄参青盐煅，五两（15g）　海藻　海粉　贝母　天花粉　白蔹　连翘　桔梗　当归酒洗　生地酒洗　枳壳麸炒　大黄酒蒸　薄荷叶　消石　甘草各一两（各3g）上为末，酒糊滴为丸，如绿豆大，每服百余丸，食后、临卧抵枕用白汤吞下，就卧一时。功用：软坚散结，消肿化痰。主治：瘰疬。瘰疬痰核。颈项瘿瘤，皮色不变，或肿或痛。

【鉴别】消瘰丸与内消瘰疬丸均具化痰散结、软坚消瘰之功，用治痰浊凝滞所致之瘰疬、痰核、瘿瘤诸证。但消瘰丸侧重于清热降火、化痰散结，适用于痰火凝聚、坚结不甚者；而内消瘰疬丸则长于软坚散结、化痰消肿、消散之力较强，适用于痰凝瘀滞日久之证。

消瘰丸与海藻玉壶汤均能化痰软坚、散结消瘿，用治痰浊凝聚之瘿瘤。但消瘰丸并能滋阴清热，多用于痰火结聚之瘿瘤等证，临证伴见咽干、舌红、脉弦滑略数者；而海藻玉壶汤则消散软坚之力较强，并能行气活血，故多用于痰浊凝聚、气滞血瘀之瘿瘤，或肿或硬，肤色不变之证。

【实验研究】消瘰丸可用于治疗结节性甲状腺肿。[梁伟，孙禹，陈丽新，等.消瘰丸基于PI3K/Akt/mTORC1 通路对实验性甲状腺肿大鼠的干预机制.中国实验方剂学杂志，2022，28（8）：30-36.]

【方歌】消瘰牡蛎贝玄参，消痰散结并养阴，痰核瘰疬痰火结，临时加减细酌斟。

鳖甲煎丸
《金匮要略》

【组成】鳖甲炙，十二分（90g）　赤硝十二分（90g）　大黄三分（22.5g）　䗪虫熬，五分（37.5g）　蜣螂熬，六分（45g）　鼠妇熬，三分（22.5g）　蜂窠炙，四分（30g）　桃仁二分（15g）　紫葳三分（22.5g）　半夏一分（7.5g）　乌扇烧，三分（22.5g）　瞿麦二分（15g）　石韦去毛，三分（22.5g）　葶苈熬，一分（7.5g）　柴胡六分（45g）　厚朴三分（22.5g）　黄芩三分（22.5g）　桂枝三分（22.5g）　干姜三分（22.5g）　牡丹皮去心，五分（37.5g）　人参一分（7.5g）　阿胶炙，三分（22.5g）　芍药五分（37.5g）

【用法】上二十三味为末，取煅灶下灰一斗，清酒一斛五斗，浸灰，候酒尽一半，着鳖甲于中，煮令泛烂如胶漆，绞取汁，内诸药，煎为丸，如梧子大，空心服七丸，日三服（现代用法：制为小丸，每服3g，每日3次）。

【功用】软坚消癥，行气活血，祛湿化痰。

【主治】疟母。疟疾日久不愈，结于胁下，按之有块，推之不移，腹中疼痛，肌肉消瘦，饮食减少，时有寒热。亦治癥瘕。

【证治机理】本方原治疟母，"夫疟母者。病疟不瘥。结为症瘕是也。邪伏于阴。故久而成形"（《普济方》卷二百）。疟母之成，每因疟邪久踞少阳，正气日衰，气血不畅，寒热痰湿之邪与气血相搏，聚而成形，结于胁下所致。今常用之治腹中癥瘕。因有形之癥，留滞腹内，则腹中疼痛；瘀积成癥，新血难生，失于濡养，故肌肉消瘦；少阳疏泄不利，木不疏土，运化失常，则见饮食减少；邪踞少阳，正邪相争，而成寒热交作。治以软坚消癥，行气活血，祛湿化痰为主，兼以扶正补虚。

【方解】本方为治疟母之主方，亦为治癥瘕之常用方。方中鳖甲主入肝经，善软坚散结而"主心腹癥瘕坚积"（《神农本草经》），且能滋阴扶正，以清酒活血通经，灶灰祛积化癥，共奏软坚消癥，活血化瘀之功，为君药。赤硝、大黄、䗪虫、蜣螂、鼠妇、蜂窠、桃仁、紫葳破血逐瘀，以除瘀血为臣药。半夏、乌扇燥湿化痰；瞿麦、石韦、葶苈子渗利水湿，以消痰凝；柴胡、厚朴疏肝理气，以畅气滞，增君药消癥之力；干姜、桂枝温通经脉，以化痰瘀；黄芩清泄胆热；牡丹皮凉血活血；人参、阿胶、白芍补气养血，以上均为佐药。以丸剂缓图，俾攻不伤正。诸药合用，攻补兼施，气血同治，寒热并用，纳祛邪于渐消缓之中；峻药制丸，服用小量，务使癥消而不伤正，破瘀消癥于缓消渐散之中。

【临床运用】常用于肝硬化、血吸虫病肝脾肿大、腹腔肿瘤等证属血瘀气滞痰凝者。

【实验研究】鳖甲煎丸可抑制肝癌生长，诱导肝癌细胞凋亡。[于笑笑，李曼，马利节，等.基于 AKT 信号通路探讨鳖甲煎丸诱导 H22 肝癌细胞皮下瘤细胞凋亡的作用机制.中华中医药杂志，2022，37（8）：4449-4453.]

【方歌】鳖甲煎丸疟母方，䗪虫鼠妇及蜣螂；蜂窠石韦人参射，桂朴紫薇丹芍姜；

瞿麦柴芩胶半夏，桃仁葶苈和硝黄；疟疾日久胁下痛，癥消积化保安康。

桂枝茯苓丸
《金匮要略》

【组成】桂枝　茯苓　牡丹去心　桃仁去皮尖，熬　芍药各等分（各6g）

【用法】上五味末之，炼蜜和丸，如兔屎大，每日食前服一丸，不知，加至三丸（现代用法：共为末，炼蜜和丸，每日服 3～5g；亦可作汤剂，水煎服）。

【功用】活血化瘀，缓消癥块。

【主治】瘀阻胞宫证。妇人妊娠，漏下不止，或胎动不安，血色紫黑晦暗，腹痛拒按，或经闭，或产后恶露不尽而腹痛拒按，舌质紫暗或有瘀点，脉沉涩。

【证治机理】本方证由瘀阻胞宫所致。胞宫宿有癥块，复因妊娠，阻遏经脉，以致血溢脉外，进而胎失所养，故见漏下不止、或胎动不安、血色紫黑晦暗、腹痛拒按；瘀阻胞宫，冲任失调，则见经闭、或产后恶露不尽；舌质紫暗，脉沉涩为瘀阻胞宫之征。治宜活血化瘀，缓消癥块。

【方解】本方为治瘀阻胞宫证之常用方，亦为缓消癥块法之代表方。方中桂枝温通血脉，以行瘀滞，《本草纲目》谓其能"通血脉"，以使经血流畅；《医学衷中参西录》称其"又能引导三焦，下通膀胱以利小便"，是为君药。桃仁为化瘀消癥之要药，《神农本草经》称其可"主瘀血""破癥瘕"（《名医别录》），用以为臣。牡丹皮、芍药既能散血行瘀，又可清退瘀热，并能缓急止痛；茯苓渗湿祛痰以助消癥，健脾益胃以扶正气，均为佐药。丸以白蜜，甘平而润，以缓诸药破泄之力，是以为使。诸药合用，活血祛湿兼顾，以活血为主；活血之中寓养血益气，消补并行，寓补于消；又以蜜为丸，且用量极轻，取渐消缓散之意。

【使用注意】确有瘀血癥块者方可用之，但应从小量开始，不知，渐加。

【临床运用】常用于子宫肌瘤、子宫内膜炎、附件炎、卵巢囊肿等证属瘀阻胞宫者。

【鉴别】桂枝茯苓丸与鳖甲煎丸均为消癥之剂，皆以活血祛湿立法。桂枝茯苓丸由温经、化瘀、祛湿之品组成，宜于瘀血夹湿之癥块，且药性平和，祛瘀消癥之力和缓，故原书用治妊娠而有瘀者，后世作为缓消癥块之代表方；鳖甲煎丸则以鳖甲为君，以攻下逐瘀、大队虫类破血及行气利湿化痰之品配伍成方，其祛瘀消癥之力甚强，适于血瘀痰凝气滞之癥块，且辅以补气养血之品，攻补兼施，使祛邪而不伤正，亦宜于癥块之渐消缓散。

【实验研究】桂枝茯苓丸可治疗慢性盆腔炎。[江利，姜梦婕，韩克.桂枝茯苓丸对慢性盆腔炎大鼠血清炎症因子水平及子宫组织 caspase-3、caspase-8 表达的影响.中成药，2021，43（10）：2846-2850.]

【方歌】《金匮》桂枝茯苓丸，芍药桃仁和牡丹，等分为末蜜丸服，活血化瘀癥块散。

复习思考题

1. 消食剂与泻下剂均治有形之邪，两者在作用特点和临床运用上有何区别？食积证误用下法可导致何种变证？

2. 如何理解保和丸为治"一切食积"轻证之常用方？

3. 连翘在保和丸、清营汤、凉膈散、银翘散中的配伍意义各是什么？

4. 枳实导滞丸与木香槟榔丸均为消下兼清之剂，两方的配伍特点有何不同？如何体现"通因通用"之法？怎样鉴别应用？

5. 健脾丸与参苓白术散均有健脾止泻之功，其配伍特点有何不同？临证如何区别运用？

6. 葛花解酲汤为何属消法之剂？如何理解其配伍特点？葛花在方中配伍意义如何？

7. 如何通过海藻玉壶汤中甘草与海藻的配伍，加深对"相反相成"法的理解？

8. 鳖甲煎丸、桂枝茯苓丸如何体现纳祛邪于渐消缓散之中的配伍特点？

9. 结合桂枝茯苓丸的证治机理，阐述其组方原理、配伍特点及用法。

10. 桂枝汤、小建中汤、当归四逆汤、肾气丸、桃核承气汤、五苓散、苓桂术甘汤、桂枝茯苓丸等方配伍桂枝的意义是什么？

驱虫剂

一、概念

凡具有驱虫、杀虫或安蛔等作用，用以治疗人体寄生虫病的方剂，统称驱虫剂。方如乌梅丸、化虫丸、肥儿丸等。

二、适应证

驱虫剂主要用于寄生虫所致病证。人体内的寄生虫种类较多，常见的有蛔虫、蛲虫、钩虫、绦虫等消化道寄生虫。多因饮食不洁，误食沾染虫卵的食物而引起。其症状表现多有脐腹作痛，时发时止，痛而能食；或胃中嘈杂，呕吐清水，面色萎黄；或青或白，或生虫斑，舌苔剥落，脉象乍大乍小等共有症状。如失治迁延日久，可表现有肌肉消瘦、不思饮食、精神萎靡、腹大青筋，成为疳积之证。此外，不同寄生虫各有其特定症状。如唇内有红白点，是蛔虫见症；肛门作痒者，是蛲虫独有的特点；便下白色节片者，为绦虫的特征；嗜食异物、面色萎黄、虚肿乏力者，则为钩虫见症。

三、使用注意事项

使用驱虫剂，首先应辨别寄生虫的种类，有针对性地选择方药。其次要注意掌握剂量，一些有毒驱虫药用量不宜过大，以免中毒或损伤正气。驱虫后，应注意调理脾胃，以善其后。再者驱虫剂宜空腹服用，服后忌食油腻食物。最后，驱虫药多系攻伐之品，不宜久服，对年老、体弱、孕妇等宜慎用。

乌梅丸

《伤寒论》

【组成】乌梅三百枚（30g）　细辛六两（3g）　干姜十两（9g）　黄连十六两（9g）　当归四两（6g）　附子炮，去皮，六两（6g）　蜀椒炒香，四两（5g）　桂枝六两（6g）　人参六两（6g）　黄柏六两（6g）

【用法】上十味，异捣筛，合治之。以苦酒渍乌梅一宿，去核，蒸之五斗米下，饭熟，捣成泥，和药令相得，内臼中，与蜜杵两千下，丸如梧桐子大，每服十丸，食前以饮送下，日三服，稍加至二十丸。禁生冷、滑物、臭食等（现代用法：乌梅用醋浸一宿，去核打烂，和余药打匀，烘干或晒干，研成细末，加蜜制丸，每服9g，1日2～3次，空腹温开水送下；亦可作汤剂，水煎服）。

【功用】温脏安蛔。

【主治】蛔厥证。腹痛时作，手足厥冷，烦闷呕吐，时发时止，得食即呕，常自吐蛔。亦治久泻、久痢。

【证治机理】证因原有蛔虫，复由肠寒胃热，蛔虫上扰所致。蛔虫本喜温而恶寒，遇寒则动，得温则安。素患蛔虫之人，蛔寄生于肠内，若肠寒胃热，亦即上热下寒，则不利于蛔虫生存而扰动不安，逆行窜入胃中或胆腑，阻塞胆道，则脘腹阵痛、烦闷呕吐，甚则吐蛔；蛔虫起伏无时，虫动则发，虫伏则止，故时发时止；腹剧痛，气机逆乱，阴阳之气不相顺接，故四肢厥冷，发为蛔厥。此蛔虫内扰，寒热错杂之证，治当温脏安蛔，寒热并调。

【方解】本方为治蛔厥证之代表方。柯琴言："蛔得酸则静，得辛则伏，得苦则下。"故重用味酸之乌梅以安蛔，使蛔静痛止，为君药。蛔动因于肠寒，以味辛性温之蜀椒、细辛，温脏而驱蛔；黄连、黄柏味苦性寒，清热下蛔，共为臣药。附子、干姜、桂枝助其温脏祛寒伏蛔之力；蛔虫久积脏腑，必耗伤气血，故以人参、当归益气补血，扶助正气；与桂、附、姜相配既可养血通脉，以除四肢厥冷，亦有利于温脏安蛔，合为佐药。炼蜜为丸，甘缓和中，为佐使药。诸药合用，酸苦并进，寒温并用，邪正兼顾，共奏温脏安蛔、扶正祛邪之功。对于胃热肠寒，正气虚弱的久泻、久痢，本方又有酸收涩肠、清热燥湿、温中补虚之功，故亦可治之。

【临床运用】常用于胆道蛔虫症、慢性菌痢、慢性胃肠炎、慢性结肠炎等证属寒热错杂，气血虚弱者。

【附方】

连梅安蛔汤（《通俗伤寒论》） 胡黄连一钱（3g） 川椒炒，十粒（2g） 白雷丸三钱（9g） 乌梅肉二枚（5g） 生川柏八分（2g） 尖槟榔磨汁冲，二枚（9g） 水煎，空腹时服。功用：清热安蛔。主治：肝胃热盛蛔动证。腹痛，不思饮食，食则吐蛔，甚或烦躁，厥逆，面赤口燥，舌红，脉数。

理中安蛔汤（原名安蛔汤，《万病回春》） 人参七分（7g） 白术 茯苓各一钱（各10g） 干姜炒黑，五分（5g） 乌梅二个（6g） 花椒去目，三分（3g） 上锉，水煎服。功用：温中安蛔。主治：中焦虚寒蛔扰证。便溏溲清，腹痛肠鸣，便蛔或吐蛔，四肢不温，舌苔薄白，脉虚缓。

【鉴别】乌梅丸、连梅安蛔汤、理中安蛔汤均有安蛔止痛之功。乌梅丸酸苦辛并进，寒热并用，攻补兼施，既能安蛔止痛，又能温脏补虚；适用于胃热肠寒，寒热错杂之蛔厥重证。连梅安蛔汤清泄肝胃配以驱蛔；适用于肝胃热盛，引动蛔虫所致腹痛、食则吐蛔、烦躁、面赤等。理中安蛔汤以温中阳，散中寒为主；适用于中焦虚寒之蛔扰证。

【实验研究】乌梅丸具有抑制乳腺癌肺转移的作用。[王萍，李锦超，任美玲，等.乌梅丸对乳腺癌小鼠肺转移微环境免疫抑制性细胞因子的影响.现代中西医结合杂志，2023，32（3）：330-335.]

【方歌】乌梅丸用细辛桂，人参附子椒姜继，黄连黄柏及当归，温脏安蛔寒厥剂。

化虫丸

《太平惠民和剂局方》

【组成】胡粉（即铅粉）炒 鹤虱去土 槟榔 苦楝根去浮皮，各五十两（各15g） 白矾枯，十二两半（3g）

【用法】上为末，以面糊为丸，如麻子大。一岁儿服五丸，温浆水入生麻油一二点，调匀下之，温米汤饮下亦得，不拘时候。其虫细小者皆化为水，大者自下（现代用法：上为末，面糊为麻子大小丸，每服 6 ～ 9g，日 1 次，空腹米汤送下。儿童用量酌减）。

【功用】杀肠中诸虫。

【主治】肠中诸虫。腹痛时作时止，往来上下，或呕吐清水涎沫，或吐蛔虫，多食而瘦，面色青黄。

【证治机理】证系诸虫寄生肠中，脾胃失和所致。肠中诸虫或因脏腑虚实寒热失调，或因饮食偏嗜不节而扰动不安，使虫动则腹痛阵作，往来上下；诸虫上扰，胃失和降，则呕吐清水，甚则吐蛔；虫积日久，必耗伤脏腑气血，故多食而形瘦、面色青黄。治当驱虫杀虫。

【方解】本方为治疗肠道寄生虫之常用方。方中胡粉辛寒有毒，性能杀虫，为君药。鹤虱苦辛平，有小毒，专杀蛔虫；苦楝根苦寒，有小毒，既可驱杀蛔虫，又可缓解腹痛；槟榔苦温，既能杀绦虫、姜片虫，又能行气导滞，以促进虫体排出；枯矾酸咸而寒，能燥湿杀虫，以上共为臣佐药。诸药相合，集诸杀虫之品于一方，效专力宏，杀虫驱虫之力颇强。

【使用注意】本方药物毒性较大，应严格把握用量，不宜久服。使用后要注意调补脾胃，若虫未尽，可隔周再服。年老体弱、小儿慎用，孕妇忌用。

【临床运用】常用于蛔虫、蛲虫、绦虫、姜片虫等多种寄生虫病证属邪实者。

【方歌】化虫丸中用胡粉，鹤虱槟榔苦楝根，少加枯矾面糊丸，专治虫病未虚人。

肥儿丸
《太平惠民和剂局方》

【组成】神曲炒，十两（10g）　黄连去须，十两（10g）　肉豆蔻面裹煨，五两（5g）　使君子去皮、壳，五两（5g）　麦芽炒，五两（5g）　槟榔不见火，细锉，晒，二十个（10g）　木香二两（2g）

【用法】上为细末，猪胆为丸，如粟米大，每服三十丸，量岁数加减，热水下，空心服（现代用法：共为细末，取鲜猪胆汁和为小丸，每次 3g，空腹服。一岁以下小儿酌减）。

【功用】健脾消积，清热驱虫。

【主治】小儿疳积。消化不良，面黄体瘦，肚腹胀满，发热口臭，大便溏薄，以及虫积腹痛。

【证治机理】证由饮食不节，食滞脾胃，郁久化热，湿热生虫所致。《小儿药证直诀》云："疳皆脾胃病。"脾虚失运，则大便泄泻；生化乏力，则面黄体瘦；积阻气滞，则肚腹胀大或疼痛；发热口臭，苔黄腻，皆为积热之征。治宜健脾消食，清热驱虫。

【方解】本方为治小儿疳积之常用方。神曲重在消食健脾，使君子专于杀虫，两药相合，共消食、虫之积，故为君药。臣以麦芽，增强神曲消食之力，且可健脾和胃；槟榔既能驱虫，以助使君子之力，又能行气消胀，以除胀满；黄连清热燥湿，治湿热生虫之源。佐以木香行气止痛，肉豆蔻健脾又可涩肠止泻。更用猪胆汁和药为丸，与黄连为伍，以泻肝胃之热。全方标本兼顾，杀虫消食并举，健脾除疳，使食消虫去，气畅热清。

【临床运用】常用于小儿肠道蛔虫症、小儿慢性消化不良等证属脾虚食积虫积者。

【方歌】肥儿丸内用使君，豆蔻香连曲麦槟，猪胆为丸热水下，虫疳食积一扫清。

复习思考题

如何理解乌梅丸组方配伍特点？为何既可治疗蛔厥证，又可治久泻久痢？

第二十六章

涌吐剂

扫一扫，查阅本章数字资源，含PPT、视频等

一、概念

凡具有涌吐痰涎、宿食、毒物等作用，治疗痰涎、食积、误食毒物的方剂，统称涌吐剂。《素问·阴阳应象大论》"其高者，因而越之"为涌吐剂的立论根据。本类方剂属于"八法"中的"吐法"。方如瓜蒂散。

二、适应证

涌吐剂的作用，主要是通过呕吐，使停蓄于咽喉、胸膈、胃脘的痰涎、宿食、毒物从口吐出。常用于宿食停滞胃脘，毒物尚留胃中，中风、癫狂、喉痹之痰涎壅塞，以及干霍乱吐泻不得等病情急迫而又急需吐出之证。中风、癫狂、喉痹之痰涎壅盛，阻塞咽喉，呼吸急迫者，本类方剂能通关豁痰，排除痰涎，令病情趋于好转；食滞胃脘、胸脘胀满、时时欲吐不能者，可直接祛除宿食；误食毒物，毒物尚在胃中者，本法则是一种简便易行的急救方法；干霍乱吐泻不得乃中焦气机窒塞、上下不通所致，涌吐剂令气机开通，则窒塞可解。

三、使用注意事项

涌吐剂作用迅猛，易伤胃气，应中病即止；凡年老体弱、孕妇、产后均应慎用。如服药后不呕吐者，可用翎毛或手指探喉，或多饮热水以助涌吐；若服后呕吐不止者，可服姜汁或冷粥、冷开水以止之。服药得吐之后，须避风寒，以防吐后体虚外感。同时应注意调理脾胃，可食稀粥自养，忌油腻及不易消化的食物，以免更伤胃气。

瓜蒂散

《伤寒论》

【组成】瓜蒂熬黄，一分（3g）　赤小豆一分（3g）

【用法】上二味，各别捣筛，为散已，合治之，取一钱匕，以香豉一合（9g），用热汤七合，煮作稀糜，去滓，取汁合散，温顿服之。不吐者，少少加，得快吐乃止（现代用法：将二药研细末和匀，每服 1～3g，用香豉9g，煎汤送服）。

【功用】涌吐痰涎宿食。

【主治】痰涎、宿食壅滞胸脘证。胸中痞硬，烦懊不安，欲吐不出，气上冲咽喉不得息，寸脉微浮。

【证治机理】证因痰涎壅塞胸中，或宿食停于上脘所致。痰食壅塞，气机不通，故见胸中痞硬、烦懊不安、欲吐不出、气上冲咽喉不得息；寸脉微浮为邪气在上之征。治当因势利导，通过涌吐，使痰涎、宿食一涌而出。

【方解】本方为涌吐之代表方。瓜蒂味苦，善于涌吐痰涎宿食，为君药。赤小豆酸平，能祛湿除烦满，为臣药。君臣配伍，酸苦涌泄，相得益彰，催吐之力强。以淡豆豉煎汤调服，既可宣解胸中邪气、利于涌吐，又可安中护胃、祛邪兼顾扶正，为佐使药。全方酸苦相须，意在"涌泄"；佐以安中，使吐不伤胃。

【使用注意】方中瓜蒂苦寒有毒，易伤胃气，体虚者慎用；若宿食已离胃入肠，或痰涎不在胸膈，亦应禁用。服瓜蒂散而吐不止者，可服麝香 0.03～0.06g，或丁香 0.3～0.6g 以解之。

【临床运用】常用于暴饮暴食之胃扩张、误食毒物、精神分裂症、抑郁症等证属痰食壅滞胸脘者。

【附方】

三圣散（《儒门事亲》）防风去芦，三两（9g） 瓜蒂剥尽，碾破，以纸卷定，连纸剉细，去纸，用粗箩子箩过，另放末，将滓炒微黄，次入末一处，同炒黄用，三两（9g） 藜芦去苗心，加减用之，或一两，或半两，或一分（3g）共为粗末，水煎徐徐服之，以吐为度，不必尽剂。亦可鼻内灌之。功用：涌吐风痰。主治：中风闭证，失音闷乱，口眼㖞斜或不省人事，牙关紧闭，脉浮滑实者。对于癫痫，浊痰壅塞胸中，上逆时发者，及误食毒物停于上脘等亦可用之。

盐汤探吐方（《备急千金要方》）食盐炒（30g）（原著本方无用量） 用极咸盐汤三升，热饮一升，刺口，令吐宿食使尽，不吐更服，吐讫复饮，三吐乃住，禁止。功用：涌吐宿食。主治：宿食滞胃。症见脘腹胀痛不舒；或干霍乱，欲吐不得吐，欲泻不得泻；或误食毒物，尚停留在胃者。

救急稀涎散（《圣济总录》）猪牙皂角如猪牙，肥实不蛀者，削去黑皮，四挺（30g） 白矾通莹者，一两（30g）上二味，为细末，再研极细为散。如有患者，可服半钱（1g），重者三钱匕（1.5g），温水调灌下，不大呕吐，只有微涎稀冷而出，或一升二升，当时省觉，次缓而调治。不可使大攻之，过则伤人。功用：开关涌吐。主治：中风闭证。痰涎壅盛，喉中痰声辘辘，气闭不通，心神瞀闷，四肢不收，或倒仆不省，或口角似歪，脉滑实有力者。亦治喉痹。

参芦饮（《丹溪心法》）人参芦半两（15g） 研为末，水调下一二钱（3～6g），服后以物微探吐之。功用：涌吐痰涎。主治：虚弱之人，痰涎或宿食壅塞上焦。胸膈满闷，温温欲吐，脉象虚弱者。

【鉴别】瓜蒂散、三圣散、盐汤探吐方、救急稀涎散、参芦饮均属于涌吐剂，具有涌吐作用。瓜蒂散催吐作用较强，宜于痰食壅塞、胸膈痞闷者；三圣散的涌吐作用大于瓜蒂散，长于涌吐风痰，宜于中风痰涎及浊痰上壅之癫痫；盐汤探吐方药性平和，配制便捷，宜于干霍乱吐泻不得、腹中痛，以及宿食、食厥、气厥等证；救急稀涎散涌吐作用较弱，而通窍作用较强，且具稀涎之功，宜于中风闭证及喉痹、痰涎壅盛，气闭不通者；参芦饮药性缓和，既可涌吐痰涎，又能扶助正气，邪正两顾，宜于虚弱之人，痰涎壅盛者。

【方歌】瓜蒂散中赤小豆，豆豉汁调酸苦凑，逐邪涌吐功最捷，胸脘痰食服之瘳。

复习思考题

1. 试述涌吐剂的适应证及使用注意。

2. 瓜蒂散立法依据是什么？

扫一扫，查阅本
章数字资源，含
PPT、视频等

第二十七章
治痈疡剂

一、概念

凡具有散结消痈，解毒排脓，生肌敛疮等作用，用以治疗痈疽疮疡病证的一类方剂，统称治
痈疡剂。

二、适应证及分类

痈疡者，有七情郁滞化火，或恣食辛热而化生湿热，或外感六淫邪气侵入腠理经脉，或机体
虚寒、痰浊壅阻等因素的不同，其主要病机是由热毒或阴寒之邪凝滞，营卫失调，气血郁滞，经
络阻塞，肉腐血败而变生痈疡。

痈疽疮疡病证通常以生于躯干、四肢等体表的痈疡，称之为外痈（体表痈疮）；生于体内
脏腑之痈，称之为内痈（脏腑痈）。体表痈疡的内治法，每每依据病情的不同阶段（初起、成
脓、溃后）而分别采用消、托、补三法。至于内痈之治，则重在辨别病证的寒热虚实，总以散结
消肿、逐瘀排脓为基本治疗大法。因此，本章方剂分为散结消痈剂、托里透脓剂、补虚敛疮剂
三类。

三、使用注意事项

应用本类方剂，首先当辨别病证的阴阳表里虚实。痈疡脓已成，不宜固执内消一法，应促其
速溃，不致疮毒内攻。若毒邪炽盛，则须侧重清热解毒以增祛邪之力；若脓成难溃，又应配透脓
溃坚之品。痈疡后期，疮疡虽溃，毒邪未尽时，切勿过早应用补法，以免留邪为患。

第一节　散结消痈剂

散结消痈剂，适用于痈疮初起尚未成脓，邪气盛实之证。方如仙方活命饮、五味消毒饮、四
妙勇安汤、牛蒡解肌汤、阳和汤、苇茎汤、大黄牡丹汤、薏苡附子败酱散等。

仙方活命饮
《校注妇人良方》

【组成】白芷　贝母　防风　赤芍药　当归尾　甘草节　皂角刺炒　穿山甲炙　天花粉　乳
香　没药各一钱（各6g）　金银花　陈皮各三钱（9g）

【用法】上用酒一大碗，煎五七沸服（现代用法：水煎或水酒合煎服）。

【功用】清热解毒，消肿溃坚，活血止痛。

【主治】痈疡肿毒初起。红肿焮痛，或身热凛寒，苔薄白或黄，脉数有力。

【证治机理】阳证痈疡多为热毒壅聚，气滞血瘀痰结而成。《素问·生气通天论》曰："营气不从，逆于肉理，乃生痈肿。"热毒壅聚，营气郁滞，气滞血瘀，聚而成形，故见局部红肿热痛；风热邪毒，壅郁肌腠，邪正交争，故身热凛寒；正邪俱盛，相搏于经，则脉数有力。阳证痈疡初起，治宜清热解毒为主，辅以理气活血、消肿散结。

【方解】本方是治疗热毒痈肿之常用方。金银花善清热解毒疗疮，乃"疮疡圣药"，故重用为君。然唯清热解毒，则气滞血瘀难消，肿结不散，又以当归尾、赤芍、乳香、没药、陈皮行气活血通络，消肿止痛，共为臣药。疮疡初起，其邪多羁留于肌肤腠理之间，用辛散之白芷、防风相配，通滞而散其结，使热毒从外透解；气机阻滞每致液聚成痰，故配用贝母、天花粉清热化痰散结，穿山甲、皂角刺通行经络，透脓溃坚，可使脓成即溃，均为佐药。甘草清热解毒，并调和诸药；煎药加酒者，借其通瘀而行周身，助药力直达病所，共为佐使药。诸药合用，清消并举，清解之中寓活血祛瘀之法，佐辛透散结之品，共奏清热解毒、消肿溃坚，活血止痛之功。使脓"未成者即散，已成者即溃"（《校注妇人良方》），罗东逸称"此疡门开手攻毒之第一方也"（《古今名医方论》），其较全面地体现了外科阳证疮疡内治消法之基本配伍法则。本方为"疮疡之圣药，外科之首方"。

【使用注意】本方用于痈肿未溃之前，已溃者不宜。

【临床运用】常用于蜂窝织炎、化脓性扁桃体炎、乳腺炎、脓疱疮、疖肿、深部脓肿等证属阳证、实证者。

【鉴别】仙方活命饮与普济消毒饮均属清热解毒之剂。但普济消毒饮所治为大头瘟，系肿毒发于头面者，以清热解毒、疏风散邪为法，并佐以升阳散火、发散郁热；仙方活命饮则通治阳证肿毒，于清热解毒之中伍以行气活血、散结消肿之品，对痈疮初起更宜。

【实验研究】仙方活命饮加减方可改善脓毒症致肝损伤。[李自辉，刘静姝，李东霞，等．仙方活命饮加减方减轻脓毒症致大鼠肝损伤的机制研究．中国药房，2023，34（11）：1343–1348．]

【方歌】仙方活命金银花，防芷归芍草陈加，贝母天花兼乳没，穿山皂刺酒煎佳，
　　　　一切痈毒能溃散，溃后忌服用勿差。

五味消毒饮

《医宗金鉴》

【组成】金银花三钱（30g）　野菊花　蒲公英　紫花地丁　紫背天葵子各一钱二分（各12g）

【用法】水二盅，煎八分，加无灰酒半盅，再滚二三沸时热服。渣，如法再煎服，被盖出汗为度（现代用法：水煎，加酒一二匙和服，取汗）。

【功用】清热解毒，消散疔疮。

【主治】火毒结聚之疔疮。疔疮初起，发热恶寒，疮形似粟，坚硬根深，状如铁钉，以及痈疡疖肿，局部红肿热痛，舌红苔黄，脉数。

【证治机理】证系外感热毒邪气，或恣食辛热，内生积热，火热毒邪蕴结肌肤所致。《医宗金鉴》云："盖疔者，如丁钉之状，其形小，其根深，随处可生。""夫疔疮者，乃火证也。迅速之病，有朝发夕死，随发随死……"除局部红肿热痛外，有疔疮形如粟粒，坚硬根深，状如铁钉之

征；若毒深邪盛者，则易"走黄"，其病势凶险，为急危之证。其治重在清热解毒，消散疔疮。

【方解】本方为治火热疔毒之常用方。金银花既清热解毒，又消散痈疮，为治痈之要药，故重用为君。蒲公英长于清热解毒，兼能消痈散结；紫花地丁清热解毒，凉血消痈。二者相配，增强清热解毒、消散痈肿之力，共为臣药。佐以野菊花、紫背天葵清热解毒而治痈疮疔毒。加酒少量同煎，以助药势，宣通血脉，为佐使之用。诸药配伍，独取苦寒，相须为用，药简力专，共奏清热解毒、消散疔疮之功。

【使用注意】本方煎服加酒，煎后热服，且应"被盖出汗为度"方可效佳。

【临床运用】常用于疔、痈、丹毒、蜂窝织炎、急性乳腺炎、急性泌尿系感染、胆囊炎、肺炎、流行性乙型脑炎等证属热毒结聚者。

【实验研究】五味消毒饮可减轻肾系膜细胞损伤。[张禹，王广伟，王新爱，等.五味消毒饮对脂多糖诱导大鼠肾系膜细胞 NF-κB 信号通路的影响.中国实验方剂学杂志，2022，28（9）：16-22.]

【方歌】五味消毒疗诸疔，银花野菊蒲公英，紫花地丁天葵子，煎加酒服效非轻。

四妙勇安汤

《验方新编》

【组成】金银花　玄参各三两（各90g）　当归二两（60g）　甘草一两（30g）

【用法】水煎服，一连十剂，永无后患，药味不可少，减则不效，并忌抓擦为要（现代用法：水煎服）。

【功用】清热解毒，活血止痛。

【主治】热毒炽盛之脱疽。患肢暗红微肿灼热，疼痛剧烈，久则溃烂腐臭，甚则脚趾节节脱落，延及足背，烦热口渴，舌红，脉数。

【证治机理】证系火毒内郁，血行不畅，瘀阻经脉所致。热毒壅滞血脉，以致局部气血凝滞，经脉瘀阻不通，故见患肢暗红微肿、疼痛剧烈；火毒内郁，肉腐血败，故见患肢灼热、溃烂腐臭，甚则脚趾节节脱落；热毒内扰，耗伤津液，故见烦热口渴、舌红、脉数。证属热毒内蕴，经脉瘀滞。治宜重剂清热解毒为主，兼以活血通脉。

【方解】本方为治热毒脱疽之代表方。方中金银花善清热解毒而治痈疽，故重用为君药。玄参长于清热凉血，泻火解毒，并能散结软坚，与君药合用，既清气分之邪热，又解血分之热毒，则清热解毒之力尤著；当归养血活血，既可行气血、化瘀通脉而止痛，又合玄参养血滋阴而生新，共为臣药。甘草生用，既清热解毒，又调和诸药，为之佐使。诸药配伍，清热解毒之中寓养血活血之法，气血兼顾，药少量大效宏。

【使用注意】本方服法独特，"水煎服，一连十剂，永无后患，药味不可少"，旨在示人服用本方，一则要大剂连服，二则不可缺味。如此，方能获药精力宏之"妙"。

【临床运用】常用于血栓闭塞性脉管炎、糖尿病足、下肢深静脉栓塞、下肢溃疡、急性乳腺炎、带状疱疹等证属热毒炽盛，瘀阻经脉者。

【鉴别】四妙勇安汤与仙方活命饮、五味消毒饮均为治疗阳证疮疡之常用方，皆具清热解毒之功。然仙方活命饮为痈肿初起之要方，尚有疏风活血、软坚散结之功；五味消毒饮独重清热解毒，其力为三方之冠，善消散疔毒；而四妙勇安汤药少量大力专，且须连服，尚兼扶正之意，主治脱疽之热毒炽盛者。

【实验研究】四妙勇安汤能够降低新生血管的通透性，发挥稳定斑块的作用。[漆仲文，李萌，朱科，等．四妙勇安汤对动脉粥样硬化小鼠动脉血管斑块外膜滋养血管通透性的影响．中国实验方剂学杂志，2019，25（11）：24-28.]

【方歌】四妙勇安金银花，玄参甘草当归加，清热解毒兼活血，热毒脱疽效堪夸。

牛蒡解肌汤

《疡科心得集》

【组成】牛蒡子（12g） 薄荷（6g） 荆芥（6g） 连翘（6g） 山栀（12g） 丹皮（12g） 石斛（3g） 玄参（12g） 夏枯草（15g）（原著本方无用量）

【用法】水煎服。

【功用】疏风清热，凉血消肿。

【主治】风热邪毒上攻之痈疡。头面风热、颈项痰毒、风热牙痛兼有表证者；外痈局部焮红肿痛，寒轻热重，汗少口渴，小便黄，苔白或黄，脉浮数。

【证治机理】证因风热痰火，循经上攻，壅结头面而致。风火痰热上攻，火热炎上，则颊腮、牙龈红肿疼痛；风热在表，热灼津伤，则热重寒轻、汗少口渴、小便黄赤、舌苔薄黄、脉浮数。风邪痰热为患，治当疏风清热、凉血消肿。

【方解】本方为治风热邪毒上攻之痈疡的常用方。方中牛蒡子功善疏散风热，解毒散肿，为君药。薄荷、荆芥均为辛散之品，疏风透邪解表；连翘苦寒清热解毒，轻透散结消痈。三药合用，既助牛蒡子以增强疏散风热之力，使邪从表解，又清中有散，共为臣药。夏枯草、栀子清热泻火，解毒散结，以解痰火之郁结；牡丹皮、玄参、石斛凉血解毒，软坚散瘀，滋阴清热，以泻血分之伏火，均为佐药。诸药配伍，辛苦甘寒合法，散中有清，清中寓养，消散之中寓辛散之法。

【使用注意】方中牛蒡子能滑肠，气虚便溏者慎用。

【临床运用】常用于咽喉炎、牙龈炎、扁桃体炎、蜂窝织炎等证属风热邪毒者。

【鉴别】牛蒡解肌汤与仙方活命饮、普济消毒饮均能治疗痈疡。但普济消毒饮所治为大头瘟，系肿毒发于头面者，以清热解毒、疏风散邪为法，并佐以升阳散火、发散郁热；仙方活命饮则通治阳证肿毒，于清热解毒之中伍以行气活血、散结消肿之品，对痈疮初起更宜；牛蒡解肌汤所治为风热邪毒上攻之痈疡，头面风热、颈项痰毒、风热牙痛兼有表证者，功能疏风清热，凉血消肿。

【实验研究】牛蒡解肌汤加味对实验性血栓闭塞性脉管炎大鼠模型具有较好的治疗作用，其机理与改善凝血功能有关。[相胜敏，王健，曹烨民．牛蒡解肌汤加味对血栓闭塞性脉管炎大鼠凝血功能的影响．西部中医药，2009，22（6）：64-65.]

【方歌】牛蒡解肌用荆夏，山栀丹皮石斛翘，玄参薄荷共成方，头面风热疮疡消。

阳和汤

《外科证治全生集》

【组成】熟地黄一两（30g） 麻黄五分（2g） 鹿角胶三钱（9g） 白芥子炒研，二钱（6g） 肉桂一钱（3g） 生甘草一钱（3g） 炮姜炭五分（2g）

【用法】水煎服。

【功用】温阳补血，散寒通滞。

【主治】阴疽，如贴骨疽、脱疽、流注、痰核、鹤膝风等。患处漫肿无头，皮色不变，酸痛无热，口中不渴，舌淡苔白，脉沉细或迟细。

【证治机理】证由素体阳虚，营血不足，寒凝湿滞，痹阻于肌肉、筋骨、血脉而成。阳虚阴盛，营血不足，故全身虚寒，口中不渴；寒凝痰滞，则局部肿势弥漫、皮色不变、酸痛无热，舌淡苔白，脉沉细亦为虚寒之象。法当温阳补血，散寒通滞。

【方解】本方为治阳虚寒凝阴疽之代表方。方中重用甘温之熟地黄，滋补营血，填精益髓；配以甘咸性温、血肉有情之鹿角胶，温肾阳，益精血。二药合用，温阳补血，共为君药。肉桂、姜炭性辛热，入血分，温阳散寒，温通血脉，为臣药。白芥子辛温，可达皮里膜外，温化寒痰，通络散结；《外科证治全生集》中记载"麻黄得熟地而不表，熟地见麻黄而不腻"，配以少量麻黄辛温达表，宣通毛窍，开肌腠，散寒凝，合为佐药。《外科证治全生集·阴疽治法》中云："夫色之不明而散漫者，乃气血两虚也；患之不痛而平塌者，毒痰凝结也。治之之法，非麻黄不能开其腠理，非肉桂、炮姜不能解其寒凝，此三味虽酷暑不可缺一也。腠理一开，寒凝一解，气血乃行，毒亦随之消矣。"方中鹿角胶、熟地黄得姜、桂、芥、麻之宣通，则补而不滞；姜、桂、芥、麻得熟地黄、鹿角胶之滋补，则温散而不伤正，体现了滋补之中又寓温散之法。生甘草为佐使。全方宣化寒凝而通经脉，补养精血而扶阳气，治疗阴疽，犹如仲春温暖和煦之气普照大地，驱散阴霾而布阳和，故以"阳和"名之。

【使用注意】疮疡阳证、阴虚有热及破溃日久者均忌用。

【临床运用】常用于骨结核、腹膜结核、慢性骨髓炎、慢性淋巴结炎、类风湿关节炎、血栓闭塞性脉管炎、肌肉深部脓肿、病态窦房结综合征、心律失常、慢性支气管炎等证属阴寒凝滞者。

【附方】

小金丹（《外科证治全生集》）　白胶香　草乌　五灵脂　地龙　木鳖各制末，一两五钱（各45g）　没药去油　归身　乳香各净末，七钱五分（各22.5g）　麝香三钱（9g）　墨炭一钱二分（3.6g）　以糯米粉一两二钱为厚糊和入诸末，捣千捶为丸，如芡实大，此一料，约为二百五十丸，晒干，忌烘，固藏。临用取一丸，布包放平石上，隔布敲细入杯内，取好酒几匙浸药，用小杯合盖，约浸一二时，以银物加研，热陈酒送服，醉盖取汗。如流注初起及一应痰核、瘰疬、乳岩、横痃，初起服，消乃止。幼孩不能服煎剂及丸子者，服之甚妙。如流注等证，成功将溃。溃久，当以十丸作五日早、晚服完。服则以杜流走，患不增出。但内有五灵脂，与人参相反，不可与有参之药同日而服。功用：化痰除湿，祛瘀通络。主治：寒湿痰瘀所致的流注、痰核、瘰疬、乳岩、横痃、贴骨疽、蟮拱头等初起肤色不变，肿硬作痛者。

犀黄丸（《外科证治全生集》）　犀牛黄三分（1g）　乳香　没药各一两（各30g）　麝香一钱五分（4.5g）　共研和，取黄米饭一两捣烂，入末再捣，为丸，如萝卜子大，晒干，忌烘。每服三钱（9g），热陈酒送下。患生上部，临卧服；患生下部，空心服。功用：活血行瘀，解毒消痈。主治：火郁痰凝，气滞血瘀所致之乳岩、瘰疬、横痃、痰核、流注、肿痛、小肠痈等见舌红，脉滑数。

【鉴别】阳和汤和小金丹、犀黄丸均可治疽证。但阳和汤以熟地黄和鹿角胶温肾阳、益精血为君，治其本虚，配以姜、桂、芥、麻得以温通血脉，祛寒散结，以治其标，主治阳虚寒凝之阴疽；小金丹主要以木鳖子和草乌，一寒一热，可温通经络、消肿散结；配以疏通经络、活血化瘀、行气止痛的地龙、白胶香、醋乳香、醋没药、五灵脂等，具有化痰除湿，祛瘀通络的功效，主治寒湿痰瘀之阴疽。犀黄丸主要以犀牛黄清热解毒，化痰散结，配以麝香、乳香、没药等散瘀行血、消肿止痛，具有清热解毒，活血止痛之效，主治火郁痰凝，气滞血瘀之阳疽。

【实验研究】阳和汤有效抑制乳腺癌细胞 4T1 增殖、迁移、侵袭，促进其凋亡。[余骁，任翠翠，窦建卫．基于 MEK/ERK 信号通路探讨阳和汤含药血清对乳腺癌 4T1 细胞的影响．中国实验方剂学杂志，2023，29（12）：71-77.]

【方歌】阳和汤法解寒凝，外症虚寒色属阴，熟地鹿胶姜炭桂，麻黄白芥草相承。

苇茎汤
《外台秘要》引《古今录验方》

【组成】苇锉，一升（60g）　薏苡仁半升（30g）　桃仁去尖、皮、两仁者，五十枚（9g）　瓜瓣半升（24g）

【用法】上四味，咬咀，以水一斗，先煮苇，令得五升，去滓，悉纳诸药，煮取二升，分再服，当吐如脓（现代用法：水煎服）。

【功用】清肺化痰，逐瘀排脓。

【主治】肺痈属热毒壅滞，痰瘀互结证。身有微热，咳嗽痰多，甚则咳吐腥臭脓血，胸中隐隐作痛，舌红苔黄腻，脉滑数。

【证治机理】证由热毒壅肺，痰瘀互结，血败肉腐成痈所致。痰热壅肺，肺失清肃则咳嗽痰多；《内经》云"热盛则肉腐，肉腐则成脓"，热毒迫肺，伤及血脉，致热壅血瘀，若久不消散则血败肉腐，乃成肺痈；痰热瘀血壅结于肺，则肺络不通，胸中隐痛；痈脓溃破，借口咽而出，故咳吐腥臭黄痰脓血，咳则胸痛明显；舌红苔黄腻，脉滑数皆痰热内盛之象。治当清肺化痰，逐瘀排脓。

【方解】本方为治肺痈之常用方。方中苇茎甘寒轻浮，善清肺热，《本经逢原》谓"专于利窍，善治肺痈，吐脓血臭痰"，为肺痈必用之品，故重用为君。瓜瓣清热化痰，利湿排脓，能清上彻下，肃降肺气，与苇茎配合则清肺宣壅，涤痰排脓；薏苡仁甘淡微寒，上清肺热而排脓，下利肠胃而渗湿，共为臣药。桃仁活血逐瘀以助消痈，是为佐药，且能润燥滑肠而通下，使痰瘀之邪从下而解，与臣药合用，可增强清化于上，降渗于下之功。全方药性平和，凉而不寒，四药配伍，共奏清热化痰、逐瘀排脓之效。

【使用注意】方中苇茎一药，现临证多用芦根，而鲜有用茎者，似古今用药之异。瓜瓣一药，《张氏医通》认为"瓜瓣即甜瓜子"，后世常以冬瓜子代瓜瓣，其功用相近。

【临床运用】常用于肺脓肿、大叶性肺炎、支气管炎、百日咳等证属肺热痰瘀互结者。

【附方】

桔梗汤（《金匮要略》）　桔梗一两（30g）　甘草二两（60g）　上二味，以水三升，煮取一升，去滓，温分再服。功用：清热解毒，消肿排脓。主治：肺痈。咳而胸痛，振寒，脉数，咽干不渴，时出浊唾腥臭，久久吐脓如米粥者。

【鉴别】苇茎汤与桔梗汤均可用于治疗肺痈，具有清热解毒排脓之功。苇茎汤以苇茎清热解毒排脓为主，臣以瓜瓣、薏苡仁上清肺热，加强君药的作用，又伍桃仁化瘀逐痰，故不论肺痈之将成或已成，或善后调理，均可用之。而桔梗汤独取桔梗和甘草两味，其清热解毒排脓之力较弱。

【实验研究】苇茎汤可以改善慢性阻塞性肺疾病急性加重期大鼠的症状。[廖小红，张毅靖，唐洪梅，等．苇茎汤对慢性阻塞性肺疾病急性加重期模型大鼠的改善作用及机制．中国药房，

2021，32（21）：2593-2598.]

【方歌】《千金》苇茎生薏仁，瓜瓣桃仁四味临，热毒痰瘀致肺痈，脓成未成均胜任。

大黄牡丹汤
《金匮要略》

【组成】大黄四两（12g） 牡丹一两（3g） 桃仁五十个（9g） 瓜子半升（30g） 芒硝三合（6g）

【用法】上五味，以水六升，煮取一升，去滓，纳芒硝，再煎沸，顿服之，有脓当下，如无脓，当下血（现代用法：水煎服，芒硝溶服）。

【功用】泻热破瘀，散结消肿。

【主治】湿热瘀滞之肠痈初起。右少腹疼痛拒按，按之其痛如淋，甚则局部肿痞，或右足屈而不伸，伸则痛剧，小便自调，或时时发热，自汗恶寒，舌苔薄腻而黄，脉滑数。

【证治机理】证由湿热郁蒸，气血凝聚，邪结肠中所致。湿热内蕴，气血瘀滞，壅郁肠中，则右少腹疼痛拒按；湿热邪在肠腑，与膀胱气化无干，故按之其痛如淋，而小便自调；热盛肉腐，脓液内蓄，故局部肿痞，右足屈而不伸，伸则痛剧；邪结肠中，邪正相争，营卫失调，则时时发热、自汗恶寒；舌苔薄黄而腻、脉滑数，乃湿热蕴结之征。《成方便读》中记载："病既在内，与外痈之治，又自不同。然肠中既结聚不散，为肿为毒，非用下法，不能解散。"因六腑以通为用，治当泻热破瘀以散结消痈。

【方解】本方为治湿热瘀滞之肠痈初起的常用方。方中大黄苦寒攻下，泻火逐瘀，通便解毒；桃仁善入血分，活血破瘀。二者合用，共泻肠腑湿热瘀结，为君药。芒硝咸寒软坚散结，泻热导滞可助大黄荡涤实热，使之速；牡丹皮凉血清热，散瘀消肿，俱为臣药。冬瓜仁清热利湿，排脓消痈，助君药泻腑导滞，为佐药。诸药配伍，泻热破瘀，排脓消痈。全方以通为用，下消之中寓清利之能，肠腑得通，则痈消而痛止。

【使用注意】凡肠痈溃后以及老人、孕妇、产后或体质过于虚弱者均应慎用或忌用。

【临床运用】常用于急性阑尾炎、子宫附件炎、盆腔炎、输精管结扎术后感染等证属湿热郁蒸，气血凝聚者。

【附方】

阑尾化瘀汤（《新急腹症学》） 金银花五钱（15g） 川楝子五钱（15g） 大黄后下 丹皮 桃仁 延胡索 木香各三钱（各9g） 水煎服。功用：行气活血，清热解毒。主治：瘀滞型阑尾炎初期。发热，脘腹胀闷，腹痛，右下腹局限性压痛，反跳痛；或阑尾炎症消散后，热象不显著，而见脘腹胀闷、嗳气纳呆。

阑尾清化汤（《新急腹症学》） 金银花 蒲公英各一两（各30g） 丹皮 大黄各五钱（各15g） 赤芍四钱（12g） 川楝子 桃仁 生甘草各三钱（各9g） 水煎服。功用：清热解毒，行气活血。主治：急性阑尾炎蕴热期，或脓肿早期，或轻型腹膜炎。低热，或午后发热，口干渴，腹痛，便秘，尿黄。

阑尾清解汤（《新急腹症学》） 金银花二两（60g） 蒲公英 冬瓜仁各一两（各30g） 大黄后下，八钱三分（25g） 丹皮五钱（15g） 川楝子 生甘草各三钱三分（各10g） 木香二钱（6g） 水煎服。功用：清热解毒，攻下散结，行气活血。主治：急性阑尾炎热毒期。发热恶寒，面红目赤，唇干舌燥，口渴欲饮，恶心呕吐，腹痛拒按，腹肌紧张，有反跳痛，大便秘结，舌质红，苔黄燥或黄腻，脉洪大滑数。

【鉴别】大黄牡丹汤与大承气汤、大陷胸汤三方均含有大黄、芒硝，且同属于寒下剂，具有泻下热结之功，用于治疗里热积滞实证。大承气汤用泻下之大黄、芒硝配伍行气之厚朴、枳实，适用于阳明腑实、大便秘结、腹部胀满硬痛拒按、苔黄、脉实者；大陷胸汤以大黄、芒硝与逐水之甘遂合用，意在荡涤邪热水结，适用于邪热与痰水互结之结胸证；大黄牡丹汤则以大黄、芒硝配伍活血利湿药桃仁、牡丹皮、冬瓜仁，适用于湿热内蕴、气血凝聚所致的肠痈初起。

【实验研究】大黄牡丹汤可减轻大鼠术后肠黏膜损伤程度，降低其炎症因子含量。［张艳，张宸宇，夏长军，等.基于 TLR4/Myd88/NF-κB 通路探讨大黄牡丹汤对术后早期炎性肠梗阻大鼠的干预机制.中药药理与临床，2021，37（6）：2-7.］

【方歌】《金匮》大黄牡丹汤，桃仁瓜子芒硝襄，肠痈初起腹按痛，苔黄脉数服之康。

薏苡附子败酱散

《金匮要略》

【组成】薏苡仁十分（30g） 附子二分（6g） 败酱五分（15g）

【用法】上三味，杵为末，取方寸匕，以水二升，煎减半，顿服，小便当下。（现代用法：水煎服）

【功用】消肿排脓，温阳散结。

【主治】肠痈，脓成未溃。其身甲错，腹皮急，按之濡，如肿状，腹无积聚，身无热，脉数。

【证治机理】证由寒湿热毒瘀结于肠，局部气血凝滞，郁蒸而肉腐，成痈化脓，损及阳气所致。肠痈成脓，营气不利，营血郁滞于肠，不能外荣于肌肤，故皮肤干裂粗糙，甚至如鳞甲之交错；寒湿瘀结于肠，营卫阻滞，气血不荣于腹，腹为肠之腑，则见腹皮紧急；因其痈脓结于肠间，腑气不通，但肠内无燥屎，故腹皮虽急，而按之仍柔软，如肿状；脓成日久不溃，耗气伤阴，气损及阳，故身无热，此病腹如肿状而内无积聚，说明肠间脓毒蕴结，邪正相搏，故见脉数。《金匮要略心典》云："积聚为肿胀之根，脉数为身热之候，今腹如肿状而中无积聚，身不发热而脉反见数，非肠内有壅、营郁成热而何。"此属脓成未溃，治当排脓消痈，温阳散结。

【方解】重用薏苡仁甘淡微寒，清热利湿，排脓消痈，为君药。败酱草辛苦微寒，解毒祛瘀，消肿排脓，助君药解毒消肿排脓之功，为臣药。佐以少量辛温大热之附子，扶助阳气，宣通辛散，以散寒湿，既能助薏苡仁温散寒湿，又制约薏苡仁、败酱草苦寒之性损伤阳气。三者相伍，寒热共用，既排脓解毒而不致寒凉太过更阻气机，又通阳散结而不致太过温燥更伤阴血。全方共奏排脓消痈，温阳散结之功。

【临床运用】常用于急、慢性阑尾炎、阑尾脓肿、子宫附件炎、盆腔炎、慢性前列腺炎、慢性肛窦炎、肺脓疡、支气管胸膜瘘、肝脓疡、术后创口久不愈合而成瘘道者、卵巢囊肿或脓肿、慢性非特异性溃疡性结肠炎、慢性盆腔炎、慢性肾盂肾炎、肺结核等属热毒内结，阳气不振或不足者。

【鉴别】本方与大黄牡丹汤均为《金匮要略》治疗肠痈的常用方，但大黄牡丹汤主要以大黄和芒硝泻热逐瘀，牡丹皮、桃仁凉血活血，瓜子除湿清热，排脓散结配伍而成，旨在攻下泻热与破瘀散结同用，以泻热破瘀为主，用于肠痈初起。本方则以祛湿清热，排脓消痈之薏苡仁、败酱草与辛温大热之附子配伍组方，旨在祛湿、清热、温散同用，功专寒湿瘀结之肠痈。

【实验研究】薏苡附子败酱散具有调节肠道菌群的作用，对急性溃疡性结肠炎小鼠有一定的治疗作用。［李红琳，薛怡，陈江，等.基于 16S rDNA 测序技术分析薏苡附子败酱散对急性溃疡

性结肠炎小鼠肠道菌群的影响 . 中国微生态学杂志，2021，33（12）：1365-1373.〕

【方歌】薏苡附子败酱散，解毒散结力不缓，肠痈成脓宜急投，脓泻肿消腹自软。

第二节　托里透脓剂

托里透脓剂适用于疮疡成脓期，正邪相持或正虚毒盛导致疮疡脓成不溃或毒邪有扩散、走窜、内陷趋势者，用之以扶助正气，使毒邪移深就浅，托毒外出。方如透脓散。

透脓散
《外科正宗》

【组成】黄芪四钱（12g）　山甲炒末，一钱（3g）　川芎三钱（9g）　当归二钱（6g）　皂刺一钱五分（5g）

【用法】水二盅，煎一半，随病前后服，临入酒一杯亦好（现代用法：水煎服，临服入酒适量）。

【功用】补气养血，托毒溃痈。

【主治】气血两虚，久脓难溃证。肿疡内已成脓，漫肿无头，久久不溃，酸胀热痛。

【证治机理】证因气血两虚，不能托毒外透，而成疮痈脓成难溃。气血两虚，无力托毒外透，故脓成而难于溃破，毒亦难泄。治宜补益气血，活血行滞，溃坚排脓为法，以扶助正气，托毒透脓。

【方解】本方为透托法之代表方。黄芪甘温益气，托疮生肌，《珍珠囊》谓其"内托阴疽，为疮家圣药"，故为君药。当归、川芎养血活血，与黄芪相伍，补益气血，通畅血脉，共为臣药。穿山甲、皂角刺善于消散穿透，软坚溃脓，助君臣托毒溃脓；加酒调服，宣通血脉，增强行气活血之力，均为佐药。

【临床运用】常用于痈、蜂窝织炎、肛周脓肿、化脓性扁桃体炎等证属正气不足，久脓难溃者。

【附方】

透脓散（《医学心悟》）　黄芪四钱（12g）　皂刺　白芷　川芎　牛蒡子　穿山甲炒，研，各一钱（各3g）　金银花　当归各五分（各1.5g）　酒水各半煎服。功用：益气活血，溃痈解毒。主治：痈毒内已成脓，不穿破者。

托里消毒散（《外科正宗》）　人参　川芎　白芍　黄芪　当归　白术　茯苓　金银花各一钱（各3g）　白芷　甘草　皂角刺　桔梗各五分（1.5g）　水二盅，煎八分，食远服。功用：补益气血，托里解毒。主治：气血亏虚，痈疽已成不得内消之证。肿疡基底根部散漫不收，疮形平塌，久不化脓，或溃后脓出不畅，或脓水稀薄，腐肉不去，新肉不生，神倦，面色少华，脉虚无力。

【鉴别】《外科正宗》透脓散、《医学心悟》透脓散、托里消毒散均有扶助正气、透脓托毒之功，用以治疗疮痈脓成难溃之证。但透脓散二方，益气和血与消散通透并用，其中《医学心悟》透脓散乃《外科正宗》透脓散加金银花、牛蒡子、白芷而成，故其在扶正托毒透脓之中，兼能透散解毒，用治疮痈脓成难溃，且有热毒者；托里消毒散重在益气养血，兼以透脓溃坚，故用治痈疽已成不得内消而偏于气血两虚者。

【实验研究】透脓散提取液对金黄色葡萄球菌、乙型溶血性链球菌、肺炎链球菌均有明显抑制作用。［常晓丹，刘钰，董浩宇，等．透脓散不同提取液主要成分的含量及其体外抑菌作用的研究．中药新药与临床药理，2020，31（11）：1277-1281.］

【方歌】透脓散内用黄芪，山甲芎归总得宜，加上角针头自破，何妨脓毒隔千皮。

第三节 补虚敛疮剂

补虚敛疮剂，适用于疮疡溃后，毒邪已去，而正气亏虚，疮口日久不愈，脓水清稀，新肉不生者。方如内补黄芪汤。

内补黄芪汤
《外科发挥》

【组成】黄芪盐水拌炒　麦门冬去心　熟地黄酒拌　人参　茯苓各一钱（各9g）甘草炙炒，三分（4g）白芍药炒　远志去心，炒　川芎　官桂　当归酒拌，各五分（各6g）

【用法】作一剂，水二盅，姜三片，枣一枚，煎八分，食远服（现代用法：水煎服）。

【功用】温补气血，生肌敛疮。

【主治】痈疽溃后，气血两虚证。痈疽发背，溃后虚羸无力，溃疡作痛，或疮口经久不敛，脓水清稀，体倦懒言，饮食无味，自汗口干，夜寐不安，舌淡苔白，脉细弱。

【证治机理】证由疮疡溃后，素体气血亏虚或气血随脓而脱，导致气血皆虚而成。气血两虚，不能荣养肌表，祛腐生肌，则溃疡日久不能收敛；正气亏虚，不能托毒化脓，则脓水清稀。体倦无力、饮食无味、自汗口干、舌淡苔白、脉细无力，皆是气血两虚之象。法当温补气血，生肌敛疮。

【方解】本方为治痈疽溃后，气血不足，疮口经久不敛证之常用方。本方乃十全大补汤去白术，加麦冬、远志而成。方中黄芪善补脾肺之气，生肌敛疮；人参大补元气，补脾益肺，二者相合益气生肌敛疮力著，共为君药。肉桂温阳散寒，通畅气血，合君药则能温补阳气，以鼓舞气血之化生；熟地黄滋养阴血，与黄芪同用，益气养血，以益祛腐生肌、收敛疮口之效，均为臣药。佐以当归、川芎活血养血，行滞通络；麦冬、白芍滋阴补血，敛阴以配阳；远志宁心安神，疏泄壅滞而消痈疽，《本草纲目》言其"长肌肉……治一切痈疽"；茯苓健脾泄浊；生姜、大枣调补脾胃，助君药以益中州，促运化。炙甘草益气和中，调和诸药，为佐使药。

【临床运用】常用于疖、深部脓肿、化脓性炎症后期等疮口久溃不敛，证属气血两虚者。

【附方】

保元大成汤（《外科正宗》）人参　白术　黄芪蜜水拌炒，各二钱（各6g）茯苓　白芍　陈皮　归身　甘草炙　附子　山萸肉　五味子各一钱（各3g）木香　砂仁各五分（各1.5g）水二盅，煨姜三片去皮，大枣三枚，煎八分，食远服。功用：益气温阳，生肌敛疮。主治：胃气将绝，元阳衰微之溃疡。脓水出多，肉色微红，精神怯弱，睡卧昏倦，足冷身凉，便溏或秘，胸膈或宽或不宽，食而无味，舌润少津，脉虚细。

【鉴别】内补黄芪汤与保元大成汤均以益气扶正，生肌敛疮为法；用于疮疡溃后之邪去正虚，久不收口之证。内补黄芪汤以十全大补汤去白术加麦冬、远志而成，重在双补气血，主治因气血两虚所致的疮口不愈。保元大成汤以异功散为基础，重在调补脾胃，补气回阳，生肌收口。

用附子助阳补火；山茱萸、五味子补益肝肾，收敛疮口；木香、砂仁、生姜、大枣调补脾胃，以助化生气血。主治胃气将绝，元阳衰微之久溃不敛。

【方歌】内补黄芪地芍冬，参苓远志加川芎，当归甘草官桂并，力补痈疽善后功。

复习思考题

1. 痈疡的内治法主要有哪些？各法的适应证有何特点？

2. 试比较仙方活命饮与五味消毒饮、四妙勇安汤、黄连解毒汤的功用、主治之异同。

3. 试述牛蒡解肌汤与普济消毒饮主治功用及配伍之异同。

4. 试分析麻黄在阳和汤、麻黄汤、越婢汤、麻杏甘石汤、麻黄细辛附子汤、定喘汤等方中的不同配伍意义。

5. 如何通过海藻玉壶汤中甘草与海藻的配伍，加深对"相反相成"法的理解？

6. 试分析仙方活命饮、阳和汤、苇茎汤、大黄牡丹汤的立法与组方配伍特点。

7. 试述大黄在大黄牡丹汤、大承气汤、大黄附子汤、温脾汤、三物备急丸、凉膈散、芍药汤、大柴胡汤、桃核承气汤、复元活血汤、大黄䗪虫丸、十灰散、茵陈蒿汤、八正散、枳实导滞丸、木香槟榔丸等方中的不同配伍意义。

8. 透脓散为针对疮疡而设，为何用黄芪、当归、川芎等补气活血之品？

9. 试述黄芪在透脓散、黄芪桂枝五物汤、补中益气汤、玉屏风散、当归补血汤、固冲汤、补阳还五汤、玉液汤、防己黄芪汤等方中的不同配伍意义。

10. 内补黄芪汤用肉桂的意义何在？

11. 透脓散与内补黄芪汤的主治证候病机有何异同？

附:

方名索引

全国中医药行业高等教育"十四五"规划教材

全国高等中医药院校规划教材（第十一版）

教材目录

注：凡标☆号者为"核心示范教材"。

（一）中医学类专业

序号	书 名	主 编		主编所在单位	
1	中国医学史	郭宏伟	徐江雁	黑龙江中医药大学	河南中医药大学
2	医古文	王育林	李亚军	北京中医药大学	陕西中医药大学
3	大学语文	黄作阵		北京中医药大学	
4	中医基础理论☆	郑洪新	杨 柱	辽宁中医药大学	贵州中医药大学
5	中医诊断学☆	李灿东	方朝义	福建中医药大学	河北中医药大学
6	中药学☆	钟赣生	杨柏灿	北京中医药大学	上海中医药大学
7	方剂学☆	李 冀	左铮云	黑龙江中医药大学	江西中医药大学
8	内经选读☆	翟双庆	黎敬波	北京中医药大学	广州中医药大学
9	伤寒论选读☆	王庆国	周春祥	北京中医药大学	南京中医药大学
10	金匮要略☆	范永升	姜德友	浙江中医药大学	黑龙江中医药大学
11	温病学☆	谷晓红	马 健	北京中医药大学	南京中医药大学
12	中医内科学☆	吴勉华	石 岩	南京中医药大学	辽宁中医药大学
13	中医外科学☆	陈红风		上海中医药大学	
14	中医妇科学☆	冯晓玲	张婷婷	黑龙江中医药大学	上海中医药大学
15	中医儿科学☆	赵 霞	李新民	南京中医药大学	天津中医药大学
16	中医骨伤科学☆	黄桂成	王拥军	南京中医药大学	上海中医药大学
17	中医眼科学	彭清华		湖南中医药大学	
18	中医耳鼻咽喉科学	刘 蓬		广州中医药大学	
19	中医急诊学☆	刘清泉	方邦江	首都医科大学	上海中医药大学
20	中医各家学说☆	尚 力	戴 铭	上海中医药大学	广西中医药大学
21	针灸学☆	梁繁荣	王 华	成都中医药大学	湖北中医药大学
22	推拿学☆	房 敏	王金贵	上海中医药大学	天津中医药大学
23	中医养生学	马烈光	章德林	成都中医药大学	江西中医药大学
24	中医药膳学	谢梦洲	朱天民	湖南中医药大学	成都中医药大学
25	中医食疗学	施洪飞	方 泓	南京中医药大学	上海中医药大学
26	中医气功学	章文春	魏玉龙	江西中医药大学	北京中医药大学
27	细胞生物学	赵宗江	高碧珍	北京中医药大学	福建中医药大学

序号	书 名	主 编		主编所在单位	
28	人体解剖学	邵水金		上海中医药大学	
29	组织学与胚胎学	周忠光	汪 涛	黑龙江中医药大学	天津中医药大学
30	生物化学	唐炳华		北京中医药大学	
31	生理学	赵铁建	朱大诚	广西中医药大学	江西中医药大学
32	病理学	刘春英	高维娟	辽宁中医药大学	河北中医药大学
33	免疫学基础与病原生物学	袁嘉丽	刘永琦	云南中医药大学	甘肃中医药大学
34	预防医学	史周华		山东中医药大学	
35	药理学	张硕峰	方晓艳	北京中医药大学	河南中医药大学
36	诊断学	詹华奎		成都中医药大学	
37	医学影像学	侯 键	许茂盛	成都中医药大学	浙江中医药大学
38	内科学	潘 涛	戴爱国	南京中医药大学	湖南中医药大学
39	外科学	谢建兴		广州中医药大学	
40	中西医文献检索	林丹红	孙 玲	福建中医药大学	湖北中医药大学
41	中医疫病学	张伯礼	吕文亮	天津中医药大学	湖北中医药大学
42	中医文化学	张其成	臧守虎	北京中医药大学	山东中医药大学
43	中医文献学	陈仁寿	宋咏梅	南京中医药大学	山东中医药大学
44	医学伦理学	崔瑞兰	赵 丽	山东中医药大学	北京中医药大学
45	医学生物学	詹秀琴	许 勇	南京中医药大学	成都中医药大学
46	中医全科医学概论	郭 栋	严小军	山东中医药大学	江西中医药大学
47	卫生统计学	魏高文	徐 刚	湖南中医药大学	江西中医药大学
48	中医老年病学	王 飞	张学智	成都中医药大学	北京大学医学部
49	医学遗传学	赵丕文	卫爱武	北京中医药大学	河南中医药大学
50	针刀医学	郭长青		北京中医药大学	
51	腧穴解剖学	邵水金		上海中医药大学	
52	神经解剖学	孙红梅	申国明	北京中医药大学	安徽中医药大学
53	医学免疫学	高永翔	刘永琦	成都中医药大学	甘肃中医药大学
54	神经定位诊断学	王东岩		黑龙江中医药大学	
55	中医运气学	苏 颖		长春中医药大学	
56	实验动物学	苗明三	王春田	河南中医药大学	辽宁中医药大学
57	中医医案学	姜德友	方祝元	黑龙江中医药大学	南京中医药大学
58	分子生物学	唐炳华	郑晓珂	北京中医药大学	河南中医药大学

（二）针灸推拿学专业

序号	书 名	主 编		主编所在单位	
59	局部解剖学	姜国华	李义凯	黑龙江中医药大学	南方医科大学
60	经络腧穴学☆	沈雪勇	刘存志	上海中医药大学	北京中医药大学
61	刺法灸法学☆	王富春	岳增辉	长春中医药大学	湖南中医药大学
62	针灸治疗学☆	高树中	冀来喜	山东中医药大学	山西中医药大学
63	各家针灸学说	高希言	王 威	河南中医药大学	辽宁中医药大学
64	针灸医籍选读	常小荣	张建斌	湖南中医药大学	南京中医药大学
65	实验针灸学	郭 义		天津中医药大学	

序号	书　名	主　编		主编所在单位	
66	推拿手法学☆	周运峰		河南中医药大学	
67	推拿功法学☆	吕立江		浙江中医药大学	
68	推拿治疗学☆	井夫杰	杨永刚	山东中医药大学	长春中医药大学
69	小儿推拿学	刘明军	邰先桃	长春中医药大学	云南中医药大学

（三）中西医临床医学专业

序号	书　名	主　编		主编所在单位	
70	中外医学史	王振国	徐建云	山东中医药大学	南京中医药大学
71	中西医结合内科学	陈志强	杨文明	河北中医药大学	安徽中医药大学
72	中西医结合外科学	何清湖		湖南中医药大学	
73	中西医结合妇产科学	杜惠兰		河北中医药大学	
74	中西医结合儿科学	王雪峰	郑　健	辽宁中医药大学	福建中医药大学
75	中西医结合骨伤科学	詹红生	刘　军	上海中医药大学	广州中医药大学
76	中西医结合眼科学	段俊国	毕宏生	成都中医药大学	山东中医药大学
77	中西医结合耳鼻咽喉科学	张勤修	陈文勇	成都中医药大学	广州中医药大学
78	中西医结合口腔科学	谭　劲		湖南中医药大学	
79	中药学	周祯祥	吴庆光	湖北中医药大学	广州中医药大学
80	中医基础理论	战丽彬	章文春	辽宁中医药大学	江西中医药大学
81	针灸推拿学	梁繁荣	刘明军	成都中医药大学	长春中医药大学
82	方剂学	李　冀	季旭明	黑龙江中医药大学	浙江中医药大学
83	医学心理学	李光英	张　斌	长春中医药大学	湖南中医药大学
84	中西医结合皮肤性病学	李　斌	陈达灿	上海中医药大学	广州中医药大学
85	诊断学	詹华奎	刘　潜	成都中医药大学	江西中医药大学
86	系统解剖学	武煜明	李新华	云南中医药大学	湖南中医药大学
87	生物化学	施　红	贾连群	福建中医药大学	辽宁中医药大学
88	中西医结合急救医学	方邦江	刘清泉	上海中医药大学	首都医科大学
89	中西医结合肛肠病学	何永恒		湖南中医药大学	
90	生理学	朱大诚	徐　颖	江西中医药大学	上海中医药大学
91	病理学	刘春英	姜希娟	辽宁中医药大学	天津中医药大学
92	中西医结合肿瘤学	程海波	贾立群	南京中医药大学	北京中医药大学
93	中西医结合传染病学	李素云	孙克伟	河南中医药大学	湖南中医药大学

（四）中药学类专业

序号	书　名	主　编		主编所在单位	
94	中医学基础	陈　晶	程海波	黑龙江中医药大学	南京中医药大学
95	高等数学	李秀昌	邵建华	长春中医药大学	上海中医药大学
96	中医药统计学	何　雁		江西中医药大学	
97	物理学	章新友	侯俊玲	江西中医药大学	北京中医药大学
98	无机化学	杨怀霞	吴培云	河南中医药大学	安徽中医药大学
99	有机化学	林　辉		广州中医药大学	
100	分析化学（上）（化学分析）	张　凌		江西中医药大学	

序号	书　名	主　编	主编所在单位
101	分析化学（下）（仪器分析）	王淑美	广东药科大学
102	物理化学	刘　雄　王颖莉	甘肃中医药大学　山西中医药大学
103	临床中药学☆	周祯祥　唐德才	湖北中医药大学　南京中医药大学
104	方剂学	贾　波　许二平	成都中医药大学　河南中医药大学
105	中药药剂学☆	杨　明	江西中医药大学
106	中药鉴定学☆	康廷国　闫永红	辽宁中医药大学　北京中医药大学
107	中药药理学☆	彭　成	成都中医药大学
108	中药拉丁语	李　峰　马　琳	山东中医药大学　天津中医药大学
109	药用植物学☆	刘春生　谷　巍	北京中医药大学　南京中医药大学
110	中药炮制学☆	钟凌云	江西中医药大学
111	中药分析学☆	梁生旺　张　彤	广东药科大学　上海中医药大学
112	中药化学☆	匡海学　冯卫生	黑龙江中医药大学　河南中医药大学
113	中药制药工程原理与设备	周长征	山东中医药大学
114	药事管理学☆	刘红宁	江西中医药大学
115	本草典籍选读	彭代银　陈仁寿	安徽中医药大学　南京中医药大学
116	中药制药分离工程	朱卫丰	江西中医药大学
117	中药制药设备与车间设计	李　正	天津中医药大学
118	药用植物栽培学	张永清	山东中医药大学
119	中药资源学	马云桐	成都中医药大学
120	中药产品与开发	孟宪生	辽宁中医药大学
121	中药加工与炮制学	王秋红	广东药科大学
122	人体形态学	武煜明　游言文	云南中医药大学　河南中医药大学
123	生理学基础	于远望	陕西中医药大学
124	病理学基础	王　谦	北京中医药大学
125	解剖生理学	李新华　于远望	湖南中医药大学　陕西中医药大学
126	微生物学与免疫学	袁嘉丽　刘永琦	云南中医药大学　甘肃中医药大学
127	线性代数	李秀昌	长春中医药大学
128	中药新药研发学	张永萍　王利胜	贵州中医药大学　广州中医药大学
129	中药安全与合理应用导论	张　冰	北京中医药大学
130	中药商品学	闫永红　蒋桂华	北京中医药大学　成都中医药大学

（五）药学类专业

序号	书　名	主　编	主编所在单位
131	药用高分子材料学	刘　文	贵州医科大学
132	中成药学	张金莲　陈　军	江西中医药大学　南京中医药大学
133	制药工艺学	王　沛　赵　鹏	长春中医药大学　陕西中医药大学
134	生物药剂学与药物动力学	龚慕辛　贺福元	首都医科大学　湖南中医药大学
135	生药学	王喜军　陈随清	黑龙江中医药大学　河南中医药大学
136	药学文献检索	章新友　黄必胜	江西中医药大学　湖北中医药大学
137	天然药物化学	邱　峰　廖尚高	天津中医药大学　贵州医科大学
138	药物合成反应	李念光　方　方	南京中医药大学　安徽中医药大学

序号	书 名	主 编		主编所在单位	
139	分子生药学	刘春生	袁 媛	北京中医药大学	中国中医科学院
140	药用辅料学	王世宇	关志宇	成都中医药大学	江西中医药大学
141	物理药剂学	吴 清		北京中医药大学	
142	药剂学	李范珠	冯年平	浙江中医药大学	上海中医药大学
143	药物分析	俞 捷	姚卫峰	云南中医药大学	南京中医药大学

（六）护理学专业

序号	书 名	主 编		主编所在单位	
144	中医护理学基础	徐桂华	胡 慧	南京中医药大学	湖北中医药大学
145	护理学导论	穆 欣	马小琴	黑龙江中医药大学	浙江中医药大学
146	护理学基础	杨巧菊		河南中医药大学	
147	护理专业英语	刘红霞	刘 娅	北京中医药大学	湖北中医药大学
148	护理美学	余雨枫		成都中医药大学	
149	健康评估	阚丽君	张玉芳	黑龙江中医药大学	山东中医药大学
150	护理心理学	郝玉芳		北京中医药大学	
151	护理伦理学	崔瑞兰		山东中医药大学	
152	内科护理学	陈 燕	孙志岭	湖南中医药大学	南京中医药大学
153	外科护理学	陆静波	蔡恩丽	上海中医药大学	云南中医药大学
154	妇产科护理学	冯 进	王丽芹	湖南中医药大学	黑龙江中医药大学
155	儿科护理学	肖洪玲	陈偶英	安徽中医药大学	湖南中医药大学
156	五官科护理学	喻京生		湖南中医药大学	
157	老年护理学	王 燕	高 静	天津中医药大学	成都中医药大学
158	急救护理学	吕 静	卢根娣	长春中医药大学	上海中医药大学
159	康复护理学	陈锦秀	汤继芹	福建中医药大学	山东中医药大学
160	社区护理学	沈翠珍	王诗源	浙江中医药大学	山东中医药大学
161	中医临床护理学	裘秀月	刘建军	浙江中医药大学	江西中医药大学
162	护理管理学	全小明	柏亚妹	广州中医药大学	南京中医药大学
163	医学营养学	聂 宏	李艳玲	黑龙江中医药大学	天津中医药大学
164	安宁疗护	邸淑珍	陆静波	河北中医药大学	上海中医药大学
165	护理健康教育	王 芳		成都中医药大学	
166	护理教育学	聂 宏	杨巧菊	黑龙江中医药大学	河南中医药大学

（七）公共课

序号	书 名	主 编		主编所在单位	
167	中医学概论	储全根	胡志希	安徽中医药大学	湖南中医药大学
168	传统体育	吴志坤	邵玉萍	上海中医药大学	湖北中医药大学
169	科研思路与方法	刘 涛	商洪才	南京中医药大学	北京中医药大学
170	大学生职业发展规划	石作荣	李 玮	山东中医药大学	北京中医药大学
171	大学计算机基础教程	叶 青		江西中医药大学	
172	大学生就业指导	曹世奎	张光霁	长春中医药大学	浙江中医药大学

序号	书 名	主 编		主编所在单位	
173	医患沟通技能	王自润	殷 越	大同大学	黑龙江中医药大学
174	基础医学概论	刘黎青	朱大诚	山东中医药大学	江西中医药大学
175	国学经典导读	胡 真	王明强	湖北中医药大学	南京中医药大学
176	临床医学概论	潘 涛	付 滨	南京中医药大学	天津中医药大学
177	Visual Basic 程序设计教程	闫朝升	曹 慧	黑龙江中医药大学	山东中医药大学
178	SPSS 统计分析教程	刘仁权		北京中医药大学	
179	医学图形图像处理	章新友	孟昭鹏	江西中医药大学	天津中医药大学
180	医药数据库系统原理与应用	杜建强	胡孔法	江西中医药大学	南京中医药大学
181	医药数据管理与可视化分析	马星光		北京中医药大学	
182	中医药统计学与软件应用	史周华	何 雁	山东中医药大学	江西中医药大学

（八）中医骨伤科学专业

序号	书 名	主 编		主编所在单位	
183	中医骨伤科学基础	李 楠	李 刚	福建中医药大学	山东中医药大学
184	骨伤解剖学	侯德才	姜国华	辽宁中医药大学	黑龙江中医药大学
185	骨伤影像学	栾金红	郭会利	黑龙江中医药大学	河南中医药大学洛阳平乐正骨学院
186	中医正骨学	冷向阳	马 勇	长春中医药大学	南京中医药大学
187	中医筋伤学	周红海	于 栋	广西中医药大学	北京中医药大学
188	中医骨病学	徐展望	郑福增	山东中医药大学	河南中医药大学
189	创伤急救学	毕荣修	李无阴	山东中医药大学	河南中医药大学洛阳平乐正骨学院
190	骨伤手术学	童培建	曾意荣	浙江中医药大学	广州中医药大学

（九）中医养生学专业

序号	书 名	主 编		主编所在单位	
191	中医养生文献学	蒋力生	王 平	江西中医药大学	湖北中医药大学
192	中医治未病学概论	陈涤平		南京中医药大学	
193	中医饮食养生学	方 泓		上海中医药大学	
194	中医养生方法技术学	顾一煌	王金贵	南京中医药大学	天津中医药大学
195	中医养生学导论	马烈光	樊 旭	成都中医药大学	辽宁中医药大学
196	中医运动养生学	章文春	邬建卫	江西中医药大学	成都中医药大学

（十）管理学类专业

序号	书 名	主 编		主编所在单位	
197	卫生法学	田 侃	冯秀云	南京中医药大学	山东中医药大学
198	社会医学	王素珍	杨 义	江西中医药大学	成都中医药大学
199	管理学基础	徐爱军		南京中医药大学	
200	卫生经济学	陈永成	欧阳静	江西中医药大学	陕西中医药大学
201	医院管理学	王志伟	翟理祥	北京中医药大学	广东药科大学
202	医药人力资源管理	曹世奎		长春中医药大学	
203	公共关系学	关晓光		黑龙江中医药大学	

序号	书 名	主 编	主编所在单位	
204	卫生管理学	乔学斌 王长青	南京中医药大学	南京医科大学
205	管理心理学	刘鲁蓉 曾 智	成都中医药大学	南京中医药大学
206	医药商品学	徐 晶	辽宁中医药大学	

（十一）康复医学类专业

序号	书 名	主 编	主编所在单位	
207	中医康复学	王瑞辉 冯晓东	陕西中医药大学	河南中医药大学
208	康复评定学	张 泓 陶 静	湖南中医药大学	福建中医药大学
209	临床康复学	朱路文 公维军	黑龙江中医药大学	首都医科大学
210	康复医学导论	唐 强 严兴科	黑龙江中医药大学	甘肃中医药大学
211	言语治疗学	汤继芹	山东中医药大学	
212	康复医学	张 宏 苏友新	上海中医药大学	福建中医药大学
213	运动医学	潘华山 王 艳	广东潮州卫生健康职业学院	黑龙江中医药大学
214	作业治疗学	胡 军 艾 坤	上海中医药大学	湖南中医药大学
215	物理治疗学	金荣疆 王 磊	成都中医药大学	南京中医药大学